血防达标、"晚血"救助指导用书

# 血吸虫病防治指引

## GUIDELINES FOR PREVENTION AND TREATMENT OF SCHISTOSOMIASIS

主　审　邓维成　程湘晖

主　编　罗立新　丁国建　王方红　周　杰　蔡　雨

湖南科学技术出版社

# 《血吸虫病防治指引》编委会名单

| | | | | | |
|---|---|---|---|---|---|
| 主　审 | 邓维成 | 程湘晖 | | | |
| 主　编 | 罗立新 | 丁国建 | 王方红 | 周　杰 | 蔡　雨 |
| 副主编 | 李胜明 | 赵正元 | 邓　奕 | 胡　艳 | 余先念 |
| 编　委 | 万飞燕 | 王华良 | 甘　立 | 甘细辉 | 龙术国　卢先江 |
| | 田新云 | 朱　云 | 朱芳宇 | 任　一 | 刘　芳　刘纲德 |
| | 刘拥军 | 刘孟利 | 刘翠平 | 许爱林 | 杜　明　李建新 |
| | 李清平 | 杨曼琼 | 吴　霞 | 言俊杰 | 沈　毅　宋雄辉 |
| | 张长生 | 张中合 | 张凤姣 | 陈　韬 | 陈三军　陈永清 |
| | 欧　舟 | 欧志明 | 卓如翠 | 罗会全 | 周　毅　周世龙 |
| | 周志宏 | 周志明 | 胡定徽 | 柳会祥 | 钟吉波　姚　英 |
| | 唐荣庭 | 彭　逆 | 蒋　宇 | 蒋立勇 | 蔡胜猛　廖紫君 |
| | 谭光明 | | | | |

## 参编人员与单位

| | |
|---|---|
| 丁国建 | 湖南省血吸虫病防治所 |
| 丁嘉瑞 | 湖南省血吸虫病防治所湘岳医院 |
| 万飞燕 | 芦淞区血吸虫病防治工作领导小组办公室 |
| 王方红 | 华容县中医医院 |
| 王华良 | 望城区血吸虫病防治工作领导小组办公室 |
| 王洪波 | 湖南省血吸虫病防治所湘岳医院 |
| 王慧岚 | 湖南省血吸虫病防治所 |
| 邓　奕 | 湖南省血吸虫病防治所 |
| 邓维成 | 湖南省血吸虫病防治所 |
| 甘　立 | 西洞庭管理区血吸虫病防治工作领导小组办公室 |
| 甘细辉 | 经开区血吸虫病防治工作领导小组办公室 |
| 龙术国 | 株洲市卫生健康委 |
| 卢先江 | 岳阳监狱血吸虫病防治工作领导小组办公室 |

田新云　云溪区血吸虫病防治工作领导小组办公室

朱　云　安乡县血吸虫病防治工作领导小组办公室

朱芳宇　慈利县血吸虫病防治工作领导小组办公室

朱良保　湖南省血吸虫病防治所湘岳医院

朱金华　湖南省血吸虫病防治所

任　一　武陵区血吸虫病防治工作领导小组办公室

任继险　湖南省血吸虫病防治所湘岳医院

刘　琰　湖南省血吸虫病防治所湘岳医院

刘　芳　桃源县血吸虫病防治工作领导小组办公室

刘纲德　石峰区血吸虫病防治工作领导小组办公室

刘拥军　益阳市卫生健康委

刘佳新　湖南省血吸虫病防治所湘岳医院

刘宗传　湖南省血吸虫病防治所

刘孟利　汉寿县血吸虫病防治工作领导小组办公室

刘翠平　西湖区血吸虫病防治工作领导小组办公室

汤　凌　湖南省血吸虫病防治所

许爱林　岳阳县血吸虫病防治事务中心

杜　明　大通湖区血吸虫病防治工作领导小组办公室

李广平　湖南省血吸虫病防治所

李昌廉　湖南省血吸虫病防治所

李岳莲　湖南省血吸虫病防治所湘岳医院

李建新　南湖新区血吸虫病防治工作领导小组办公室

李胜明　湖南省血吸虫病防治所

李清平　津市监狱血吸虫病防治工作领导小组办公室

杨曼琼　长沙县血吸虫病防治工作领导小组办公室

吴　霞　屈原管理区血吸虫病防治工作领导小组办公室

何　斌　湖南省血吸虫病防治所

何宇杰　湖南省血吸虫病防治所湘岳医院

言俊杰　云龙示范区血吸虫病防治工作领导小组办公室

沈　毅　鼎城区血吸虫病防治工作领导小组办公室

宋雄辉　　岳阳楼区血吸虫病防治工作领导小组办公室

张　洲　　湖南省血吸虫病防治所湘岳医院

张中合　　石门县血吸虫病防治工作领导小组办公室

张长生　　天心区血吸虫病地方病防治工作领导小组办公室

张凤姣　　沅江市血吸虫病防治工作领导小组办公室

陈三军　　湘阴县血吸虫病防治工作领导小组办公室

陈永清　　临湘市血吸虫病预防控制中心

吴四红　　华容县血防专科医院

余先念　　湖南省血吸虫病防治所湘岳医院

欧　舟　　岳麓区血吸虫病防治工作领导小组办公室

欧志明　　长沙市卫生健康委

罗立新　　湖南省血吸虫病防治所

卓如翠　　长沙市血吸虫病防治工作领导小组办公室

罗会全　　华容县血吸虫病防治工作领导小组办公室

周　杰　　湖南省血吸虫病防治所

周　毅　　临澧县血吸虫病防治工作领导小组办公室

周世龙　　资阳区血吸虫病防治工作领导小组办公室

周志宏　　岳阳市卫生健康委员会

周志明　　南县血吸虫病防治工作领导小组办公室

郑　茂　　湖南省血吸虫病防治所湘岳医院

郑　娜　　湖南省血吸虫病防治所湘岳医院

赵正元　　湖南省血吸虫病防治所

胡本骄　　湖南省血吸虫病防治所

胡定徽　　汨罗市血吸虫病防治工作领导小组办公室

胡新飞　　湖南省血吸虫病防治所湘岳医院

柳会祥　　君山区血吸虫病防治工作领导小组办公室

钟吉波　　张家界市卫生健康委

姜　琼　　湖南省血吸虫病防治所

姜高分　　湖南省血吸虫病防治所湘岳医院

姚　英　　贺家山原种场血吸虫病防治工作领导小组办公室

贺文峰　湖南省血吸虫病防治所湘岳医院

徐　慧　湖南省血吸虫病防治所湘岳医院

高　政　湖南省血吸虫病防治所湘岳医院

唐荣庭　赫山区血吸虫病防治工作领导小组办公室

陶　江　湖南省血吸虫病防治所湘岳医院

彭　逆　津市市血吸虫病防治工作领导小组办公室

彭妮娜　湖南省血吸虫病防治所湘岳医院

董　静　湖南省血吸虫病防治所湘岳医院

蒋　宇　宁乡市血吸虫病地方病防治领导小组办公室

蒋立勇　澧县血吸虫病防治工作领导小组办公室

喻鑫玲　湖南省血吸虫病防治所

程湘晖　湖南省血吸虫病防治所

曾志恒　湖南省血吸虫病防治所湘岳医院

谢　韵　湖南省血吸虫病防治所湘岳医院

赖　琪　湖南省血吸虫病防治所湘岳医院

蔡　雨　湖南省血吸虫病防治所

蔡胜猛　常德市卫生健康委员会

廖紫君　开福区血吸虫病防治工作领导小组办公室

谭光明　荷塘区血吸虫病防治工作领导小组办公室

熊　慧　湖南省血吸虫病防治所湘岳医院

樊　琰　湖南省血吸虫病防治所湘岳医院

潘　洁　湖南省血吸虫病防治所湘岳医院

潘　舸　湖南省血吸虫病防治所湘岳医院

魏宏剑　湖南省血吸虫病防治所湘岳医院

# 序

血吸虫病历史悠久、分布区域广阔，全球血吸虫病流行区覆盖 78 个国家和地区，对流行区群众的身体健康和经济社会发展带来严重威胁。联合国开发计划署、世界银行、世界卫生组织联合倡议将血吸虫病列入 6 类主要热带病之一。我国流行的日本血吸虫病，主要流行于长江流域及其以南的 12 个省（自治区、直辖市）；历史疫情极其严重，"千村薜荔人遗矢，万户萧疏鬼唱歌"正是对中华人民共和国成立前流行区悲惨景象的真实写照。

中华人民共和国成立后，党和政府高度重视血吸虫病防治工作，1955 年毛泽东同志发出了"一定要消灭血吸虫病"的伟大号召。近 70 年的血吸虫病防控工作中，我国先后通过实施了"消灭钉螺为主""人畜同步化疗为主""控制传染源为主"的综合防治策略，取得了举世瞩目的成就。《"健康中国 2030"规划纲要》已明确至 2030 年全国所有流行县达到消除血吸虫病标准的目标，目前我国进入巩固和扩大防治成果的新阶段，正在向血吸虫病阻断和消除迈进。

湖南省在 70 年血吸虫防治实践中积累了丰富的经验。为响应新时代国家坚持以人民为中心、把人民健康放在优先发展战略的时代号召，提出了 2025 年消除血吸虫病奋斗目标，为此湖南省血防专家会同全国血防同仁广泛搜集文献资料，荟萃各方防治经验，结合新时期防治工作实际，精心编撰了《血吸虫病防治指引》一书。本书对血吸虫病的防治历程，病原生物学，查、治、灭、管、防综合措施，家畜传染源控制，临床诊断与治疗等技术规范做了详细的描述，内容翔实，同时吸收了近年来国内外防治研究与实践的新成果、新进展，不失为血吸虫病防治、临床医疗教学科研难得的实用技术参考书，尤其适合基层防治人员和血吸虫病专科医院医务人员使用。相信本书的出版，将在指导血吸虫病防控工作和推进全国血吸虫病消除进程中发挥重要作用。

中国疾病预防控制中心寄生虫病预防控制所所长　
世界卫生组织热带病合作中心主任　　　　　周晓农

# 前　言

　　《"十三五"全国血吸虫病防治规划》和《地方病防治专项三年攻坚行动方案（2018—2020年）》已胜利收官。血吸虫病流行区域几近消失，血吸虫病感染率连续4年为0，晚期血吸虫病已经开始逐年减少。《"健康中国2030年"规划纲要》已明确至2030年全国所有流行县达到消除血吸虫病标准的目标，从2021年开始，我国进入巩固和扩大防治成果的新阶段，正在向血吸虫病阻断和消除迈进。

　　湖南省在70年血吸虫防治实践中积累了丰富的经验，而且在我国血吸虫病防治史上占据了特殊地位。推出了"家畜传染源控制""人群传染源控制""钉螺控制"及"血防机构能力建设"等"四大工程"的"湖南经验"。同时，拥有全国唯一省级血吸虫病专科医院和国家血吸虫病临床重点专科，积累了大量的临床经验与研究成果，特别是在实施国家晚期血吸虫病医疗救治项目过程中，湖南经验与方案更值得参考。

　　湖南省血防专家广泛搜集文献资料，结合新时期防治工作实际，精心编撰了《血吸虫病防治指引》一书。本书是一本理论结合实际的血吸虫病防治思维指引的参考书籍，对血吸虫病的防治、临床诊断与治疗等做了详细的描述，同时吸收了近年来国内外防治研究与实践的新成果、新进展。为血吸虫病防治、临床医疗以及科研人员提供了一本难得的实用技术参考书，更是血防达标、晚期血吸虫病救助的指导用书，尤其适合基层防治人员使用。

　　本书得到了WHO湖区血吸虫病防治合作中心、国家血吸虫病临床重点专科的支持，在此一并致谢！

湖 南 省 血 吸 虫 病 防 治 所 所 长
世界卫生组织湖区血吸虫病防治合作中心主任　　邓维成

# 目　　录

# 第一章　概　　述

血吸虫病流行历史悠久、传播广泛、危害巨大，是一种严重危害人类、影响社会经济发展的全球性传染病。寄生于人体的血吸虫主要有日本血吸虫（*Schistosoma japonicum*）、曼氏血吸虫（*S. mansoni*）、埃及血吸虫（*S. haematobium*）、湄公血吸虫（*S. mekongi*）和间插血吸虫（*S. intercalatum*）5 种。

## 第一节　血吸虫的发现

血吸虫病是一种古老的疾病，"类似血吸虫病"的症状记载可追溯到公元前 16 世纪，考古学研究证实埃及血吸虫病流行至少有 3000 多年历史。受科学技术等因素的限制，直到 19 世纪中期血吸虫病才被现代医学发现。

### 一、古书籍记载

公元前 16 世纪中国甲骨文出现表达腹水（日本血吸虫病症状）的"蛊"字；公元前 15 世纪埃及医学莎草纸有关于"血尿"（埃及血吸虫病症状）的记载；中国古代医书隋朝巢元方的《诸病源候论》、唐代王焘的《外台秘要》、唐代孙思邈的《千金方》、北宋苏颂的《本草图经》、清朝喻昌的《寓意草》及翁藻的《医钞类编》等医学史料记载有"蛊毒""蛊痢""血蛊""蛊胀""积聚""水症""水蛊""水毒""水注""石水"等类似日本血吸虫病。

### 二、考古学研究

1910 年，Ruffer 爵士在埃及公元前 1250—前 1000 年的木乃伊体内发现钙化的埃及血吸虫虫卵，证实埃及血吸虫病流行至少有 3000 多年历史。1972 年，湖南医学院专家在湖南长沙马王堆一号汉墓出土的女尸直肠组织中发现血吸虫虫卵；1975 年，湖北医学院专家在湖北省江陵县凤凰山西汉古墓出土的男尸肝脏发现日本血吸虫虫卵，证实日本血吸虫病在中国长江流域流行至少有 2100 多年历史。

### 三、现代医学发现

（一）埃及血吸虫

1851 年，德国医生 Bilharz 在埃及开罗 Kasr-el-Aini 医院解剖一例血尿病人的尸体时，在门静脉血液中发现一定数量的白色细长蠕虫，并将此虫命名为 Distomum haematobium。1852 年，他将这一发现发表于 *Zeitscrift fur Wissenschaftliche Zoologie* 杂志。1856 年，Heinrich Meckel von Hemsbach 提议将其命名为 Bilharzia haematobium。1858 年，Weinland 将其改名为埃及血吸虫（*Schistosoma haematobium*）（Bilharz，1852），随后国际动物命名法委员会（International Comission for Zoological Nomenclature）予以认可。1915—1918 年，Robert　Leiper 等阐明了埃及血吸虫生活史。

（二）曼氏血吸虫

1852 年，Bilharz 在埃及开罗尸检病人中发现曼氏血吸虫成虫。1902 年，Manson 等在西印度群岛发现曼氏血吸虫。1907 年，Sambon 将该虫命名为曼氏血吸虫（*Schistosoma mansoni*）（Sambon，1907）。1908 年，Silva 首次报道了曼氏血吸虫感染病人。1908—1909 年，Silva 发表论文，详细描述了

20 例曼氏血吸虫病人粪检结果，展示了虫卵，并表明尿中未发现虫卵。Silva 还进行了 3 次尸检，一共发现了 25 条血吸虫，其后描述了这些虫体的形态和特点，并指出这是不同于埃及血吸虫的虫体。

（三）日本血吸虫

1904 年，日本寄生虫学专家桂田富士郎在日本片山 4 例病人的粪便中找到了类似埃及血吸虫虫卵，后来又在猫体的门静脉及其分支血管内找到了血吸虫的成虫，命名为日本血吸虫（*Schistosoma japonicum*）（Katsurada，1904）。1909 年 Fujinami Nakamura 在人工试验中发现牛、犬、猫在具有感染性的水中受到感染，而有覆盖物的动物（对照组）则不受感染，确定了血吸虫经皮肤感染的方式和途径。

（四）间插血吸虫

1923 年，Chesterman 在刚果基桑加尼附近的亚库苏村开展调查时，就报告当地肠道血吸虫病病人排出的虫卵末端有毛刺，虫卵形态与以往不同。根据虫卵的形态学特征以及临床照片，Chesterman 确认亚库地区的血吸虫不同于埃及血吸虫。学者 Fisher 于 1934 年发表论文"比利时刚果（现为扎伊尔）斯坦维尔地区血吸虫病的研究"，并把它命名为间插血吸虫（*Schistosoma intercalatum*）（Fisher，1934）。

（五）湄公血吸虫

1957 年，首例湄公血吸虫病病例报告，病人来自老挝东扎岛，当时是以日本血吸虫病感染报道的，其后湄公河流域陆续报道此类血吸虫病例。根据虫卵和成虫的形态学特征及生活史的研究，1978 年，Voge 等将其命名为湄公血吸虫（*Schistosoma mekongi*）（Voge，Bruekner 和 Bruce，1978）。

## 第二节　血吸虫病的分布

血吸虫病流行于热带和亚热带地区，全球 78 个国家和地区流行血吸虫病。中国流行日本血吸虫病，流行区域为长江流域及其以南的部分地区。

### 一、全球血吸虫病分布

五种血吸虫病的流行区分布不一。曼氏血吸虫病主要流行于非洲、东地中海地区、加勒比海与南美洲；埃及血吸虫病主要流行于非洲和东地中海地区；日本血吸虫病主要流行于中国、菲律宾、印度尼西亚和日本。通过积极的防治，日本、突尼斯等国已经消除了血吸虫病；在喀麦隆、加勒比海地区的一些国家已经没有当地感染的病例；中国、巴西及埃及等国，血吸虫病防治也取得了巨大的成绩。

目前血吸虫病主要流行在非洲，尤其是非洲撒哈拉以南的国家。据估计，2012 年，全球 8 亿受血吸虫病感染威胁人口中，非洲占 85%；全球 2.4 亿血吸虫病感染者，非洲占 97%，其中 85% 的感染者居住在撒哈拉以南的非洲地区。（表 1-1～表 1-3）

表 1-1　　　　　　　　　　　　　　　　亚洲血吸虫病分布

| 国家/地区 | 血吸虫种 | | | | | 国家/地区 | 血吸虫种 | | | | |
|---|---|---|---|---|---|---|---|---|---|---|---|
| | 曼氏血吸虫 | 埃及血吸虫 | 间插血吸虫 | 日本血吸虫 | 湄公血吸虫 | | 曼氏血吸虫 | 埃及血吸虫 | 间插血吸虫 | 日本血吸虫 | 湄公血吸虫 |
| 中国 | | | | + | | 伊朗 | | + | | | |
| 日本 | | | | + | | 伊拉克 | | + | | | |
| 印度尼西亚 | | | | + | | 约旦 | | + | | | |
| 菲律宾 | | | | + | | 黎巴嫩 | | + | | | |
| 马来西亚 | | | | + | | 叙利亚 | | + | | | |
| 泰国 | | | | + | | 土耳其 | | + | | | |

续表

| 国家/地区 | 血吸虫种 | | | | | 国家/地区 | 血吸虫种 | | | | |
|---|---|---|---|---|---|---|---|---|---|---|---|
| | 曼氏血吸虫 | 埃及血吸虫 | 间插血吸虫 | 日本血吸虫 | 湄公血吸虫 | | 曼氏血吸虫 | 埃及血吸虫 | 间插血吸虫 | 日本血吸虫 | 湄公血吸虫 |
| 柬埔寨 | | | | | + | 沙特阿拉伯 | + | + | | | |
| 老挝 | | | | | + | 也门 | + | + | | | |
| 印度 | | | + | | | 阿曼 | + | | | | |

表1-2　　　　　　　　　　　　　拉丁美洲血吸虫病分布

| 国家/地区 | 血吸虫种 | | | | | 国家/地区 | 血吸虫种 | | | | |
|---|---|---|---|---|---|---|---|---|---|---|---|
| | 曼氏血吸虫 | 埃及血吸虫 | 间插血吸虫 | 日本血吸虫 | 湄公血吸虫 | | 曼氏血吸虫 | 埃及血吸虫 | 间插血吸虫 | 日本血吸虫 | 湄公血吸虫 |
| 巴西 | + | | | | | 蒙特塞拉特 | + | | | | |
| 安提瓜 | + | | | | | 波多黎各 | + | | | | |
| 多米尼加 | + | | | | | 圣卢西亚 | + | | | | |
| 瓜得鲁普 | + | | | | | 苏里南 | + | | | | |
| 马提尼克 | + | | | | | 委内瑞拉 | + | | | | |

表1-3　　　　　　　　　　　　　非洲血吸虫病分布

| 国家/地区 | 血吸虫种 | | | | | 国家/地区 | 血吸虫种 | | | | |
|---|---|---|---|---|---|---|---|---|---|---|---|
| | 曼氏血吸虫 | 埃及血吸虫 | 间插血吸虫 | 日本血吸虫 | 湄公血吸虫 | | 曼氏血吸虫 | 埃及血吸虫 | 间插血吸虫 | 日本血吸虫 | 湄公血吸虫 |
| 阿尔及利亚 | | + | | | | 尼日尔 | + | + | | | |
| 安哥拉 | + | + | | | | 尼日利亚 | + | + | | | |
| 贝宁 | + | + | | | | 卢旺达 | + | | | | |
| 博茨瓦拉 | + | + | | | | 圣托美及普林西比 | | + | | | |
| 布尔基纳法索 | + | + | | | | 塞内加尔 | + | + | | | |
| 布隆迪 | + | | | | | 塞纳利昂 | + | + | | | |
| 喀麦隆 | + | + | + | | | 索马里 | + | + | | | |
| 中非共和国 | + | + | + | | | 南非 | + | + | | | |
| 乍得 | + | + | + | | | 苏丹 | + | + | | | |
| 刚果 | + | + | + | | | 南苏丹 | + | + | | | |
| 埃及 | + | + | | | | 斯威士兰 | + | + | | | |
| 埃塞俄比亚 | + | + | | | | 多哥 | + | | | | |
| 加蓬 | + | + | + | | | 突尼斯 | | + | | | |
| 冈比亚 | + | + | | | | 乌干达 | + | + | | | |
| 加纳 | + | + | | | | 坦桑尼亚 | + | + | | | |
| 几内亚比绍 | + | + | | | | 利比里亚 | + | + | | | |
| 几内亚 | + | + | | | | 利比亚 | + | + | | | |

续表

| 国家/地区 | 血吸虫种 | | | | | 国家/地区 | 血吸虫种 | | | | |
|---|---|---|---|---|---|---|---|---|---|---|---|
| | 曼氏血吸虫 | 埃及血吸虫 | 间插血吸虫 | 日本血吸虫 | 湄公血吸虫 | | 曼氏血吸虫 | 埃及血吸虫 | 间插血吸虫 | 日本血吸虫 | 湄公血吸虫 |
| 科特迪瓦 | + | + | | | | 马达加斯加 | + | + | | | |
| 厄立特里亚 | + | | | | | 马拉维 | + | + | | | |
| 肯尼亚 | + | + | | | | 马里 | + | + | | | |
| 毛里坦尼亚 | | + | | | | 扎伊尔 | + | + | + | | |
| 毛里求斯 | | + | | | | 赞比亚 | + | + | | | |
| 摩洛哥 | | + | | | | 津巴布韦 | + | + | | | |
| 莫桑比克 | + | + | | | | 赤道几内亚 | | | | + | |
| 纳米比亚 | + | + | | | | | | | | | |

（闻礼永. 输入性血吸虫病诊治与防控. 北京：人民卫生出版社，2018）

## 二、中国血吸虫病分布

我国血吸虫病原流行于长江流域及其以南的江苏、浙江、上海、安徽、江西、湖北、湖南、四川、云南、广西、广东、福建12省、市、自治区的部分地区（图1-1）。流行县、市的分布范围，最东为上海的南汇县，东经121°51′；最南为广西的玉林市，北纬22°5′；最西为云南的云龙县，东经99°50′；

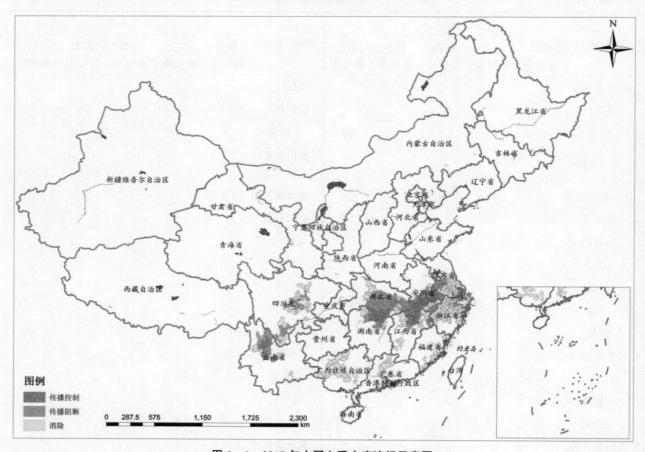

**图1-1　2018年中国血吸虫病流行示意图**
（张利娟. 2018年全国血吸虫病疫情通报. 中国血吸虫病防治杂志）

最北为江苏的宝应县，北纬 33°15′。分布高程最低为上海市的沿海诸县，海拔接近 0 m；最高为云南省的丽江市，海拔 3000 m 左右。

新中国成立后，党和政府带领广大人民群众与血吸虫病展开了艰苦卓绝的斗争，我国血吸虫病防治工作取得了显著成效。截至 2018 年年底，全国 12 个流行省、市、自治区中，上海、浙江、福建、广东、广西 5 省、市、自治区达到血吸虫病消除标准，四川省达到传播阻断标准，云南、江苏、湖北、安徽、江西、湖南 6 省已达到传播控制标准。全国 450 个流行县（市、区、农场），263 个达到消除标准，124 个达到传播阻断标准，63 个达到传播控制标准。

2018 年全国流行县总人口 2.60 亿人，流行村总人口为 7005.97 万人，尚存晚期血吸虫病病人 29214 人，现有钉螺面积 36.30 亿平方米，现有存栏牛 646823 头。2018 年开展人群血检查病 719.14 万人，查出阳性 13.85 万人；开展病原学检查病 53.22 万人，查出阳性 8 人；开展家畜血检查病 225258 头，查出阳性 2638 头；开展家畜粪检查病 164803 头，查出阳性 2 头；开展查螺 5.90 亿平方米，未查出感染性钉螺。（表 1-4）

表 1-4　　　　　　　　　　2018 年全国血吸虫病流行区疫情控制情况

| 省、市、区 | 流行县数 | 流行乡数 | 达到传播消除标准 | | 达到传播阻断标准 | | 达到传播控制标准 | |
|---|---|---|---|---|---|---|---|---|
| | | | 县数 | 乡数 | 县数 | 乡数 | 县数 | 乡数 |
| 上海 | 8 | 80 | 8 | 80 | 0 | 0 | 0 | 0 |
| 江苏 | 64 | 469 | 46 | 361 | 18 | 108 | 0 | 0 |
| 浙江 | 54 | 466 | 54 | 466 | 0 | 0 | 0 | 0 |
| 安徽 | 50 | 354 | 10 | 105 | 13 | 157 | 27 | 92 |
| 福建 | 16 | 73 | 16 | 73 | 0 | 0 | 0 | 0 |
| 江西 | 39 | 290 | 17 | 96 | 9 | 103 | 13 | 99 |
| 湖北 | 63 | 521 | 21 | 119 | 42 | 402 | 0 | 0 |
| 湖南 | 41 | 280 | 10 | 45 | 13 | 141 | 18 | 94 |
| 广东 | 14 | 33 | 14 | 33 | 0 | 0 | 0 | 0 |
| 广西 | 20 | 69 | 20 | 69 | 0 | 0 | 0 | 0 |
| 四川 | 63 | 662 | 43 | 375 | 20 | 287 | 0 | 0 |
| 云南 | 18 | 74 | 4 | 6 | 9 | 45 | 5 | 23 |
| 合计 | 450 | 3379 | 263 | 1828 | 124 | 1243 | 63 | 308 |

## 第三节　中国血吸虫病防治历程

血吸虫病在我国流行有 2100 年的历史，在血吸虫病肆虐的古代，医家积极探索治疗方法，极力减轻病人病痛。随着科技手段的进步，20 世纪初期，医务工作者开始认识该病，防治先驱们通过现场调查，初步了解到中国血吸虫病流行情况，并认识到该病危害的严重性。中华人民共和国成立后，党和政府高度重视血吸虫病防治工作，迅速着手开展大规模防治，依靠人民群众和防治工作者，与血吸虫病展开了艰苦卓绝的斗争。我国血吸虫病防治历经"消灭钉螺为主""人畜同步化疗为主""控制传染源为主"防治策略时期，取得了显著成效。

## 一、古代医学对血吸虫病的认识及其流行

医史学家范行准经过考证认为，中国古代史书记载的"蛊"多数属于血吸虫病的症状。"蛊"字的记载可追溯到公元前 16、前 15 世纪的殷墟甲骨文。湖北江陵出土的西汉古尸（遂少言）和长沙马王堆西汉古尸（辛追夫人）体内均发现有日本血吸虫卵。可见当时在长江流域（现湖北省及湖南省）血吸虫病已广泛流行。学者根据"类似血吸虫病"的记载推测，到魏晋南北朝时血吸虫病已成为一种常见病，到明清时期已在长江中下游地区全面流行。

由于缺乏科学的认识，古代疫区民众多采取迷信、巫术等消极的方法和措施来应对血吸虫病。但古代医学界对"类似血吸虫病"的病原病理进行了大量的讨论，采取各种措施救助病人，并试图从根本上预防此病的发生。晋朝葛洪，隋唐时期巢元方及以后的朱震亨、余听鸿等医家，先后提出了多种不同的防治方法。这些方法为当时减轻病人的痛苦起到了重要的作用，同时也为今后的防治提供了宝贵的历史借鉴。

## 二、清末至中华人民共和国成立前的发现与调查

1905 年，Catto 在新加坡解剖一例因霍乱而死亡的福建华侨尸体时，发现了异乎寻常的虫卵和成虫，经鉴定为血吸虫病的新物种——卡氏血吸虫。后来 Faust 推断该病人来自中国福州、厦门或汕头。Stiles 认为卡氏血吸虫和桂田教授 1904 年报道的日本血吸虫为同一物种。1905 年，美籍医师 Logan 在常德县（现为常德市鼎城区）周家店镇一位青年渔民粪便中发现了日本血吸虫虫卵，这是经现代医学确诊的、国内最早报道的血吸虫病病人。Logan 报道后，我国血吸虫病引起了不少中外学者的关注。研究人员陆续在长江流域证实有血吸虫病病人存在，包括安徽（1907）、浙江（1908）、湖北（1910）、上海（1910）、广东（1911）、江苏（1913）等省（直辖市、自治区）。

血吸虫病经发现后并未立即引起当时政府的重视。血吸虫病灾害调查首先是由民间力量组织开展的，大规模调查出现在 20 世纪 20 年代初。1922 年，外籍教授 Faust 和 Meleney 采用通信调查方式，对我国 13 个省份进行了血吸虫病疫情调查，最后查出 9 个省有血吸虫病疫情。他们根据调查材料发表了重要论文《关于血吸虫病研究》，该文全面介绍了关于我国血吸虫病灾害，同时直接促进了我国对血吸虫病的认识及官方机构对血吸虫病的重视。

1923 年我国官方开始创建血吸虫病防治统计资料。1929 年，卫生防疫机构正式掀开防治工作的序幕，原卫生部下属的卫生实验所陈方之、李赋京等人组织开展江苏、浙江两省的血吸虫病灾害调查。同时，结合他人调查结果，总结出了当时我国血吸虫病灾害的主要分布情况。原卫生部下属医疗机构也对血吸虫病进行了积极的研究，以探寻治疗血吸虫病的最佳方法。苏浙疫情调查之后，卫生机关开始开展具体的防治活动。1933 年，原卫生署与卫生实验所合作，在浙江省开化县成立了第一个官方防治血吸虫病工作队，其后浙江千坛坂、嘉兴相继成立了血吸虫病工作队。1935 年卫生实验所为探明当时全国各种传染病及寄生虫病的蔓延情况，在全国范围开展了包括血吸虫病在内的大规模调查。各地的卫生机构也加强了对血吸虫病灾害的调查，如福建省立卫生实验所与江西省政府卫生处于 1937 年分别对本省的福清县和德兴县进行了血吸虫病疫情调查；湖南湘雅医学院的杨济时等人在湖南也开展了调查。

1937 年抗日战争全面爆发，由于战事紧张，大量医务人员投入战时防疫，大部分血吸虫病疫区先后沦陷，长江中下游地区血吸虫病防治工作基本停止。卫生防疫机关仍未忽视血吸虫病防治工作的重要性，如 1940 年 12 月原卫生署颁布的《卫生工作实施纲领》中指出：除注重 9 种法定传染病外，还应注重包括血吸虫病等 10 种疾病在内的调查和防治工作。抗日战争胜利后，血吸虫病再度引起政府重视，很多官方机构着手防治工作。如卫生实验院详细调查了浙江省开化县的血吸虫病疫情，并将调查结果发表在《大公报》上，报道中特意强调了其灾害的严重性。湖北省政府在该时期对本省的血吸虫病疫情进行了调查。很多省份都在调查后出台了省一级的血吸虫病防治计划，如湖北省 1948 年出台了《湖北省血吸虫病防治计划》。

由于受当时政治体制、社会经济、科研水平等因素影响，加之战争动荡，血吸虫病流行猖獗。"千村薜荔人遗矢，万户萧疏鬼唱歌"，正是对解放前期血吸虫病流行区的真实描述。

### 三、中华人民共和国成立后的血吸虫病防治

#### （一）中华人民共和国成立至 20 世纪 50 年代末期

中华人民共和国成立后，党和政府高度重视血吸虫病防治工作，很快就将其提上了重要议事日程，着手开展大规模的防治工作。1950 年中央人民政府卫生部发出了《关于组织人员深入农村开展血吸虫病调查》的重要指示，同年全国卫生科学研究工作会议强调了血吸虫病防治工作。1951 年在全国防疫专业会议上制订了全国血吸虫病防治方案。1953 年中央人民政府卫生部召开全国血吸虫病防治专业会议，要求各流行区必须重视血吸虫病问题，加强对该病的调查与防治。1955 年毛泽东同志提出"全党动员、全民动员，消灭血吸虫病"。1955 年冬成立了中共中央血吸虫病防治领导小组，周恩来总理签发了《关于消灭血吸虫病的决定》。在党和政府的高度重视下，1955 年前后我国制订了一系列有利于血防工作发展的方针、政策，新中国初期血吸虫病防治工作进展顺利。

培训专业人员，组建专业机构；积极开展试点工作，总结防治经验；明确疫区范围，积极抢救病人；开展有效防治，遏制疫情态势，为此时期的工作中心。通过积极筹建，1955 年前后全国及各流行区先后成立了血防专业机构，组建了血防专业队伍。采取领导、专家和基层血防干部三结合的方式，在认真总结发明创造和科研成果的基础上，1956 年首次出版了《血吸虫病防治手册》，奠定了全国开展大规模防治工作的技术基础。通过大规模普查，在较短的时间内摸清了我国血吸虫病疫情。通过组织医务人员积极救治，数以十万计的晚期血吸虫病病人的生命得到挽救，数以百万计的早期血吸虫病病人恢复了劳动能力。大规模的查治病、灭螺、宣传教育等综合性干预措施的有效落实，有效遏制了我国广大疫区的血吸虫病疫情。江西省余江县结合农田水利发展规划消灭钉螺，于 1958 年开创了以县为单位消除血吸虫病的先例，毛泽东主席为此写下光辉诗篇——《七律二首·送瘟神》，并发出了"一定要消灭血吸虫病"的伟大号召。

#### （二）20 世纪 50 年代末期至 20 世纪 80 年代中期

受前期防治经验的启发和 WHO 倡导的消灭钉螺为主的综合防治策略的引导，结合我国当时实际，该阶段我国采取了以消灭钉螺为主的综合防治策略，防治工作主要目标为消灭血吸虫病。20 世纪 50 年代末期我国开展了大规模的群众灭螺运动。此时期的灭螺措施主要分为两类：一类为环境改造灭螺，包括围垦、堵汊、沟渠改造、土埋和水改旱等；另一类为药物灭螺，灭螺药包括早年使用的硫酸铜、亚砷酸钙及后来使用的氯硝柳胺、五氯酚钠、溴乙酰胺、烟酰苯胺等。

在以消灭钉螺为主的综合防治策略指导下，一些水网、丘陵地区及部分山区和湖区血吸虫病防治工作取得了巨大成就。到 1985 年年底，原有的 371 个流行县（市、区）中已有 271 个达到了消灭和基本消灭标准，广东、上海达到消灭标准。全国病人数由新中国成立初期的 1160 万人下降至 100 万人左右，有螺面积从 143 亿平方米下降至 32 亿平方米，病牛数由 150 万头下降至 20 万头左右。

#### （三）20 世纪 80 年代中期至 21 世纪初期

由于农村政策变化，以及水利、环境和生态方面的因素，以消灭钉螺为主的防治策略在水位难以控制的江湖洲滩地区和人烟稀少、环境复杂的大山区不再适用，该阶段我国疫情呈徘徊态势，局部地区疫情严重回升，如原已达基本消灭标准的湖南汨罗、湖北黄冈部分县由于螺情回升而致疫情反复。1985 年世界卫生组织提出了以化疗为主的疾病控制策略。自 20 世纪 80 年代起，高效、低毒的治疗药物吡喹酮广泛使用，实验室检测技术不断提高，简便易行、费用低廉的诊断方法广泛推行，促进了我国防治策略的调整。从 20 世纪 80 年代中期开始，我国采取以人畜同步化疗结合易感地带灭螺为中心的综合防治策略，血防总目标为疾病控制。针对短期内难以实现消灭血吸虫病目标的湖区和大山区，我国学者提出，防治目标应分为疫情控制、传播控制和传播阻断 3 个阶段，并制订了相应的技术标准。在上述血防目标和策略的指导下，我国设立了一系列疾病控制试点，试点结果表明人畜同步化疗结合易感地带药物

灭螺可有效控制疫情。与1989年相比，1995年全国人群血吸虫感染率大幅下降；血吸虫感染人数由163万人下降至86.1万人，下降了47.2%；病牛数由20万头下降至11万头，下降了49.9%。

1992年世界银行贷款中国血吸虫病控制项目在我国开始实施，项目覆盖湖北、湖南、江西、安徽、江苏、浙江、云南和四川8省219个县（市、区），2001年全部项目活动结束。此时期沿用了人畜同步化疗结合易感地带灭螺为主的综合性防治策略，并强化了健康教育和疾病监测工作。在这一阶段我国血吸虫病疫情大幅度下降，主要表现在如下几个方面：一是流行范围逐年压缩，项目省共有47个县（市、区）达到传播控制标准，82个县（市、区）达到传播阻断标准，浙江省于1995年达到消灭标准。二是流行强度明显减轻，至1998年，中、高度流行区的行政村数量大幅度下降，其下降率分别达28.99%、37.11%。三是病情得到了有效控制，病人数、病牛数大幅度下降，推算病人数由164万人下降至82万人，下降了50%。四是螺情得到了一定控制，钉螺感染率呈逐年下降趋势。

（四）21世纪初期以来

世界银行贷款中国血吸虫病控制项目结束后，由于防治工作投入明显减少，导致防治力度下降，加之长江流域特大洪涝灾害发生，"平垸行洪、退田还湖"规划实施，以及全球气候变暖，人员流动加剧等综合因素的影响，21世纪初我国血吸虫病疫情有所回升，病人总数、急性血吸虫感染人数和钉螺面积呈上升趋势。江苏、安徽、江西、湖北、湖南等湖沼型流行区及四川、云南等的山丘型流行区出现了疫情回升，并有进一步向城市蔓延之势，我国血吸虫病防治工作面临严峻挑战。1998—2004年全国血吸虫病病人数维持在80万人左右，主要分布在湖区5省，耕牛感染率徘徊在4%～5%，钉螺扩散严重，人畜感染危险增加，以化疗为主的综合防治策略不再适应我国血吸虫病防治工作需求。

严峻的血防形势引起了党中央、国务院高度重视。国务院成立了血吸虫病防治工作领导小组，下发了《国务院关于进一步加强血吸虫病防治工作的通知》，转发了《全国预防控制血吸虫病中长期规划纲要（2004—2015年）》。结合实际，我国提出了以控制传染源为主的综合防治策略。2005年国务院血吸虫病防治工作领导小组办公室开始在安徽、江西、湖南、湖北和四川等省实施以传染源控制为主的综合防治试点。试点工作表明，此策略不论是在山区还是在湖区均能在较短时期内有效控制血吸虫病疫情，同时能获得较为持续而显著的社会和经济效益。2006年全国血防会议确定了我国血防工作采取以传染源控制为主的综合防治策略，因地制宜实施以机代牛、封洲禁牧、家畜圈养、改水改厕等综合治理措施。同年颁布的《血吸虫病防治条例》也为传染源控制工作提供了法律依据。为推动我国血吸虫病工作进程，湖北省与原卫生部、农业部，湖南省与原卫生部分别于2008年和2010年启动了省部联合防治血吸虫病工作机制，强力推行以传染源控制为主的综合防治措施。

随着以传染源控制为主的综合措施的有效实施，我国血吸虫病疫情稳步下降，防治成效显著。2008年全国血吸虫病流行区均达到疫情控制及以上标准，2015年湖南、江西、安徽等省达到血吸虫病传播控制标准，至此全国血吸虫病流行区均达到传播控制及以上标准；2016年浙江、上海、福建、广东、广西等省（直辖市、自治区）通过了达到消除标准的复核。至2018年年底，全国450个流行县（市、区）中，有263个（占58.44%）达到血吸虫病消除标准，124个（占27.56%）达到传播阻断标准。

**四、展望**

几十年来，我国血吸虫病防治工作取得了巨大成绩，目前全国正在向血吸虫病阻断和消除迈进。2014年我国提出2025年全国实现消除血吸虫病的目标。《"健康中国2030"规划纲要》提出我国要继续加强重大传染病防控，完善传染病监测预警机制；继续坚持以传染源控制为主的血吸虫病综合防治策略，全国所有流行县达到消除血吸虫病标准。《"十三五"血吸虫病防治规划》确定了"到2020年年底，全国除安徽和江西个别流行县（市、区）外均达到传播阻断及以上标准"的防治目标。

目前大多数血吸虫病流行区的流行因素还未彻底改变，要如期实现防治目标，防治任务仍十分艰巨，主要体现在以下几个方面：一是我国流行区钉螺分布范围广，环境复杂，同时存在局部地区钉螺扩散。2018年我国钉螺面积近37.00亿平方米，7321个行政村查出有钉螺分布，新发现钉螺面积

$61.28 \text{ hm}^2$。二是仍存在一定数量的血吸虫病传染源。近年查病查出有粪检阳性病人、家畜，同时因检测方法敏感性不高等原因所致，存在未发现的传染源，同时大量血吸虫终宿主老鼠、野兔、麋鹿等野生动物长期在有螺地带活动，感染血吸虫的野生动物存在的可能大。三是目前有螺地带活动的家畜、渔船民数量大，感染血吸虫风险高，一旦成为血吸虫病传染源，其粪便中的血吸虫虫卵污染有螺地带的概率高。四是人流物流加快导致血吸虫病传染源的流动性增加，同时也导致进入疫区的人口增加。因此我国下阶段血吸虫病防治工作应进一步强化以传染源控制为主的综合防治措施。一是要突出传染源防控工作，包括加强家畜管理、禁止有螺地带家畜放养，加强渔船民粪便管理工作，推进粪便无害化工程，防止血吸虫虫卵污染有螺地带。二是要整合部门资源，加强对血吸虫病易感环境的综合治理。三是要强化监测体系的建设，提高监测工作的敏感性和及时性，为全国控制和消除血吸虫病提供科学依据。

〔胡本骄〕

# 第二章 血吸虫病原生物学

从血吸虫进化树可以发现，人是血吸虫的广谱宿主，血吸虫伴随人类共同进化，日趋适应。血吸虫作为一种需要长期寄生、体形较大、活动力强、嗜水、诱导宿主产生免疫力的寄生虫，人类无疑为其提供了一个十分理想的环境。在这种环境下，血吸虫不仅可以交配产卵，而且还能将卵排出体外使其继续完成螺宿主体内的发育。

## 第一节 血吸虫种类及生物学分类

### 一、血吸虫种类

血吸虫因寄生于终宿主静脉血管内而得名，其成虫与其他吸虫最大生物学差异为雌雄异体，故又得名为裂体吸虫（Schistosoma）。寄生于人体和哺育动物的血吸虫（Blood flukes）共有 4 个类群，约 19种（表 2-1）。其中，对人体感染的主要有日本血吸虫 [（*Schistosoma japonicum*）（Katsurada，1904）]、曼氏血吸虫 [*S. mansoni*）（Sambon，1907）]、埃及血吸虫 [（*S. haematobium*）（Bilharz，1852）；（Weinland，1858）]、湄公血吸虫 [（*S. mekongi*）（Voge，Bruekner 和 Bruce，1978）]、间插血吸虫 [（*S. intercalatum*）（Fisher，1934）] 和马来血吸虫 [（*S. malayensis*）（Greer 等，1988）] 6 种，以曼氏血吸虫、埃及血吸虫和日本血吸虫为最重要，分布最广，病人最多；其次是间插血吸虫，而湄公血吸虫和马来血吸虫分布局限，病人也少，尚未成为公共卫生问题。另有一些血吸虫偶可寄生于人体，已证实的有：牛血吸虫、未明血吸虫、印地血吸虫、麦氏血吸虫、鼻血吸虫、棱形血吸虫和猪血吸虫等。

此外，在不同动物（禽类和畜类）寄生的血吸虫偶可感染人体，引发尾蚴性皮炎或稻田性皮炎。如包氏毛毕（*Trichobilharzia paoi*）、土耳其斯坦东毕（*Orientobilharzia turkestanica*）、巨大毛毕（*T. gigantica*）、中山毛毕（*T. zhongshani*）、眼点毛毕（*T. ocellata*）、程氏东毕（*O. cheni*）和土耳其斯坦东毕结节变种（*O. turkestanica var. tuberculata*）等 30 多种血吸虫。

据不完全统计，在我国已发现的血吸虫有 31 种（表 2-2）。

表 2-1　　　　　　　　　　　　　　人体血吸虫种类及其分布

| 种　群 | 虫卵类型 | 中间宿主 | 流行分布 |
| --- | --- | --- | --- |
| **日本血吸虫群** (S. japonicum group) | | | |
| 日本血吸虫（*S. japonicum*）△ | 微侧刺 | 钉螺 | 中国（含台湾）、菲律宾、印度尼西亚、日本 |
| 湄公血吸虫（*S. mekongi*）△ | 微侧刺 | 拟钉螺 | 泰国、老挝、柬埔寨 |
| 中华血吸虫（*S. sinensium*） | 微侧刺 | 拟钉螺 | 中国 |
| 马来血吸虫（*S. malayensis*）△ | 微侧刺 | 罗伯特螺及拟钉螺 | 马来西亚中部 |
| **埃及血吸虫群** (S. haematobium group) | | | |
| 埃及血吸虫（*S. haematobium*）△ | 端刺 | 小泡螺 | 非洲及附近（亚洲） |
| 间插血吸虫（*S. intercalatum*）△ | 端刺 | 小泡螺 | 非洲 |
| 麦氏血吸虫（*S. mattheei*）* | 端刺 | 小泡螺 | 非洲 |

续表

| 种　群 | 虫卵类型 | 中间宿主 | 流行分布 |
|---|---|---|---|
| 牛血吸虫（*S. bovis*）* | 端刺 | 小泡螺 | 非洲 |
| 柯拉松血吸虫（*S. curassoni*） | 端刺 | 小泡螺 | 非洲 |
| 马格里血吸虫（*S. margrebowiei*） | 端刺 | 小泡螺 | 非洲 |
| 莱氏血吸虫（*S. leiperi*） | 端刺 | 小泡螺 | 非洲 |
| **曼氏血吸虫群**（S. mansoni group） | | | |
| 曼氏血吸虫（*S. mansoni*）△ | 侧刺 | 双脐螺 | 非洲、南美洲、亚洲加勒比海岛屿 |
| 罗氏血吸虫（*S. rodhaini*） | 侧刺 | 双脐螺 | 非洲 |
| 爱德华血吸虫（*S. edwardiense*） | 侧刺 | 双脐螺 | 非洲 |
| 河马血吸虫（*S. hippopotami*）** | 侧刺 | 双脐螺 | 非洲 |
| **印地血吸虫群**（S. indicum group） | | | |
| 印地血吸虫（*S. indicum*）* | 端刺 | 印度扁卷螺 | 印度、斯里兰卡、东南亚 |
| 棱形血吸虫（*S. spindale*）* | 端刺 | 印度扁卷螺 | 印度、斯里兰卡、东南亚 |
| 鼻血吸虫（*S. nasal*）* | 端刺 | 印度扁卷螺 | 印度、斯里兰卡 |
| 未明血吸虫（*S. incognitum*）* | 端刺 | 印度扁卷螺 | 印度、斯里兰卡 |

　　注：△主要寄生人体的血吸虫；＊偶可寄生人体的血吸虫；＊＊河马血吸虫，有人认为是曼氏血吸虫的同种异名；另有猪血吸虫（*S. suis*）认为是未明血吸虫的同种异名（未列入）。

表 2-2　　　　　　　　　　　　　　　我国血吸虫种类

| 种（株）属 | 终宿主 | 已报道发现的省、市 |
|---|---|---|
| **裂体属**（Schistosoma） | | |
| 日本血吸虫 | 人和家畜等 40 多种哺乳动物 | 长江沿岸及以南 12 省、市、自治区 |
| 日本血吸虫动物株 | 犬 | 台湾 |
| 中华血吸虫 | 鼠类 | 四川、云南 |
| 棱形血吸虫 | 鼠类 | 云南 |
| **东毕属**（Orientobilharzia） | | |
| 彭氏东毕血吸虫 | 牛 | 甘肃、宁夏、四川、新疆、贵州 |
| 程氏东毕血吸虫 | 牛、羊、猪 | 甘肃、四川、江苏、辽宁、贵州、宁夏、黑龙江、吉林、陕西、新疆 |
| 土耳其斯坦东毕血吸虫 | 牛、羊、马、鹿 | 辽宁、内蒙古、吉林、四川、湖南、湖北、江苏、甘肃、宁夏、贵州、黑龙江、云南、北京、新疆、陕西、山西 |
| 土耳其斯坦东毕血吸虫结节变种 | 牛、羊 | 甘肃、云南、吉林、贵州、宁夏、江苏 |
| **华毕属**（Sinobilharzia） | | |
| 异睾华毕血吸虫 | 红腰杓鹬 | 吉林 |
| 奥氏华毕血吸虫 | 白腰杓鹬 | 北京 |
| **鸟毕属**（Ornithobilharzia） | | |
| 鸥居鸟毕血吸虫 | 灰背鸥 | 福建 |

续表

| 种（株）属 | 终宿主 | 已报道发现的省、市 |
|---|---|---|
| 肺澳毕血吸虫 | 扇尾沙锥 | 吉林 |
| **澳毕属**（Austrobilharzia） | | |
| 何氏澳毕血吸虫 | 大沙锥 | 福建 |
| 平潭澳毕血吸虫 | 白翅浮鸥 | 福建 |
| **毛毕属**（Trichobilharzia） | | |
| 包氏毛毕血吸虫 | 家鸭等十余种鸭类 | 江苏、福建、吉林、广东、广西、四川、黑龙江、江西 |
| 平南毛毕血吸虫 | 禽类 | 广西 |
| 瓶螺毛毕血吸虫 | 斑嘴鸭、绿翅鸭 | 吉林 |
| 集安毛毕血吸虫 | 家鸭 | 吉林 |
| 眼点毛毕血吸虫 | 家鸭 | 四川、福建、黑龙江 |
| 巨毛毕血吸虫 | 家鸭 | 上海 |
| 中山毛毕血吸虫 | 绿翅鸭 | 广东 |
| 广东毛毕血吸虫 | 鹪鸰 | 广东 |
| 大榆树毛毕血吸虫 | 家鸭 | 吉林 |
| 短毛毕血吸虫 | 斑嘴鸭 | 吉林 |
| 米氏毛毕血吸虫 | 青头潜鸭 | 吉林 |
| **毕哈属**（Bilharziella） | | |
| 毕哈血吸虫 | 家鸭 | 浙江 |
| **吉毕属**（Jibinobilharzia） | | |
| 绿翅鸭吉毕血吸虫 | 绿翅鸭 | 吉林 |
| 横川吉毕血吸虫 | 家鸭 | 台湾 |
| **巨毕属**（Gigantobilharzia） | | |
| 前郭巨毕血吸虫 | 普通燕鸥 | 吉林 |
| 巨毕血吸虫 | 红嘴鸥 | 吉林 |
| **枝毕属**（Dendritobilharzia） | | |
| 中国枝毕血吸虫 | 斑背潜鸭 | 山东 |
| 枝毕血吸虫 | 斑嘴鸭、凤头潜鸭 | 吉林、江苏 |

### 二、血吸虫生物学分类

血吸虫的生物学分类地位隶属于动物界（Kingdom Animalie）、扁形动物门（Phylum Platyhelminthes）、吸虫纲（Class Trematoda）、复殖目（Order Digence）、裂体亚目（Suborder Schistsomatat）、裂体超科（Superfamily Schistosomatoidea）、裂体科（Family Schistosomatidae）、裂体亚科（Subfamily Schistosomatindae）、裂体属（Genus Schistosoma）。裂体属血吸虫的终宿主为哺乳类，中间宿主为淡水螺类。

（一）裂体科（血吸虫科）的生物学分类特征

裂体科吸虫是复殖目中雌雄异体的一类吸虫，其分类特征为：雌虫较雄虫纤细，雌、雄虫合抱寄生于脊椎动物血管系统；虫体缺咽，食管短，两肠支在体后部（卵巢之后）合为单一肠管；具口吸盘或缺如，腹吸盘位于生殖孔前；雄虫腹面具抱雌沟；雄虫有 4 个或 4 个以上睾丸，具贮精囊；雌虫卵巢位于肠管汇合处前方，呈长椭圆形或呈螺旋状弯曲；劳氏管和受精囊或有或无。子宫口位于腹吸盘之后，卵黄腺自卵巢以下延伸到体后部；雌、雄虫常呈合抱状态，寄生于鸟类和哺乳类动物的血管系统；虫卵无盖，卵内含胚胎，卵具端刺或侧刺，或缺如。

裂体科下分有 4 个亚科，14 个属，97 种以上。其中 9 个属的虫种寄生于鸟类，5 个属的虫种寄生于哺乳动物，只有裂体属即血吸虫属的虫种与人类关系密切。

（二）裂体属（血吸虫属）的生物学特征

1. 裂体属血吸虫的形态 仅说明生活史各主要阶段的一般形态。

（1）成虫：雄虫体前端近圆柱形，体中后部宽，体两侧向腹面卷折形成抱雌沟，皮层可有或无结节和皮棘，睾丸数通常少于 10 个，在抱雌沟前排成 1 列或 2 列，贮精囊位于睾丸之前，无阴茎囊，生殖孔在腹吸盘之后；雌虫体长于雄虫，呈线状。卵巢长形，位于体中 1/3 处，通常在体中部之前，无劳氏管。卵黄腺滤泡分布于整个单一肠管的周围，排泄囊管状，甚短，开口于体末端。

（2）虫卵：呈卵圆形或纺锤形，卵壳有端棘或侧棘，或为退化状的棘。

（3）毛蚴：无色素眼斑，纤毛上皮板排成 4 排。

（4）胞蚴：管状或袋状，不分支。

（5）尾蚴：叉尾型，无咽，无眼斑，有成对的穿刺腺群，腺管开口于头器的前端；排泄系统有 4 对或 5 对焰细胞，其中 1 对位于尾干，排泄孔在两尾叉末端。

2. 裂体属血吸虫种群分类 根据虫卵的形态特征可把裂体属的 19 种血吸虫分为 3 大类群，即侧刺卵、端刺卵和微侧刺卵，而根据其中间宿主的类别，则可分为 4 个群类，但大体上看两者是比较一致的（表 2-1）。

（三）血吸虫虫种鉴别的生物学依据

对血吸虫的虫种鉴别需综合各不同发育阶段虫体的形态特征和生活史特征来共同判断。表 2-3 所列主要数据资料可用以区分血吸虫种株的重要鉴别依据。

表 2-3　　　　　　　　　　　　　　　　裂体属各种血吸虫的主要数据

| 虫 种 | 雌虫长度/mm | 子宫内虫卵/平均个数 | 虫卵大小长×宽/μm | 尾蚴长度/μm | 在终宿主中开放前期/d |
|---|---|---|---|---|---|
| 日本血吸虫 | 15.0～30.0 | 161 | 81×63 | 333 | 34 |
| 湄公血吸虫 | 14.5～20.1 | 120～130 | 66×58 | — | 43 |
| 中华血吸虫 | 3.3～3.8 | 1 | 105×45 | 392 | — |
| 马来血吸虫 | 6.48～11.28 | 许多 | 67×54 | — | — |
| 埃及血吸虫 | 13.5～22.5 | 4～56（29） | 144×58 | 483 | 56 |
| 间插血吸虫 | 13.0～28.0 | 12～54（30） | 175×62 | 480 | 41 |
| 麦氏血吸虫 | 17.0～25.0 | 5～42（26） | 173×53 | 540 | 42 |
| 牛血吸虫 | 13.0～34.0 | 5～62（29） | 202×58 | 520 | 41 |
| 柯拉松血吸虫 | 18.3～25.7 | 47～65（50） | 149×63 | 390 | 40 |
| 马格里血吸虫 | 20.0～33.8 | 30～205（130） | 87×62 | 345 | 33 |
| 莱氏血吸虫 | 7.0～14.8 | 6～17（12） | 270×53 | 529 | 49 |
| 曼氏血吸虫 | 7.2～14.0 | 1 | 140×60 | 516 | 34 |

续表

| 虫 种 | 雌虫长度/mm | 子宫内虫卵/平均个数 | 虫卵大小长×宽/μm | 尾蚴长度/μm | 在终宿主中开放前期/d |
|---|---|---|---|---|---|
| 罗氏血吸虫 | 3.0～10.5 | 1 | 149×55 | 421 | 30 |
| 爱德华血吸虫 | 2.9～5.9 | 1 | 62×53 | — | — |
| 河马血吸虫 | 3.3～4.7 | 1 | 93×40 | — | — |
| 印地血吸虫 | 4.9～26.4 | 86 | 122×67 | 407 | 52 |
| 棱形血吸虫 | 7.2～16.2 | 4～5 | 382×70 | 509 | 46 |
| 鼻血吸虫 | 6.9～11.7 | 0～2（1） | 456×66 | 523 | 77 |
| 未明血吸虫 | 2.6～7.6 | 1 | 116×60 | 566 | 35 |

（采自 Rollinson 和 Simpson，1987）

1. 形态学依据

（1）成虫：根据虫体大小，雌虫的卵巢形状和位置及子宫内虫卵数等多个参数综合起来可作为鉴别虫种的依据。

（2）虫卵：血吸虫的成熟虫卵形状和大小是鉴别虫种的常用参数，但可受寄生的终宿主种类不同而影响形态变化，导致血吸虫虫卵大小悬殊。表 2 - 3 虫卵数据显示，以爱德华血吸虫虫卵最小，仅62 μm×53 μm；最大者为鼻血吸虫虫卵，达 456 μm×66 μm。

（3）毛蚴：血吸虫毛蚴的纤毛上皮细胞排列公式多为 6、8（9）、4、3，而上皮板的形状和感受器的分布有不同。毛蚴大小各虫种不同，湄公血吸虫毛蚴最小，为 50 μm×39 μm，鼻血吸虫毛蚴最大，为 165 μm×39 μm。

（4）尾蚴：尾蚴全长包括体部和尾部之总和，尾长为体长的 1.5～2.0 倍，最小为日本血吸虫尾蚴，全长 333 μm，最大则为棱形血吸虫尾蚴，全长 590 μm。血吸虫的尾蚴尾部均分叉，尾部形态又分尾干和尾叉。

2. 生活史依据

（1）虫体长度和发育天数——转折点（cross-over point）参数：测定血吸虫在终宿主体内发育速度的转折点参数有种的特征。此参数表示配对的雌虫和雄虫在发育到一定天数后，两性虫体的发育速度便不相同；在此时之前，两性虫体的发育速度（长度）相同，自此之后，雌虫发育便长于雄虫。例如埃及血吸虫群某些虫种的转折点参数：埃及血吸虫的长度为 8.3 mm，发育期为 62 天；牛血吸虫的长度为9.5 mm，发育期为 40 天；间插血吸虫的长度为 10.0 mm，发育期为 49 天。

（2）病原侵入宿主最早排出病原的时间——开放前期（pre-patent periods）：在血吸虫生活史中可从两个方面观察其开放前期。一个是在终宿主中，从尾蚴初次感染到在宿主排泄物中首次出现虫卵（即开放前期开始）的时间。此开放前期具有种的特性（表 2 - 3）。同一虫种不同地域株的开放前期亦有不同，在不适宜宿主体内的开放前期则更长。如日本血吸虫在黄牛的开放前期为（36.8±1.0）天，而水牛为（42.2±2.2）天。另一个是在中间宿主体内，自毛蚴进入螺体到尾蚴逸出所需时间。一般来说，在 32 ℃～33 ℃条件下，埃及血吸虫毛蚴进入中间宿主发育成尾蚴所需时间为 5～6 周，长者达 11 周。曼氏血吸虫的为 18 天，26 ℃～27 ℃时为 13 天，23 ℃～25 ℃时需 36 天。14 ℃时曼氏血吸虫和埃及血吸虫的毛蚴在中间宿主体内不能发育完成到成熟尾蚴。日本血吸虫毛蚴感染钉螺的最适温度为 20 ℃～30 ℃。平均温度在 30 ℃左右时，毛蚴感染钉螺后 42 天出现尾蚴。16 ℃～18 ℃时约需 160 天。在实验室，对阳性钉螺保持感染的最长时间达 2 年 8 个月。在螺体内开放前期的长短则与环境温度、螺体大小和螺龄、钻入毛蚴数、宿主环境因素（如营养和"拥挤"程度）以及血吸虫和螺种类之间的互相适应性有关。

（3）不同发育期虫体的生态特征：这些特征有助于区分种株。如虫卵排出或尾蚴逸出的节律，尾蚴和毛蚴对环境因素的反应。如间插血吸虫尾蚴区别于埃及血吸虫尾蚴的特性是前者对温度的反应更趋向于聚集在水体表面，并形成自动集结。

（4）与中间宿主的相容性：一般从两个方面进行观察。一是确定其自然螺类宿主，二是识别潜在的中间宿主，如实验感染的螺类。但同种不同株螺类间，对血吸虫易感性有差别，如日本血吸虫对各地的钉螺存在感染力的差异。一般认为各地日本血吸虫对其本地自然存在的钉螺易感，而对异地钉螺的感染率要低，有的甚至不感染。可见血吸虫与螺类中间宿主之间的相容性，在很大程度上取决于遗传因素。此外值得注意的是：实验室结果与现场并非一致，如在实验室认为幼螺最易感染，但多处现场调查结果表明老螺、成螺的血吸虫感染率高于幼螺。其原因可能与幼螺生存时间短、感染机会少有关。而成螺感染血吸虫后，尚能保持感染至一定时期；加之，成螺生存时间长，感染机会多。因此感染率也较高。

（5）对终宿主的易感性：血吸虫对中间宿主选择性较严格，一般仅能在数种螺类中发育；而血吸虫对终宿主——哺乳动物的选择范围较广，如曼氏血吸虫可在哺乳动物的 7 个目 29 属 40 种动物中寄生。日本血吸虫可在 7 个目 28 属 40 种哺乳动物中寄生。尽管如此，但各种哺乳动物对血吸虫的适应性或易感程度有所不同，主要表现在成虫发育率和虫体大小、感染的时间和排卵 3 个方面情况不同。

在台湾省的家畜和啮齿动物自然感染日本血吸虫的流行区，对当地 4197 人做粪检，均未发现血吸虫虫卵。对人体作人工感染尾蚴后第 204～336 天，进行各项检测结果表明，5 例感染者出现急性腹痛、嗜酸性粒细胞增多，血吸虫抗原皮试阳性，但经粪检及肝组织活检均未查见虫卵。证明台湾株日本血吸虫，仅能在人体内短暂发育而不能成熟，故认为台湾地区的日本血吸虫为亲动物株。用日本、菲律宾和印尼的血吸虫株感染台湾猴则较为易感，虫体发育率分别为 35.5％、14.7％、16.8％。

（6）虫株毒力：用不同血吸虫尾蚴感染小鼠后，通过观察小鼠出现的症状和病变或存活天数来评价可得出各虫株毒力差异。有研究证明，日本和菲律宾株的血吸虫感染小鼠后的平均存活天数分别为 38.8 天和 40.6 天，毒力较强；而中国大陆和中国台湾株分别为 47.9 天和 50.2 天。Warren 等研究发现，菲律宾或中国台湾的日本血吸虫毒力最强，日本的次之，中国大陆的毒力最弱。

（7）对药物的敏感性：不同种株血吸虫对药物敏感性有差异。方法用相同剂量药物治疗感不同株血吸虫感染鼠，然后解剖，寻找鼠体内残留虫体，比较残留虫体数判定该药物对不同虫株的敏感性。

（8）染色体和遗传距离：至今已知 6 属 16 种血吸虫染色体数目，其范围 $2n＝14～20$，除杜氏小裂体吸虫（$2n＝14$）和美洲异毕吸虫（$2n＝20$）外，其余 14 种均为 $2n＝16$。Short 等比较 11 种血吸虫染色体核型认为可分为 3 组，即非洲组（曼氏血吸虫和埃及血吸虫）、亚洲组（日本血吸虫，湄公血吸虫）和美洲组（杜氏小裂体吸虫，美洲异毕吸虫）。它们之间不仅染色体数目不同，而且其核型也不相同。我国洞庭湖区日本血吸虫染色体的核型分析结果表明，染色体数目 $2n＝16$，$n＝8$。8 对染色体分为 3 组，大型 1～2 号为 A 组，中型 3～5 号为 B 组，小型 6～8 号为 C 组。雌虫为异配性别（zw），雄虫为同配性别（zz），其中 2 号性染色体为亚端着丝粒。这些结果与曼氏血吸虫核型资料大致相似。曼氏血吸虫 3 号和 4 号染色体大小相似，鉴别依据在于 3 号染色体上有一随体，而日本血吸虫 6 号染色体上有一随体。其次，两种血吸虫染色体的形态、着丝点位置亦有差异。如曼氏血吸虫 1 号、3 号染色体为近端部着丝粒，6 号和 7 号分别为中部和近中部着丝粒；而日本血吸虫 1 号、3 号染色体为近中部着丝粒，6 号和 7 号均为近端着丝粒。表明亚、非两地血吸虫染色体存在差异。由于其形态上变化少，对虫种难区分，作 C 带或 G 带型分析可加以区分。日本血吸虫染色体 G 带型显示，每对染色体均有各自的特征性 G 带谱，特别是 1～2 号染色体，带型较长，带纹清晰可辨。

应用多位点酶电泳技术分析亚洲各地日本血吸虫及其近似种 10 余个等位基因酶的变异情况，计算遗传距离并估算各地种群间的基因差异，进行聚类分析绘制各地血吸虫的遗传距离图。有分析结果表明，中国大陆日本血吸虫与其他地理株日本血吸虫以近似种如湄公血吸虫和马来血吸虫有明显不同的遗传距离。据国内报道，中国大陆的日本血吸虫至少有云南、广西、四川和皖鄂 4 个地理株存在。

（9）DNA 研究：DNA 克隆、限制性内切酶酶切图谱分析和核苷酸序列的新技术用于区分虫种。应用 DNA 探针可以快速地区分几种血吸虫的成虫和尾蚴，对血吸虫的各虫株之间可进行鉴别。此种技术可以应用血吸虫生活史各期的 DNA。1995 年世界卫生组织（WHO）制订了血吸虫基因组计划，其最终目标是找到新的候选疫苗分子和治疗药物以及完善基因组图谱。由于当时不具备现成的血吸虫遗传图谱，而且大多数基因的特征还不清楚，因此该计划的首要目标是按染色体的位置和物理图谱对新的基因进行编目，这些基因的鉴定是使用血吸虫生活史不同虫期构建的 cDNA 文库，通过表达序列标签（EST）的方法实现的。该计划已经在 Genek's dbEST 数据库中公布了近 8000 个血吸虫 ESTs，相当于 3600 多个编码基因。随着酵母人工染色体（yAC）和细菌人工染色体（BAC）载体的出现，人们能够构建大片段基因组文库，并用以研究血吸虫基因组的结构与组织以及绘制物理图谱和染色体图谱。

（10）杂交：我国学者曾对中国大陆、中国台湾、日本和菲律宾 4 个地区的日本血吸虫进行雌雄性别互补杂交繁殖试验，在鼠体均获得成功。其中日本株雌虫与中国台湾株雄虫的杂交繁殖进行到第 3 代。国外，已注意到南非部分地区人体中有埃及血吸虫和牛的麦氏血吸虫的自然杂交，在尿中发现介于上述两种血吸虫之间存在杂交，提示此种杂交虫种有可能最终取代两个祖代虫种而对人和牛有同等感染性。杂种出现的实际意义在于有杂交血吸虫的地区里螺类感染的比例更高，尾蚴对人畜有更大感染性，由于虫体大和产卵多而增加病理现象。

（四）人体 6 种血吸虫的成虫和虫卵形态

1. 成虫　血吸虫成虫（图 2-1）不同于其他吸虫，为雌雄异体，但在宿主体内生活时通常呈雌雄合抱状态。寄生于人体 6 种血吸虫的成虫形态比较见表 2-4。

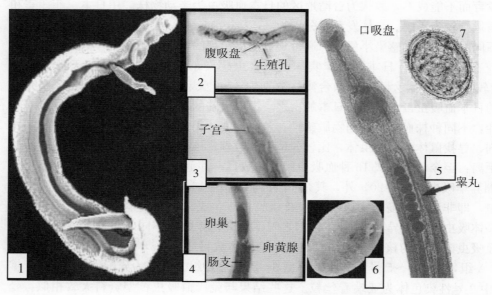

图 2-1　血吸虫成虫形态

（任光辉. 临床血吸虫病学. 人民卫生出版社，2009）

（1）外观形态：雌虫呈暗褐色，前细后粗的细柱状；雄虫外观似呈圆筒状，但实为背腹扁平，只因虫体自腹吸盘后两侧向腹面卷曲而呈圆柱形，卷曲沟槽为抱雌沟；雌虫长于雄虫，雄虫较粗短；口吸盘位于头顶端，腹吸盘位于体前端。

（2）内部构造：血吸虫成虫内部结构如图 2-2 所示。食管之后为肠，肠在腹吸盘前分成两支，以后又汇合成一单管，以盲端终止于体后部；排泄系统是由焰状细胞、毛细管、集合管与体后端的排泄囊组成，经排泄孔通体外；神经系统由中枢神经系统、两侧纵神经干与其发出的神经末梢延伸至口吸盘、咽、腹吸盘、肌层的许多神经分支构成；雄虫的生殖系统由睾丸、输出管、输精管和贮精囊、生殖孔组成，睾丸圆形，多为 7 个，呈串状排列。每个睾丸与一支短小的输出管相连，这些输出管会合成一输精管。其远端稍膨大成贮精囊，生殖孔开口于腹吸盘后方；雌虫的生殖系统由卵巢、输卵管、卵模、梅氏腺与子宫组成，卵巢为长椭圆形，位于虫体中部及肠支汇合处之前，卵黄腺分布在卵巢之后，虫体的后

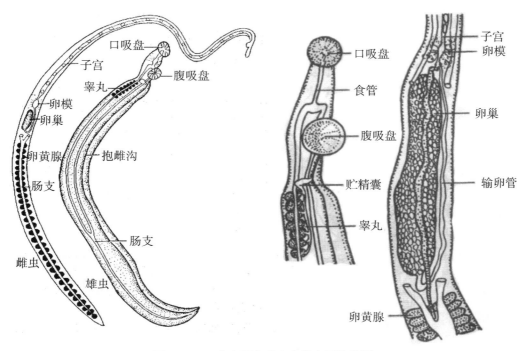

**图 2-2　日本血吸虫成虫内部主要构造图**
（任光辉. 临床血吸虫病学. 人民卫生出版社，2009）

半部，由无数横列的小叶状腺体组成，围绕于单一肠管的周围，直至体末端，输卵管由卵巢后端发出，沿卵巢边缘曲折上行而达卵巢的前方，然后与卵黄管汇合而形成卵模，其周围有梅氏腺包围，子宫长管状。肠管在腹吸盘处分成两支，延伸至体中部之后又合并成单一肠管，以盲端终止于体后。肠管中常含多量红细胞消化后残留的黑褐色或棕黑色的色素。

（3）超微结构：血吸虫成虫体表有明显而复杂的褶嵴和凹窝，在口吸盘、腹吸盘、生殖孔及雄虫抱雌沟等处有许多感觉乳突和小棘或小结节。口吸盘位于体头端，腹吸盘位于体腹面距口吸盘不远处。体壁由皮层、肌细胞和皮层细胞所构成。皮层为合胞体结构，由胞质小管与细胞体相连通。皮层由外至内分三层：外质膜、基质和基底膜。基质内含多膜层空泡、杆状分泌小体、盘状分泌小体和线粒体。细胞体位于肌层之下，内有一核，有双层核膜；胞质内含高尔基复合体、内质网、杆状小体、盘状小体、糖原颗粒及线粒体等。细胞体发出许多胞质小管，穿过内纵肌、外环肌、基底膜，与皮层相通。皮层与肌层之间有一层非常薄的胶原样纤维层。口吸盘内口腔与食管连接。食管由皮层延伸而形成皱褶，伸向食管腔。食管肌层下有食管腺，由胞质小管将分泌颗粒输往皱褶。肠上皮细胞上有许多微绒毛伸向肠腔。

2. 虫卵　人体 6 种血吸虫的成熟虫卵形态鉴别要点见表 2-4，其中 3 种主要血吸虫成熟虫卵差异见图 2-3。这 6 种血吸虫成熟虫卵的相同之处主要为淡黄色，卵壳厚薄均匀，无盖，卵壳一侧的亚侧位或一端有棘状突起，卵内侧有一薄层的胚膜，内含成熟的毛蚴。（图 2-4）

表 2-4　　　　　　　　　　　　　人体 6 种血吸虫成虫和虫卵形态比较

| | | 日本血吸虫 | 曼氏血吸虫 | 埃及血吸虫 | 间插血吸虫 | 湄公血吸虫 | 马来血吸虫 |
|---|---|---|---|---|---|---|---|
| 雄虫 | 大小/mm | (10~20)×(0.5~0.55) | (6~14)×(0.8~1.1) | (10~15)×(0.75~1.0) | (11~14)×(0.3~0.5) | (15~17.8)×(0.2~0.41) | (4.3~9)×(0.24~0.43) |
| | 表皮 | 无结节，有细尖状体棘 | 腺结节明显，具束状细毛 | 结节细小 | 有结节和细体棘 | 有细体棘 | 无细节，有细体棘 |
| | 睾丸数 | 6~9 | 2~14 | 4~5 | 4~6 | 3~6 | 6~8 |
| | 肠支汇合 | 体后半部盲管短 | 体前半部盲管长 | 体中部后方盲管短 | 体后半部盲管短 | 体后半部盲管短 | 体中部后方盲管短 |

续表

| | | 日本血吸虫 | 曼氏血吸虫 | 埃及血吸虫 | 间插血吸虫 | 湄公血吸虫 | 马来血吸虫 |
|---|---|---|---|---|---|---|---|
| 雌虫 | 大小/mm×mm | (12～28)×0.3 | (7～17)×0.25 | (20～26)×0.25 | (11～26.5)×0.2 | (6.48～11.3)×0.28 | (6.5～11.3)×0.21 |
| | 表皮 | 小体棘 | 小结节 | 末端有小结节 | 光滑 | 小体棘 | 小体棘 |
| 虫卵 | 卵巢位置 | 体中部 | 体中线之前 | 体中线之后 | 体中线之后 | 体中部 | 体中部 |
| | 形状 | 卵圆形或圆形 | 长卵圆形 | 纺锤形 | 纺锤形 | 卵圆形 | 卵圆形 |
| | 棘位置 | 侧棘短小 | 侧棘长而大 | 端棘小 | 端棘长细尖 | 侧棘短小 | 侧棘短小 |
| | 大小（μm×μm） | (65～113)×(50～80) | (112～175)×(45～68) | (80～185)×(40～70) | (140～240)×(50～85) | (45～51.2)×(40～41) | (52～90)×(33～62)(67×54) |

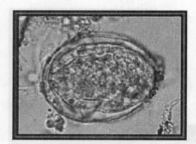 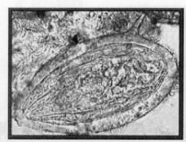 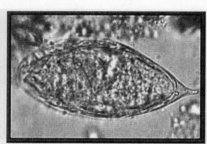

日本血吸虫卵　　曼氏血吸虫卵　　埃及血吸虫卵

**图 2-3　人体 3 种主要血吸虫的成熟虫卵比较图**
（任光辉. 临床血吸虫病学. 人民卫生出版社，2009）

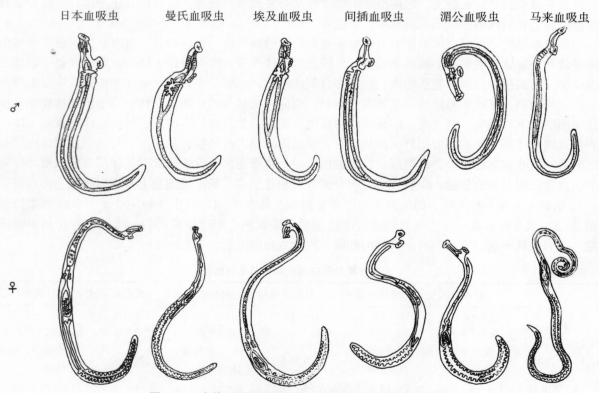

**图 2-4　人体 6 种血吸虫成虫形态比较（仿陈枯鑫作图）**
（任光辉. 临床血吸虫病学. 人民卫生出版社，2009）

（五）日本血吸虫不同发育阶段虫体的形态

1. 成虫　成虫分雌、雄，合抱生活。虫体呈圆柱状，雄虫较粗短，雌虫细长。

（1）雄虫呈乳白色，虫体大小为（10~20）mm×（0.5~0.55）mm。口、腹吸盘较发达。虫体腹背扁平，背面平滑，腹面有许多小棘。自腹吸盘以下虫体两侧向腹面卷曲形成一纵行的抱雌沟。睾丸6~9个，呈串状排列于腹吸盘水平的虫体背侧。

（2）雌虫细长，圆柱线形。虫体大小为（12~28）mm×（0.1~0.3）mm。腹吸盘大于口吸盘。肠管与雄虫者相似，内含较多吞入的已消化或半消化的血液而使虫体外观呈黑褐色。卵巢1个呈长椭圆形，位于体中部。由卵巢下部发出一输卵管绕过卵巢向前，与来自体后部的卵黄管在卵巢前汇合成卵模，卵模为虫卵的成形器官，外有梅氏腺并与子宫相同，子宫开口于腹吸盘下方的生殖孔。卵黄腺分布在虫体后半部单一肠管的周围。

2. 虫卵　刚从雌虫产出初产卵，内含一个卵细胞和多个卵黄细胞。初产卵在宿主组织内经11天左右发育为含毛蚴的成熟卵。成熟卵呈淡黄色，卵圆形，卵壳较薄，无盖，卵亚侧位有一逗点样小棘。卵表面常黏附许多宿主组织残留物。虫卵平均大小为89 μm×67 μm。壳内侧有一层薄胚膜，其内含一毛蚴，有时可见纤毛颤动和毛蚴在壳内转动。毛蚴和卵壳间的间隙中可见到大小不一的圆形油滴状的毛蚴腺体分泌物。粪便内所见血吸虫卵，除多数为成熟卵外，亦可见未成熟卵和变性卵等。

超微结构所见虫卵表面布满微棘，其间偶可见弯曲的微管道。微棘可使卵易黏附于宿主血管内壁。微管道可使卵内毛蚴分泌物渗出到卵壳外。

3. 毛蚴　从血吸虫卵中孵出的幼虫，全身被有纤毛，故称毛蚴，纤毛为运动器官。血吸虫毛蚴游动时呈椭圆形或梭形，当活力减弱、静止时或固定后则呈犁形，平均大小为99 μm×35 μm。毛蚴前端略尖，为锥形顶突（亦称钻孔腺）。扫描电镜下顶突呈蜂窝状结构，其顶端分布有感觉器。在体内前端中央有一个袋含4核的顶腺，开口于顶突。顶腺两侧稍后各有一个长梨形的侧腺，开口于顶腺的两旁。毛蚴的腺体分泌物中含有中性黏多糖、蛋白质和酶等物质，是可溶性虫卵抗原，呈油滴状。在毛蚴未孵出前，此物质可经卵壳微管释出卵外。毛蚴体内中部有神经团块，体后半部有生殖囊，囊内有40~50个生殖细胞。尚有焰细胞左右各一对，分别以左右排泄管开口于毛蚴体后部两侧的排泄孔。

4. 母胞蚴　是毛蚴侵入螺体后进入局部血淋巴中约经48小时形成的胞蚴，体形为袋状，体壁薄，内含许多胚细胞和由胚细胞增生而成的胚团，进而不断发育增殖为子胞蚴。早期母胞蚴（9天时）大小约为38.4 μm×61.4 μm。成熟母胞蚴（49天时）外形拉长，体壁易破裂，大小约为207.3 μm×806.44 μm。一个母胞蚴可产出50多个子胞蚴，释放后不再继续繁殖，母胞蚴存活时间约为70天，然后萎缩退化。

5. 子胞蚴　呈长袋装，是从母胞蚴产出的胞蚴，早期体小，继后不断发育生长，可长达300~3000 μm。子胞蚴体前端稍宽，有一嘴样突起，具小刺。子胞蚴可移行到螺体各组织，最后渐移向螺肝继续发育。子胞蚴体内生殖囊中的胚细胞发育不同步，不断发育为胚团和尾蚴。成熟尾蚴便分批自螺体逸出。

6. 尾蚴　血吸虫尾分体部和尾部，尾部又分尾干和尾叉。体部长100~150 μm，尾干长140~160 μm，尾叉长50~70 μm，尾蚴全长可达280~360 μm，体宽60~95 μm。尾蚴体被有一定数量纤毛感觉乳突和多纤毛感觉小窝。一般认为前者可能是触觉和流变感受器，后者可能是化学感受器。体壁外质膜为一单位膜的三层结构膜，外被一层0.5~1.0 μm厚的糖萼。体前端有一头器，内有一单细胞头腺，头腺基底部含许多分泌小球。口孔位于头器腹面亚顶端，下连食管，无咽，在体中部处成两个极短的分支。体后1/3处腹面具腹吸盘，肌肉发达，吸附能力强。在腹吸盘之下有一团生殖原基。腹吸盘周围有5对对称排列的单细胞腺体，称钻腺。位于腹吸盘前的2对称前钻腺（或吸盘前腺），内含钙、碱性蛋白和多种酶类，如丝氨酸蛋白裂酶，具有降解皮肤内一些大分子蛋白的能力；在腹吸盘之后的3对钻腺，称为后钻腺（或吸盘后腺），内含丰富的糖蛋白、酶和较细的嗜碱性分泌颗粒；前后钻腺分别由5对腺管向前分左右两束导管开口于头器顶端背侧。尾蚴有4对焰细胞，其中3对在体部，另1对在尾干基部。每侧各个焰细胞由一个排泄管汇成左右排泄管，通入位于体部后端的排泄囊。总排泄管贯穿尾干，至尾叉处又分成2支，分别开口于尾叉的末端。

7. 童虫    是指血吸虫尾蚴钻入宿主皮肤后移行到达寄生虫部位生长，发育为雌、雄成虫之前的虫体。可分为皮肤型（童虫呈曲颈瓶状，大小约为 32.4 μm×63.3 μm）、肺型（童虫体呈纤细状，肠管透明，大小约为 128.8 μm×23.2 μm）和肝门型（童虫发育不同步，可见曲颈瓶状、腊肠状和延伸状等体型，其大小和结构差异也悬殊）3 个不同发育时段。童虫生长发育速度不均衡，测量感染小鼠后不同发育时点虫体的大小发现，以第 8～16 天童虫的生长发育速度最快（图 2-5）。

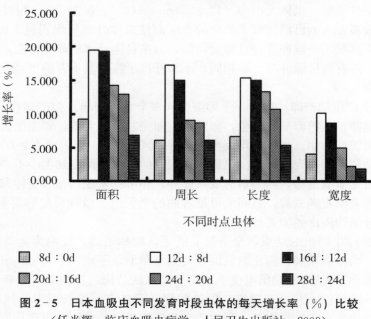

图 2-5    日本血吸虫不同发育时段虫体的每天增长率（%）比较
（任光辉. 临床血吸虫病学. 人民卫生出版社，2009）

据何毅勋（1980）描述，日本血吸虫童虫在小鼠体内的生长发育与器官发生过程可分为 8 期。①体壁转化期：指尾蚴进入宿主皮肤脱掉尾部至第 2 天的童虫，大多停留于皮肤，部分向肺部移行，此时虫体外形和内部构造与尾蚴体部均相似，尾蚴与童虫的主要区别点见表 2-5，其中体壁生理发生较明显的变化，由适应淡水变成适应血清环境的机体，超微结构观察发现：进入宿主 3 小时的童虫体表糖萼薄而不连续，12 小时童虫糖萼消失；童虫外质膜结构，由 3 小时的 3 层或 5 层到 12 小时变成交替的 3-5-7 层。②细胞分化期：第 3～7 天童虫多在肺部，部分移行至肝，此时虫体变得较粗长，肠管呈马蹄形，组织细胞出现分化，消化道中可见残留的棕褐色素物。③肠管会合期：第 8～10 天，童虫已进入肝脏，开始快速生长，口吸盘形成，两肠管汇合，两性生殖细胞明显分化。④器官发生期：第 11～14 天的童虫在向肝外血管移行定居，此时虫体发育迅速，体形增长非常显著。消化器官已完整形成，雄性生殖细胞已分化出 3～5 个睾丸，出现抱雌沟，雌性生殖细胞分化为卵巢。⑤合抱配偶期：第 15～18 天童虫生长速度相对减慢，雌、雄虫体尽管生殖器官尚未完全发育成熟，但已出现合抱配偶，雌雄合抱是血吸虫正常发育成熟的必要条件，未经合抱的雌虫不能发育至性成熟。⑥配子发生期：第 19～21 天虫体，生殖器官及其相应管道已全部形成，睾丸和卵巢分别有精子和卵子发生。⑦卵壳形成期：第 22～23 天的虫体，雌虫卵黄腺开始出现，卵黄细胞开始制造形成卵壳的酚、酚酶及蛋白质等物质。⑧排卵期：第 24 天后，雌虫开始产卵。日本血吸虫不同发育阶段情况见图 2-6。

表 2-5                                                                                    血吸虫的尾蚴与童虫的主要区别

|  | 区别点 | 尾　蚴 | 童　虫 |
| --- | --- | --- | --- |
| 形态 | 皮层外质膜 | 3 层 | 7 层 |
|  | 尾部 | 有 | 已脱落 |
|  | 体表微绒毛 | 无 | 暂时性有 |
|  | 感觉乳突 | 很多 | 早期退化，后期很多 |

续表

| | 区别点 | 尾蚴 | 童虫 |
|---|---|---|---|
| 形态 | 糖萼 | 有 | 消失或不完整 |
| | 腺体内含物 | 丰富 | 排空 |
| 生理 | 对水的适应性 | 适应 | 不适应 |
| | 摄食性 | 不摄食 | 经口摄取或体表吸收 |
| | 代谢 | 为供能 | 为合能 |
| | 体壁对 PSA 和 Alcian 蓝反应 | 阳性 | 阴性 |
| 免疫反应 | 尾蚴膜反应 | 阳性 | 阴性 |
| | 对血清补体敏感性 | 敏感 | 不敏感 |

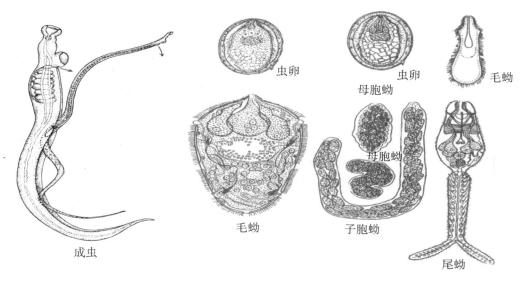

**图 2-6　日本血吸虫不同发育阶段模式图**

（任光辉. 临床血吸虫病学. 人民卫生出版社，2009）

## 第二节　血吸虫生活史与生态

### 一、血吸虫的生活史

（一）生活史基本过程

人体 6 种血吸虫的生活史过程基本相似，完成其生活史的基本条件均需经历两类不同的宿主，即终宿主（人或其他哺乳动物）和中间宿主（淡水螺类）。血吸虫生活史阶段主要有成虫、虫卵、毛蚴、母胞蚴、子胞蚴、尾蚴和童虫 7 个不同发育期。如下以日本血吸虫为例，阐述其生活史（图 2-7）。

日本血吸虫成虫雌、雄合抱寄生于终宿主的门脉-肠系膜静脉系统，雌、雄成虫交配后，雌虫在肠系膜静脉末梢处产卵。产出的虫卵一部分随血流到肝脏，一部分沉积于肠壁静脉中。初产卵经 11 天左右发育为含毛蚴的成熟卵。在肠黏膜下层小静脉或黏膜层的成熟卵通过引发炎症（由于成熟卵内毛蚴的分泌物可通过卵壳微孔，引起虫卵周围组织和血管壁发炎坏死，在血流的压力、肠蠕动和腹内压作用下），使含有虫卵的坏死组织溃破落入肠腔，进而随终宿主粪便排出体外。未能排出的虫卵沉积于组织

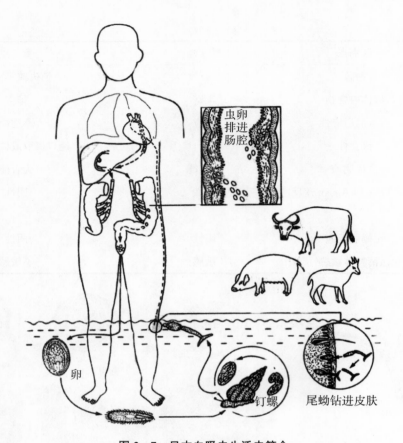

卵

钉螺　　　尾蚴钻进皮肤

**图 2-7　日本血吸虫生活史简介**
(任光辉. 临床血吸虫病学. 人民卫生出版社，2009)

中逐渐死亡、钙化。由于雌虫产卵成串排出，故可见在宿主肝、肠组织血管内虫卵多呈念珠状沉积。成熟虫卵在宿主组织内一般经过 10～11 天后出现死亡。故虫卵自产出到死亡的寿命为 21 天左右，但有报道认为，虫卵寿命可长达 2 个多月。

　　血吸虫的成熟虫卵在宿主血液、尿液、肠内容物和粪便中不能孵出毛蚴，只能在终宿主体外适宜的水体渗透压、温度和光照环境中才能孵出，卵内毛蚴孵出时间因环境温度而定，一般在适宜条件下经数十分钟到数小时便可孵出。毛蚴在水中利用其全身的纤毛不停地游动，可存活数小时到数十小时。毛蚴遇到中间宿主——钉螺，以头腺分泌物溶解局部组织，并利用纤毛的摆动和体前端的伸缩动作，钻入螺体软组织中，形成母胞蚴。血吸虫自母胞蚴开始在螺体内行无性增殖方式。母胞蚴体内的胚细胞发育成许多子胞蚴。子胞蚴离开母胞蚴后移到螺肝附近，其体内胚细胞不断增殖，分批形成并产出许多尾蚴。尾蚴穿破子胞蚴体壁，自螺体逸出后，利用其尾部摆动，在水体近表面处游动。当人或哺乳动物皮肤接触此水体时，尾蚴利用其穿刺腺分泌物的溶解组织作用、体部伸缩及尾部摆动并最后脱掉尾部，便可侵入宿主表皮细胞间质而达真皮层，转变为童虫。童虫进入皮肤血管或淋巴管后随血液经右心，再经肺动脉到肺。穿过肺毛细血管床，随肺静脉血流到左心，随动脉血流运送到全身，在胃动脉、上下肠系膜动脉的童虫再穿入小静脉，顺血液入肝内门脉系统分支中寄生，经 2 周左右发育后移行到肝-门静脉寄生，雌雄合抱后移行到肠系膜静脉寄生，发育成熟，两性交配，雌虫产卵。日本血吸虫完成生活史所需时间为 3～6 个月。

　　（二）摄食、消化与营养

　　血吸虫侵入终宿主体内的生长、发育与繁殖均需依赖于宿主的营养。血吸虫获取宿主营养的途径通过体壁和肠道两个界面。经体壁外膜通过简单扩散、易化扩散、主动转运和胞饮获取单糖、多种氨基酸和核苷类营养物质。经口不断摄入宿主红细胞（每条雌虫摄取红细胞量为 33 万个/h，而每条雄虫仅为

3.9万个/h）为营养，其消化过程是红细胞在血吸虫肠道被蛋白分解酶降解为血红蛋白，其中的珠蛋白进一步降解成多肽和游离氨基酸后被虫体利用，核苷通过肠道上皮细胞吸收。血吸虫肠道内的棕黑色的物质是红细胞被消化后的残存物。有些物质在血吸虫体内不能自身独立合成，因此对其生长与繁殖还得从宿主直接获取，一般是通过体表吸收和受体结合传导信息来调节代谢，利用胆固醇，低密度脂蛋白和磷脂，胸腺素和甲状腺素等促进发育。此外，通过调节宿主免疫应答，诱导产生适应其生长发育的因子，如在宿主免疫中的 CD4＋T 细胞、IL-2、IL-7、TNF-α、TGF-β 和 MIF 等因子具有促进血吸虫生长与繁殖的作用。

（三）生长、发育与繁殖及寿命

自尾蚴感染到虫体成熟产卵时间，日本血吸虫最快（24 天），曼氏血吸虫次之（30～35 天），埃及血吸虫最长（60～63 天）。不同种血吸虫在人体内的寿命不一，日本血吸虫的平均寿命为 4.5 年，曼氏血吸虫为 3.5 年，埃及血吸虫为 3.8 年。有报道显示，离开血吸虫流行区到非流行区定居数十年的人仍可从粪便中检查到血吸虫虫卵，其最长年限的例证为日本血吸虫为 46 年，埃及血吸虫为 27 年，曼氏血吸虫为 43.5 年。人体 6 种血吸虫生活史主要差异见表 2-6。人体最常见的 3 种血吸虫在宿主体内的移行发育过程相似，但生长发育与繁殖及移行速度等方面有差异（表 2-7）。

表 2-6　　　　　　　　　　人体 6 种血吸虫生活史比较

| 虫体 | 成虫寄生部位 | 虫卵分布 | 虫卵排出 | 寄生宿主 | 中间宿主 |
|---|---|---|---|---|---|
| 日本血吸虫 | 肠系膜下静脉、痔上静脉、门静脉 | 肠壁、肝 | 粪 | 牛、猪、犬、羊、猫及啮齿类等 7 个目 40 余种 | 钉螺 |
| 曼氏血吸虫 | 肠系膜下静脉、痔静脉丛、肠系膜上静脉 | 肠壁、肝 | 粪 | 猴、狒狒、啮齿类等 7 个目 29 属 40 种动物 | 双脐螺 |
| 埃及血吸虫 | 膀胱静脉丛、直肠小静脉 | 膀胱及生殖器官 | 尿 | 猴、猪、羊及啮齿类 | 小泡螺 |
| 间插血吸虫 | 肠系膜静脉、门静脉 | 肠壁、肝 | 粪 | 羊及灵长类 | 小泡螺 |
| 湄公血吸虫 | 肠系膜静脉、门静脉 | 肠壁、肝 | 粪 | 犬及灵长类 | 拟钉螺 |
| 马来血吸虫 | 肠系膜静脉、门静脉 | 肠壁、肝 | 粪 | 啮齿类 | 小罗伯特螺 |

表 2-7　　　　　　　人体 3 种主要血吸虫在终宿主体内移行、发育的比较
（以感染后天数计）

| 宿主 | 日本血吸虫（中国大陆）小鼠 | 曼氏血吸虫（埃及、波多黎各）小鼠 | 埃及血吸虫（苏丹、加纳）仓鼠 |
|---|---|---|---|
| 停留皮肤时间 | 1～2 | 2～3 | 3～4 |
| 移行到肺 | 2 | 4 | 3～5 |
| 开始摄食 | 3 | 7 | 5～8 |
| 移行到肝 | 5 | 8 | 9～10 |
| 肠管汇合 | 8～10 | 15 | 18～22 |
| 器官发生 | 11 | 21 | 24～25 |
| 移行到肝门门静脉 | 11～13 | 25～28 | 29～30 |
| 合抱配对 | 15～16 | 25～28 | 28～31 |
| 配子发生 | ♂19，♀20～21 | ♂28 | ♂28～31 |
| 卵壳形成 | 22 | 28～34 | 45～57 |
| 排卵 | 24 | 30～35 | 60～63 |

（根据何毅勋，1990）

（四）虫卵去向与病原离体开放前期

1. 虫卵在终宿主体内的去向与发育　日本血吸虫成虫在宿主体内寄生的部位是肠系膜静脉血管末梢，在此两性合抱交配，雌虫产卵，卵的去向见表2-8。

从雌虫产出的初产卵到发育成熟，再从沉着在宿主组织内虫卵死亡，可分为数个不同的期。①单细胞期：含一受精卵细胞，圆形、核大，核中央有一核仁，胞质内可见一精子，卵细胞周围有20个卵黄细胞和若干散在的卵黄颗粒。②细胞分裂期：卵细胞开始分裂成大、小2个细胞。大型经胞分裂的细胞群接近卵壳内壁继续分裂并分化为胚膜；小型细胞反复分裂的细胞群呈桑葚状；卵黄细胞膨胀，透亮如空泡，渐消失。③器官发生期：卵细胞分裂后期的细胞群开始分化，渐可见神经团、头腺细胞、焰细胞及纤毛上皮细胞等，最后可分辨出胚胎前后端。④毛蚴成熟期：卵内形成一椭圆形毛蚴，有时可见毛蚴伸缩运动。日本血吸虫卵在组织内发育的不同时期均可有部分虫卵死亡，称变性虫卵。根据变性卵形态学特点，可将其分为刚死亡的成熟卵、颗粒性卵、萎缩性卵、黑色卵和空壳卵等。成熟卵在组织内存活时间约为11天。因此，日本血吸虫虫卵自产出、发育成熟到死亡需经21~22天。

关于虫卵离体机制　血吸虫虫卵从血管中通过肠壁或膀胱等组织释放到肠腔或膀胱腔中，然后随粪便或尿液排出。其机制一般认为与虫卵的刺、血流压力、肠蠕动以及毛蚴分泌的溶蛋白酶等共同因素作用有关。其中，主要的是随着虫卵中毛蚴的发育成熟，在虫卵周围形成病变，造成组织坏死，溃破而落入肠腔或膀胱腔。所以排出到外界的虫卵大多是成熟虫卵。

**表2-8　　　　　　　　　　　不同种株血吸虫雌虫产卵量及去向与分布情况**

| 虫种/株 | 感染动物 | 平均产卵数/（雌虫/d） | 自粪排出 | 大肠 | 小肠 | 肝 | 其他 |
| --- | --- | --- | --- | --- | --- | --- | --- |
| 日本血吸虫大陆株 | 小鼠 | 2092（最多时） | 7.7% | 50.8% | 18.3% | 22.5% | 1% |
| 日本血吸虫台湾株 | 仓鼠 | 3500 | 16.0% | 50.0% | 10.0% | 23.0% | 1% |
| 曼氏血吸虫 | 仓鼠 | 300 | 22.0% | 18.0% | 32.0% | 26.0% | 2% |

2. 在不同终宿主体内的病原开放前期　日本血吸虫感染不同终宿主，其开放前期各有不同，如在黄牛的开放前期为（36.8±1.0）天，而水牛为（42.2±2.2）天。

（五）对终宿主的易感性

各种哺乳动物对血吸虫的适应性或易感程度有所不同，主要表现在：①成虫发育率和虫体大小不同；②感染的时间及排卵情况不同。研究发现，在相同条件下人工感染的12种动物，其日本血吸虫发育率，在山羊体内为60.3%、小白鼠体内为59.3%、家犬体内为9.0%、家兔体内为2.3%、猴体内为6.0%、黄牛体内为43.6%、豚鼠体内为35.2%、绵羊体内为30.3%、大白鼠体内为20.9%、猪体内为8.5%、马和水牛体内为1%以下。在这些宿主中，成熟血吸虫大小差异明显，雄虫最大值为17.19 $\mu m$×0.513 $\mu m$（黄牛），最小值为4.15 $\mu m$×0.30 $\mu m$（大白鼠）；雌虫最大值为19.71 $\mu m$×0.254 $\mu m$（山羊），最小值为3.27 $\mu m$×0.139 $\mu m$（大白鼠）。这12种动物感染后，粪便中虫卵排出情况，仅大白鼠在观察期间始终未查见虫卵，水牛和马的粪便中出现虫卵的时间较短，分别于第23周及第15周后转为阴性；其余动物的粪便，在观察期间一直保持阳性。

## 二、血吸虫的生态

（一）虫卵的生态

1. 外界不同因素对血吸虫卵存活力的影响　日本血吸虫虫卵在宿主组织内（从产出到死亡）的寿命为22~23天，但在宿主体外环境条件下成熟虫卵的存活时间就大不相同了，其存活力主要与温度有关（表2-9）。据报道：日本血吸虫虫卵在湿粪内28℃气温12天有3.2%虫卵存活，18℃ 85天有2.9%存活，8℃ 180天有77%虫卵存活。血吸虫虫卵在1.2%的食盐溶液中，活力不受影响，在3.5%~4.3%的溶液中，24小时死亡，在5%的溶液中很快死亡；血吸虫虫卵在pH 3~10范围内对虫卵活力无明显影响。此外，有实验证明：碳酸氢铵、石灰氮、生石灰等药品可迅速杀灭虫卵；人尿对血吸虫虫卵具有很强的杀灭作用，因人尿含有尿素，尿加入粪便后由于尿素分解而产生氨，氨渗入卵壳而杀死毛蚴。

表 2-9　　　　　　　　　　　　日本血吸虫虫卵在外界存活时间与温度关系

| 温度/℃ | -20 | -10 | 0 | 3 | 38 | 45 | 50 | 55 | 60 |
|---|---|---|---|---|---|---|---|---|---|
| 虫卵 100% 死亡时间 | 30 秒 | 4 小时 | 81 天 | 37 天 | 17 天 | 8 小时 | 1 小时 | 3 分钟 | 1 秒 |

2. 毛蚴孵出的过程　当成熟血吸虫卵落入自然水体后，在条件适宜时，卵内毛蚴活动增强，在卵内不停地转动，最终破壳而出，在水体中游动，这一过程称孵化。

3. 毛蚴孵化的条件与其在血吸虫种间的差异　一般而言，日本血吸虫毛蚴孵化的条件是：有光线和氧，温度为 25 ℃～30 ℃以及接近自然水体的渗透压（渗透压接近 12 mOsm/L，这是自然水的测值）等，但其他种类血吸虫对孵化的适宜条件则不完全相同。例如，曼氏血吸虫卵在白天和黑夜均可孵出毛蚴，有氧或无氧对孵出无直接影响，温度为 26 ℃～39 ℃孵化的成功率相等；研究认为孵化的主要因素是水的低渗。2% 的食盐溶液（渗透压为 620 mOsm/L）经 6 小时以上可孵化 50%。埃及血吸虫卵的孵化对光线起阳性反应，在光线中孵化率达 89%，黑暗中仅 12%。

4. 影响毛蚴孵出的因素　影响毛蚴孵化的因素主要有水的渗透压、温度和 pH 以及环境光线，它们之间有着相互关系，但以渗透压与温度起主要作用。

（1）渗透压：在等渗溶液中，毛蚴不能孵化出。当水中盐浓度被稀释到一定程度时，毛蚴开始孵化。用不同浓度的盐水处理虫卵的结果显示：清水中毛蚴孵化率为 100%；在含 0.5% 盐浓度水中，毛蚴孵化率降至 60%；在 1.2% 盐浓度水中，虫卵孵化完全被抑制。

（2）温度：虫卵孵化毛蚴的适宜温度为 25 ℃～30 ℃。温度在 10 ℃以下或 37 ℃以上，大多数虫卵孵化被抑制。在不同月份气温与水温条件下，对毛蚴孵化观察的结果见表 2-10。

表 2-10　　　　　　　　　不同月份平均气温、水温下日本血吸虫毛蚴孵化起讫时间

| 月份 | 平均气温/℃ | 水温/℃ | 开始孵化时间/小时 | 毛蚴最多时间/小时 | 毛蚴消失时间/小时 |
|---|---|---|---|---|---|
| 1 | 3 | 5～9 | 14 | 55～70 | 92 |
| 2 | 5 | 8～14 | 37 | 51～70 | 103 |
| 3 | 10 | 6～25 | 19 | 40～56 | 65 |
| 4 | 12 | 9～17 | 19 | 25～34 | 113 |
| 5 | 21 | 21～24 | 3 | 11～26 | 31 |
| 6 | 25.6 | 24～26 | 1 | 5～8 | 44 |
| 7 | 29 | 26～30 | 2 | 6～11 | 26 |
| 8 | 28.3 | 27～29 | 2 | 4～11 | 17 |
| 9 | 29.7 | 25～28 | 1 | 4～11 | 20 |
| 10 | 15.7 | 16～20 | 3 | 17～21 | 41 |
| 11 | 13.5 | 15～16 | 4 | 10～16 | 27 |
| 12 | 10 | 9～14 | 44 | 73～81 | 109 |

（3）酸碱度：毛蚴孵出最适 pH 为 7.4～7.8，可满足孵化的 pH 范围为 7.0～8.5。当 pH 为 3.0 以下或 10.0 以上时，毛蚴孵化完全受抑制。

（4）光线：光可加速虫卵孵出，在黑暗条件下毛蚴孵化受抑制。75W 灯光照明下，大多数虫卵于 5～6 小时孵化，但光度增强至 300W 时，孵化速度并不加快。

综上所述，血吸虫卵孵化的机制是属物理过程，即使毛蚴死亡也可释出。这是因为虫卵与水接触时

水进入卵内，使毛蚴与卵壳之间的空间膨大，最后使卵壳裂开，毛蚴从裂口处释出。

（二）毛蚴的生态

1. 毛蚴运动的特性与影响因素　毛蚴孵出后，借纤毛运动在水中作直线游动，遇到障碍物则作探索性的转折或回转再作直线游动。向上、向光和向温性是血吸虫毛蚴运动的习性。必须指出的是：毛蚴的游动速度与向性均受其孵出时间、温度、光照以及水质等方面的影响。如毛蚴刚孵出时游速为2.27 mm/s，1～5 小时为 2.00 mm/s，8 小时后减为 1.52 mm/s。毛蚴的游速随温度上升而加快，4 ℃时为 0.5 mm/s，12 ℃时为 1.4 mm/s，22 ℃时为 2.2 mm/s，34 ℃时为 3.8 mm/s，此时，毛蚴直线运动的特点不明显，有时呈翻滚现象；毛蚴在同样温度下水质不同对游速也有影响。毛蚴的向光性和向温性在各种血吸虫中有差异，而且各种向性之间相互有联系。实验研究证实日本血吸虫毛蚴的向光性与温度有关，在＜10 ℃或＞35 ℃时便无向光性，在 15 ℃时对不同光照强度均具正向光性反应，在 15 ℃～34 ℃范围内随着温度增高、光强度的减弱，毛蚴的正向光性渐见下降。曼氏血吸虫毛蚴亦具正向光性。埃及血吸虫毛蚴则不同，而呈明显的负向光性，但在温度和光线相互作用下，向光性受季节影响，在冬季温度从 18 ℃降至 13 ℃时负向光性可转化为正向光性。日本血吸虫毛蚴对不同混浊度的水无选择性，对混浊度相同的粪液亦无选择性趋向。此外，日本血吸虫毛蚴还有一种特性称"穿泳性"。所谓穿泳性，即毛蚴孵出后具有穿过粪层或由棉花纤维构成的微隙层而到达水体上层的能力。故人们通常利用这一特性来改进粪便孵化方法，即棉析法，简化了淘洗操作手续，提高了粪检孵化率。

2. 毛蚴的寿命与抗力　毛蚴孵出后的存活时间（寿命）很短，在自然气温范围内一般为 15～94 小时；在 10 ℃～33 ℃，温度愈高，毛蚴活动愈大，也易于衰竭死亡。在 37 ℃时毛蚴在 20 分钟内活动已大为减少，至 2 小时几乎全部不再活动而死亡。毛蚴对氯的抗力比较差，当水中含氯 0.7～1.0 μL/L 经 30 分钟毛蚴全部死亡。

3. 毛蚴感染钉螺的向性机制　由于多种因素（主要是物理刺激）的相互作用，导致毛蚴到达螺类宿主活动部位，这是长期选择的结果。如日本血吸虫的中间宿主钉螺喜栖居于水体的岸边水线交界处，同样也是毛蚴集中的地方。据观察，毛蚴在水体中的垂直分布主要在上 1/3 部位，这是水体表面光亮，毛蚴的向光性所致。又如曼氏血吸虫的螺类宿主最多见于近水面停留的漂浮植物上或岸边水体水线下，曼氏血吸虫毛蚴也喜爱在此环境中活动。再如，埃及血吸虫的中间宿主小泡螺的生态是缓流、水体底部的淤泥或有荫蔽的河岸处水中（温度为 13 ℃～15 ℃），埃及血吸虫毛蚴在此温度范围内呈负向光性，也喜集中到与小泡螺相同的部位；但由于此类螺的季节性行为，冬季该螺常见于水体上部，此时毛蚴也移向温暖的水表面。由此可见。毛蚴的行为与其螺类宿主的生态习性的一致性。

（1）螺类宿主对毛蚴的吸引作用：当毛蚴到达螺类宿主栖居部位时，便在螺周围游动，这是螺产生的化学性刺激物吸引毛蚴所致。Chernin（1970）提出螺类释放一种水溶性物质称"毛蚴松"（miraxones）。此物质能刺激毛蚴活动，改变其游动状态，有助于寻找其螺类宿主。据观察，放置螺类愈久的水对毛蚴的反应愈强。将养螺水进行分析、纯化后的"毛蚴松"主要成分是 $Mg^{2+}$。根据多方研究认为"毛蚴松"实际上是由多种元素组成的，是螺的排泄分泌物综合起到对毛蚴的吸引作用，其中包括氨、一些脂肪酸和氨基酸以及胺类（5-羟色胺、多巴胺等）。如果有大量的非目标螺类（不是此种毛蚴选择的目标——中间宿主）存在于毛蚴所在部位时，由于这些螺类引起非特异性刺激，有许多毛蚴可转向这些螺，产生所谓"诱骗效应"。国外不少观察报道：毛蚴寻找宿主的过程可分为两个时相：第一时相是到达宿主所在的环境，主要受物理因素影响，第二时相则受螺类宿主释放的化学物质影响。如含丁酸、唾液酸、N-乙酰神经氨酸的琼脂对毛蚴有吸引，并可促进其穿入；含多种氨基酸的琼脂对毛蚴也有吸引，但在己酸、庚酸、辛酸中，毛蚴运动速度减低，在多种氨基酸中，毛蚴不受明显影响；在氨水中随氨浓度增高（0.4～1.0 mmol/L），毛蚴直线运动速度渐降，而运动方向改变率渐增。曼氏血吸虫中间宿主双脐螺的氮代谢主要产物是氨，一个成螺每天可释放 100 μg 氨，故认为氨可能是螺蛳吸引毛蚴的一种物质。不少学者报道，用螺蛳处理过的水（snail conditioned water，SCW）可影响毛蚴活动，主要使运动方向改变率增加，而不是直线运动速度。Chernin（1974）把 SCW 中对毛蚴有吸引的物质统称为毛蚴松。除各自宿主的 SCW 外，曼氏和日本血吸虫毛蚴对扁卷螺、椎实螺处理过的水也敏感。Mason 等（1976）报道，埃及与日本血吸虫毛蚴和羊血吸虫毛蚴也分别可被各自宿主的 SCW 吸引。有学者发现，双脐螺所产毛蚴松是溶于酒精、耐热、稳定的低分子物质，用 SCW 干燥物的灰烬仍有吸引毛蚴的作用，故认为 SCW 中的活性物质为离子。有研究证明，纯化毛蚴松中含 8.9%～21.6% 的镁，28.5%～35.4% 的氯，0～8.5% 的碳，5.8%～6.0% 的氢，0.5%～0.6% 的氮（质量比），并发现含六水合氯化镁（$MgCl_2 \cdot 6H_2O$，其原子质量比与毛蚴松相似），具有与毛蚴松同样的作用，最适浓度为 0.1～1.0 mmol/L。另有报道发现，SCW 中含 19 种氨基酸及牛磺酸等，并将这 19 种氨基酸混合液滴入含毛蚴的清水中，则可见与 SCW 同样有吸引毛蚴作用，但有人对这种混合液中的毛蚴活动进行观察，却未见变化，而认为这可能与未使混合液形成一定浓度梯度有关。另有报道指出，毛蚴只在遇到渐降浓度梯度的 SCW 时才反应，而在同一浓度的 SCW 环境中几乎不反应。

综上所述，镁离子、钙镁离子摩尔比、氨、多种氨基酸等可能对毛蚴的向性有影响。其机制有化学趋向和化学激动两种学说。后者学说认为毛蚴的反应是由于刺激物与相应受体分子结合所致。有学者认为这种结合所致的反应依赖于刺激物浓度，并符合酶促反应的米-曼氏（Michaelis-Menten）方程。

（2）毛蚴钻入螺体的过程：毛蚴一旦接触到适宜的螺类宿主的引诱刺激物时，便围绕螺的头足部进行探索性游动，可能是寻找合适的钻入部位。毛蚴以纤毛的强烈运动冲击螺体，以钻器的吸附作用和一对侧腺分泌液的作用，固着于螺体。经 10～20 分钟，毛蚴前端钻器明显地伸长做钻穿动作，将螺体组织钻破，从裂口外伸进，固定在软组织上。此时毛蚴的顶腺排出含酶等分泌物以溶解、消化螺体上皮组织，同时，毛蚴不断进行伸缩动作，从已溶解的部位进入螺体。此时，毛蚴顶腺细胞的内容已排空。毛蚴钻入螺体时，体表的纤毛上皮细胞也一直保持到在螺体软组织内数小时后才失去其结构。可见毛蚴钻入螺体是吸附、钻穿和溶解组织的综合作用。

关于幼虫在钉螺体内发育的部位，据周述龙的描述，如以毛蚴感染钉螺 45 天以内为早期，45 天后为后期，则母胞蚴在早期有 55.5% 发育在钉螺的头足部，44.5% 生长在钉螺的内脏；后期则 14.2% 发现于钉螺的头足部，而 85.8% 发现于钉螺的内脏。早期母胞蚴多发现在口囊前后的肌肉和神经节之间，足部肌肉次之，偶尔可在触角、足蹠找到。母胞蚴在内脏多发现在鳃丝及内脏膜等处，尤其是鲤和鳃丝部分，心脏被寄居也不在少数。此外散见于肠、摄护腺等臂上或附近血淋巴之间。后期母胞蚴多发现于肠、摄护腺、胃等空隙的地方或这些器官的壁上。

幼虫在螺体发育同样存在幼虫入侵、幼虫的移行和定居的时空问题，早有观察发现，日本血吸虫毛蚴入侵钉螺部位有鳃（34%）、口囊（15.7%）、肛门（8%）及实质性表皮如头足部（18.7%），尚有部分幼虫（28.6%）位于深部器官如心脏、肾脏或消化腺等。显然，日本血吸虫主要进入螺体解剖学孔道占 57.0%，这样有利于幼虫寄生在两栖钉螺以抗干旱不利的条件。这种生态特点有益于曼氏血吸虫毛蚴入侵双脐螺，后者为水生螺类，其血吸虫毛蚴大多是就地入侵螺体表皮而发育。另有报道，将每个钉螺感染 50 条日本血吸虫毛蚴后，通过组织学观察发现：毛蚴钻穿钉螺有从螺鳃部、头足部的表皮以及实质组织（外套膜、触角和阴茎）等 3 个方面途径，其中以前二者尤为重要；毛蚴进入螺鳃丝后直接进入血液循环系统。从头足表皮进入的毛蚴，除了少数在钻穿部位附近滞留外，多数继续向头足部深层的肌肉和窦状组织间隙移行，以前头足窦、直肠和消化道外的组织间隙以及肾脏为主要的移行部位。

（3）毛蚴对中间宿主的感染性：毛蚴侵入螺体的成功率极大地依赖于螺-虫组合。如曼氏血吸虫-光滑双脐螺，毛蚴侵入螺体的失败率占 30%～69%，而曼氏血吸虫-菲氏双脐螺则失败率为零，即毛蚴 100% 可钻入螺体；又如埃及血吸虫-球形小泡螺，毛蚴侵入的失败率也达 60%；日本血吸虫-钉螺也有类似情况，而且毛蚴对钉螺的感染性也反映在虫-螺的地域株关系上。此外，毛蚴的感染性也与毛蚴孵出后的活力有关。实验证明曼氏血吸虫毛蚴孵出后 0～7 小时可 100% 感染双脐螺，9 小时降为 33%，12 小时仅少量螺可被感染。保持毛蚴感染性的长短与温度也有关。24 ℃～25 ℃时孵出 18 小时的曼氏血吸虫毛蚴已不能感染菲氏双脐螺，但在 19 ℃时孵出 18 小时的毛蚴可使 40%～60% 的螺受感染。有研究证明，毛蚴感染螺类宿主的能力，与光照、水量、流速、水的性质等因素也有关。

国内有不少用不同数量日本血吸虫毛蚴对钉螺进行感染的实验观察，结果并不一致：多数人认为只有在毛蚴与钉螺的比例适合条件下，其感染率就越高；有人认为，毛蚴密度越高，对钉螺的感染率越高，二者之间呈现正相关。钉螺获得毛蚴感染成功后，大约在第 70 天逸出的尾蚴数量为最多，人工感染获得的感染性钉螺，在常温下可连续使用 60 天。关于感染性钉螺体内的得量，有实验观察 1900 g 贵池江滩钉螺，感染后经 120 天常规实验室饲养，感染率为 36.0%，存活率为 51.58%，经 6 轮 40 个逸蚴日的逸蚴，共收集尾蚴 1～0.5 g，经推算逸蚴期每 1000 只阳性钉螺 1 次逸蚴可获得尾蚴 0.2573 g。

（4）毛蚴转变为母胞蚴的变化过程：毛蚴钻入螺体组织后的最初一刻钟内结构无变化，随后，纤毛上皮细胞的最外层膜开始消失，细胞间隙增大，并相互融合，逐渐形成为母胞蚴的体壁。毛蚴体内构造如纤毛上皮细胞板、钻器、肌肉和感器等均在 24 小时内逐渐退化，顶腺和侧腺于钻入 24～48 天后相继消失，神经团及其外周神经细胞于 3～5 天内消失，而原有皮层下细胞、网状细胞和胚细胞的数目则相继增加。新形成的早期母胞蚴体内充满大细胞核的胚细胞。母胞蚴体内的胚细胞增殖迅速，出现发育不同的细胞团块。随后这些细胞团块出现裂纹，分裂成若干小团而形成子胞蚴。母胞蚴的形状和大小随发育进程而有所不同，早期母胞蚴多呈球形，以后呈椭圆形或长椭圆形的袋状体。曼氏血吸虫和埃及血吸虫母胞蚴多在毛蚴钻入蚴体组织的附近发育，但日本血吸虫毛蚴则可侵入螺体的所有组织，特别是腔形器官（包括内脏腔、心脏等）中发育为母胞蚴。

一只螺体能同时发育的母胞蚴数有限，曼氏血吸虫的母胞蚴不超过 8 个，埃及血吸虫的母胞蚴为 2～8 个，日本血吸虫的母胞蚴数是较多的，曾发现在一只螺体中有 32 个母胞蚴。

关于母胞蚴的发育特性，有人认为是血吸虫受精卵的多胎现象，胚细胞不断发生增殖，经过胚球、胚胎等过程。不仅母胞蚴有这种能力，子胞蚴也有这种能力。据实验观察，钉螺感染第 9 天，母胞蚴最小仅 61.4 $\mu m$×38.4 $\mu m$，体形为椭圆形。以后体积渐增大，49 天达 806.4 $\mu m$×207.3 $\mu m$，体形仍为椭圆形，而子胞蚴在未进入肝组织前（感染后 14 天）为最小虫体，约 224 $\mu m$×104 $\mu m$，体形为袋形，子胞蚴入肝后（约在感染后第 67 天）形成长度不等的一节一节幼虫，大小达 2880 $\mu m$×80 $\mu m$。镜下可观察到胞蚴体内含胚细胞、胚球、胚胎或其他胚元，但母胞蚴在感染 65 天以后常发现有萎缩现象，体内没有胚胎，或仅有稀疏的胚细胞。

（5）胞蚴的活动性：母胞蚴早期（45 天内）有一定的活动性，有 55.5% 的位于头足部，44.5% 在内脏，到后期（45 天后）则 14.2% 的母胞蚴在头足部，85.8% 的在内脏，这表明母胞蚴具有一定的移动能力。早期的子胞蚴活动性很大，特别是母胞蚴成熟后，里面的子胞蚴活动力增强，致使母胞蚴体壁破裂，子胞蚴逸出，并借其活动力向肝脏迈进。子胞蚴前端有小刺，而且前端特别活跃，有利于子胞蚴向肝脏组织移行。到了子胞蚴成长，虫体蟠蜷于螺肝时几乎失去活动能力。

在螺体内，母胞蚴产生许多子胞蚴后，母胞蚴会骤然变小，以后萎缩退化。日本血吸虫的母胞蚴可存活 10 周以上。曼氏血吸虫母胞蚴可生存 5～6 周，但也有报告在少数螺体内母胞蚴可存活 334 天之久，几乎可与螺类宿主并存。

（6）子胞蚴的发育与繁殖：子胞蚴是由合胞体外壁包被的若干未分化的胚细胞群和分化的幼胚构成。外形较母胞蚴更为一致和稳定，呈细长形，发育较为成熟者多呈节段性。有一锥形突起的为前端，体表具小棘，前密后疏。子胞蚴在螺体内移行至螺消化腺之后，发育增大，分化出幼胚后形成尾蚴。成熟子胞蚴形态因虫种而异，也与在螺体不同组织部位有关。如曼氏血吸虫的子胞蚴呈多节段性，分前端区、扩张区和收缩区。一般有 3～4 段扩张区，每段扩张区长达 0.5～0.8 mm，内含不同发育阶段的幼胚和尾蚴；收缩区为两段扩张区的相连部，较短，未见幼胚和尾蚴等结构。日本血吸虫的子胞蚴呈管形，有许多膨大区，数目和长度不等，膨大区的育腔内含不同发育程度的幼胚和尾蚴。

曼氏血吸虫和日本血吸虫的子胞蚴一端具有分化形成的产出孔，尾蚴由此孔逸出，但在埃及血吸虫和牛血吸虫的子胞蚴上未描述有此结构，则尾蚴是在子胞蚴的一定部位裂开皮层而出。此时子胞蚴外表皱褶，大小仅 424.1 $\mu m$×138 $\mu m$。在子胞蚴进入螺肝后不仅个体增大，并不断蟠蜷而压缩螺肝组织。此时子胞蚴体内含有大量发育期的尾蚴胚胎，一方面有成熟的尾蚴逸出，另一方面体内胚元不断增殖。

有人解剖感染近二年的阳性钉螺，子胞蚴体内均有各期发育的胚胎及成熟的尾蚴，无明显萎缩迹象，说明血吸虫无性繁殖力主要是在子胞蚴阶段。

（7）尾蚴的生成与发育：子胞蚴体内的胚细胞经分裂成多细胞的胚球，游离于子胞蚴的育腔内，逐步发育成尾蚴。据报道，曼氏血吸虫尾蚴在子胞蚴中的发育过程，大体可分为7期：①胚细胞未分化；②胚细胞分裂为胚细胞和体细胞的聚集体，构成分裂球；③部分细胞分裂并融合成一表膜，包被胚细胞和体细胞形成胚；④胚细胞集于一端，胚体增大延长；⑤幼胚一端出现一球状芽体，渐长大，分成体部和尾部，尾部出现分叉，头器和腹吸盘原基已现；⑥尾干明显延长，出现钻腺原基细胞，胚细胞聚集成生殖原基；⑦尾蚴结构已全部形成，发育成熟。我国学者对日本血吸虫尾蚴发育分为5期，即胚细胞（S1）、胚球期（S2）、雏体期（S3）、成熟前期（S4）、成熟期（S5）。根据细胞分裂（multiplication）与分化（differentiation）程度对各期特点进行剖析。

尾蚴的发育是由子胞蚴体内胚细胞、胚球、胚胎等过程发展而成。胚细胞附着在子胞蚴体壁，具有大而丰富核质，贫乏的胞质。胚细胞两极常有链带状物支附于体壁上，经分裂为多细胞的胚球，游离于育腔内。

（8）新一代胞蚴生成：长期以来，人们一直认为血吸虫子胞蚴只直接产生尾蚴。但后来，通过对血吸虫幼虫期虫口动力学的研究发现，曼氏血吸虫的有些子胞蚴具再产出生蚴（第三代胞蚴）的现象。Jourdance等学者将子胞蚴从供体螺移植到受螺体的实验证明可以复制曼氏血吸虫、埃及血吸虫、牛血吸虫和日本血吸虫的子胞蚴再产生胞蚴，并且还证实曼氏血吸虫在光滑双脐螺体内发育期间，子胞蚴产生新一代胞蚴已成为血吸虫幼期增殖的一种正常模式。由此可见，子胞蚴的活性有两个特征：一个是尾蚴生成，另一个是胞蚴生成。

现已证实曼氏血吸虫、埃及血吸虫、牛血吸虫、罗氏血吸虫、间插血吸虫和麦氏血吸虫在其各自的中间宿主螺类的体内发育繁殖过程中子胞蚴均产生胞蚴。子胞蚴产出胞蚴有3种不同过程。①直接形成胞蚴：由母胞蚴产生的子胞蚴中直接产生新一代胞蚴。②尾蚴生成后胞蚴生成：由于子胞蚴内尾蚴胚退化并停止产生尾蚴后，子胞蚴又开始产生新一代胞蚴。③胞蚴生成与尾蚴生成同时存在：子胞蚴可同时产生尾蚴和新一代胞蚴。这种由子胞蚴可继续发生 $n$ 代的第Ⅲ代子胞蚴的发现，是一种可解释一个受感染的中间宿主体内可成批产生大量尾蚴的机制之一。

**（三）尾蚴的生态**

**1. 尾蚴逸出过程**　一般认为成熟的尾蚴钻破子胞蚴体壁，进入螺体组织，但研究证明，日本血吸虫子胞蚴胞壁具有产孔结构，故认为尾蚴是从产孔出来的。尾蚴在有关腺体的作用下通过螺体组织进入消化腺小叶间隙，经血窦到外套膜及暴露于水中的伪鳃（pseudobranch），然后逸出螺体。

**2. 尾蚴逸出条件**　在实验室感染动物时，只要具备了水（去氯自来水）、温度（24 ℃左右）和光线（30 W 灯泡光照或自然光照）基本条件时即可实现从感染性钉螺中逸放出尾蚴。对其影响的因素以及在自然条件下尾蚴逸出条件的观察已有不少报道，简述如下。

（1）水及水的 pH：在自然条件下，可在点滴的露水和潮湿的泥土上逸出尾蚴。在水的 pH 6.6～7.8 范围内无不良的影响。据报道，菲律宾的日本血吸虫尾蚴对水的 pH 非常敏感，pH 7.0 以下则完全停止逸出。有观察发现阳性钉螺在 pH 4.0 水中，仍有尾蚴逸出，且能存活一定的时间。此点说明不同地域血吸虫尾蚴在生理上存在差异。

（2）温度：尾蚴逸出最主要的条件是水温。有作者观察，在 15 ℃时尾蚴逸出数为 10 ℃的 10 倍，而 20 ℃～25 ℃时则为 15 ℃时的 23 倍，30 ℃时显著减少，仅 25 ℃时的 1/3。说明在 20 ℃～25 ℃为逸出良好的温度。

（3）光线：很多作者观察发现，不论是白昼或是夜间，尾蚴逸出的数量都是光亮中较黑暗中为多；用湖北、浙江、江苏等地阳性钉螺夏季在 24 小时于自然光线情况下逸蚴，显示上午 4:00～8:00 逸蚴数开始上升，8:00～12:00 达高峰，说明黑夜转向白天，光线因素有利于逸蚴；同时说明这 3 省血吸虫尾蚴对光的反应一致性；日本血吸虫尾蚴的逸出，88% 是在白天；对曼氏血吸虫和埃及血吸虫的逸蚴试验显示，在完全黑暗抑制情况下，立即置于光亮下，尾蚴立即大量逸出。

此外，影响尾蚴逸出的因素直接与阳性钉螺的质量与逸幼前的条件有关联。一般经确认有成熟尾蚴的钉螺后，在逸放尾蚴前，应将钉螺保留在 24 ℃～28 ℃条件下至少 12 小时。反复多次逸放过尾蚴的钉螺，尾蚴数量不仅不断减少，而且对宿主的感染力也有所减低。

3. 尾蚴在水中逸出时间、运动特性及向性　感染钉螺入水后，在适宜条件下，尾蚴逸出最早的时间约为 30 分钟，持续逸放时间为 2～80 小时。尾蚴在水中的游动常是尾部在前，体部在后，这是尾干上双极肌细胞伸缩，使尾干反复作弧形摆动的结果，加上尾叉转动，达到拖着尾蚴的体部前进。不同种血吸虫尾蚴在水中的活动分布情况不一样，日本血吸虫尾蚴一般是浮悬于水面上的，有研究数据显示，36 只阳性钉螺经多次逸放，共逸出尾蚴计 82758 条，其中上升而静止浮在水面的有 81255 条，占总数的 98.19%，在水中游动的有 326 条（0.39%），而沉在水底的为 1177 条（1.42%）。尾蚴的向光性，有报道表明，感染性钉螺置于 Y 形管底，上段一侧涂黑，一侧透光，逸出的尾蚴结集在光亮的一侧。故有学者利用尾蚴向光性来收集水中的尾蚴。日本血吸虫尾蚴不仅有向光性，同时还对不同颜色的可见光有趋集作用。

4. 尾蚴寿命与受影响因素以及对宿主的感染力　尾蚴是血吸虫感染终宿主的阶段，寿命很短暂。据观察曼式血吸虫显示，5 ℃时尾蚴存活最长达 204 小时，25 ℃时存活 23 小时，40 ℃时存活 2 小时，55 ℃仅存活 30 秒，温度愈高，死亡愈快。观察日本血吸虫尾蚴显示，在 3 ℃～5 ℃经 72 小时，15 ℃～18 ℃经 60 小时，25 ℃经 56 小时，其感染力不变，但水的 pH 过高或过低对尾蚴活力均有影响：pH 1.0～1.2 时尾蚴立即死亡，pH 1.6～3.0 时存活数分钟至十多分钟，pH 4.6～9.8 时存活 2 天。pH 在 6.6～7.5、8.4～8.6 时感染力分别为 75.2%～85.2% 及 8%～38%，说明 pH 6.6～7.5 时对尾蚴感染力影响较低。尾蚴对水中明矾耐力很强，一般城市用水的明矾浓度为 0.53 g/L，对尾蚴几乎没有影响。尾蚴对氯则较敏感。用氯剂处理水后半小时，余氯为 0.1 μL/L 时，尾蚴在 60 分钟内死亡，0.2 μL/L 时在 30 分钟内死亡，0.35 μL/L 时在 10 分钟死亡。水中盐分对尾蚴寿命影响研究其少，国外有学者观察发现，曼氏和埃及血吸虫的尾蚴在低浓度（0～5.25%）则无影响，当提高盐水浓度时尾蚴死亡率增高；盐浓度≥17.5% 则尾蚴存活不超 11 分钟。尾蚴在不同条件下对宿主的感染力，据国内研究发现，逸出后 6～12 小时，在 20 ℃～25 ℃条件下，小鼠经 10 秒接触，有 2.4% 的尾蚴发育为成虫，感染 10 分钟时则 48.2% 发育为成虫。

5. 尾蚴钻穿皮肤的方式及过程　一般认为当人畜下水，尾蚴接触皮肤时即贴附在皮肤表面，随人畜出水时尾蚴继续钻入皮肤。有试验结果显示：小鼠感染 10 分钟时，用电风扇吹干，可得 100% 感染。当尾蚴与小鼠皮肤接触后，即在皮肤表面游动，寻找适当地方侵入。血吸虫尾蚴体部前端已特化为头器，具有多层次肌型。头器上面近腹侧有两排对称的 5 对钻腺口及其围褶，在其外围有 7 对感觉乳突。这些装置与结构十分有利于尾蚴探索和钻穿宿主。尾蚴侵入宿主皮肤时，利用前后钻腺分泌酶类物质溶化宿主皮肤组织进行定向定点地注入而不至流失；利用强大腹吸盘与尾干的肌肉组织伸缩活动能力，加上体表前端平伏钝形体棘与躯体尖锐的体棘一致指向后方的特点，构成尾蚴钻锉宿主组织，利进不利退。尾蚴就是这样利用酶性化学和物理机械运动力学协调作用完成入侵宿主过程的。

血吸虫尾蚴感染终宿主所要求的基本条件是水，因此，在野外有钉螺分布的地方或在实验室作人工感染动物的情况下，只要有一滴含有尾蚴水与人的皮肤接触均可获得感染。在实验室，为避免发生感染，除了注意不与含有尾蚴的水体接触外，还应备有手套、乙醇、液状石蜡或生姜，一旦出现疑有含尾蚴水体接触皮肤时，首先应立即擦干局部皮肤，然后用乙醇或液状石蜡或生姜汁涂擦皮肤，这样均可有效地达到杀灭正在进入皮肤的尾蚴或已侵入皮肤数分钟内的童虫。

## 第三节　血吸虫与宿主

血吸虫病是人兽共患寄生虫病。寄生于人体的日本血吸虫、湄公血吸虫、马来血吸虫、曼氏血吸虫、间插血吸虫和埃及血吸虫均可以不同程度地在某些哺乳动物体内寄生，其中以日本血吸虫自然感染寄生的动物宿主种类最多。

### 一、血吸虫与动物宿主

（一）日本血吸虫动物宿主的种类

日本血吸虫自然感染的动物宿主以在中国发现最多。动物种类包括家畜或家养动物及野生动物共计7目28属42种（表2-11）。家养动物有牛、马、驴、骡、猪、羊、犬、猫、兔等；野生动物有褐家鼠、黑家鼠、斯氏家鼠、大绒鼠、黑线姬鼠、小家鼠、大足鼠、社鼠、罗赛鼠、针毛鼠、黑腹绒鼠、黄胸鼠、棕色田鼠、赤腹松鼠、臭鼩鼱、灰麝鼩、刺猬、貉、豹猫、小灵猫、獐、豪猪、野兔、蟹獴、黄鼬、金钱豹、赤狐、狗獾、山獾、小鹿、野猪、猕猴等。在菲律宾日本血吸虫自然感染的家畜有黄牛、犬、猪、水牛、山羊，野生动物中主要是鼠类。在印度尼西亚仅发现有牛、马、犬、帝汶鹿、野猪、灵猫、鼩鼱、缅鼠和家鼠等10余种动物自然感染日本血吸虫。

表 2-11　　　　　　　　　　　日本血吸虫在中国的自然感染的动物

| | |
|---|---|
| 食虫目（Order Insectivora） | 豹猫（*Felis bengalensis*） |
| 　灰麝鼩（*Crocidura attenuata*） | 家猫（*Felis domestica*） |
| 　刺猬（*Erinaceus europaeus*） | 金钱豹（*Panthera pardus*） |
| 　臭鼩鼱（*Suncus murinus*） | 蟹獴（*Herpestes urva*） |
| 啮齿目（Order Rodentia） | 狗獾（*Meles meles*） |
| 　黑线姬鼠（*Apodemus agrarius*） | 鼬獾（山獾）（*Melogale maschata*） |
| 　赤腹松鼠（*Callosciurus erythraeus*） | 黄鼬（黄鼠狼）（*Mustela sibirica*） |
| 　黑腹绒鼠（*Eothenomys melanogaster*） | 貉（*Nyctercutes procyanoides*） |
| 　斯氏家鼠（*Rattus sladeni*） | 小灵猫（笔猫）（*Viverricula indica*） |
| 　豪猪（*Hystrix hodgsoni*） | 赤狐（*Vulpes vulpes*） |
| 　棕色田鼠（*Microtus mandarinus*） | 奇蹄目（Perissodatyla） |
| 　小家鼠（*Mus musculus*） | 　驴（*Equus asinus*） |
| 　社鼠（刺毛灰鼠）（*Rattus confucianus*） | 　马（*Equus equus*） |
| 　黄胸鼠（*Rattus flavipectus*） | 偶蹄目*（Order Artidactyla） |
| 　针毛鼠（山鼠）（*Rattus fulvescens*） | 　牛（*Bos taurus*） |
| 　罗赛鼠（黄毛鼠）（*Rattus losea*） | 　水牛（*Bos buffelus*） |
| 　大足鼠（灰胸鼠）（*Rattus nitidus*） | 　山羊（*Capra hircus*） |
| 　褐家鼠（沟鼠）（*Rattus norvegicus*） | 　獐（*Hydropotes inermis*） |
| 　黑家鼠（家鼠）（*Rattus rattus*） | 　小鹿（*Muntiacus reevesi*） |
| 　大绒鼠（*Eothenomys miletus*） | 　绵羊（*Ovis aries*） |
| 兔形目（Order Lagomorpha） | 　猪（*Sus domesticus*） |
| 　家兔（*Lepus cuniculus*） | 　野猪（*Sus scrofa*） |
| 　华南兔（*Lepus sinensis*） | 灵长目（Order Primates） |
| 食肉目（Order Carnivora） | 　猕猴（*Macaca mulatta*） |
| 　家犬（*Canis familiaris*） | |

注：＊骡系人工杂交品种，虽有自然感染不列入名录。

（二）其他血吸虫的保虫宿主

曼氏血吸虫自然感染的动物虽亦有 7 目 29 属 40 种之多，其中在非洲有 5 目 22 属，拉丁美洲有 6 目 13 属。主要动物宿主有家鼠、长尾猴、野鼠、负鼠、狒狒、绵羊、家犬及牛等。埃及血吸虫动物宿主范围较窄，自然感染只 3 目 7 属 9 种动物，其中有 5 种属于灵长目。主要动物宿主为狒狒、黑猩猩、非洲长尾猴、绵羊和野猪等。其他 3 种血吸虫的动物宿主范围更窄。间插血吸虫自然感染的动物宿主主要是绵羊、山羊和啮齿类。湄公血吸虫的动物宿主主要有犬、羊、牛、野牛及兔等。马来血吸虫自然感染动物主要有米氏鼠、贾罗鼠、迪氏鼠、黑尾鼠和马来鼷鼠。

（三）日本血吸虫动物宿主在传播中的作用

日本血吸虫的动物宿主种类繁多，评价这些动物在传播血吸虫病的意义时，既要考虑其体内血吸虫的发育情况、产卵数量、从粪便中排出虫卵的数量、持续时间和卵的孵化率，还要考虑这些动物的数量、血吸虫感染率、感染度、排粪的频率及排粪量，以及它们与人类的关系。不同的动物对日本血吸虫的易感性存在较大差别，而且有些动物在感染血吸虫一段时间后虫卵会不断减少，并出现自愈现象。何毅勋等（1960）在相同条件下，同时对 3 种实验动物和 10 种可自然感染的动物进行人工感染，发现在这些动物中虫体发育率以小鼠和狗为最高，分别为 59.4％和 59.0％，以下依次为山羊（54.8％）、家兔（53.0％）、黄牛（43.6％）、猕猴（38.8％）、豚鼠（35.6％）、绵羊（30.0％）、大白鼠（22.3％）、褐家鼠（12.8％）、猪（9.3％），而马和水牛最低，均在 1％以下。在大白鼠、褐家鼠和马，虫卵主要沉着于肝脏。在其他动物，虫卵主要沉着于肠道组织中。这 13 种动物感染后，粪便中的虫卵排出情况，仅大鼠在观察期间始终未查到虫卵，水牛和马粪便中出现虫卵的时间较短，分别只在感染第 23 周和第 15 周后转为阴性。在家畜中，以狗、黄牛、猪的粪便中排出虫卵数为最多，山羊和绵羊次之，而且排卵时间均持续一年以上。水牛于感染 11 周后排卵逐渐减少并呈现自愈现象，但水牛可不断重复感染再排卵。在小动物中，以小鼠和家兔粪便中排出的虫卵数最多，豚鼠次之，少数褐家鼠粪中有少量虫卵排出，大鼠则未见虫卵排出。Chu 和 Kao（1976）亦有类似报道，他用 16 种动物感染了日本血吸虫，以潜伏期的长短观察动物的易感性，证明小白鼠、田鼠、家兔、猫、犬、山羊、猪、小牛、袋狸和松鼠为易感宿主，其潜伏期少于 55 天；而大白鼠、豚鼠、棕色大鼠、乡鼠、獴和猴的潜伏期长于 55 天，或在粪中未发现虫卵。吴光等（1962）观察了姬鼠、松鼠及东方田鼠对血吸虫的易感性，发现松鼠体内虫体发育良好，34 天后粪中开始排卵。姬鼠体内的虫体亦可发育成熟并产卵，但多数于 13 周左右逐渐消失。而东方田鼠感染血吸虫后只在 2～4 周的肺和肝中发现童虫。贺宏斌等（1992）进一步证实虫体在东方田鼠体内生存的时间一般为 3 周左右，虫体大小和结构均停留在第 11 天以前水平，以后逐渐萎缩，最后在肝内全部消亡。这与现场调查从未发现东方田鼠体内有血吸虫成虫和虫卵相一致，表明东方田鼠虽然是洞庭湖湖洲上的一种优势鼠种，但在血吸虫病流行病学上无任何意义。从虫体发育及病理解剖证明，小白鼠、家兔、犬、猪、黄牛、山羊、绵羊、猕猴等均为日本血吸虫的适宜宿主。水牛虽可感染，但能自愈。东方田鼠对日本血吸虫有先天抵抗力。

吴昭武等（1992）在洞庭湖和鄱阳湖洲滩进行现场野粪调查，然后分别计算各种动物宿主粪便虫卵的构成比和实际污染指数（IRC），结果均表明在汉滩型和洲垸型疫区均以牛粪为主，只在洲岛型疫区以猪粪污染为主，其次是犬、羊等动物。郑江等（1997）在高原山区观察发现，除在高原平坝型疫区家畜污染占次要地位，在高原峡谷型疫区家畜尤其是牛的污染占主导地位，其次是猪、犬、驴等动物。病牛排粪量大，为病人的 10～15 倍（王溪云，1963），粪中血吸虫卵存活时间长，长者可达 140 天以上（刘瑞三，1962）。在湖沼型疫区，湖洲上活动的耕牛数量多、排粪量大，虫卵在牛粪中生存时间长，且多在血吸虫毛蚴易感染钉螺的季节频繁地上洲活动。尤其是 1 岁左右犊牛感染率高，感染度强，因未穿鼻犊牛活动范围较宽，故其污染更为严重。在山丘型和水网型疫区，牛粪主要分布在沟渠、稻田及水塘附近，污染较重。因此，尽管日本血吸虫动物保虫宿主种类众多，其中传播日本血吸虫病构成流行意义重大的仍是与人们生产和生活关系最为密切的家畜，尤其是黄牛和水牛，而猪、犬、羊在某些地区作为传染源的作用亦不可忽视。至于其他野生动物，只鼠类如褐家鼠大多生活在居民点附近，从其繁殖力和数量而言，在水网型和部分山丘型疫区有一定流行病学意义。但目前除个别地方其感染率较高外，其他地方均很低（0.30%～2.94%），并且其粪量很小，其传播作用不大。野生动物多数均在远离居民点，长时间无人畜活动的地区生存，可能形成血吸虫病自然疫源地，如南京发现的沟鼠疫源地（徐国余，1999）。

（四）家畜日本血吸虫感染状况

2004年全国第三次血吸虫病抽样调查结果表明，家畜特别是耕牛血吸虫病感染率明显高于人群感染率。人群平均感染率为2.50%，而牛的平均感染率为4.36%，未控制流行区牛的平均感染率为5.74%，其中黄牛为3.68%，水牛为4.66%，其他家畜的粪检阳性率，猪为0.27%，羊为1.44%（表2-12）。按流行区类型分，湖沼型、山丘型和水网型地区耕牛血吸虫病感染率分别为7.37%，4.45%和0。其中在湖沼地区洲垸亚型和湖汊亚型牛的感染率还高达12.18%和10.42%。

表2-12　　　　　　　　　　2004年全国不同类型流行区家畜血吸虫病粪检结果

| 流行区类型 | 黄牛 | | 水牛 | | 猪 | | 羊 | |
|---|---|---|---|---|---|---|---|---|
| | 检查头数 | 阳性率/% | 检查头数 | 阳性率/% | 检查头数 | 阳性率/% | 检查头数 | 阳性率/% |
| 湖沼型 | 747 | 4.55 | 3392 | 6.37 | 397 | 0.25 | 447 | 2.68 |
| 山丘型 | 2136 | 3.37 | 2999 | 2.73 | 1442 | 0.28 | 732 | 0.68 |
| 合计 | 2883 | 3.68 | 6391 | 4.66 | 1839 | 0.27 | 1179 | 1.44 |

综上所述，家畜特别是耕牛在血吸虫病传播中曾占有十分重要的地位，一段时间内因流行区环境、社会、经济及行为因素的差异，各地主要传染源种类不尽一致，但从总体来说牛、猪、犬、羊在2018年前是我国血吸虫病主要动物传染源。此后，大量易感野生动物如啮齿类动物成为血吸虫病重要传染源。

**二、血吸虫中间宿主**

人体血吸虫中间宿主是一类生活于淡水中的螺类，但不同种人体血吸虫中间宿主螺类不同，中间宿主的地理分布决定了某一种血吸虫病的地理分布，其中常见的六种人体血吸虫中间宿主及其地理分布见表2-13。

表2-13　　　　　　　　　　6种主要人体血吸虫中间宿主及其地理分布

| 虫种 | 种名* | 地理分布 |
|---|---|---|
| 日本血吸虫（Schistosoma japonicum） | 湖北钉螺 Oncomelania hupensis（Gredler） | 中国、日本、菲律宾、印尼 |
| 曼氏血吸虫（S. mansoni） | 光滑双脐螺 Biomphalaria glabratd（say） | 西印度群岛及南美 |
| | 亚氏双脐螺 B. alexandia（Ehrenberg） | 北非 |
| | 浦氏双脐螺 B. pfeifferi（krauss） | 非洲及西南亚 |
| | 藁杆双脐螺 B. stramined（Dunker） | 巴西、香港 |
| 埃及血吸虫（S. heamatobium） | 截型小泡螺 Bulinus truncatus（Audouin） | 非洲和西亚 |
| | 非洲小泡螺 B. africanas（Krsuss） | 非洲 |
| | 球小泡螺 B. globosas（Morele） | 西非、中非、东非 |
| 间插血吸虫（S. intercalatum） | 福氏小泡螺 B. forskclii（Enrenberg） | 南非 |
| 湄公血吸虫（S. mekongi） | 开放拟钉螺 Tricula aperta（Davis） | 泰国、老挝、柬埔寨 |
| 马来血吸虫（S. malayensis） | 卡波小罗伯特螺 Robertsiella Kaporensis（Davis & Greer） | 马来西亚中部 |

注：*曼氏血吸虫、埃及血吸虫的中间宿主多于18种，表内仅列入分布面较广的种类。

钉螺的发现最早由德籍神父 P. Fuchs 在中国湖北武昌府（今湖北省武昌及汉口地区）采集到，后经德国 V. Gredler（1881）命名为 Oncomelania hupensis（中译湖北钉螺）。此后，Heude（1889）等又在湖南省洞庭湖区等地发现，但当时尚未发现日本血吸虫，也不知道钉螺是日本血吸虫中间宿主。至 1913 年宫入庆之助（K. Miyairi）和铃木稔（M. Suzuki）在现场发现日本血吸虫与钉螺（片山钉螺）的关系才完整地阐明了日本血吸虫生活史。1915 年英国热带病医学院 R. T. Leiper 和皇家海军外科医生 E. L. Alkinson 通过钉螺与小鼠动物模型的建立，进一步验证了日本血吸虫生活史。1922 年 Faust 和 Meleney 又在钉螺体内验证了日本血吸虫生活史中从毛蚴发育成尾蚴的过程。1928 年陈方之、李赋京等根据浙江嘉兴等地民间土语提出"钉螺"这一名称，并一直沿用至今。

（一）钉螺形态与分布

钉螺为一种小型贝类，隶属于软体动物门、腹足纲、中腹足目、圆口螺科、圆口螺属。螺体主要由螺壳、厣和软体组织 3 部分组成。外形圆锥形、右螺旋状，壳色一般黄褐色或暗褐色，壳高壳宽一般不超过 10 mm×5 mm。成螺螺旋一般 6～9 个，幼螺 1～2 个。因滋生地不同，个体大小、壳形、壳色不一。壳口外唇边缘有一条较厚的嵴状突起，称为唇嵴，是钉螺与其他螺类鉴别的特点之一。螺壳有明显纵肋者称为肋壳钉螺，壳面光滑或纵肋不明显者称为光壳钉螺。肋壳钉螺个体相对粗大，壳质较厚，壳顶尖，唇嵴明显，壳色淡黄色或黄褐色；成螺长 7.54～9.73 mm，宽 3.13～4.24 mm，螺旋 7～9 个。光壳钉螺个体相对细小，壳质较薄，壳顶钝，唇嵴不明显，壳色暗褐色或棕褐色；成螺长 5.80～6.93 mm，宽 2.71～2.85 mm，螺旋 6～9 个（图 2-8）。肋壳钉螺常见于湖沼和水网地区，光壳钉螺多见于山丘地区。

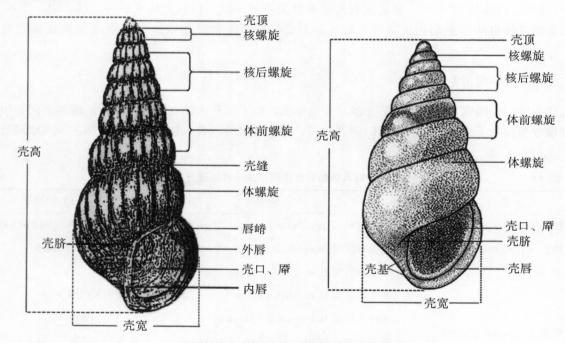

**图 2-8 肋壳钉螺（左）和光壳钉螺（右）外形模式图**
（夏全斌. 钉螺图鉴. 湖南科学技术出版社，2010）

钉螺软体组织包括头、颈、足、外套膜和内脏囊，整个内脏囊盘曲在螺壳内，包含感觉、神经、消化、呼吸、循环、排泄和生殖系统等各种脏器（图 2-9）。

钉螺的分布与日本血吸虫病的区域分布基本一致，主要分布于中国、日本、菲律宾和印度尼西亚等亚洲东部和东南亚国家、1 月平均气温 0 ℃以上、全年降雨量 750 mm 以上温暖潮湿地区。在中国，主要分布于东经 98°41′～121°51′，北纬 22°37′～33°15′广大地区，其中湖南、湖北、江西、安徽等长江中下游湖沼型地区钉螺面积占全国的 96.76%。迄今，对钉螺种的分类尚存不同意见，通常沿用刘月英等

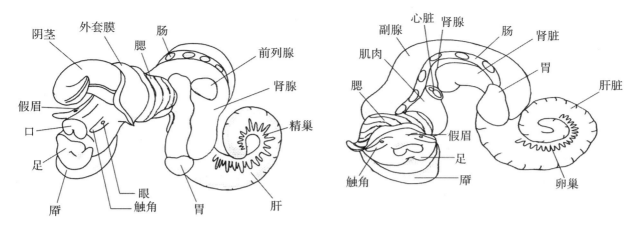

**图 2-9　钉螺软体组织示意图**
(李岳生. 血吸虫病实用防治技术. 人民卫生出版社，2010)

(1981) 将钉螺分为一种，下分指名、丘陵、滇川、广西、福建、台湾、滨海、片山、夸氏、印尼 10 个亚种（图 2-10）。其中指名亚种（*O.h.h.* Gredler）广泛分布于长江中下游流域及广东、浙江两省海拔 50 m 以下地势低洼的平原水网地区；丘陵亚种（*O.h.fausti* Bartsch）主要分布于长江中下游地区海拔 50 m 左右丘陵地带及江苏东台、大丰等地；滇川亚种（*O.h.robertson* Bartsch）分布于云南、四川两省海拔 400～1000 m 灌溉沟渠或山坡草滩，但在云南丽江海拔 2400 m 处也有发现，这是钉螺分布海拔的最高点；广西亚种（*O.h.quangxiensis* Liu）分布于广西北部海拔 200～400 m 中低山区保水性较差的山沟乱石中；福建亚种（*O.h.tangi* Bartsch）主要分布于福建东南沿海低山地带。

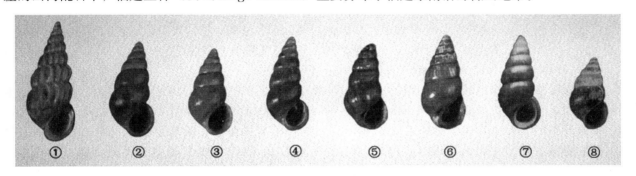

**图 2-10　钉螺亚种形态**
①指名亚种，②丘陵亚种，③滇川亚种，④广西亚种，⑤福建亚种，⑥台湾亚种，⑦片山亚种，⑧夸氏亚种。
(夏全斌. 钉螺图鉴. 湖南科学技术出版社，2010)

**（二）钉螺生态与习性**

钉螺是一种雌雄异体、卵生、水陆两栖淡水螺。钉螺的生长发育和繁殖受温湿度、植被、水质、食物、光照和土壤酸碱度等环境因素的影响。自然环境中，成螺一般生活在水线以上植被茂盛、食物丰富的潮湿地带草丛中，幼体则多生活在水中。了解钉螺的生物学和生态习性，对适时开展钉螺调查和钉螺控制具有重要作用。

1. 温度　钉螺活动和繁殖最适宜的温度为 20 ℃～25 ℃，高温或低温都能严重影响钉螺的活动和寿命。在自然环境中，4～5 月为钉螺繁殖和活动最盛的时期，其次为 9～10 月；5 ℃以下严寒或 30 ℃以上酷热季节，钉螺活动明显减少，不进食，似有夏蛰和冬眠现象。

2. 水分　钉螺需要适当的水分才能存活，水的 pH 以 6.8～7.5 为适宜。土壤含水量和水质不同，钉螺分布亦随之不同。泥土含水 12% 时，钉螺活力较差，含水 30% 时，活力最强，阴雨天钉螺活动最为频繁。严重污染区钉螺很少，洁净区钉螺相对较多。

3. 光照　最适合于钉螺的照度为 3600～3800 lx，照度大于此值时呈背光性，小于此值时呈向光性。地面照度在 4000 lx 以下时，钉螺通常十分活跃。

4. 植被　植被是钉螺生存的重要条件之一，可保持土壤潮湿、调节温度和遮阴，并为钉螺提供食物。植被盖度大于 60％ 的环境钉螺密度相对较高，盖度小于 20％ 的环境很少有螺或无螺。

5. 食物　在自然界中，钉螺对食物的选择有一定的趋向性，主要以腐败植物为食，其嗜食种类包括原生动物、藻类、苔藓、蕨类和草本种子植物等，嗜食植物指数高的环境钉螺密度相对较高，反之则相对较低。

6. 土壤　微酸、微碱和中性土壤都适于钉螺生存。

根据血吸虫病流行区的地理特点及钉螺，滋生地特征，我国钉螺分布地区分为湖沼型、水网型和山丘型 3 种类型。

湖沼型：主要分布于湖南、湖北、江西、安徽、江苏等长江中下游地区，钉螺壳大而厚，纵肋明显，主要分布于江、河、湖洲近水线 1 m 范围内潮湿地带草丛、芦苇、树林、沟渠等处，呈负二项分布（片状或面状），具两线三带特征。滩地高程、年水淹及暴露天数不同，植被种类和钉螺分布亦不相同，水淹 2.5～5 个月洲滩钉螺最多，水淹 8 个月以上或年水淹天数极少、水淹不到、光秃无草地带一般很少有螺或无螺。植物盖度和钉螺嗜食植物指数高的环境更容易发现钉螺，钉螺分布密度最高的 3 种植被类型主要为由莎草、苔草、狗牙根为优势组成的杂草群落植被类型，由多种苔草、荻草为优势组成的植被类型和由芦苇、菱笋、萎蒿及蓼类为优势组成的芦苇群落植被类型。

水网型：主要分布于长江三角洲地带，钉螺壳质较厚，壳面纵肋较细，主要分布于河道或沟渠水线上下 1 m 范围内堤岸或沟壁上，沿河沟呈网状分布。

山丘型：主要分布于四川、云南、广西、福建、台湾以及长江中下游地区的丘陵山区，钉螺壳质较薄，壳面光滑无纵肋，沿水系呈点状分布于水田、沟渠、河滩、草地、耕地、林地、坟堆等处。钉螺分布与草本群落和土壤环境有关，活螺框出率和钉螺密度以水田最高、林地最低，适宜的环境为草本群落盖度 70％～90％、草本高度 23～30 cm、物种指数 8～14、土壤含水量 25％～40％。

（三）钉螺与日本血吸虫相容性

日本血吸虫与钉螺地域株的关系。Hunter 等（1952）首先提出：日本钉螺仅适合于感染日本本地的血吸虫，而台湾钉螺则否。Dewitt（1954）用日本、中国大陆和台湾 3 株日本血吸虫和 4 种钉螺，即湖北钉螺、日本钉螺、台湾钉螺、菲律宾钉螺进行交叉感染。结果证明湖北钉螺能够感染我国大陆和日本的血吸虫，而很难感染我国台湾省的血吸虫；日本钉螺只能感染我国台湾省和日本的血吸虫，而很难感染我国大陆的血吸虫；在菲律宾钉螺体内，中国和日本血吸虫幼虫的发育完全受抑制。国内邵葆若等（1956）采用获自南京市的血吸虫毛蚴感染采自南京和安徽屯溪的钉螺。结果表明，南京钉螺受感染率为 81.9％，而屯溪钉螺的感染率为 32.2％，两者有非常显著的差异。继用全国各地 13 个省 13 个地区的钉螺作比较感染（血吸虫毛蚴均为南京浦镇的），结果显示，除同省昆山钉螺的感染率较高外，其余都低。显然，以上各地的钉螺对南京浦镇血吸虫幼虫的适应性很差。袁鸿昌（1958）自云南大理、四川绵竹、湖南岳阳、江西九江、安徽绩溪、上海市青浦采集钉螺，从自然感染的阳性螺分离得尾蚴，感染家兔，再从虫卵孵出毛蚴，以之交叉感染各地的钉螺，结果证明各地的钉螺都很容易为同一地的毛蚴所感染，但对异地毛蚴的易感性很不一致。值得注意的是云南大理与四川绵竹的钉螺，易被两地的毛蚴感染，但基本上不能被其他四个地区的毛蚴感染。为了了解不同地区钉螺对湖沼型地区日本血吸虫株的易感性，并观察虫株的致病力变化，黄希宝等（2002）用湖沼型地区日本血吸虫感染湖沼垸外型及垸内型、水网型、山丘型地区钉螺，之后以不同地区钉螺室内保种（1 代）的尾蚴和原野外尾蚴感染家兔。结果发现，室内饲养的上述 4 类地区钉螺的感染率分别为 49.58％、29.65％、32.01％、25.25％；以 1800 条野外尾蚴和 4 地区钉螺保种的尾蚴感染家兔后，各组平均虫负荷分别为 1297 条、1078 条、819 条、727 条、930 条，家兔肝表面虫卵结节均数、每克肝虫卵均数、COPT 反应率均为野外尾蚴组高于保种组，本地保种组高于异地各保种组。表明湖沼垸外地区（本地）钉螺易感性高于异地，野外尾蚴的感染性和致病力高于保种组，保种组中本地组的感染率和致病力高于异地组。

何毅勋等（1990）首先系统研究了我国各地日本血吸虫毛蚴人工交互感染各地钉螺的情况，进一步探讨了中国大陆各地日本血吸虫幼虫与钉螺的相容性。他们进行了安徽贵池、湖北监利、广西、四川天全、云南洱源及福建福源6地日本血吸虫和钉螺的人工交互感染实验。结果表明中国大陆各地日本血吸虫与钉螺呈现不同的相容性。湖北、安徽两地的毛蚴不仅可感染本地钉螺而且能交互感染，并且尾蚴的逸出前期和钉螺感染率均相仿，说明长江中、下游平原地区湖北、安徽两地的血吸虫幼虫与钉螺的相容性无差别。而湖北、安徽两地血吸虫幼虫很难在云南、四川两地钉螺体内发育成熟逸出尾蚴；反之，云南、四川两地血吸虫幼虫与湖北、安徽两地钉螺却可相容，云南、四川两地毛蚴感染湖北、安徽两地钉螺后均能发育成熟逸出尾蚴，并且尾蚴逸出前期与各自感染的本地钉螺相似。福建的钉螺可被安徽、云南两地的毛蚴所感染，并能发育成熟逸出尾蚴，表明福建的钉螺与安徽、云南两地血吸虫幼虫均可相容。广西的毛蚴感染四川、云南、福建三地的钉螺后均未逸出尾蚴，而感染广西本地及安徽的钉螺后均能逸出尾蚴，但尾蚴逸出前期均较感染本地钉螺的为长，表明广西的血吸虫幼虫或钉螺与安徽的钉螺或幼虫亦可交互感染而相容，而广西的血吸虫幼虫与四川、云南、福建的钉螺并不相容。提示广西的日本血吸虫或钉螺在幼虫与钉螺相容性方面是比较独特的。研究结果证实血吸虫幼虫与钉螺相容性与地域有关，不同地区钉螺与日本血吸虫呈现明显不同的相容性。

（四）钉螺宿主对血吸虫的影响

邵葆若等（1956）关于日本血吸虫幼虫在钉螺宿主体内的发育做了大量的研究。结果表明，在人工条件下影响钉螺感染率的因素，除了感染时毛蚴的活力及密度外，与钉螺的性别、大小有关。邵氏等曾以同一地区采集来的钉螺（以3～5 mm长的为小螺，5 mm以上的为大螺），在同样条件下使之感染毛蚴；最后所得的感染率大螺为78％，小螺为57％，证明钉螺的年龄与易感性有关。浙江卫生实验院于1951年及1952年人工感染大小不同的钉螺的结果，认为毛蚴以侵犯幼螺为主，并以2.0～4.5 mm之间的幼螺为最易感染，但实验所用的螺数不多，最高感染率亦仅为33％。在自然的情况下，则表明成螺的感染率高于幼螺。南京第一医学院（1953—1954）调查镇江金山河钉螺的感染率，发现钉螺在3.1～4 mm时，体内即有血吸虫尾蚴，而在6 mm以上的钉螺，其血吸虫感染率即逐渐上升。徐国清等（1957）在四川绵竹调查钉螺的血吸虫感染率时，也发现钉螺在5～5.9 mm时，体内才有血吸虫尾蚴，而以7～7.9 mm的钉螺的感染率为最高。周述龙（1958）报告老螺及成螺的血吸虫感染率皆较幼螺为高。提示钉螺的个体大小和年龄是影响日本血吸虫毛蚴感染的重要因素之一。

为了同时观察钉螺的性别和螺龄两个因素对日本血吸虫易感性的影响，何毅勋等（1994）采用从螺卵孵化的湖北钉螺湖北亚种（Oncomelania hupenisis hupensis）经同时确定性别及螺龄后，于同等条件下比较了不同性别及月龄的钉螺对中国安徽日本血吸虫的易感性。通过对钉螺感染率、死亡率、尾蚴逸出前期及尾蚴逸出数量等的观察，结果发现5～6月龄及12～13月龄的雌、雄两性成熟钉螺对日本血吸虫的易感性无显著差别，且其尾蚴逸出前期的平均天数亦无差别。3～4月龄的雌螺较雄螺更为易感，且雌螺的尾蚴逸出前期平均天数亦较雄螺的长4.7天。12～13月龄雌、雄两性的老龄螺均较3～4月龄雌、雄两性的幼龄螺更为易感，但雌、雄两性幼螺被日本血吸虫感染后的死亡率均较老龄螺为高，且幼龄螺的尾蚴逸出前期平均天数均明显地较老龄螺的分别长9.4天和6.5天。虽然老龄和幼龄的雌、雄两性阳性螺在观察60天内逸出尾蚴的均数无差别，但幼龄雌、雄螺的逸蚴高峰时间则分别较老龄雌、雄螺推迟10天或20天。结合其他相关研究结果表明，不同性别和螺龄的钉螺对日本血吸虫易感性为：5月龄以上雌、雄两性成熟钉螺对日本血吸虫的易感性无差别；3～4月龄及其以下雌性幼螺的易感性高于雄性幼螺；5～6月龄成螺及12～13月龄老螺的雌、雄两性的易感性均高于3～4月龄雌、雄两性的幼龄螺。

（五）血吸虫对钉螺宿主的影响

由于日本血吸虫幼虫在钉螺体内寄生，对螺宿主组织造成损害和破坏，严重者可致使钉螺死亡。根据浙江省卫生实验院（1953）观察，有日本血吸虫幼虫寄生的钉螺，无论雌雄，生殖器官的发育都受到影响。比较严重的，卵巢中完全不含卵，甚至卵巢的组织也被破坏。睾丸的变化也相仿。显然，感染性钉螺的生殖力受到影响。何毅勋等（1994）应用安徽贵池同一来源并经实验室传代的日本血吸虫毛蚴和子代湖北钉螺湖北亚种为实验材料，研究毛蚴的数量及时龄对钉螺感染的效应。以 1 个、5 个、10 个、20 个和 40 个毛蚴分别感集单个钉螺后，对钉螺感染率、死亡率、尾蚴逸出前期及尾蚴逸出数量等进行了观察。感染多个毛蚴组的钉螺感染率显著地高于单个毛蚴组的，但每螺感染 20 个或 40 个毛蚴组的钉螺死亡率也明显增加。钉螺于感染不同数量毛蚴后的尾蚴逸出前期和最初 60 天内逸蚴总数并无显著差别，但感染 40 个毛蚴钉螺组的尾蚴逸出高峰则明显地延迟。以 1 小时、4 小时、8 小时和 12 小时龄的毛蚴分别感染单个钉螺后，8～12 小时龄组的钉螺感染率明显地较 1～4 小时龄组的为低，但两者的尾蚴逸出前期则无差别。结果表明，不论毛蚴感染数量的多寡，钉螺体内幼虫期均可达到最适繁殖程度。随着每只钉螺暴露于日本血吸虫毛蚴数量的增加，钉螺的感染率亦增高，而且其死亡率也相应地明显增加。为了解日本血吸虫幼虫寄生对湖北钉螺生存的影响程度，孙乐平等（2004）用安徽贵池江滩无血吸虫感染的钉螺，在室内进行人工感染，将获得的感染性钉螺和对照组阴性钉螺同时放回现场环境饲养，每间隔 10 天观察钉螺生存情况，记录不同时间钉螺的存活率和死亡率，用动物生存寿命表法计算钉螺被血吸虫寄生后在现场环境中期望生存时间的变化。结果发现，在现场自然环境中，有血吸虫寄生的钉螺的死亡高峰为 60～70 天时间段，推算期望生存时间为 63.46 天，最长生存时间为 135 天；无血吸虫寄生钉螺的死亡高峰为 80～90 天时间段，推算期望生存时间为 83.54 天，最长生存时间为 155 天。感染了血吸虫的钉螺比无血吸虫感染的钉螺期望生存时间缩短了 24.04%。研究结果表明感染了血吸虫的钉螺在自然环境中的死亡率增高，生存时间缩短。

（六）钉螺的迁移和扩散

钉螺体的运动有自主爬行和被动迁移两种形式。其自主爬行的速度和路程与环境中表层土的含水量有很大关系，在水底和潮湿的地面爬行相对容易，而在干燥的地面或棉纱布上钉螺的爬行将非常困难。自然状态下，钉螺主动迁移活动的能力极为有限，很难完成较远距离的自主爬行，通常留居在它们栖息地狭小的范围内滋生、繁衍。钉螺大量和远程迁移扩散主要来源于自然环境和人类的生产活动才能得以实现，洪汛、溃堤、江水倒灌等水流推动、水流速度和依附于船底、植物的断茎、残叶、残渣等漂流物是影响钉螺大量、远程迁移扩散的主要自然因素。人们的生产活动和家畜携带方式是促使钉螺被动扩散的常见因素。因此，钉螺的迁移和扩散方式归纳为爬行迁移、漂浮移动、依附漂流、水流推行、夹带迁移、工程扩散 6 种。

〔曾庆仁　何　斌　刘宗传　李胜明〕

# 第三章　血吸虫病诊断技术

## 第一节　病原学检查

日本血吸虫系寄生于哺乳动物门静脉系统血管内的裂体吸虫，合抱状态的成熟雌虫产出的虫卵大多随血流带至肝脏，不能排出体外；少数进入肠壁的虫卵，须在肠壁形成溃疡后方能排入肠腔，随粪便排出体外。动物实验发现每对成虫每天可产卵 3500 余个，大部分沉积于肝肠组织内，仅占总数的 16% 左右的虫卵随粪便排出，因此，除出现黏血便症状的急性血吸虫病较易查出虫卵外，大多数感染者须反复检查粪便才能查出；到了病程后期慢性血吸虫病和晚期血吸虫病，病人肠壁组织增厚，虫卵不易排出，粪检更难以发现。

病原学诊断检查方法较多，曾在实践中应用的有沉淀集卵镜检法、尼龙绢集卵镜检法、改良加藤厚涂片法、尼龙绢袋集卵孵化法和直肠活体组织检查法等。目前，常用的病原学诊断方法有改良加藤厚涂片法、尼龙绢袋集卵孵化法；直肠活体组织检查法对多次粪检虫卵阴性但疑有血吸虫病者有辅助诊断价值，仅适合在医院应用。

### 一、改良加藤厚涂片法

改良加藤厚涂片法又称 Kato-Katz 法，由日本寄生虫学者加藤俊一于 1954 年创用，1972 年 Katz 对该法进行了改良，将过滤过的粪便通过卡片纸孔定量，再镜检计数虫卵数。1976 年亚洲寄生虫病防治组织第三次会议上，将 Kato-Katz 法列入肠道寄生虫病防治效果考核的标准化方法之一。1980 年，世界卫生组织（WHO）推荐将 Kato-Katz 法作为血吸虫卵计数的标准方法。

（一）器材准备

甘油孔雀绿溶液（透明液）、亲水性玻璃纸、塑料刮片和定量板、尼龙绢片、载玻片、厚玻片、吸水滤纸、大镊子、小镊子、记号笔、标签纸等。目前，国内已有商品化试剂盒。

（二）操作步骤

1. 登记受检粪样信息，载玻片编号。

2. 将定量板放在载玻片中部。用大镊子夹取尼龙绢片放于受检粪样上，并固定一角，用刮片在尼龙绢片上按压、轻刮，使粪便细渣从尼龙绢片微孔中浸出。用刮片刮取细粪渣填入定量板的中央孔中，填满刮平。小心垂直向上提起定量板放到下一张载玻片上。每个粪样制作 3 张加藤片。

3. 用小镊子取一张经甘油孔雀绿溶液浸渍 24 小时的亲水性玻璃纸，盖在粪样上，用另一块载玻片覆于玻璃纸上轻压，或将载玻片翻转放置在铺有吸水滤纸的厚玻片上轻压，使粪样均匀展开至玻璃纸边缘。

4. 置于室温 25 ℃、相对湿度 75% 下过夜镜检。以三片镜检出的虫卵总数乘以 8，即为 1 g 粪便中的虫卵数（EPG）。

（三）结果观察

将透明后的加藤片置于光学显微镜的载物台上，在低倍镜（4× 或 10×）下进行镜检，遇有疑似血吸虫卵时，转高倍镜确认。虫卵计数原则：数上不数下，数左不数右，仔细观察每一个视野，记录全片血吸虫卵的数量，其他寄生虫卵可只定性。Kato-Katz 法透明后血吸虫卵与其他肠道蠕虫卵的鉴别要点见表 3-1。

**表 3-1　　　　Kato-Katz 法透明后血吸虫卵与其他蠕虫卵的鉴别**

| 虫　卵 | 外观形状大小 | 颜　色 | 卵　壳 | 卵内结构 |
|---|---|---|---|---|
| 血吸虫卵 | 椭圆形或圆形。 | 无色透明或淡黄色。 | 薄而完整均匀。 | 在一定折光条件下可见到毛蚴轮廓。 |
| 钩虫卵 | 长椭圆形，明显小于血吸虫卵。 | 无色透明。 | 薄而完整，透明 1～2 天后由于卵内渗透压的关系常使卵壳破裂，不易辨认。 | 在一定折光条件下，可见到淡灰色的多个卵细胞。 |
| 姜片虫卵 | 椭圆形，两端钝圆，前端较尖，（130～140 μm）×（80～85 μm）大于血吸虫卵。 | 无色透明卵盖不明显，表面有一到数条皱褶线，线中间呈淡黄色。 | 薄而均匀。 | 无色透明，内容物不清晰。 |
| 受精蛔虫卵 | 宽椭圆形，小于血吸虫卵。 | 金黄色或无色透明。 | 厚，似二层，部分虫卵蛋白质膜脱落。 | 可见到卵细胞，片子久存者，可见到多个卵细胞或蚴虫。 |
| 未受精蛔虫卵 | 长椭圆形，两端稍尖或稍平，小于血吸虫卵。 | 卵壳为金黄色内部无色透明。 | 厚而不匀，未脱落蛋白膜呈锯齿状凸起。 | 可见到卵黄颗粒，蛋白质膜脱落的卵可透明为无色。 |
| 绦虫卵 | 圆形，短膜壳绦虫小于长膜壳绦虫。 | 淡黄色或无色透明。 | 厚。 | 在一定折光条件下，可见到六钩蚴。 |
| 鞭虫卵 | 纺锤形，小。 | 金黄色。 | 厚。 | 卵细胞不透明。 |
| 华枝睾吸虫卵 | 最小，似芝麻状。 | 淡黄色。 | 稍厚，完整。 | 淡黄，卵内有毛蚴。 |
| 粪线虫卵 | 椭圆形，常大于血吸虫卵。 | 无色透明。 | 薄而完整。 | 卵细胞常呈淡灰色。 |

（四）注意事项

1. 亲水性透明玻璃纸使用前需一张一张分开浸入透明液中，浸泡 24 小时以上。

2. 把刮片上的细粪渣填入定量板时，必须填满全孔并抹平；压制涂片时尽量使粪便均匀展开至玻璃纸边缘，但应避免粪渣溢出。

3. 加藤片透明的速度取决于温度和湿度，一般放置室温过夜即可，冬季温度较低时则可放于 25 ℃温箱内以加快透明，但切忌太阳光直射，避免加藤片脱水过度而影响镜下虫卵的观察。

4. 阳性加藤片可放冰箱冷冻保存，作示教之用。

**二、尼龙绢袋集卵孵化法**

尼龙绢袋集卵孵化法是目前血吸虫病病原学检查的主要方法之一，检查粪量大，其阳性检出率要高于改良加藤厚涂片法。血吸虫卵入水后，由于渗透压的改变，使卵壳膨胀，加上成熟活卵内毛蚴活动加强，使毛蚴破壳孵化而出。

（一）器材准备

尼龙绢袋的制作：取 100～120 目/英寸的尼龙绢，剪成直径为 20 cm 的圆片，用线缝在带柄的直径为 10 cm 的 8 号铁丝或不锈钢圆圈上，制成上层筛袋；取 280～300 目/英寸的尼龙绢，剪成直径为 25 cm 的圆片，用线缝在带柄的直径为 12 cm 的 8 号铁丝或不锈钢圆圈上，制成下层筛袋。

250 ml 或 500 ml 三角烧瓶、搪瓷杯、三角瓶刷、一次性筷子、水桶、水瓢、滤斗、pH 7.2～7.6 去氯水、pH 5.5～9.0 精密试纸、油性记号笔、放大镜等。

（二）操作步骤

1. 三角烧瓶编号。取受检人粪便约 30 g（受检牛粪便约 50 g），先置于搪瓷杯中加自来水用一次性筷子搅拌调成浆状。

2. 把上层筛袋放在下层筛袋内套好，倒入已调浆的粪样，持续在自来水龙头下淋洗，并用筷子在袋外轻轻刮动助滤，直到滤出液变清。移去上层筛，继续淋洗下层筛袋内粪渣，使粪渣集中于袋底。

3. 将滤斗放在三角烧瓶上，用筷子将袋内粪渣翻转，以少量去氯水将粪渣淋洗入三角烧瓶（若需加做沉渣镜检，可在烧瓶中吸取粪渣 3～4 滴放在载玻片上，抹成涂片两张置于显微镜下检查，每片镜检时间不宜少于 2 分钟）。

4. 将盛有粪渣的三角烧瓶加去氯水至离瓶口 1 cm 处，放入 22 ℃～28 ℃光照培养箱中孵化，一般静置 2 小时、4 小时、8 小时、12 小时和 24 小时后各观察毛蚴一次。

（三）判断标准

镜检发现血吸虫卵或孵化发现毛蚴即为血吸虫病原学检查阳性。血吸虫毛蚴与水原生动物鉴别要点见表 3-2。

表 3-2　　　　　　　　　　　　　　血吸虫毛蚴与水原生动物鉴别要点

| 鉴别要点 | 毛　　蚴 | 原生动物 |
|---|---|---|
| 形态 | 针尖大，灰白小点，大小一致，透明折光，呈长形。 | 稍扁、稍圆、稍长，带尾、带纤毛的都有，灰黄色，大小不一，不透明，不折光。 |
| 运动速度 | 行动迅速，来回不停，匀速前进。 | 行动缓慢，时停时游，游速不匀。 |
| 运动方向 | 均为直线的斜向、横向、直向前进。 | 多为曲线、中途改变方向，且无一定方向。 |
| 运动方式 | 碰壁（物）后折回，否则不改变方向，折回后又直线匀速前进。 | 呈间歇式、波浪式、螺旋式、跳跃式、摇摆式等。 |
| 运动范围 | 常在离水面 1～4 cm 处游动。 | 范围广，水之上、中、下层都有。 |

（四）注意事项

1. 观察毛蚴时，应将烧瓶对着白色光源，并衬以黑纸板。要注意毛蚴与水中原生动物的区别。如有怀疑，可用毛细吸管吸出，在显微镜下鉴别。

2. 粪便必须新鲜，夏季不宜超过 12 小时，冬季不宜超过 24 小时，粪量不足的应退回再送。切勿用包过农药、化肥或其他化学品的纸张包粪便。

3. 孵化用自来水时，一般要将水过夜除氯。急用时可用瓶装矿泉水，或在自来水中加入少量硫代硫酸钠（每 50 kg 水中，加入硫代硫酸钠 0.2～0.4 g）除氯半小时后使用。如用河水或井水，可将水加热至 60 ℃或经医用药棉过滤，以除去水虫。

4. 一切粪检用具每次用后都须洗刷 3 次，洗净后用 60 ℃～80 ℃热水浸泡杀卵，避免交叉污染。

5. 残余的粪便、粪渣、粪水和沉渣等必须倒入指定的沉淀粪池中储存或用药物杀卵，以防病原扩散。

6. 尼龙绢袋使用过久，孔目变形破损者要及时更换，以免虫卵流失、影响结果。

### 三、直肠活体组织检查法

在临床上怀疑为血吸虫病而经多次粪便检查又找不到虫卵或毛蚴，免疫学检查不能确定，有疫水接触史的疑似者可做直肠活体组织检查。该方法适合在有相应条件的医院进行。

（一）器材准备

直肠活体组织检查筒、组织钳、止血药、消毒剂、载玻片、小瓷杯、生物显微镜、图像采集工作站。

（二）检查方法

1. 受检者检查前应排大便一次，必要时可做清洁灌肠，检查时受检者取胸膝卧位，较虚弱的病人可取左侧卧位。

2. 取经消毒处理的直肠镜检筒，沿筒芯及镜筒涂以液状石蜡作润滑剂，将直肠镜沿肛管方向缓慢插入，若肛门括约肌紧张，嘱被检查者张口呼气，使肛门括约肌松弛。

3. 镜筒插入 4～5 cm 时，将筒芯抽出，在光照直视下朝向第二骶骨徐徐推进至距肛门口 10 cm 左右时，转向腹面推进，在距肛门 10～12 cm 背侧或 11 点至 1 点方位，观察肠黏膜情况，避开明显血管，选择有黄点或组织疑似有病变部位，钳取半粒米大小的直肠黏膜组织 1～3 块，放入盛有生理盐水的小杯中。立即对肠壁创口作止血处理。

4. 彻底止血后缓缓抽出镜筒，并嘱被检者就地休息 30 分钟，如无腹痛、便血等情况方可回家，嘱其当天不能参加重体力劳动及剧烈运动，并尽量做到不排大便。

5. 用过的镜筒和组织钳，用流水冲洗后浸泡于苯扎溴铵或防锈消毒剂内。

6. 将钳取的肠黏膜组织压于两块载玻片之间，在显微镜下观察组织中有无血吸虫卵及鉴别虫卵形态。

（三）直肠活体组织中血吸虫卵形态的鉴别

据实验观察，实验动物感染血吸虫尾蚴后，约 26 天即可在肠组织中发现虫卵，由初产卵发育为有毛蚴的成熟虫卵需 10～11 天。在组织中沉积的血吸虫卵处于不同的发育时期，各期虫卵均会有部分停止发育而逐渐变性者。变性虫卵的形态特征主要表现在卵壳、胚膜、内含物及颜色上。一般将组织内虫卵区分为活卵、近期变性卵和远期变性卵三型。由于宿主组织内血吸虫卵在短期不会消失，所以从直肠活体组织中检获虫卵的概率较高，但绝大部分是远期变性虫卵，能找到近期变性虫卵的机会一般不超过有卵人数的 10%，而新鲜活卵则更难查到，因此直肠活体组织检查对有治疗史者价值不大，即不能作为疗效考核的方法（表 3-3）。

表 3-3                                                      组织中各期血吸虫卵的鉴别

|  | 活卵 | 近期变性卵 | 远期变性卵 |
|---|---|---|---|
| 内含物 | 毛蚴清晰，可见 | 模糊或呈网状 | 呈团块状 |
| 胚膜 | 清楚 | 清楚或部分清楚 | 不清楚 |
| 卵壳 | 薄、光滑、均匀 | 光滑，厚薄欠均匀 | 粗糙，厚薄不匀或有皱褶 |
| 颜色 | 黄色或淡黄色 | 稍黄或灰黄色 | 黑色或棕色 |

（四）注意事项

1. 检查前应询问病人有无出血性疾病、严重痔疮等病史。必要时应检测出血时间、凝血时间及血小板。

2. 插入及推进镜筒时应按好筒芯，切忌用力推入，以防损伤肠壁。

3. 在距肛门 13～15 cm 的肠壁上，常因来自髂内动脉的搏动而影响止血，故不宜在该处夹取组织。

4. 组织钳必须锐利，夹取组织时切忌用力拉扯，不能让夹脱的组织悬于肠壁，谨防撕裂黏膜组织。

5. 严重腹泻病人忌做本项检查。

**四、微孔过滤集虫卵镜检法**

用一次性注射器抽取 10～20 ml 被检者尿液，经装有滤膜和密封圈的过滤器过滤，使尿中埃及血吸虫卵浓集于滤膜上，取下滤膜经卢戈氏碘液固定染色后，镜检虫卵并计数，得出每毫升尿液中的虫卵数。该法既能定性又能定量，可用于埃及血吸虫病的药效评价和现场流行病学调查及防治策略评估研究。

（一）器材准备

12～20 μm 滤膜、过滤器、10～20 ml 一次性注射器、镊子、载玻片、卢戈氏碘液、显微镜等。

（二）操作步骤

1. 将 12～20 μm 滤膜置于过滤器中，旋紧过滤器。

2. 用注射器吸取 10～20 ml 混匀尿液，连接至过滤器将尿液过滤。

3. 旋开过滤器，用镊子取出滤膜（上面朝上）并放置于载玻片上，加入 1 滴卢戈氏碘液染色。

4. 显微镜下检测整张滤膜，观察有无被染成橙色的埃及血吸虫虫卵，计数每毫升尿液中的虫卵数。

（三）注意事项

1. 采集单次终末尿液不少于 20 ml，一般采集晨尿为好。

2. 抽取尿液时要注意混匀，过滤时注意防止尿液外溢。

3. 如不能立即检测，每 100 ml 尿液中应加入 1 ml 福尔马林溶液冷藏保存。

4. 低度流行地区检出率相对较低，容易检漏病人，应多次反复检测。

## 第二节　免疫学检查

免疫学诊断是寄生虫病实验诊断的重要组成部分。确诊寄生虫感染最可靠的依据是从人体或畜体的分泌排泄物或组织体液内查出寄生虫或虫卵。然而由于各种因素的影响，临床上有时很难对可疑感染者做出病原学诊断。在血吸虫病流行病学调查中，先用免疫学方法过筛，以便减少工作量。

免疫检测技术已被广泛应用于寄生虫病的免疫诊断，从而弥补了病原学检查的不足。在方法学上，国内外近年对多种新技术在有关寄生虫病的诊断中的应用进行了筛选、优化和完善，为不同条件下的寄生虫病诊断提供了实用方法；在诊断试剂上，随着高新技术的发展，诊断材料不断走向标准化，质量明显提高。在某些重要寄生虫病诊断中，免疫学检测已显示出高度的特异性、敏感性、稳定性、实用性（简单、经济）和一定程度的疗效考核价值。

### 一、血清标本的采集与分离

1. 血液采集方法　用一次性速凝采血管采集静脉血 2～3 ml，在采血管上标明被检者的姓名、编码等信息。

2. 血清的分离与保存　装有血液的试管直立放置 1～2 小时后，让血清自动析出。也可用离心机离心分离出血清。若当天不检验，血清可置 4 ℃冷藏保存 7 天左右。若需长期保存用于复核等，则可置 −20 ℃ 冷冻保存，且应避免反复冻融。

3. 注意事项　采静脉血时不可将止血带结扎过久。一次性器材只能使用一次，不可反复使用。全血采集后应尽快进行血清分离和保存，避免混有红细胞或被细菌污染。

### 二、间接红细胞凝集试验

（一）基本原理

间接红细胞凝集试验（indirect haemagglutination test，IHA）是以红细胞（人"O"形或绵羊红细胞）为载体，将血吸虫可溶性虫卵抗原（SEA）吸附到经醛化和鞣酸处理的红细胞表面，吸附有抗原的红细胞叫作致敏红细胞。致敏红细胞与病人血清中的抗体相遇时，在适宜条件下，红细胞表面吸附的抗原和特异性抗体相结合，形成肉眼可见的红细胞凝集现象，即为阳性反应。

（二）试验方法

1. 样本登记　96 孔"V"形微孔有机玻璃血凝板，每板可检测 22 个样本及阴性、阳性对照各 1 个，每个样本预留 4 孔。将待检样本从左到右按顺序排列，依次进行编号（1～$n$ 号），把编号依次登记在结果记录表上（图 3-1）。

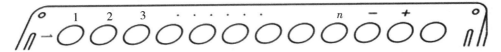

图 3-1　样本登记

2. 配制致敏红细胞悬液　每支冻干致敏红细胞加 1 ml 稀释液，充分混匀后备用（图 3-2）。

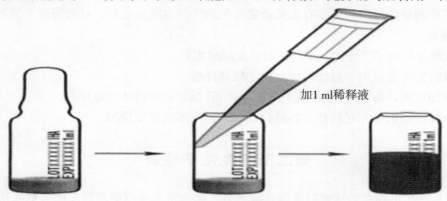

**图 3-2　配置致敏红细胞悬液**

3. 配制阴性、阳性对照血清　取出阴性、阳性对照血清冻干品，各加 100 μl 稀释液，移液器吹打数次混匀使其充分溶解后备用（图 3-3）。

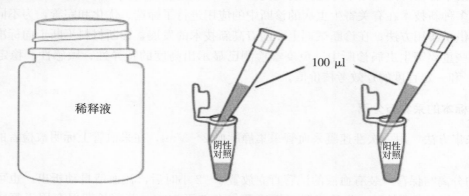

**图 3-3　阴性、阳性对照血清稀释**

4. 加稀释液　取血凝反应板，横向平放，纵向使用。于血凝反应板的第 1 排（横向）第 1 孔加稀释液 100 μl，第 1 列的第 3、第 4 孔各加稀释液 25 μl，第 2 孔不加稀释液（图 3-4）。

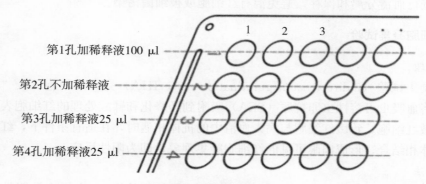

**图 3-4　血凝板加稀释液**

5. 稀释待测样本　于第 1 排第 1 孔加 1 号待测样本 25 μl，充分混匀（吸打 3 次，混匀吸打时在移液器第一档进行，移液吸头不能触碰反应孔底壁）。从第 1 孔吸出 25 μl 至第 2 孔（纵向），再从第 1 孔吸出 25 μl 至第 3 孔（纵向），充分混匀（同上）后吸出 25 μl 至第 4 孔（纵向），充分混匀后吸出 25 μl 弃去，这样第 1、第 2、第 3、第 4 孔的血清稀释度分别为 1∶5、1∶5、1∶10、1∶20（图 3-5）。同上操作，依次进行第 2~n 号样本、阴性对照血清、阳性对照血清的倍比稀释。倍比稀释时一个样本一个吸头。

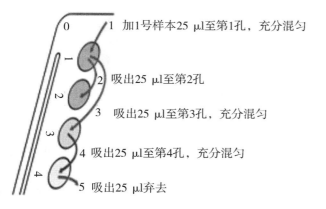

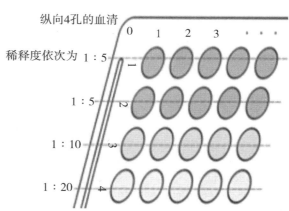

**图 3-5　待测样本稀释**

6. 加红细胞悬液混匀孵育　反应板上除每列第 1 孔血清稀释孔外（包括对照），其余血清稀释孔各加致敏红细胞悬液 25 μl，反应板用微量振荡器震摇混匀 1～2 分钟，封板并置于 37 ℃恒温水浴箱内孵育 30 分钟后，在白色背景下观察结果（图 3-6）。

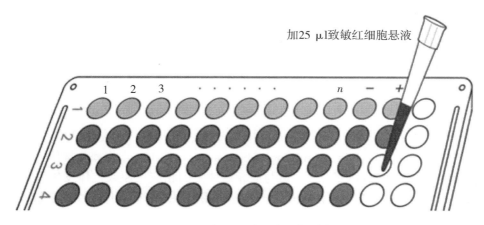

**图 3-6　加红细胞悬液混匀孵育**

7. 测定效价　血清稀释 1：20 时呈凝集反应时，需要测定效价，则另行倍比稀释更多倍数，以测定出呈现凝集反应的最高血清稀释度。

（三）结果判断

阴性对照没有出现凝集现象，阳性对照出现凝集现象，结果方可成立。如出现异常则说明实验操作有误或血球本身有自凝现象，试验结果不能成立。（图 3-7）

1. 阴性反应　红细胞全部下沉在孔底，形成紧密、边缘光滑的小圆点。以"－"表示反应强度。

2. 阳性反应　红细胞出现程度不同的凝集反应。以"＋""＋＋""＋＋＋"表示反应强度。

"＋"——红细胞大部分沉积于孔底，形成一圆点，周围有少量凝集的红细胞，肉眼见周边模糊（或中间出现较为明显的空白点）。

"＋＋"——红细胞多数在孔底周围形成薄层凝集，孔底中心可见少量红细胞下沉的小圆点。

"＋＋＋"——红细胞形成薄层凝集，布满整个孔底，边缘呈现不规则的皱褶。

3. 记录结果　以 1：10 稀释度呈"＋"作为阳性判断标准。以呈阳性反应的血清最高稀释度作为血清的效价。

（四）注意事项

1. 试剂盒置于 2 ℃～8 ℃下保存，每次使用时应置于室温平衡至 30 分钟以上再使用。

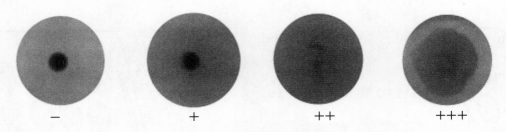

图 3-7  不同强度的凝集反应

2. 每检测一个样本应更换吸头。混匀时应避免产生气泡。混匀吸打都在第一档位进行，以免影响吸液量的准确性。

3. 配置好的红细胞悬液使用前需充分混匀，多样本操作时需不时混匀悬液，以免悬液中的红细胞沉底。

4. 加样后的血凝反应板应封板（加盖玻璃板或一次性封口膜，或放置于密闭湿盒内）后，方可置37 ℃恒温水浴箱。

5. 应在 10 分钟内完成结果观察，观察结果时不宜震摇反应板，以免凝集分散，影响结果判断。

6. 血凝反应板应使用 96 孔 "V" 形有机玻璃板，使用后应及时清洗。清洗时不可用锐物擦洗或用酸碱溶液浸泡，可使用清洗器或高压自来水冲洗干净，再用蒸馏水清洗 1~2 次，甩干后倒置于 37 ℃温箱烘干备用。

7. 每次检测结束后要认真做好原始记录（包括阴性/阳性结果以及反应效价、检测者、检测日期等）。

### 三、酶联免疫吸附试验

（一）基本原理

酶联免疫吸附试验（enzyme-linked immunosorbent assay，ELISA）将酶与抗体（二抗）用交联剂结合起来，此种标记抗体（酶-抗体复合物）可与固相载体上的相应抗原或抗体发生特异性反应，加入相应的酶底物时，底物被酶催化生成可溶性呈色产物，可用肉眼或酶标仪作定性或定量检测。

（二）适用仪器

加样器、温箱、全自动洗板机、含波长 450 nm 和 630 nm 的全自动酶标仪。

（三）操作步骤

1. 洗涤液配制  用蒸馏水或纯化水将浓缩洗涤液（2 号液）按 1：20 稀释。

2. 稀释样本  用样本稀释液（5 号液）将样本按 1：100 稀释，充分混匀。

3. 加样  分别加入已稀释血清样本和阴性、阳性对照各 100 μl 于相应孔中（注：阴性、阳性对照直接加样，不用再稀释。阴性、阳性对照孔应设复孔），设空白对照孔（加 100 μl 样本稀释液）。置37 ℃避光反应 30 分钟。

4. 洗板  选择平底酶标板式清洗方式，不需要底部冲洗，两点吸液，浸泡式洗涤 5 次，浸泡时间为 60 秒，洗完后扣干。

5. 加酶  除空白对照孔外，每孔加酶结合物（1 号液）100 μl（2 滴）。振荡混匀，置 37 ℃避光反应 30 分钟。按步骤 4 洗板并扣干。

6. 显色  每孔加显色剂 A（3 号液）和显色剂 B（4 号液）各 50 μl（1 滴），振荡混匀，置 37 ℃避光显色 10 分钟。

7. 测定  每孔加终止液 50 μl（1 滴），振荡混匀后在 450 nm 波长读数。

（四）结果判断

1. 肉眼观察  在白色背景下观察黄色的深浅度（图 3-8）：

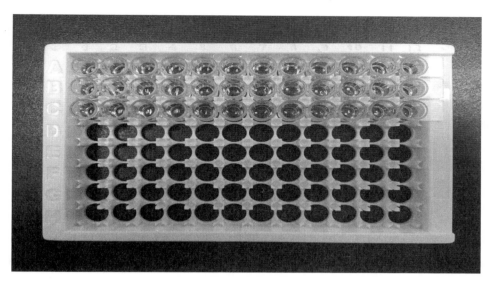

图 3 - 8　根据颜色深浅判断结果

"－"无色或与阴性对照一致；

"＋"深于阴性对照并浅于阳性对照；

"＋＋"与阳性对照相近；

"＋＋＋"比阳性对照更深。

2. 仪器测定　以波长 450 nm 测定 OD 值，以蒸馏水作为空白对照调整 OD 值至零，待检血清孔 OD 值大于阴性对照孔 OD 值的 2.1 倍即为阳性。

（五）注意事项

1. 温度 35 ℃～40 ℃时可使大多数酶失活，使用的试剂、制品必须在 2 ℃～8 ℃保存备用。

2. 包被板须密封防潮。从冷藏环境中取出时，应在室温中平衡至潮气尽干后方可开封启用，未使用完板条即时放回有干燥剂的袋中，密封保存。

3. 避免酶标记物接触有机溶剂，如乙醇、丙酮和乙醚等，这些溶剂于室温中能使大多数酶变性。

4. 滴加试剂前应将瓶轻摇，使液体混匀，首滴弃之，滴加时瓶身应保持垂直，以使滴量准确。

5. 瓶盖每次使用后要拧紧，各瓶盖之间不可混用。不同批号试剂盒的试剂组分不可混用。

6. 孵育时建议使用水浴箱。如无水浴箱，可使用密封湿盒放入 37 ℃温箱。

除此之外，每项试验必须严格按照检测程序操作，不可随意更改试剂加入量或操作步骤，以保证检测结果的准确性。

### 四、胶体染料试纸条法

胶体染料试纸条法（dipstick dye immunoassay，DDIA）是应用国产胶体染料代替酶，用日本血吸虫可溶性虫卵抗原为抗原，建立了以检测血清中特异性抗体的胶体染料试纸条法。该法的主要优点为简便、快速，测试人员只需简单培训即可操作；运输中不需冷藏，解决了酶在运输中的不便；不需特殊设备，可以目测。该法在大规模普查或筛查时尤为适用。

（一）基本原理

用国产染料 D-I 标记日本血吸虫可溶性虫卵抗原（SEA），以此标记物与血吸虫病人血清中的抗血吸虫抗体反应，再用喷有羊抗人 IgG 为检测线、SEA 为对照线的硝酸纤维层析膜（试纸条）以层析法捕获标记抗原抗体复合物，根据检测线及对照线的显色情况判断结果。

（二）操作步骤

轻轻颠倒混匀标记染料，确保沉淀全被混悬，取酶标插条杯加 50 µl 检测用标记染料，再加入待测血清 10 μl 混匀后放置 1 分钟，取试纸条插入小杯中，待小杯内混合液吸干后观察结果。

（三）结果判断

检测线和对照线都出现紫蓝色线条为阳性反应；仅对照线出现紫蓝色线条而检测线没有出现紫蓝色线条为阴性反应；两者均不显色为试验失败。

（四）注意事项

1. 检测血清必须新鲜，否则会影响检测结果。

2. 取试纸条时，用手捏住吸水垫，严禁用手触摸检测膜。

3. 试纸条一定要插至杯底。

4. 检测线阳性反应过强时，对照点线显色会减弱甚至不显色，此结果仍判断为阳性。

5. 该试纸条与肺吸虫病人和肝吸虫病人血清有部分交叉反应，检测时应加注意。

## 五、金标免疫渗滤法

金标免疫渗滤法（dot immunogold filtration assay，DIGFA）是继免疫酶、免疫荧光和放射免疫三大标记技术后发展起来的以胶体金为标记物的新技术。

（一）基本原理

DIGFA 检测系统是将检测血清滴加在滤膜上，通过渗滤时，检测血清中的日本血吸虫特异性抗体与固定在膜上的日本血吸虫可溶性虫卵抗原 SEA 形成抗原-抗体复合物，这种复合物再与标记有 SPA 的胶体金结合形成肉眼可见的红色斑点。该法省去加底物反应步骤，简便、快速，数分钟即可得出结果，无需特殊设备，适合于基层单位和现场应用。

（二）操作步骤

1. 在试剂板的反应孔中间加入 2 滴洗涤液，待完全渗入。

2. 取 30～50 μl 新鲜血清标本，加入反应孔中间，待完全渗入。

3. 在反应孔中间加入 2 滴洗涤液，待完全渗入。

4. 在反应孔中间加入 2 滴胶体金液，待完全渗入。

5. 在反应孔中间加入 2 滴洗涤液，待完全渗入，5 分钟内目测结果。

（三）结果判断

膜上的质控点（C 点）为实验有效标志，无论阴性或阳性结果，此点均应显示红色。若未显色，则试验结果无效（图 3-9）。

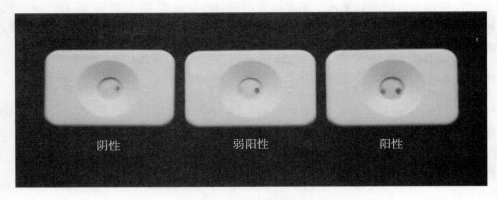

**图 3-9　金标免疫渗滤法结果**

阳性：质控点（C 点）显红色，检测点（T 点）有红色斑点出现。

阴性：质控点（C 点）显红色，检测点（T 点）无红色斑点出现或仅为痕迹。

（四）注意事项

1. 试剂盒置于 4 ℃冷藏保存，试验前应放于室温下平衡，若遇冬天室温达不到 20 ℃，应放于

37 ℃水温箱中平衡 10 分钟。

2. 检测血清要新鲜，不得使用溶血、染菌、乳糜样的待检血清样品。

3. 各滴瓶用过之后要旋紧瓶盖防止漏液，如胶体金液及洗涤液变色、长菌或有黑色颗粒应停止使用。

4. 使用时，避免各试剂产生气泡，尤其是金标液。

## 第三节　超声影像学检查

血吸虫病是我国主要的地方性寄生虫病之一，病变常累及肝脏。血吸虫卵沉积肝脏引起肉芽肿，继后发生肝脏纤维化等一系列病理改变，特别是干线型纤维化及门脉分支血管壁的增厚，在超声影像学检查中显示有特征性图像。随着超声技术不断进步，普通超声诊断仪及彩色多普勒超声诊断仪已广泛应用于血吸虫病的临床诊断、流行病学调查、化疗前后疗效观察、疫情监测以及科研教学等方面，特别在临床中，超声影像学检查已成为各期血吸虫病诊断的首选方法。

### 一、仪器与检查方法

（一）仪器

采用高分辨力实时超声诊断仪或者彩色多普勒超声诊断仪，凸阵或线阵探头，探头频率常用 3.5～5.0 MHz，小儿和体形较瘦的成人常选用 5.0 MHz。

（二）检查方法

1. 病人的准备与体位　检查前最好禁食 8 小时，了解有无传染性肝炎病征，便于采取相应的预防措施。先取仰卧位，然后左侧卧位及右侧卧位，必要时选择半坐位及俯卧位。

2. 常规二维超声扫查方法

（1）纵断扫查：被检查者平静呼吸，正中线旁向左约 1 cm 处开始显示肝脏和腹主动脉纵断面，探头向右侧移动，扫查中向左右侧不断地侧动探头，显示肝脏边界与周邻脏器的关系。在肝脏腹主动脉纵断面，显示肝脏左膈面与心脏的图像，测量肝左叶上下径与前后径，观察有无脐旁静脉开放及胃冠状静脉侧支循环。

（2）横断扫查：由于右肝及部分左肝的表面有肋骨遮盖，影响肝脏的显示，横断扫查可用于部分肝左叶及需要肝脏作为声窗的肝脏周邻结构的显示。肝脏位置下移的病人，横断扫查能很好地显示肝脏左右叶及其内结构。剑突下水平横切面，能显示肝左叶形状及肝左叶门脉分支，显示有无胃冠状静脉和胃短静脉扩张。

（3）右肋间斜断扫查：被检查者平静呼吸，依次从第 6 肋间开始斜断扫查，扫查范围从腋中后线至右侧肋软骨处，并在肋间不断地侧动探头，显示肝实质结构、肝内管道结构及肝肾交界面。观察肝实质病变及门静脉树枝状光带回声，在第一肝门部到门静脉分叉的中间处测量门静脉内径；观察胆囊的形状、充盈状态及胆囊壁厚度。

（4）肋缘下斜断扫查：

1）右肋缘下斜断扫查：被检查者深吸气，使肝脏位置下移，探头声束朝向右侧肩胛骨，上下不断侧动探头显示右肝全貌，第一肝门、第二肝门及管道走行、分支；有无肝膈顶部病变；膈肌形态、运动，有无膈下积液和胸腔积液；肝和右肾的关系。观察肝表面和肝实质的回声，肝静脉异常否，门脉及右叶分支管壁回声厚度。

2）左肋缘下斜断扫查：深吸气，肝脏位置下移，探头声束朝向左侧肩胛骨，并不断侧动探头。显示左肝全貌，肝左叶内管道分支及走行，肝脏和胃的关系。观察肝左叶门脉分支、门脉部分侧支循环。

（5）左肋间斜断扫查：病人右侧卧位（30°～45°），从第 9～11 肋间斜断扫查，通过脾门显示脾静脉时的斜切面图，测量脾脏厚度、长度及脾静脉内径。

3. 彩色多普勒超声扫查法

（1）肋间斜断扫查：右侧第 6～8 肋间斜向扫查，均可显示门静脉纵断、横断面，肝静脉横断面彩色血流。右侧第 7 肋间可显示门静脉右支，主干纵断面全貌，肝右动脉或肝固有动脉纵断面血流，进行血流参数测定。

（2）肋缘下斜断扫查：右侧肋缘下侧动探头显示肝右静脉及肝中静脉纵断面及分支血流及两支肝大静脉汇入下腔静脉的彩色血流。左侧肋缘下侧动探头扫查，显示肝左静脉或肝中静脉血流，门静脉左支及肝左动脉血流。

（3）剑突下横断面扫查：了解脾脏血管及血流状态。

4. 彩色多普勒能量图　探头在肝脏各断面扫查均可选择彩色多普勒能量图模式，以显示更低血流速度，更小管径的肝内血管。扫查感兴趣区域时，嘱病人深呼吸后屏气，探头减少侧动，提高多普勒增益。

## 二、正常肝脾声像图

（一）正常肝脏声像图

1. 肝脏形态与实质回声　肝脏的外形，肝右叶和后缘较厚而圆钝，左叶、左缘和前下缘锐薄，呈楔形。肝脏被膜呈细强回声光带，光滑、整齐、清晰，左叶和右叶交界处，可出现弯曲和切迹的变化。肝脏的形态可因体型不同而发生变化，也可以有变异。肝脏的实质回声为细小光点回声，分布均匀，呈中等回声强度。

2. 肝内管道结构　门静脉系统、胆管系统、肝静脉系统的三级分支均能在声像图上显示，并作为肝脏分叶的定位方法。肝固有动脉及左、右分支在肝门处可显示，依搏动的细管状结构来确定。

（1）门静脉系：门静脉管壁回声强，较厚，走行较恒定，从肝门向肝内，分支越来越小。门静脉内径可随呼吸变化，吸气小，呼气大。门静脉主干与下腔静脉相邻的部位为第一肝门的标志。门静脉右支的分支呈树枝状分布，门静脉左支及分支呈"工"字形结构。

（2）胆管系：肝门部显示右肝动脉图像或显示胆囊与总肝管汇合部位，确定肝内外胆管结构的分界。肝内胆管均与门静脉及其分支伴行。

（3）肝静脉系统：有三支肝大静脉及十条肝小静脉。三支肝大静脉，壁较薄，壁回声不易显示，仅在汇入下腔静脉处管壁回声增强可显示。三支肝大静脉汇入下腔静脉处为第二肝门。肝静脉系与门静脉系在肝内走行呈垂直交叉状。

（4）肝动脉：剑突下横断面可显示从腹腔干分出的肝总动脉图像。在肝门处有时可显示肝固有动脉，肝右动脉在门静脉与肝总管之间呈长圆形或圆形横断面，有搏动。肝左动脉在门静脉左支横部与左肝管间呈细小搏动性管状结构。肝内小动脉多不能显示。

（二）正常脾脏声像图

正常脾脏在第 9～11 肋间斜切面呈半月形，表面光滑，被膜完整，膈面为向外突出的弧形，脏面中部内凹陷处为脾门，可见数条管状无回声结构，主要为脾静脉，有时可见脾动脉。脾脏实质较肝脏回声低，光点细，分布均匀。

（三）常用正常值

1. 肝脏超声测量

（1）肝右叶最大斜径：病人仰卧位，以肝右静脉和肝中静脉汇入下腔静脉的肝肋缘下斜切面声像图为标准，测量得到的肝脏前后缘之间的最大垂直距离，正常值不超过 10～14 cm。

（2）肝左叶的厚度和长度：以通过腹主动脉的肝左叶矢状纵切声像图作为测量的标准切面。左半肝厚度（包括尾状叶）不超过 6 cm，长度不超过 9 cm。

（3）肝右叶前后径：在第 7 肋间斜断面声像图上测量得到的肝脏前后缘间的垂直距离，正常测值不超过 8～10 cm。

（4）肝右叶横径：自肝最右外侧缘至下腔静脉右侧壁间的距离，正常测值不超过 10 cm。

（5）肝右锁骨中线肋缘下厚度和长度：正常人肝脏在平静呼吸时，在肋缘下常探测不到；当深呼吸时，肋下长度可达 0.5～1.5 cm。

（6）肝尾状叶前后径：在剑突下经第一肝门横切面测量，不超过 3 cm。

2. 肝脏管道结构的超声测量

（1）门静脉主干内径：成人正常为 1.0～1.2 cm。正常平均血流速度为 15～20 cm/s。

（2）肝动脉内径：正常为 0.4～0.5 cm。收缩期峰值正常血流速度（PS）为 40～60 cm/s，阻力指数（RI）为 0.50～0.70。

（3）肝静脉内径：测量肝右静脉或肝中静脉内径，正常为 0.70～1.1 cm。肝左静脉因较细小，常汇入肝中静脉后再汇入下腔静脉，不作为测量标准。

3. 脾脏超声测量　正常脾脏大小随年龄及含血量的不同而变化，个体差异较大。

（1）脾脏厚度：左侧肋间斜切显示脾门及脾静脉，测量脾门至外侧缘弧形切线的连线，正常不超过 4 cm。

（2）脾脏长度：通过肋间斜切面上测量，由脾下极最低点至脾上极最高点之间的距离，正常小于 11 cm。

（3）脾脏宽度：为垂直于长轴切面上的最大横径，正常范围为 5～7 cm。

（4）脾静脉内径：脾门处脾静脉内径小于 0.8 cm，正常血流速度（PS）为 15～20 cm/s。脾动脉阻力指数（RI）为 0.50～0.70。

4. 胆囊超声测量　胆囊：长径不超过 9 cm，前后径不超过 4 cm，体部前壁厚度不超过 2～3 mm。

### 三、血吸虫病声像图特征及超声诊断分级标准

超声检查用于血吸虫病的诊断，可直接显示血吸虫病有关病理损伤，判断肝纤维化程度。日本血吸虫肝声像图呈“网状”改变，具有特异性。

1990 年 10 月 WHO 在开罗召开的 TDR 血吸虫病超声诊断咨询会议上，将血吸虫病声像图归纳为：埃及血吸虫病主要病变为膀胱壁钙化；曼氏血吸虫病特异性改变为门脉周围增厚；日本血吸虫病肝声像图表现为鳞状、蛛网状和粗网状。同时制订了肝实质病变分级标准。后经世界卫生组织有关专家多次讨论、审查，结合国内超声诊断专家建议，最终较为公认的肝实质病变分级标准如下：

0 级：肝实质回声中等，光点细，分布均匀；

Ⅰ级：肝实质回声增强，光点增粗，分布尚均匀；

Ⅱ级：肝实质回声增强，光点增粗，分布欠均匀，可见散在的细网状回声，肝内门脉管壁回声稍增强、增厚，肝血管走行大致正常；

Ⅲ级：肝实质回声明显增强，光点增粗，分布不均匀，全肝均可见粗网状回声，门脉管壁明显增厚，回声增强，肝内血管腔变细窄，显示不清，肝脏体积可缩小。

2004 年 4 月 WHO/TDR 在湖南省血吸虫病防治所举办了“西太区亚洲血吸虫病超声讲习班”，讲习班的内容规范了操作规程及诊断分级标准。超声评估日本血吸虫病的肝纤维化程度从两个方面综合进行：肝实质改变；肝内门静脉的改变。

（一）肝实质的改变，即“网状”声像图：区分网状类型和测量网线厚度。根据网孔直径的大小分为“大网状”G-W（直径＞12 mm）和“小网状”G-N（直径≤12 mm）；根据网线厚度分为轻度（＜2 mm）、中度（≥2 mm，＜4 mm）、重度（＞4 mm）。

（二）肝内门静脉的改变，即门静脉管壁纤维化和门静脉径线改变。前者测量门静脉及分支管壁厚度和回声分布范围，后者测量门静脉主干内径（≤12 mm 为正常）及观察侧支循环开放、腹水有无等。

门静脉管壁纤维化在超声图像上表现为门静脉及分支的管壁增粗，可分为正常，轻度、中度、重度纤维化，现将几种声像图的诊断分述如下：

1. 正常　门静脉管壁回声纤细连续，光点增粗。门静脉分支管壁厚度<2 mm，散在、断续的"戒状""树枝状"的高回声，以肝左叶最明显。

2. 轻度纤维化　门静脉分支管壁厚度<2 mm，连续回声光条，以肝左叶最明显。

3. 中度纤维化　门静脉分支管壁厚度≥2 mm，<4 mm，连续回声光带，分布范围不超过右肝门脉二级分支。

4. 重度纤维化

（1）门静脉分支管壁厚度≥4 mm，连续回声粗光带，分布范围达右肝门脉二级分支以上。

（2）门静脉及分支管壁厚度>4 mm，围绕门静脉分支处和主干支的"斑片状"高回声。

（3）门静脉及分支管壁厚度>6 mm，从门径主干和分支伸出进入肝实质的"碎片状"高回声。

（4）门静脉及分支管壁厚度>6 mm，从门径主干和分支处延伸扩大至肝表面的"带状"和"条纹状"高回声，使肝形态失常。

### 四、各型血吸虫病超声诊断

#### （一）急性血吸虫病

急性血吸虫病是由于大量血吸虫卵短时间沉积并堵塞门静脉小分支，形成急性虫卵肉芽肿而致急性门静脉炎或门静脉周围炎，纤维组织增生不典型。

1. 急性血吸虫病声像图表现

（1）肝脏切面增大，以右叶斜径及左叶增大明显。

（2）肝脏轮廓清晰，表面光滑或回声稍强。

（3）肝实质回声：轻型病人部分可见肝实质回声稍强，光点增粗。中重型病人肝实质光点增粗，分布欠均匀，偶见散在分布的低回声区似蜂窝状。

（4）肝内管系结构尚清晰，门脉管壁回声稍强，毛糙，门静脉内径不宽。

（5）脾脏可见轻度肿大，中重型病人肿大明显。

（6）彩色多普勒超声：肝内偶见低回声区内未见血流信号。

2. 急性血吸虫病的鉴别诊断

（1）急性病毒性肝炎：

1）急性病毒性肝炎声像图显示：肝脏增大，肝肋下和剑突下肝脏的厚度和长度均有相应增大；肝实质回声早期偏低，进展期肝实质回声增强，增粗，分布不匀；胆囊壁增厚呈"双边影"，囊内透声差；重症肝炎时，肝脏可明显缩小。

2）急性病毒性肝炎：病人肝功能异常，无疫水接触史。

（2）肝脓肿：

1）肝脓肿声像图显示：肝脏增大，以局限性肿大较明显；肝脓肿病灶常呈圆球形或类球形，不同病程内部回声呈低回声、无回声或强弱不均回声；行肝穿刺获得典型的脓液。

2）肝脓肿病人肝区疼痛、压痛极为显著，且较局限；X线透视下，常见到右横膈抬高。

#### （二）慢性血吸虫病

由于血吸虫病在急性期未治疗或反复多次感染，肝内虫卵不断沉积而演变成慢性增殖性病变。其肝声像图因病程及病理改变亦不同。

1. 慢性血吸虫病声像图表现

（1）肝切面形态正常或失常，肝左叶增大，左外叶角度变钝，右肝常显示缩小。

（2）肝表面回声增强，尚光滑或不光滑，呈波浪状、锯齿状不等。

（3）肝实质常因沿门静脉主干及分支分布的结缔组织增生程度不同，可有以下声像图表现。

1）增强增粗光点回声：肝实质内见弥漫分布不均匀的粗大点状及斑片状增强回声。

2）网格状强回声：肝实质内可见大小不一网格状增强回声带分布，回声带一般较细而整齐，将肝实质分割成大小不等的小区，小区形态不规则，内部为分布欠均匀的低至中等回声。

3）粗网状高回声：网格回声带增粗增厚，回声明显增强，为其所包围的肝实质分区较小，多在30 mm 以下，近似圆形，内部为分布不均匀的低回声。根据网格直径大小，有的学者以 20 mm 为界，＞20 mm 称为"大网状"，＜20 mm 称为"小网状"；也有学者以 12 mm 为界，＞12 mm 称为"大网状"，＜12 mm，称为"小网状"。但肝实质呈"鱼鳞"状、"龟背"状改变，门脉呈增强增粗光带，与肝实质交织成粗网状、高回声已达成共识。

（4）肝内门静脉壁回声增强，管壁增厚、毛糙。肝内门静脉二、三级分支常显示增粗，部分门静脉明显变细变窄，走行扭曲，门静脉与肝静脉因变窄显示不清或模糊。门静脉高压时，门静脉主干内径增宽。

（5）脾脏大小正常或肿大，实质呈中等强度回声，分布较均匀，部分见脾静脉增宽、门静脉高压、腹水等晚期血吸虫病声像。

（6）彩色多普勒超声：肝内血流可显示无异常。门静脉高压时，门静脉血流速度减慢，血流方向可能改变，也可显示侧支循环的血流。

2. 慢性血吸虫病的鉴别诊断　慢性血吸虫病如感染较轻者，肝脏受累较轻，声像图显示肝脏大小、轮廓变化不显著，内部回声可稍粗及分布略不均匀，声像图无特异性，需结合疫水接触史、病原学检查及肝功能检查等鉴别诊断；当肝脏受累较重，出现不同程度纤维化，声像图表现为网格状改变，具有特异性。

（1）慢性肝炎：慢性血吸虫病与慢性肝炎肝声像图主要鉴别点为如下几个方面。

1）前者以肝左叶及尾状叶增大明显，后者以右叶增大多见。

2）肝实质回声改变：前者呈网格状强回声带，地图样改变，具有特异性；而后者为增粗光点、光斑样回声。

3）门静脉管壁回声：前者表现为沿门静脉管壁纤维增生，回声增强增厚呈树枝状光带；而后者表现为门静脉分支不清或管壁回声轻度增强。

4）胆囊壁回声：后者胆囊常具有慢性炎症的声像图表现，胆囊壁增厚、毛糙，而前者引起胆囊壁改变较慢性病毒性肝炎轻。

（2）华支睾血吸虫病：声像图显示为肝脏轻度肿大，以左叶为明显；肝实质回声光点增粗增强，分布不均匀；肝内胆管不同程度扩张，管壁增厚，呈"小等号样"强回声；伴有胆囊息肉点状沉积物，胆囊壁增厚。主要流行于华南地区。

（三）晚期血吸虫病

由于血吸虫病不及时治疗、治疗不彻底可重复大量感染尾蚴，虫卵严重损害肝脏，形成干线型肝纤维化，发展为肝硬化、脾大，以至腹水、贫血、上消化道出血，重度营养不良，极度衰弱，严重者可致死亡。

1. 晚期血吸虫病肝声像图表现

（1）肝形态不规则，左肝大，右肝萎缩，肝被膜回声增强增厚，凹凸不平，呈波浪状。

（2）肝实质回声增强，光点增粗，分布不均匀，呈斑点状、网格状、鳞片状、龟背状改变。

（3）门静脉主干内径增宽＞13 mm，肝内门静脉分支管壁明显增厚回声增强，呈光带状；肝静脉粗细不匀，走向僵直、扭曲甚至闭塞而显示不清。

（4）彩色多普勒超声：肝内血流显示异常，门静脉血流速度减慢，并发门静脉高压时，血流方向可能改变，也可显示侧支循环的血流。

2. 晚期血吸虫病门静脉高压声像图表现

（1）脾大，脾实质回声增强，脾大超声分度：

1）轻度：脾厚度＞4 cm，仰卧位深吸气时触到脾脏，脾下缘不超过肋下 3 cm。

2）中度：明显肿大，但脾下缘在脐水平线内。

3）重度：脾下缘超过脐水平线以下，并有周围组织受压移位、变形等征象。

（2）门静脉系内径增宽：门静脉主干内径＞13 mm，脾静脉内径＞9 mm，肠系膜上静脉内径＞7 mm。

（3）门静脉侧支循环开放：

1）脐静脉重新开放：超声表现为在肝左镰状韧带附近见一条无回声液性管状结构，一端与门静脉左支矢状部的囊部相通，另一端延续到肝被膜外，内径为3～10 mm。彩色多普勒超声：脐静脉内可见彩色血流信号，呈静脉频谱。

2）胃左静脉增宽，血流速度增快：超声表现为胃左静脉内径＞5 mm，血流速度增快，血流方向可向肝、离肝或双向，血流量增加。彩色多普勒超声：内可见彩色血流信号，呈门静脉样频谱。

3）食管静脉曲张：超声表现为食管增厚＞5 mm，可见圆形、卵圆形及管形无回声区，分布于管腔强回声的周边或食管壁内，走向与食管长轴一致。严重曲张者，无回声区呈蜂窝状。彩色多普勒超声：红蓝相间血流信号，为静脉血流频谱。

4）脾肾分流：在脾肾间可见扭曲走行的血管丛，超声表现为呈蜂窝状改变。彩色多普勒超声：红蓝相间血流信号，为静脉血流频谱。

5）肝门区、脾门区血管海绵样变：超声表现为肝门区、脾门区可见蜂窝状液性暗区。彩色多普勒超声：内部充满血流信号，为静脉血流频谱。

（4）腹水：超声表现为腹腔内可见片状无回声区。少量腹水：肠间隙、肝肾间隙可见带状无回声区；中量、大量腹水：在肝周及腹部可见大片无回声区，肠管漂浮其中。

有文献报道：门静脉内径＞14 mm，脾静脉内径＞10 mm，提示门静脉高压并发食管-胃底静脉曲张的可能；门静脉内径＞16 mm，脾静脉内径＞12 mm，胃左静脉内径＞5 mm，可作为预测消化道出血的危险指标。

3. 晚期血吸虫病的鉴别诊断

（1）血吸虫肝纤维与肝炎后肝硬化鉴别诊断：

1）特征性改变：前者呈网格状、龟背状实质改变，后者仅光点增粗。

2）肝脏大小改变：前者较后者肝左叶、尾状叶增大明显。

（2）晚期血吸虫病脾大与其他病因引起的脾大鉴别诊断：晚期血吸虫病脾大较肝炎后肝硬化、疟疾、感染性、恶性肿瘤、血液病等疾病引起的脾大，表现脾脏长径增大，脾静脉内径增宽更明显，脾实质光点增粗，可见散在强光团，而后者则无。

（3）晚期血吸虫病腹水型与巴德-基亚里综合征鉴别诊断：后者由于肝静脉或下腔静脉部分或完全阻塞，可见阻塞段管腔呈膜状、筛孔状或闭塞状狭窄梗阻，肝静脉内径扩张＞10 mm，并有肝静脉交通支形成；前者肝静脉多变窄或显示不清，下腔静脉无病变，门静脉管壁回声增强，肝实质呈网格状改变。

（4）晚期血吸虫病肝纤维结节还应与小肝Ca、转移性肝Ca、肝结核等良恶性病变鉴别：声像图均可表现为低回声、高回声、等回声结节，进一步检查可行超声造影、增强CT、磁共振，实时超声引导下穿刺活检，进行病理学诊断。

**五、超声新技术的应用前景**

随着超声新技术的不断涌现，有学者对肝脾行超声实时剪切波弹性成像，预测晚期血吸虫病病人食管胃底静脉曲张破裂出血风险。当实时剪切波弹性成像测得病人肝脏、脾脏硬度分别＞22.7 kPa和33.8 kPa时，食管胃底静脉破裂出血发生风险很大，需要考虑进行胃镜确诊、药物治疗，甚至外科治疗；当肝脏、脾脏硬度分别＜16.1 kPa和22.6 kPa时，可暂缓行有创性内镜检查。然而，晚期血吸虫病门脉高压是指血吸虫病性肝纤维化所致门静脉压力增高，血吸虫门脉高压发病机制有别于其他类型的肝硬化门静脉高压，病理改变主要是窦前型阻塞，其肝功能损害往往较其他类型（如病毒性肝炎、酒精性肝硬化、非酒精性脂肪肝）轻，脾功能亢进、出血风险出现的节点也不同。因此，随着利用超声弹性成像检测血吸虫病肝脏硬度这种无创方式评估血吸虫病肝纤维化程度预测血吸虫病门静脉高压上消化道出血风险，甚至作为晚期血吸虫病门静脉高压上消化道出血"一级预防"广泛推广还需要结合大量临床数据的取得。

## 第四节  血吸虫病病情调查技术规范

在血吸虫病流行区组织开展人群病情调查工作，目的在于及时发现血吸虫病病例和感染者，规范开展治疗和管理，有效控制和消除传染源，保护人群健康。血吸虫病人群查病是血吸虫病流行病学的主要内容，通过查病能考核防治效果和获得分析各种流行因素的有用数据，确保防治目标如期实现。

### 一、制订计划

1. 国家级机构协助国家卫生计生行政部门制订的人群病情调查技术方案，审核省级机构上报的人群病情调查计划。

2. 省级机构根据国家卫生计生行政部门制订的人群病情调查技术方案，结合本省实际，制订人群病情调查实施方案及任务，并制定市级和县级的任务。

3. 市级机构根据省级机构制订的人群调查实施方案及任务，指导县级机构编制计划，并进行审核汇总。

4. 县级机构按照省级机构制订的人群调查实施方案及任务，结合本地实际，编制本县人群调查实施方案和计划，并汇总上报市级机构。

### 二、组织实施

1. 省级机构根据国家卫生计生行政部门制订的人群查病、化疗技术方案，结合本省实际，制订人群查病、化疗技术方案和任务目标，培训市、县级技术人员，指导县、乡（镇）级机构实施人群查病、化疗工作，审核汇总县、市级机构上报的资料数据，提出诊断试剂、器材采购的建议。

2. 市级机构根据省级机构制订的人群查病、化疗技术方案和任务目标，指导县级机构编制人群查病、化疗实施方案，以及县、乡（镇）级机构实施的人群查病、化疗工作，审核汇总相关数据资料并上报省级机构。

3. 县级机构按照省级机构制订的人群查病、化疗技术方案和任务目标，结合本地实际，编制本县（市、区、场）人群查病、化疗实施方案，指导和培训乡（镇）级机构技术人员，组织、督导乡（镇）级机构人群查病、化疗工作的实施，审核汇总相关数据资料并上报市级和省级机构。

4. 乡（镇）级机构在省、市、县机构指导下，负责开展本区域内的人群查病、化疗工作；村卫生（血防）室协助县、乡（镇）级机构开展相关工作。

### 三、组织原则

以"重点布防""分层防治""精准防控"为原则，按流行县、流行村的疫情分类及是否有螺确定查病范围和对象，实施人群精准查病，及时发现传染源。人群查病采取分组采样、集中检验的形式，由具备检验资格的人员判定检验结果。

### 四、对象和频次

1. 对尚未达到传播阻断的流行村、病情或螺情有所反复的传播阻断村或近5年达到传播阻断的有螺村，每年在传播季节结束后1个月对6岁以上常住居民查病1次。

2. 已达到传播阻断5年以上的有螺村以及达到传播阻断的无螺村，每3年对本地6岁以上常住居民查病1次。

3. 每年对有疫水或可疑水体接触史和怀疑有感染风险的高危人群及时开展查病。

4. 每年对出入疫区的流动人口、医疗卫生机构发现的不明原因发热病人和疑似血吸虫病病例开展血吸虫病查病工作。

### 五、查病方法

（一）询检法

主要询问受检人员在末次治疗后，近1～2年有无疫水或可疑水体接触史及有无发热、腹泻等主要血吸虫病症状。

1. 材料准备　听诊器、血压计、询检法调查登记表。

2. 操作步骤

（1）仔细询问受检者血吸虫病查治史、末次治疗时间及此后接触疫水地点、时间、接触方式及出现的症状。

（2）必要的体格检查排除其他非血吸虫病引起的发热、腹泻、肝大等临床症状体征。

（3）诊断标准　末次接触疫水或可疑水体后未接受过检测或检测阳性后未接受过治疗，末次治疗后有疫水接触史或疑似血吸虫病症状，定为本法阳性。

（4）注意事项　应注意受检者接触水体地点周围的钉螺分布变迁及现状。避免诱导性询问血吸虫病出现的临床症状和体征。

（二）免疫学方法

目前人群查病常用的免疫学方法有间接红细胞凝集试验（IHA）、酶联免疫吸附试验（ELISA）、胶体染料试纸条法（DDIA）、金标免疫渗滤法（DIGFA）。

具体操作步骤参见本章第二节或试剂盒使用说明。可选其中一种免疫学方法进行血检。

（三）病原学方法

目前人群查病常用的病原学方法有尼龙袋集卵孵化法、改良加藤厚涂片法。具体操作步骤参见本章第一节或试剂盒使用说明。可选其中一种方法进粪检。

（四）B超检查

超声诊断仪中显示有特征性图像，有助于血吸虫病的诊断。血吸虫卵沉积肝脏引起肉芽肿，继后发生肝纤维化等一系列病理改变，特别是干线型纤维化，及门脉分支血管壁的增厚。

（五）病例报告

发现血吸虫病病例（疑似病例、临床诊断病例、确诊病例）时，按照"首诊负责"制，病例报告所在地县级机构需对发现的病例进行复核和查重，按第十一章第一节"病例监测"进行报告。同时对确诊病例开展流行病学个案调查。

### 六、质量控制

核实人群查病原始记录，包括人群查病登记表、人群查病及化疗登记册等资料；对查病对象进行抽检，对查病结果进行复核。

### 七、统计指标

根据资料、现场复核结果，统计受检率、查病符合率、查病结果符合率、人群免疫学检测阳性率、人群感染率等指标。

### 八、资料收集

1. 县级以上机构负责收集人群查病的统计资料和数据库资料，并逐级审核上报。

2. 县级和/或乡镇级机构核定常住人口中的应检对象，以流行村为单位逐户建立人群查病登记册，及时将查病原始记录逐项录入人群查病及化疗登记册。

3. 县级和/或乡镇级机构收集并保管人群查病原始记录、人群查病登记表等资料。

〔喻鑫玲　罗振华　邓　奕　李　俊　郑　茂〕

# 第四章　抗血吸虫病药物

自 1918 年，酒石酸锑钾首次用于治疗埃及血吸虫病，就进入了血吸虫病的化学治疗（简称化疗）时代。随后各国的很多学者陆续使用了多种药物来治疗血吸虫病，直至 20 世纪 70 年代中期，吡喹酮的发明，创造了抗血吸虫病药物发展史上的一个里程碑。因吡喹酮的口服方便、低毒、高效和疗程短，适于群体治疗，迅速得以推广，并对全球血吸虫病的防治产生了深远的影响。鉴于吡喹酮的突出优点，自 20 世纪 80 年代后，全球关于抗血吸虫病新药的研究迅速减缓，除我国研究者在 20 世纪末将蒿甲醚和青蒿琥酯发展为预防血吸虫病药物外，未再见有新研发的抗血吸虫病药物。在 1993 年，世界卫生组织（WHO）推荐吡喹酮为血吸虫病病原学的治疗首选药。2018 年 2 月 26～27 日，WHO 在日内瓦召开的"被忽视热带岛屿药物疗效监测工作组第七次会议"上，确定"吡喹酮是目前治疗血吸虫病的唯一药物"。下面就现用及曾经使用过的抗血吸虫病药物作一简单介绍。

## 一、吡喹酮

吡喹酮（Praziquantel，PZQ）是在 1972 年由联邦德国的怡默克（E. Merck）和拜耳（Bayer AG）药厂协作合成的广谱抗蠕虫药。随后，拜耳药厂与 WHO 就治疗血吸虫病方面在多个国家进行了大规模多中心临床试验，发现 PZQ 对寄生于人体的日本血吸虫、埃及血吸虫、曼氏血吸虫、间插血吸虫及湄公血吸虫都有显著的杀灭作用，明显优于其他抗血吸虫病药。随后，我国也自主合成了 PZQ，经大规模的试验，取得了良好的效果，使 PZQ 得以国产化，极大地降低了药物价格。

（一）吡喹酮的药物特性

1. 化学特性　PZQ 属异喹啉吡嗪衍生物，异名环吡异喹酮，化学名为 2-环己羰基-1,3,4,6,7,11-六氢-2-吡嗪并［2,1-A］异喹啉-4-酮。分子式 $C_{19}H_{24}N_2O_2$。为白色或类白色粉末，味苦。在氯仿中易溶，乙醇中溶解，在乙醚或水中不溶。

2. 生物特性　PZQ 口服后约 80% 自消化道迅速吸收，主要由小肠吸收，$t_{max}$ 为 0.5～1.0 小时。在肝内首过效应明显，形成多种无活性的羟基代谢物，仅极少量的原药进入体循环。体内分布以肝、肾、脂肪组织含量最高，门静脉血中药物浓度较周围静脉血中高 10 倍以上。脑脊液中浓度为血药浓度的 15%～20%。乳汁中约为血药浓度的 25%。$T_{1/2}$ 为 1～1.5 小时。主要由肾脏以代谢物形式排出。80%～85% 在 4 天内排出，其中 90% 于 24 小时内排出。人体组织无明显的药物蓄积。

由于 PZQ 的降解是在肝脏中进行，肝脏受损会影响其代谢过程，从而增高血药浓度和延长半衰期。晚期血吸虫病病人肝受损较重，相同剂量下，周围血药浓度和药物清除均较正常人、早期血吸虫病病人高和延长，故治疗时可适当减少服药量。

3. 毒理学　小鼠试验证实，正常小鼠和感染日本血吸虫小鼠的半数致死量（$LD_{50}$）分别为（4420±276.3）mg/kg 和（3710±276.2）mg/kg。大量的毒理学试验表明，PZQ 毒性较低，且无致诱变性、致畸性和致癌性，故也是一种无遗传毒性的药物。

（二）吡喹酮的作用机制

为了弄清 PZQ 的作用机制，从分子水平确定其作用的靶部位，防止反复 PZQ 治疗后血吸虫产生抗药性，有利于研制新的抗血吸虫药物，近 30 多年来进行了大量的研究，虽已积累了大量的资料，但仍未完全阐明 PZQ 的确切作用机制。

1. 虫体活动的兴奋与虫体挛缩　PZQ 作用于血吸虫后最先出现的 3 个药理作用是虫体活动兴奋、

虫体挛缩和皮层损害，不仅会影响血吸虫的生理功能和生化代谢，并且可使虫吸盘不能附着于血管壁，而随血流移行至肝脏，即"肝移"。PZQ 引起曼氏血吸虫活动兴奋的最低浓度为 $0.01\ \mu g/ml$，浓度增加至 $0.5\sim10\ \mu g/ml$ 时，虫最初活动兴奋，继则减弱或完全被抑制。PZQ 对日本血吸虫兴奋的最低浓度为 $0.005\ \mu g/ml$，浓度达 $1\ \mu g/ml$ 时，虫即有短暂的活动兴奋或立即强烈挛缩，并依所用浓度，虫体可缩短 $1/3\sim1/2$。

2. 虫体皮层损害　体外试验和小鼠灌服 PZQ 试验中，由光学显微镜、透射电镜和扫描电镜观察，PZQ 引起的血吸虫皮层损害，主要是皮层肿胀和空泡形成。PZQ 引起血吸虫肌肉挛缩和皮层损害均有赖于 $Ca^{2+}$ 的存在，主要是导致血吸虫体内 $Ca^{2+}$ 水平上调。但 PZQ 究竟如何通过 $Ca^{2+}$ 起作用，尚无一致看法。

3. 对虫体代谢的影响　体外试验表明，PZQ 不仅抑制血吸虫对葡萄糖的摄入和糖原的合成，而且还促进虫的糖原分解。在体内，感染小鼠口服 PZQ $100\sim300\ mg/kg$ 后 2 小时，雌、雄虫的糖原含量均明显减少，72 小时后仍未恢复。感染血吸虫病的小鼠 1 次口服 PZQ $100\ mg/kg$ 及 $300\ mg/kg$ 后 $24\sim48$ 小时，雌、雄虫体内核糖核酸（RNA）含量明显减少，相应时间内虫的蛋白质含量也明显减少，但脱氧核糖核酸（DNA）无明显减少。日本血吸虫成虫经 PZQ 作用后，其虫体 ATP 酶活力明显减弱。兔体内的日本血吸虫雌虫经 PZQ $60\ mg/kg$ 或 $100\ mg/kg$ 作用后，其在卵的形成过程中起重要作用的酚酶的同工酶含量逐渐减少，与组织化学定位观察酚酶反应的变化同步，而雌虫子宫内的虫卵数亦逐渐减少，出现变性虫卵，或仅见卵黄颗粒，从而抑制雌虫产卵。

4. 宿主免疫机制对血吸虫的作用　血吸虫进入宿主体内后，通过获得宿主抗原并将其结合于虫的体表，从而逃避宿主的免疫系统攻击。PZQ 引起的虫体皮层损害和剥落破坏了血吸虫得以在宿主体内存活的伴随免疫机制，其体表抗原决定簇的显露为宿主抗血吸虫抗体的免疫攻击提供了靶部位。感染日本血吸虫的小鼠口服 PZQ 后不久（$1\sim2$ 小时），皮层受损处即有白细胞附着，随后（服药后 4 小时）中性粒细胞和嗜酸性细胞通过皮层损伤处侵入虫体，最后导致虫体组织溶解。应用间接荧光抗体法也证实，小鼠体内的血吸虫经 PZQ 作用后可出现明显的体表抗原显露。还有试验证明，以 PZQ 治疗免疫抑制（去胸腺）的感染曼氏血吸虫的小鼠，疗效低于免疫系统完整的对照组。在 B 细胞受抑制的小鼠体内的曼氏血吸虫对 PZQ 不敏感，但加用抗血吸虫免疫血清则可恢复 PZQ 的杀虫作用。

从大量的研究结果来看，PZQ 的杀虫作用包括 2 个方面，即药物对虫的直接作用和宿主的免疫效应。PZQ 对虫的直接作用在其杀虫过程中极其关键。血吸虫经 PZQ 作用后，迅速引起虫体活动兴奋、虫体肌肉挛缩和皮层的广泛受损，门静脉系统的血吸虫丧失吸附于血管壁的能力而肝移，继而影响虫的体表营养吸收、排泄和防御功能，继发代谢紊乱；虫皮层受损、抗原暴露也激活了宿主的免疫功能，破坏甚至溶解虫体组织，从而杀死虫体。两种作用协同，缺一不可。

（三）疗效

1. 血吸虫尾蚴　PZQ 对曼氏血吸虫和日本血吸虫尾蚴具有很强大的杀灭作用。在去氯水中，血吸虫尾蚴经 PZQ $1\ \mu g/ml$ 或 $10\ \mu g/ml$ 作用 0.5 小时后，其皮层即显示不同程度肿胀，体棘变平和棘间隙增宽，2 小时后，尾蚴体因肌肉的不规则收缩而呈扭曲状，皮层肿胀更为明显，并伴有局灶性皮层糜烂、破溃和融合。

2. 血吸虫童虫　PZQ 对刚钻入小鼠皮肤 3 小时的童虫（$d_0$）有一定疗效，但对 $d_3$、$d_7$、$d_{14}$、$d_{21}$ 童虫无明显疗效。用扫描电镜观察，在体外，用高浓度 PZQ（$30\ \mu g/ml$）作用于各种时段的童虫，$d_0$、$d_{21}$ 童虫和 $d_{28}$ 成虫显示有中或重度的皮层肿胀、融合、空泡变化和感觉器破损，进而出现皮层破溃、剥落，而 $d_3$、$d_7$ 和 $d_{14}$ 童虫皮层形态均正常，$d_{21}$ 童虫损害表现相对较轻。

3. 血吸虫成虫　PZQ 是目前唯一可治疗感染人体的 5 种血吸虫病的药物。对体外培养的曼氏血吸虫、日本血吸虫等均有很强的直接杀虫作用。体外用远远低于人体服药量的 PZQ 作用于血吸虫成虫，即能抑制其产卵，扰乱虫体活动，使其短暂兴奋后转为挛缩，或者立即挛缩不动，在流动培养基中不能停留在原位而被流体冲走。

感染日本血吸虫的小鼠 1 次口服 PZQ 300 mg/kg 后 0.5~1 小时，光学显微镜就能观察到雌、雄虫的皮层均有不同程度肿胀、空泡变化和破裂；6~12 小时后宿主白细胞附着于受损的皮层，有的已侵入虫体内；24~48 小时，肝内出现死虫脓肿。

感染曼氏血吸虫小鼠用 PZQ 10 mg/kg 皮下注射 1 小时后，仅见一些雄虫背侧皮层和体表结节出现空泡变化和损害，雌虫体表受损不明显；剂量增至 25 mg/kg 和 50 mg/kg，体表受损的虫数明显增加，有些虫的皮层空泡变化亦较广泛，并出现肿胀；剂量在 25~100 mg/kg 时，雌虫体表出现空泡变化和局灶性褶嵴肿胀、融合。剂量在 200~500 mg/kg 时，一些雌虫因皮层褶嵴广泛肿胀和融合而呈扁平带状变化。

感染埃及血吸虫的仓鼠一次性皮下注射 PZQ 150 mg/kg 后，即迅速引起成虫皮层的广泛变化，包括皮层的空泡变化、肿胀和剥离，而在皮层细胞质中则形成不规则的致密膜样螺纹。其后皮层下的肌层和实质组织，以及肠管肌层亦出现明显的空泡变化和破坏。大多数雌虫卵黄细胞滴显示有变性和破坏，并出现坏死的卵黄细胞。

感染湄公血吸虫达 49 天的小鼠经 1 次口服 PZQ 300 mg/kg 治疗 1~3 天后，成虫皮层肿胀、空泡变化、皮层褶嵴融合、皮棘短缩或丧失，以及破溃和剥落。

4. 血吸虫虫卵　卵谱观察的结果说明，治疗量的 PZQ 300 mg/kg 对感染小鼠体内的日本血吸虫虫卵的发育无明显影响，对成熟虫卵和发育期虫卵均无杀灭作用。PZQ 并不抑制成熟虫卵的毛蚴孵化，但毛蚴一旦孵出，则可以立即影响它们的形态、活动与活力。另外，由于虫卵发育与发育成熟后的存活时间为 21~22 天，受治疗后宿主体内残存的雌虫恢复产卵需 12~14 天，故用 PZQ 治疗后做粪检考核疗效的适宜时间至少是治疗后 35 天。

5. 对宿主器官的影响　PZQ 治疗不仅能杀灭宿主体内的血吸虫，而且能改善由血吸虫虫卵所引起的病理变化。治疗后受损肝、肠组织的病理变化可逐渐恢复。实验证实早期血吸虫病肝纤维化时，应用 PZQ 治愈血吸虫病后，由虫卵引起的肝内血管及组织病变可以逐渐得到恢复。

（四）用法、用量及疗程

1. 急性血吸虫病　总剂量：成人 120 mg/kg；儿童 140 mg/kg，4~6 天分服。如遇症状较重，高热，或防止类赫氏反应，可短期加用适量的糖皮质激素。部分病人需给予第 2 个疗程。

2. 慢性血吸虫病　40 mg/kg，顿服；或总剂量 60 mg/kg，1 天 2 次或 3 次分服；体弱病人按总剂量 60 mg/kg，2 天 4 次或 6 次分服。儿童体重<30 kg 者，剂量可增加 10%~20%。

3. 晚期血吸虫病　一般情况较好者，可按上述慢性血吸虫病治疗方案；体质和肝功能较差者，或伴有明显并发症者，可用总剂量 60 mg/kg，2 天 4 次或 6 次分服，或总剂量 90 mg/kg，6 天 18 次分服。

4. 预防急性血吸虫病或早期治疗　皮肤涂擦 0.1% 浓度 PZQ，12 小时内对血吸虫尾蚴有很好的防护作用。接触疫水后 30 天左右顿服 40 mg/kg，如持续接触疫水，以后每 30 天服用 1 次。

（五）禁忌证

1. 晚期血吸虫病肝、肾代偿功能极差者。

2. 严重心力衰竭或严重心律失常者。

3. 急、慢性传染病发作期。

4. 其他严重疾病，体质极度衰弱处于恶病质状态者。

5. 对 PZQ 过敏者。

6. 眼囊尾蚴病病人。

7. 代偿功能明显失调的器质性疾病及有精神障碍或有严重神经症状者可缓用或慎用。

（六）不良反应及处理

1. 一般不良反应　在开始服药时可出现头昏、头痛、乏力、恶心、腹痛、腹胀、腹泻、关节酸痛、腰痛、失眠、多汗、肌束震颤、早搏等，一般不需处理，停药数小时至 1~2 天即可消失。

2. 较重的不良反应　国内多组治疗日本血吸虫病时出现的严重不良反应发生率为 0.58%～1.54%，以神经系统、心血管系统和消化系统症状多见，少数可出现过敏反应。

（1）神经系统及精神疾病：主要表现为昏厥、诱发癫痫、癔症和精神分裂症。尚可出现末梢神经炎、重症肌无力、肢体瘫痪和肌肉痉挛等。发现严重乏力、软瘫者，要查血钾，低者予以补充；昏厥者立即平卧、补液，保持血压、血糖等的正常；癫痫者可予以抗癫痫治疗；癔症者予以精神治疗；精神分裂症复发者需请专科医师会诊协助治疗。

（2）心血管系统：主要表现为频发房性或室性早搏、阵发性室上性心动过速、房扑、房颤、心绞痛等。少数可出现胸闷、阿-斯综合征。可对症予以抗心律失常、硝酸甘油片含服扩张冠状动脉、输氧等。

（3）消化系统：主要表现为上腹剧痛、诱发上消化道出血、肝功能损害及便血等。少数可出现中毒性肝炎、腹水、黄疸和肝昏迷甚至死亡等。可加用抗酸剂、胃黏膜保护剂，保肝治疗；如诱发了消化道出血，则按其正规处理。

（4）过敏反应：主要表现为皮疹，少数为过敏性休克。此外尚可引发过敏性哮喘、过敏性紫癜。可予以抗过敏药、葡萄糖酸钙注射液等处理，症状较重者糖皮质激素治疗。遇过敏性休克则要抢救治疗。

（5）类赫氏反应（Herxheimer's reaction）：出现在治疗急性血吸虫病过程中，约半数病人服药后数十分钟至 1 天内出现寒战，继而高热，伴随症状加重，类似于青霉素治疗梅毒、钩端螺旋体时出现的赫氏反应，因而称其为类赫氏反应。可能是治疗过程中，血吸虫迅速被杀死，释放出大量异体蛋白刺激机体所致。服药时适量加服一定的激素，可防止或减少类赫氏反应的发生。

（七）血吸虫对吡喹酮抗药性问题

Fallon 等从塞内加尔流行区采集的阳性螺中分离出的曼氏血吸虫虫株，在小鼠身上经化疗证实对 PZQ 的敏感性低于对照组虫株；梁幼生等用塞内加尔流行区 PZQ 治疗未愈病人体内分离的虫株，在小鼠体内实验治疗，也证实其对 PZQ 敏感性显著低于敏感性株。国内实验显示，从现场病例粪便中筛取的虫卵、虫卵孵出的毛蚴及其感染钉螺逸出的尾蚴，对 PZQ 均有较高的敏感性，提示不同阶段的日本血吸虫对 PZQ 均未产生抗药性。目前还没有关于埃及血吸虫对 PZQ 抗药性的研究和调查，仅 Herwaldt 等学者报道 30 名埃及血吸虫病病人用 PZQ 难以治愈。有学者据实验观察到曼氏血吸虫对 PZQ 已产生抗药性株，埃及血吸虫病出现用 PZQ 难以治愈的现象。

但是，2018 年 2 月 26～27 日，WHO 在日内瓦召开的"被忽视热带岛屿药物疗效监测工作组第七次会议"上宣布：WHO 控制被忽视热带病司在喀麦隆、马达加斯加、尼日利亚和坦桑尼亚联合共和国（桑给巴尔）四个国家以标准方案支持药物疗效试验，结果没有证据表明 PZQ 的有效性有任何降低。

（八）特殊情况下的吡喹酮治疗问题

1. 孕妇和哺乳期妇女　以往有专家建议，孕妇患血吸虫病的宜在分娩后再给予 PZQ 治疗，延误了病情，特别是在有些发展中国家，很多育龄妇女长期在怀孕—哺乳—再怀孕—再哺乳中，因而长期得不到治疗，健康受损。根据多年来对 PZQ 毒性和药物反应的动物试验，确定其无致突变和致畸作用，亦无胚胎毒性，或只有在妊娠 6 天（早期）对大鼠连续 3 天用较大剂量给药时（$3 \times 450$ mg/kg），才出现胚胎毒性。人乳汁排泌 PZQ 的量仅相当于口服剂量的 0.0008%。所以现在的观点有了改变。

2003 年 WHO 召开专题会议，最后结论是 PZQ 治疗对孕妇及胎儿的健康是有利的。因而，在用 PZQ 进行血吸虫病选择性化疗时，孕妇可以列入化疗对象；在重度流行区实行全民化疗时，有可能怀孕的育龄妇女亦不应排除在化疗对象之外。哺乳期妇女在接受 PZQ 治疗时，只需服药后短暂时间暂时停止给她们的婴儿授予母乳（可予代乳品）。欧洲药物评审机构（EMEA）早已于 1996 年批准 PZQ 可用于妊娠动物（猫、犬和绵羊）的化疗（Dayan，2003）。所以怀孕和哺乳不是服 PZQ 的禁忌证。

医务工作者在给予 PZQ 治疗前应该详细向病人及其家属讲明道理，并取得同意。

2. 晚期血吸虫病　因为 PZQ 可加重病情，甚至导致死亡，故要掌握适应证和禁忌证。

适应证：有晚期血吸虫病症状、体征，且粪检找到虫卵或毛蚴，或直肠或其他活组织检查找到虫卵，或血清抗体检测阳性且距末次治疗满 2 年，或循环抗原阳性且距末次治疗满 1 年。医务工作者在给予 PZQ 治疗前应该详细向病人及其家属讲明道理，并取得同意。

禁忌证：①腹水病人腹水没有消退；②有肝性脑病史，或近期（1 年内）有上消化道大出血史；③肝功能有明显损害，如白蛋白/球蛋白（A/G）明显倒置、ALT 显著升高、血清胆红素＞20 μmol/L 等；④肾功能明显异常；⑤心力衰竭，或严重心律失常；⑥合并囊虫感染。

### 二、蒿甲醚

蒿甲醚（artemether）是还原青蒿素的甲基乙醚衍生物，是我国创制的青蒿素系列抗疟药物之一，1995 年被收入 WHO 的《基本药物目录》，已用于 27 个国家治疗疟疾。20 世纪 80 年代，我国研究者发现其有抗血吸虫，特别是抗血吸虫童虫的作用，从而通过一系列动物试验将其发展成为一个预防血吸虫病的药物。

#### （一）药物特性

1. 化学特性　蒿甲醚，12-β-甲基双氢青蒿素，是从菊科艾属植物黄花蒿（artemisia annua）分离的青蒿素，经半合成后获得的一个青蒿素衍生物，有 α、β 两型，前者为黏性油，后者呈无色片状结晶，为药用部分，味稍苦，分子式 $C_{16}H_{26}O_5$，相对分子质量 298.376。不溶于水，易溶于氯仿、丙酮，其脂溶性大于青蒿素，熔点 86 ℃～88 ℃。

2. 生物特性　口服吸收迅速，但不完全，在给药后的最初 2 小时内，血浆浓度可达峰值，但与肌注比，相对生物利用度仅为 43％。口服 20 mg 的血药峰浓度个体差异很大，为 16～372 mg/ml。体内消除迅速。$T_{1/2}$ 为 1～2 小时。蒿甲醚油剂肌注吸收缓慢，给药后 4～9 小时达血药峰浓度，$T_{1/2}$ 为 7～11 小时。主要由肝代谢，口服吸收后迅速去甲基化，形成双氢青蒿素，仍保留抗虫作用。在体内分布甚广，以脑组织最多，肝、肾次之。主要通过肠道排泄，其次是尿排泄。

3. 毒理特性　小鼠 1 次灌服蒿甲醚混悬液或肌内、皮下注射蒿甲醚油剂的 $LD_{50}$ 分别为（977±114）mg/kg、263（234～295）mg/kg、（391±60）mg/kg。在长期毒理试验中，大鼠每天肌注蒿甲醚油剂 140～360 mg/kg，连续 14 天，仅大剂量组的体重减轻，肝细胞有轻度脂肪变性。另一实验中，2 组大鼠分别灌服蒿甲醚 80 mg/kg 和 400 mg/kg（相当于人用剂量的 2.3 倍和 11.7 倍），每 15 天服 1 次，共 10～12 次，服完最后一剂的次日和 1 个月后检查，血、尿常规，肝、肾功能和心电图均未见明显异常，但末次给药次日网织红细胞计数明显减少，1 个月后检查恢复。未见中枢神经系统有明显异常。在遗传毒性方面，经 Ames 试验、染色体畸变试验和小鼠骨髓细胞微核试验等，表明蒿甲醚无诱变性，对小鼠、大鼠及兔无致畸作用，但有胚胎毒性。

#### （二）作用机制

蒿甲醚的抗血吸虫作用机制尚未阐明。组织化学观察结果表明，日本血吸虫童虫和成虫经蒿甲醚作用后，虫的糖原和 RNA 含量明显减少或消失，碱性磷酸酶（AKP）和酚酶的活力受抑制，虫的体表、肠道和生殖腺示明显退行性变和虫体变细等。进一步观察结果认为，虫的糖原减少，系与分布在虫体皮层的三磷酸腺苷（ATP）酶和 AKP 受抑制，影响虫对葡萄糖的摄入，以及激活型的磷酸化酶活力的明显增加，促进糖原分解有关。

在体外，蒿甲醚无直接抗血吸虫作用，需与氯高铁血红素（hemin）配伍使用后始引起虫体活动减弱、皮层广泛空泡损害和肠管膨大，终至死亡。机制是蒿甲醚及其衍生物化学分子中的内过氧桥与原虫体内的血红素 Fe 或其他含 Fe 系统相互作用，使内过氧桥断裂和产生自由基，从而引起一系列生化反应，损害原虫。

#### （三）药物疗效

蒿甲醚对寄生人体的日本血吸虫、曼氏血吸虫和埃及血吸虫 3 种主要的血吸虫均有效，且以童虫期较敏感。蒿甲醚对虫龄为 $d_5$～$d_{14}$ 的日本血吸虫童虫、$d_{14}$～$d_{21}$ 的曼氏血吸虫童虫和 $d_{28}$ 的埃及血吸虫童虫有很强的杀灭作用。蒿甲醚对血吸虫成虫亦有一定的杀灭作用。在等剂量下对童虫的减虫率为 70％～90％，而对成虫则为 30％～50％。

上述 3 种血吸虫童虫和成虫经蒿甲醚作用后，其超微结构均有明显变化，变化的类型亦相仿，但受损以童虫和雌性成虫较重。用扫描电镜观察，虫的皮层主要变化是皮层褶嵴广泛肿胀、融合、糜烂和剥落，皮层上的感觉器和结节（曼氏血吸虫和埃及血吸虫）亦示有肿胀、空泡变性、糜烂和破溃；透射电镜观察示虫的皮层、皮下组织、肌层、实质组织、长上皮细胞和卵黄细胞等的超微结构均有广泛的损害，主要是这些组织的基质、细胞质和肌纤维的疏松、肿胀、溶解和空泡变化，线粒体变性和糖原颗粒减少，粗面内质网减少或消失以及细胞核受损等。

（四）用法、用量及疗程

1. 对于在疫区持续接触疫水的高危人群，宜在接触疫水后 1～2 周口服首剂蒿甲醚，剂量为 6 mg/kg，以后每 15 天服 1 次，直至传播季节结束后 15 天。

2. 对于短期接触疫水者，宜在接触疫水后 1～2 周口服首剂蒿甲醚，剂量同上，持续接触期间每 15 天服 1 次，直至脱离疫水后 15 天。

3. 血吸虫病病人，如果无法使用吡喹酮，可改服蒿甲醚，建议每天 6 mg/kg，连服 5～7 天，必要时增加 1 个疗程。

（五）与吡喹酮联合用药

在血吸虫感染频率高的重度流行区，宿主体内可同时感染血吸虫童虫和成虫，用吡喹酮合并蒿甲醚治疗将有益于提高疗效。

（六）不良反应及禁忌证

根据国内外的现场试验分析，受试者每 15 天口服蒿甲醚 6 mg/kg，连服 2～10 次，均无明显不良反应，少数有一过性恶心、头昏、头痛等，极个别的有短暂轻度体温升高，均无需处理，可自行消失。血、尿常规（包括网织红细胞计数）和肝、肾功能以及心电图检查均未见明显异常。

早期孕妇、严重肝肾功能障碍、药物过敏及血液病病人禁用。

### 三、青蒿琥酯

（一）药物特性

1. 化学特性　青蒿琥酯（artesunatum）与蒿甲醚类似，均为青蒿素类药物。分子式 $C_{19}H_{28}O_8$，无色针状结晶或白色结晶性粉末，无臭，几乎无味。略溶于水，易溶于乙醇、丙酮和氯仿。熔点 131 ℃～136 ℃。其钠盐可制成水溶制剂。

2. 生物特性　人口服青蒿琥酯 120 mg 时，达峰时间为（53.07±20.58）分钟，峰浓度为（1.94±1.05）$\mu g/ml$，$T_{1/2}$ 为（41.35±7.89）分钟。绝对生物利用度 40.39%±14.99%，说明口服吸收快，但吸收程度较差；人体静脉注射青蒿琥酯的 $T_{1/2}$ 为（33.96±4.37）分钟，注射后在体内迅速转化为活性代谢物双氢青蒿素。大鼠静脉注射青蒿琥酯 200 mg/kg 后 10 分钟各脏器中药物可达最高浓度，浓度高低依次为心、肌肉、肺、脾、肾、脑、血液、肝，120 分钟后在各脏器消失。青蒿琥酯主要是在体内转化，仅少量由尿、粪便排泄。

3. 毒理特性　小鼠口服青蒿琥酯的 $LD_{50}$ 为（1409.0±44.9）mg/kg，静脉注射则为（520.0±70.2）mg/kg。大鼠静脉注射青蒿琥酯的 $LD_{50}$ 为 533.0 mg/kg。犬单次静脉注射，无毒副作用的安全界量为 33.0 mg/kg，无毒副作用的最大耐受剂量为 70.0 mg/kg，近似致死剂量为 240.0 mg/kg。每天给犬静脉注射青蒿琥酯 11.25 mg/kg，连续 14 天，未见明显毒副作用，可视为基本安全剂量，但增加剂量可出现毒副作用，停药 28 天后，各组织变化基本恢复。青蒿琥酯有明显的胚胎毒性，但无致突变和致畸作用。

（二）作用机制

试验表明，血吸虫童虫经青蒿琥酯作用后，其苹果酸脱氢酶、6-磷酸甘露糖酶和酸性磷酸酶有明显的抑制作用，可影响虫的代谢和消化；童虫的皮层肿胀、糜烂、肌层溶解、口及腹吸盘受损，肠上皮细胞破坏及微绒毛脱落，影响虫体渗透压平衡，及对营养物质的吸收与代谢物的排泄，这可能是血吸虫死亡的主要原因。

（三）药物疗效

青蒿琥酯对不同发育期的血吸虫均有杀灭作用，以 $d_6 \sim d_{10}$ 的童虫最为敏感。小鼠、兔或犬在感染血吸虫尾蚴后 7 天服 1 剂青蒿琥酯，以后每周 1 次，共 4～6 次，减虫率为 90.0%～99.5%。

（四）用法、用量及疗程

1. 对于在疫区持续接触疫水的高危人群，宜在接触疫水后 7 天口服首剂青蒿琥酯，剂量为 6 mg/kg，以后每 15 天服 1 次，直至传播季节结束后 7 天。

2. 对于短期接触疫水者，宜在接触疫水后 7 天口服首剂青蒿琥酯，剂量同上，持续接触期间每 7 天服 1 次，直至脱离疫水后 7 天。

3. 对于持续接触疫水不到 7 天者，宜于首次接触疫水后 7 天、14 天和 15 天各服 1 次，共 3 次，剂量同上。

（五）与吡喹酮联合用药

实验表明，在感染血吸虫后 7 天服 1 剂青蒿琥酯，或感染后分别于第 7 天、第 14 天服 2 剂青蒿琥酯，再在感染后 35 天服 1 剂吡喹酮，减虫率明显优于单用青蒿琥酯治疗组。

（六）不良反应及禁忌证

治疗剂量时，可出现头晕、恶心、胃肠道不适及一过性网织红细胞减少，但都可自行恢复，不需要特殊处理。对肝肾功能、心电图均无明显影响。

### 四、其他抗血吸虫病药物

从血吸虫病进入化疗时代，国内外很多学者探索、试用了多种药物来治疗各种血吸虫病，也取得了一定的疗效。但是自从吡喹酮问世以后，它对各种血吸虫病疗效好、疗程短、毒副作用较少，逐步被确定为治疗血吸虫病的唯一用药。下面简要介绍曾经使用过的几种药物，以便了解。

（一）奥沙尼喹（Oxamniquine）

奥沙尼喹别名羟氨喹、硝羟四氢喹啉胺，分子式 $C_{14}H_{21}N_3O_3$，相对分子质量为 279.342。只对曼氏血吸虫病有效，甚至在 2018 年 2 月 26～27 日，WHO 在日内瓦召开的"被忽视热带岛屿药物疗效监测工作组第七次会议"上确定为"是联合治疗的一个很有前景的选择"。在与吡喹酮作临床试验比较，以直肠黏膜活检定量卵谱法评价，奥沙尼喹治愈率只有 42.4%，而吡喹酮为 96.1%，显示吡喹酮治疗曼氏血吸虫病的疗效显著优于奥沙尼喹。较多见的不良反应为头痛、眩晕、嗜睡及腹痛，神经毒性较大。

（二）敌百虫

敌百虫学名 O，O-二甲基-（2，2，2-三氯-1-羟基乙基）膦酸酯，属于有机磷农药磷酸酯类型的一种。该药对埃及血吸虫病疗效较好，但对曼氏血吸虫病和日本血吸虫病无效或疗效甚差。敌百虫能抑制日本血吸虫胆碱酯酶，使虫体麻痹不能吸附于血管壁而肝移，但杀虫效果差。曾在我国治疗日本血吸虫病，后期疗效不佳。20 世纪 70 年代中期，联合呋喃丙胺，即在用呋喃丙胺治疗的 1～3 天或 3～5 天，每天在服药前肛门给予敌百虫栓剂，或肌内注射敌百虫针剂，使虫体麻痹并肝移，然后口服呋喃丙胺，提高了疗效，治毕 6 个月粪检阴转率在 60% 左右，该疗法在血吸虫病防治中起过历史作用。此外，该药对水牛血吸虫病疗效较好，但治疗黄牛无效。有有机磷农药的毒副作用。

（三）酒石酸锑钾

酒石酸锑钾分子式 $C_8H_4K_2O_{12}Sb_2 \cdot 3H_2O$，相对分子质量为 675.935，它是一种无色透明结晶体或白色颗粒粉末。该药对血吸虫病的疗效肯定，病人经过治疗后一般情况都有好转，症状消失，食欲增进，体重增加，劳动力改善，侏儒症病人生长速度加快。需要静脉给药，我国主要采用总剂量 24～25 mg/kg（以 60 kg 为上限）的二十日疗法。近期（1 个月内）粪便毛蚴孵化阴转率达 100%，远期（6 个月）粪便毛蚴孵化阴转率 70%～80%。1964 年前共治疗日本血吸虫病病人 500 多万例，加快了血吸虫病的防治进程。但该药的不良反应相当严重，几乎每一例用药病人都有心电图改变，主要是 ST 段压低、T 波改变、QT 时限延长和室性早搏等，可引起严重的心脏毒性和心律失常，发生率约为 0.1%，死亡率为 0.005%～0.1%。亦可引起中毒性肝炎、急性锑中毒等，少数死于肝衰竭。

### （四）没食子酸锑钾

没食子酸锑钾系锑和没食子酸钠络合物，含锑-273，能口服。20 世纪 60 年代初为我国研制，1964年后用于治疗血吸虫病，6 个月粪便检查阴转率 30%～70%。该药和酒石酸锑钾的应用对控制血吸虫病的传播、降低人群感染率发挥了重要作用。比酒石酸锑钾毒性低，但仍有不良反应，特别是延迟反应大。

### （五）呋喃丙胺

呋喃丙胺化学名 5-硝基-2-呋喃亚甲基乙酰异丙胺，分子式 $C_{10}H_{12}N_2O_4$，为我国首创的非锑剂内服抗血吸虫病药物，对血吸虫童虫和成虫均有一定的杀灭作用。用于急性血吸虫病，成人每天 2～3 g，连服 14～20 天，无论轻、中、重型病人，90% 以上体温可降至正常，粪检阴转率 50% 左右，治毕 6 个月粪检阴转率 12.5%～52.0%，疗效欠佳。不良反应主要为胃肠道反应、阵发性肌肉痉挛、神经障碍等。呋喃丙胺在 20 世纪 60 年代和 70 年代治愈了一批病人，特别是救治了大批的急性血吸虫病病人。

### （六）六氯对二甲苯

六氯对二甲苯又称血防 846，该药总剂量一般为 350～500 mg/kg，疗程 7～10 天，6 个月粪检阴转率 50%～70%。不良反应主要有精神反应（1.8%）、溶血反应和中毒性肝炎等，有的出现延迟的精神神经反应，长期丧失劳动力。该药在我国血吸虫病的病原治疗中一度广泛应用，治疗病人数以百万计。

### （七）硝硫氰胺

硝硫氰胺化学名为 4 硝基-4'-异硫氰酸基二苯胺。国内于 1975 年仿制合成，代号"7505"。该药对日本血吸虫病有较好的疗效，胶囊型三日疗法（成人总量 350 mg）治疗慢性血吸虫病，治毕 3、6、12个月粪检阴转率分别为 92.4%、87.6%、85.3%。但对神经和肝脏有明显的毒副作用，黄疸发生率高（92%～98%）。因毒副作用大而被淘汰。

### （八）甲氟喹

甲氟喹是人工合成的 4-喹啉-甲醇衍生物，主要用于治疗疟疾。甲氟喹有 4 个不同的立体异构体，即 2 个苏性构型和 2 个赤型构型，或称为赤型对映体，它们的 2 个消旋体，共 6 种甲氟喹化合物，体外试验表明，对血吸虫成虫效果较好的是甲氟喹赤型异构体及其消旋体。赤型消旋体是由瑞士罗氏制药公司首先推出并沿用至今的甲氟喹产品。甲氟喹盐酸盐为白色或微黄色结晶，微溶于水，分子式 $C_{17}H_{16}F_6N_{20}\cdot HCl$，相对分子质量为 414.77。2007 年的一些研究证明，甲氟喹是一个有效的抗曼氏血吸虫和日本血吸虫的新类型药物。对感染小鼠顿服甲氟喹 400 mg/kg，感染曼氏血吸虫的减虫率和减雌率分别为 77.3% 和 100%，感染日本血吸虫的减虫率和减雌率均为 90.3%～100%。甲氟喹对不同发育期的曼氏血吸虫和日本血吸虫的童虫和成虫有相仿的杀灭作用。感染曼氏血吸虫童虫 [$d_0$（3 小时）、$d_7$、$d_{14}$、$d_{21}$ 和 $d_{28}$] 和成虫（$d_{35}$、$d_{42}$ 和 $d_{49}$）的小鼠顿服甲氟喹 400 mg/kg，减虫率（除 $d_0$ 组为43.2% 外）各组为 83.9%～100%，减雌率为 85.4%～100%。感染不同发育期日本血吸虫的小鼠顿服甲氟喹 400 mg/kg 的结果与上述相仿。

为延缓疟疾治疗中药物抗性的产生和增效，WHO 制订了以青蒿素类药物为基础的联合治疗疟疾策略，而甲氟喹与青蒿琥酯配伍使用是较好的疗法之一，故不宜将甲氟喹单独发展为抗血吸虫药物，特别是在疟疾与血吸虫混合流行地区。

〔罗立新　王洪波〕

# 第五章　人群传染源控制

对有疫水接触行为的人群、水上作业的高危人群进行抗血吸虫的病原治疗。及时实施规范化的预防性化疗，对有效控制和消除传染源，保护人群健康有重要的防治作用。

## 一、化疗对象

1. 有疫水接触史的人群　是指在血吸虫病防治和监测地区，因生产、生活、救灾、娱乐（戏水、游泳）等方式接触疫水的人群。

2. 高危人群　是指在血吸虫病防治和监测地区，长时间持续在水上作业的渔民、船民、鸭民等。

## 二、化疗措施

我国在化疗措施的实施上有几种方案，主要的划分方法有如下两种。

（一）按化疗覆盖面分类

1. 全民化疗　是指不经过病原学或其他检查，治疗疫区全部人口中无禁忌证者，或有疫水接触史者。一般全民化疗只宜用于感染率高的地区。世行贷款期间用于高度流行区流行率（以行政村为单位，感染率≥15％），其优点在于操作简单易行，特别适用于一些血吸虫病重度流行区，环境得不到改善的江湖洲滩地区。但此策略也存在较大的弊端：①药品消耗大，费用高；②依从性逐渐降低，经过一次全民服药，因药物反应或其他原因，依从性逐年减少，化疗覆盖率达不到要求；③伦理考虑，因有相当数量人无病陪吃药。

2. 选择性化疗　分为两种类型，一是选择性个体化疗。通过一些手段，如粪检、血检或询检，确定治疗对象。吡喹酮价格较低，安全性大，把化疗对象扩大到疑似病例，又称扩大化疗，是我国近十几年来在不少地区实行的一种化疗策略。它不仅能控制疾病，且降低流行率、对减少传播起了重要的作用。其优点为容易为流行区居民所接受，但操作上较为烦琐，人口流动性大时此策略难以实施。二是选择性群体化疗，它是指不经筛选，对某些特定人群，如渔民、船民及防汛、抢险等高危人员进行治疗。其优点为目的明确，配合较好，但人员流动性大，化疗难以完全到位。

（二）按措施分类

1. 单纯化疗　是指在一个流行区内只用对人群实施吡喹酮化疗的单一措施进行血吸虫病防治。这种措施一般用于经费有限、钉螺面积大，环境一时无法改变，感染率高且急感病人时有发生，再感染严重的重度疫区。

2. 人畜同步扩大化疗　所谓人畜同步是指同一时间和空间对人和家畜同时进行治疗的一种方法。它能有效地减少虫卵污染环境，减少传播，在流行病学上有重要的意义，在血吸虫病控制中起了重要的作用。这也是我国根据流行病学调查研究所采用的一种针对性较强的化疗措施。湖南省首先在湖沼地区实行，并取得了较好结果。

3. 其他化疗　间歇性化疗，是采用间歇性隔年次进行的全民或选择性化疗的一种方法。这种措施往往在一些流行较轻的地区进行。国外资源缺乏的血吸虫病流行地区也采用此种措施用于疾病控制。

### 三、化疗频次

1. 有疫水接触史的人群，在接触疫水后 1 个月服药化疗 1 次；若持续接触疫水，则每月服药 1 次，脱离接触疫水后 1 个月再加服 1 次。化疗 2 次后如仍需服药必须先做肝功能及相关检查。其中，有疫水接触史的流动人群给予化疗 1 次。自然灾害时期来自非疫区的抢险队员，在离开疫区环境 1 个月后再服药 1 次。

2. 高危人群，每年化疗 2 次。

### 四、适应证

明确的疫水接触者；高度可能疫水接触者。

### 五、禁忌证

对吡喹酮过敏者、严重心律失常者和严重心、肝、肺、肾功能失调者；晚期血吸虫病肝代偿功能极差者或血吸虫病合并眼囊虫感染者；体质极度衰弱处于恶病质状态者；急、慢性传染病临床治疗期病人。

### 六、疗程与剂量

以预防性化疗为主，吡喹酮成人采用 40 mg/kg 体重（儿童 50 mg/kg 体重）一次顿服（限量体重 60 kg）。

### 七、副作用处理

吡喹酮的副作用一般轻而短暂，多数休息后可恢复，少数病人可出现明显副作用，应及时正确处理。

（一）神经系统副作用

以头昏、头痛、乏力较多见，个别可见嗜睡、肌肉颤动、共济失调等，大多于数小时内减轻或消失，对较重者可给予地西泮、布洛芬、多种维生素等。有癫痫史者应同时服用抗癫痫药。

（二）消化系统副作用

以上腹不适、不定位疼痛较多见，少数可见恶心、呕吐等，可给予颠茄类剂或胃复安等，个别呕吐严重，进食甚少或伴腹泻者，注意监测电解质，可给予补液，并注意补钾。

（三）心血管系统副作用

少数病人有心悸、胸闷、个别可有心律失常如早搏、房颤等，大多很快消失，症状较明显者可给予镇静药、抗心律失常药等。

（四）过敏性反应

少数病人有低热、皮疹等，可给予对症和抗过敏治疗，但应注意排除其他合并症的可能。

### 八、注意事项

服药期间不可从事高空和水上作业等特殊工作，如操纵机器、驾驶车船、捕捞作业等；有精神病史或严重神经症者、孕妇对本药应慎用，哺乳期妇女服用本药期间直至停药后 72 小时内不宜喂乳；脑型血吸虫病者需住院治疗，化疗时脑瘤型病人应注意使用脱水剂防颅内压增高，癫痫型病人可同时使用抗癫痫药，并严加观察；服药前应详细询问病史和进行体检，充分掌握病人的治前情况，对有神经症病人尤其重要，需耐心做好必要的解释；服药期间应加强随访，注意各种可能出现的副作用，并妥善处理。吡喹酮为处方药，按照相关规定执行。

### 九、统计指标

化疗率（％）＝（实际化疗人数/应化疗人数）×100

化疗随访符合率（％）＝［（随访人数－与资料记录不符合人数）/随访人数］×100

粪检阴转率（％）＝（粪检阳性者治疗后粪检转阴人数/粪检阳性者治疗人数）×100

## 第二节　健康教育与健康促进

健康教育与健康促进是疾病预防控制机构的重要职能之一。它是动员社会和多部门的力量，营造有益于健康的环境，传播健康相关信息，提高人们健康意识和自我保健能力，倡导有益健康的行为和生活方式，促进全民健康素质提高的活动。

### 一、健康教育与健康促进概况

健康教育（health education）是通过有计划、有组织、有系统的社会活动和教育活动，促使人们自觉地改变不利于健康的行为和影响健康的危险因素，以预防疾病、促进健康和提高生活质量为目的，以传播、教育、干预为手段，以帮助个体和群体改变不健康行为和建立健康行为为目标所进行的活动及其过程。

1986年在加拿大渥太华召开的第一届国际健康促进大会上发表的《渥太华宪章》中指出：健康促进是促使人们提高、维护和改善他们自身健康的过程。世界卫生组织曾对健康促进作如下定义：健康促进是促进人们维护和提高他们自身健康的过程，是协调人类与环境之间的战略，规定个人与社会对健康各自所负的责任。其基本内涵包括个人行为改变、政府行为（社会环境）改变两个方面。结合国家的实践经验和文化背景，我们认为健康促进是充分利用行政手段，广泛动员和协调个人、家庭、社区及社会各相关部门履行各自对健康的责任，共同维护和促进健康的一种社会行为。健康促进以健康教育为基础，但与健康教育相比更侧重社会性，着重于发挥社会功能。健康促进具有以下功能：促进制定有利于健康的公共政策，创造支持性环境；促进社会动员，加强社区行动；开展健康教育，发展个人技能；促进调整卫生服务方向。卫生宣传、健康教育和健康促进之间的关系与比较见表5－1。

**表5-1**　　　　　　卫生宣传、健康教育和健康促进之间的关系与比较

|  | 卫生宣传 | 健康教育 | 健康促进 |
|---|---|---|---|
| 工作内容与目标 | 传播卫生知识和卫生政策法规信息；以受众接收信息为目标。 | 传播卫生知识和有关卫生政策法规信息；对个体和群体目标人群进行健康观、价值观的认知教育以及保健技能培训；针对不健康行为进行干预。以行为改变为目标。 | 促进制定有利于健康的公共政策，创造支持性环境；促进社会动员，加强社区行动；开展健康教育，发展个人技能；调整卫生服务方向。以建立广泛的社会联盟，实现个人、家庭、社区和社会各部门履行对健康的社会责任为目标。 |
| 特点 | 多为单向传播；受众泛化；不注重信息反馈和效果评价；属于行动领域。 | 以知识传播为基础，但注重双向交流和信息反馈；注重行为教育和行为干预；健康教育计划注重设计和评价；设计注重健康诊断和传播策略；评价注重行为目标；注重科学性。 | 以倡导履行社会责任、建立合作关系和联盟为主要工作方法；将健康教育与政治、组织和经济干预相结合；注重环境改变；属于行动领域；艺术性高于科学性。 |
| 理论 | 无理论（或仅以传播学理论为基础）。 | 有理论；以行为学、心理学、传播学、教育学、社会学和流行病学、预防医学的理论为基础形成健康教育理论。 | 以健康教育理论为基础。 |
| 学科特性 | 无学科特性。 | 多（跨）学科性。 | 无学科特性（或称为跨学科而又无学科性）。 |

## 二、血吸虫病健康教育

血吸虫病健康教育通过宣传控制/消除血吸虫病的政策、策略和措施，提高人群接受检查、治疗和参与防治血吸虫病活动的依从性，从而普及血吸虫病防治知识，增强人群的防病意识，改变不健康的行为和习惯，提高个人防护技能，预防血吸虫感染。

### （一）血吸虫病健康教育内容

血吸虫病健康教育的内容应根据不同的时间、地点和目标人群进行选择。血吸虫病健康教育的主要内容有：

1. 有关疾病控制和血吸虫病防治的法律、法规，如《中华人民共和国传染病防治法》及其《实施办法》，《血吸虫病防治条例》；疫区地方政府制定的血吸虫病防治法律法规和《乡规民约》等具有普遍约束力的规范性文件中关于血吸虫病防治的内容等。

2. 国家和疫区地方政府发布的关于血吸虫病防治工作的方针、政策，如党和国家领导人对血防工作的题词、指示，中共中央、国务院关于血吸虫病防治的有关文件和地方各级党委政府关于血吸虫病防治工作的方针、政策和规定等。

3. 关于血吸虫的基本常识，如血吸虫生活史、血吸虫病的流行状况及其危害等。

4. 关于血吸虫病防治的基本知识，如本地基本疫情介绍、防治基本知识、基本政策和规范等。

5. 其他。

### （二）血吸虫病健康教育目标人群

血吸虫病健康教育的目标人群：曾感染过或者可能有机会感染血吸虫的人群（行为危险人群）、从事公共卫生和临床工作的专业技术人员、血吸虫病防治政策的制定者。行为危险人群是健康教育的直接影响对象，从事公共卫生和临床工作的专业技术人员是血吸虫病防治工作的具体执行者，政策制定者可以影响有关政策的制定更倾向于对血吸虫病控制有利。血吸虫病健康教育的行为危险人群主要有：疫区居民、来往疫区的务工人员和旅游者等。疫区居民又可以细分为青壮年劳动力、中小学生、家庭妇女等类别。

### （三）血吸虫病健康教育的形式

健康教育需要采用一定的形式才能达到预期的目的。针对特定的目的和不同的目标人群，采取的健康教育的形式是不一样的。血吸虫病健康教育可以采取的主要形式有：

1. 发放印刷有血吸虫病知识和有关政策的实物类或纸质宣传材料（传单，书籍）。

2. 张贴有关标语，设立警示牌。

3. 挂横幅，办墙报、黑板报、展板等。

4. 放映影像制品。

5. 运用微信、微博、网络、报纸、广播、电视等媒体传播防治血吸虫病的知识、政策、策略和措施。

6. 上血防知识课。

7. 会议宣传；采取多种形式培训乡镇干部和村干部、医疗卫生人员、中小学校教师和参与血防工作的非专业人员。

8. 其他。

健康教育的形式要因人制宜，因时因地而定，以目的贯穿主线，切忌盲目选择，提高效率，达到事半功倍的效果。

### （四）血吸虫病健康教育质量控制

1. **方法**　采用档案资料查阅、目标人群抽样调查、现场观察等方法，在健康教育活动实施过程及活动完成后，评估健康教育工作开展情况、目标人群血防知识知晓程度和不健康行为改善情况等。

2. **评估指标**

血防知识知晓率（％）＝（血防知识合格人数/调查人数）×100

健康教育覆盖率（％）＝［开展健康教育学校（流行村）数/应开展健康教育学校（流行村）数］×100

疫水接触率（％）＝（接触疫水总人次/调查总人次）×100

查病（治疗）依从率（％）＝［主动接受查病（治疗）人数/应接受查病（治疗）人数］×100

## 第三节　血吸虫病的个人防护

血吸虫是以尾蚴的侵入方式而感染人体的。尾蚴在水中静止于水面，一旦人或哺乳动物与水接触，静止于水面的尾蚴即黏附其皮肤表面，在皮肤水分未干或将干之际非常迅速地侵入表皮。据研究，侵入人体最短的时间为 10 秒，而做好血吸虫病的个人防护就是为了防止血吸虫尾蚴侵入人体而感染血吸虫病。

### 一、防护药物

防护药物种类较多，一般持效 4～8 小时。如工作时间超过药物有效期，则应第 2 次涂药。凡接触疫水的部位均要涂遍。防护药物主要有以下几种：

（一）15％苯二甲酸二丁酯乳剂

将 25％烷基磺酸钠（即人工合成洗衣粉原料）1 份加入 84 份水中，然后加入苯二甲酸二丁酯 15 份，摇匀即成。若有沉淀，使用时先摇匀再涂擦。

（二）苯二甲酸二丁酯油膏

50％苯二甲酸二丁酯、40％凡士林和 10％石蜡。制作方法：将苯二甲酸二丁酯放入锅中加温煮沸，再将凡士林和石蜡分别倒入锅中充分搅拌调匀，并使之完全溶解，冷却后即成。还可将溶解的药液倒入备好的模具中，制成约 50 g 重的防护皂。

（三）皮避敌

苯二甲酸二丁酯 15 份，苯甲酸苄酯 10 份，蓖麻油（或松节油）100 份，混合即成。

（四）苯二甲酸二丁酯复方乳剂

氯硝柳胺 1 g，用乳化制 OP 或烷基碘酸钠调成糊状，加苯二甲酸二丁酯 50 ml，加温助溶，再加水 950 ml 混匀即成。

（五）防蚴笔

用牛、羊酯或乌桕油加烧碱皂化，再加稀硫酸分解得到的脂肪酸作为基质。取基质 88 份，加热至 140 ℃时，加入氯硝柳胺 2 份，不断搅匀，冷却至稠时，倒入金属模中，凝固后取出，即可使用。用时，以防蚴笔在需要防护的皮肤上涂擦，再以手掌用力擦匀。此药持效可达 8 小时。

### 二、防护用品

使用防护用具阻止尾蚴侵入人体，如穿桐油布袜、长筒胶靴、长筒胶裤、戴胶手套等。若以药物浸渍布料制作衣物，防护效果更佳。

### 三、防护措施

（一）涂擦防护药物

在接触可疑疫水作业前，将防护剂涂擦于身体可能接触疫水的暴露部位；持续接触可疑疫水超过药物有效时间时应再次涂擦药物。

（二）使用防护用具

接触可疑疫水时使用长筒胶靴、尼龙防护裤、手套等防护用具。

药物浸渍衣物的制作方法：取氢氧化钠（NaOH）2 g 溶于 1000 ml 清水中，溶解成 0.05 mol/L 的

NaOH 溶液，投入 10 g 氯硝柳胺，加热至沸，得橘红色溶液。再将欲浸渍衣物投入药液中，并加以搅动，浸透后染成橘红色。取出晾干至无水滴，再投入 0.05 mol/L 的 HCl 溶液中，用搅棍稍挤压，浸渍衣物即变成浅黄绿色，将之取出悬于室内晾干待用。药物浸渍的衣物效果可能维持半年以上。经常下水，接触疫水面积较大的人，最宜穿戴这种药浸衣物，使之不感染血吸虫。在插秧季节，为减少感染，可在田中撒氯硝柳胺、茶子饼或生石灰，以杀死田中尾蚴。

### （三）口服预防药物

接触可疑疫水后 7~15 天服首剂青蒿琥酯或蒿甲醚，剂量为 6 mg/kg 体重（体重以 60 kg 为限），以后每 7~15 天服 1 次，脱离接触疫水后 7~15 后加服 1 次。短期接触疫水的人群常采用"7 天间隔"服药方案，经常或长期接触疫水的人群以"15 天间隔"服药方案为宜。

## 第四节　改水改厕

血吸虫病流行地区在饮用水安全管理上经历了使用井水、自来水的过程，在粪便管理上经历了由"简易厕所"到"卫生厕所"再到无害化卫生厕所和沼气厕所的过程。其间重视粪水管理工作，通过管粪、管水，降低了血吸虫对人畜的感染和危害，对控制和阻断血吸虫病传播发挥了积极的作用。

### 一、安全用水

安全供水主要目的是提供安全的生活、生产用水，不让人或动物接触或饮用含有尾蚴的水源（疫水），通过安全供水减少人、畜感染血吸虫的机会，阻断血吸虫病传播。在血吸虫病流行区，应加强血防知识的宣传教育，深刻认识到血吸虫病对环境污染的严重性及对人和动物的危害性。

湖南省安全用水大致经历了饮用水消毒、水井取水、压把井取水、集中式供水几个阶段。

#### （一）饮用水消毒

20 世纪 50~60 年代，疫区村民一般直接使用河湖水，常用的消毒方法：将饮用水加热至 60 ℃以上；每 50 kg 水加漂白粉 1 g（或漂白精 0.5 g），即先将漂白粉或漂白精加少量水调成糊状，再加入水中搅拌均匀，15 分钟后使用。

#### （二）水井取水

20 世纪 60~70 年代，疫区主要是通过修建水井改善村民饮水条件。在溪边或河边挖一浅井，使疫水通过地下沙层自然过滤流入井中，成为无尾蚴水而供饮用。井选择在远离厕所和贮粪池的地方建造，井口要高出地面，以免粪便污染水源。

#### （三）压把井取水

20 世纪 80 年代，全省疫区推行压把井改水。但湖区不同于丘陵地区，压把井打井深度难以突破洞庭湖区淤积层，水浅黄色、含铁高，20 世纪 90 年代逐步被淘汰。

#### （四）集中式供水

20 世纪 90 年代，全省疫区利用世行贷款和各方筹款修建集中式供水站。21 世纪开始推行自来水。人口密集、动物饲养量大的血吸虫流行村，有计划、有步骤地兴建农村自来水厂是实施安全用水最可靠的方法。自来水的水源选择一般为地下水、无螺区泉水，如是地面水源（如江、河、湖水），则需经过处理，以清除泥沙和可能存在的尾蚴。使用自来水喂养动物、洗涤器具、冲洗棚舍均可避免人或动物接触尾蚴而预防血吸虫的感染。

### 二、粪便管理

粪便管理大致经历了集中沤制、简易厕所、卫生厕所、无害化厕所和沼气池等变化。

#### （一）管粪与改厕演变过程简介

在血吸虫病防治工作开展初期到 1980 年，在做好粪管的同时进一步推广了田间厕所和贮粪池，订立了私人用肥制度，设置了"粪管员"专人管粪，对贮粪池进行轮流封存使用，达到了使粪便充分发酵、消灭虫卵的目的。

1981 年以来由于农村经济体制改革，田地承包到农户，田间厕所和贮粪池自然消失，但由于人畜粪便是重要的肥料，血吸虫疫区的私厕得到人民群众的重视和维修。

在 1992—2000 年世行贷款阶段，结合初级卫生保健项目的实施，全省范围的卫生厕所建设和饮用水的安全卫生工作得到了进一步的加强。21 世纪开始血吸虫病综合治理重点项目的实施，将粪水管理作为控制血吸虫病传播的重要措施和环节，在血吸虫病流行地区推广建设无害化卫生厕所、沼气池，使广大人民群众的卫生意识明显增强，多年来形成的传统观念正在转变，卫生、环境、社会、经济等方面的综合效益已初步显现。

（二）粪便无害化处理

从源头收集粪便并将其无害化，是防止血吸虫虫卵污染环境、控制血吸虫病传播的重要措施之一。厕所是最基本的卫生设施，在血吸虫病流行地区建造无害化卫生厕所并进行正确的管理，对控制血吸虫病及其他肠道传染病、寄生虫病的传播将起到重要作用。

1. 三格式化粪池　三格式化粪池厕所是由厕屋、蹲便器、冲水设备、三格化粪池组成，其中核心部位是用于存储、处理粪污的三格式化粪池。三格式化粪池是一种粪污初级处理设备，由三个相互连通的池体组成，各池之间通过粪管相连。

第一池主要对新鲜粪便起沉淀和初步发酵作用，难以分解的固体物质和寄生虫虫卵逐步分解，同时厌氧发酵，对有机物进行初步降解。经过沉淀和发酵后，粪水混合物逐步分为三层：上层粪皮、中层粪液、底层粪渣。中层粪液通过粪管进入第二池；第二池继续对粪液进行深度厌氧发酵，产生的游离氨可以对病菌和虫卵等病原体起到杀灭作用，寄生虫虫卵进一步沉淀，粪液逐渐达到无害化。第二池也分层，但粪皮和粪渣比第一池少很多，中层无害化的粪液继续进入第三池；第三池流入的粪液一般已经腐熟，其中病菌和寄生虫虫卵已基本被杀灭。第三池主要起储存作用，为后期清掏做准备。

2. 沼气池　沼气池改厕是将人畜粪便入池发酵而杀灭血吸虫虫卵等病原微生物，沼气对寄生虫虫卵并无杀灭作用，沼气池的除卵作用是虫卵沉降后在池中自然死亡和发酵时所产生的温度所致。该方法既能把粪便作为肥源、能源来利用，又有利于除害灭病和改善环境卫生。一般情况下，净化沼气池和厕所、猪圈、沼气池相连通的"三联式"沼气池，处理粪便的效果较好。在能源缺乏的农村，修建沼气池，不仅能解决部分能源问题，而且具有卫生学意义。城市则采用高温（53 ℃）沼气发酵法处理粪便。

（三）渔船民粪便管理

疫区船只应修建有底厕所或设置便桶，渔、船民在水上作业时产生的粪便用容器收集后集中消毒杀虫处理，到岸时集中倒入厕所，禁止将粪便随意排放入水中，禁止在河、湖、沟中洗涮马桶等粪具，避免粪便污染水源。

〔罗立新　周　杰　王慧岚〕

# 第六章　家畜传染源控制

日本血吸虫病是一种重要的人兽共患寄生虫病，牛、羊等家畜是血吸虫病最重要的传染源之一，且为重要的保虫宿主。对牛、羊等家畜进行血吸虫诊断和治疗是我国血吸虫病防治重要且成功的举措，本章重点介绍家畜传染源的诊断、治疗及防治管理措施。

## 第一节　家畜血吸虫病的诊断

家畜血吸虫病的诊断是准确发现和掌握病情、确定治疗对象及考核评估防治效果的主要依据。在血吸虫病流行区，应对家畜患病情况进行调查，一般1年开展1次，流行严重的地区根据需要可1年开展2次。由于牛、马和驴等动物饲养周期长，应作为调查重点。另外，作为血吸虫易感动物，羊的活动范围大，粪便散布面积广，因此在养羊地区也应作为重点查治对象，查病的方法一般采用以下几种。

### 一、病原学检查

病原学检查是指对被检家畜的粪便或组织进行血吸虫虫卵或毛蚴检查，以及家畜捕杀后的虫体及虫卵检查等。

（一）粪便毛蚴孵化检查

1. 粪便采集、登记　家畜血吸虫病的确诊以粪便孵化法为主，可采用一送三检。畜主收集家畜新鲜粪便，可采集家畜自然排出的粪便，或者是采用掏粪方式收集。粪便量要求牛250 g，羊、犬、猪100 g。粪便用容器盛装或干净的塑料袋包装，禁用包过农药或化肥的纸张或塑料薄膜包装，以免影响毛蚴孵化。粪便采集后，详细填写"家畜血吸虫病粪样送检登记卡"，一式三份（登记卡样式见表6-1），与粪样一并送交粪检。

表6-1　　　　　　　　　　　　　　家畜血吸虫病粪样送检登记卡

| 县（市） | 乡（镇） | | 行政村 | | 自然村 | |
|---|---|---|---|---|---|---|
| 畜别 | 畜号 | | 性别 | | 年龄 | |
| 畜主姓名 | | 日期 | 年 | 月 | 日 | |

2. 粪便孵化前预处理

（1）尼龙筛淘洗法：取动物粪便（牛、马属50 g，猪30 g，羊、犬10 g）放入40孔/25.4 mm或60孔/25.4 mm铜丝筛内，置粪筛于盛有清水的搪瓷杯内充分搅拌，2～3分钟后，将搪瓷杯中的沉渣倒入260孔/25.4 mm的尼龙筛中。用清水淘洗或冲洗尼龙筛中的粪渣，直至洗出的水变清为止。将尼龙筛中的粪渣移入200～300 ml的三角烧瓶中孵化。

（2）沉淀换水法：取被检粪样（粪量同尼龙筛淘洗法）放入40孔/25.4 mm或60孔/25.4 mm铜丝筛内，将粪筛置于盛有清水的500 ml搪瓷杯中，加少量清水搅拌均匀。将上述方法淘洗滤入到搪瓷杯中的粪液，静置30分钟左右，倒去上清液，重新装满清水，如此重复数次，每次间隔20分钟，直至上清液变清为止。倒去上清液，将粪渣移入200～300 ml的三角烧瓶中孵化。应用本法水温应低于15 ℃，如高于15 ℃时，洗粪和沉淀用水必须采用1.0%～1.2%的盐水，以抑制毛蚴过早孵出。

（3）塑料杯顶管法：取被检粪样（粪量同尼龙筛淘洗法）于搪瓷杯中搅匀，经20孔/25.4 mm铜丝筛过滤至盛有清水的特制塑料杯中，静置 20 分钟后第 1 次换水，再经 20 分钟第 2 次换水，之后加清水至近杯口，盖上杯盖，另取一直径 10 mm 玻璃试管加满清水，然后在玻璃试管的颈口处铺上一层非常薄的棉花，迅速倒置插入杯盖的颈口内。将塑料顶管杯置于孵化箱内或室温下孵化。

（4）棉析法：粪便淘洗和过滤同尼龙筛淘洗法，不同之处在于，将尼龙筛中的粪渣倒入 300 ml 的平底烧瓶中，加清水至瓶颈下三分之一处，在瓶颈处塞上一脱脂棉，最后再加入清水至离瓶口 1 cm 处，孵化。

3. 孵化、观察　孵化方法的适宜温度为 22 ℃～26 ℃，若温度较低，需将孵化瓶放入孵化室（箱）内孵化。查病工作宜在春、夏、秋季进行，孵化结果一般需观察 2～3 次，观察时间随温度高低而不同，温度高时毛蚴孵出较早，温度低时毛蚴孵出迟。25 ℃±3 ℃的条件下孵化时，孵化后 1 小时、3 小时和 5 小时各观察毛蚴一次，阴性者 12 小时再观察一次。气温超过 30 ℃时，第 1 次观察可在 0.5～1 小时后进行，阴性者可在 4 小时后观察第 2 次，8 小时后观察第 3 次。每个样品每次观察时间至少要 2 分钟以上。

观察毛蚴时应在光线充足的地方进行，应将烧瓶或顶管向着光源，并衬以黑色背景，但不宜在日光下孵化和观察。要注意毛蚴与水中原生动物的区别，毛蚴呈梭形，灰白色，折光性强，多在距水面 3 cm 范围内呈直线运动；如有怀疑，可用毛细吸管吸出，在显微镜下鉴别。镜下鉴定时，为限制"毛蚴"运动，便于观察，可稍微加温或加一滴碘溶液将其杀死。

（二）粪便虫卵检查

1. 沉淀集卵法　取被检动物粪便 3～5 g 置于粪杯内，加 10～20 倍清水调匀，然后以 40 孔/25.4 mm 铜丝筛滤杯过滤于三角量杯内，弃去粪渣，让其自然沉淀约 20 分钟，倒去上清液，将沉淀物直接涂片镜检，这种方法由于去掉了一部分粪渣，检出效果较好。

2. 尼龙筛兜集卵法　取被检动物粪便 5～10 g 置于粪杯内，加 10～20 倍普通水调匀，然后以 40 目/25.4 mm 铜丝筛滤杯过滤于粪杯内，弃去粪渣，将滤液倒入 260 目/25.4 mm 尼龙筛筛兜内，加水洗净，待滤出液变清，将袋内沉渣移入三角烧瓶。在瓶底吸取沉渣 3～4 滴放在载玻片上，抹成涂片，涂面应占载玻片面积的 2/3。涂片的厚度以能透过涂片尚能看清印刷字体为标准，将涂片置于低倍显微镜下检查。

（三）解剖检查

解剖检查，即从家畜尸体内收集血吸虫虫体，或在组织中检获虫卵，是诊断血吸虫病最为准确的方法。在收集虫体时，首先必须了解血吸虫在宿主体内的主要寄生部位是肠系膜静脉、痔静脉和直肠静脉，有时在门静脉、胃静脉及肝脏也能找到少量虫体。因此，在收集虫体或检查虫卵时，主要对这些部位进行冲洗集虫和做肝、肠组织压片镜检虫卵。

1. 冲洗集虫检查

（1）胃肠道血管虫体收集法：牛宰杀后，为防止血液凝固，应组织多人尽快从速剥皮。事毕，将牛头弯转至牛体左侧，使牛仰卧呈偏左倾斜姿势，剖开胸腔和腹腔，除去胸骨。第一，分开左右肺，找出暗红色的后腔静脉，并进行结扎。第二，在胸腔紧靠脊柱的部位找到白色的胸主动脉，左手将其托起，右手用剪刀沿血管平行方向剪一开口，然后将带有橡皮管的玻璃接管从离心方向插入，并以棉线扎紧固定，而橡皮管的另一端与压缩式喷雾器连接，以便进水。第三，在肾脏后紧贴脊柱处，将并列的腹主动脉及后腔静脉同时结扎或以止血钳夹紧，避免冲洗液流向后躯其他部位。第四，在胆囊附近，肝门淋巴背面，细心分离出门静脉，近肝一端以棉线或用止血钳扎紧，离肝一端取与血管平行方向剪一开口（尽可能贴近肝脏，以免接管进入肝静脉的肠支而影响胃支中虫体的收集），插入带有橡皮管的玻璃接管，并固定支。为防止血液凝固，接管内应事先装满 5% 的枸橼酸钠溶液，在插入接管时，此溶液即会流入血管中，橡皮管的另一端接以铜丝筛，以备出水时收集虫体。手术结束后，即可启动喷雾器，注入 0.9% 加温至 37 ℃～40 ℃的食盐水进行冲洗，虫体即随血水落入铜丝筛中，直至出水清晰，无虫体冲出为止。如虫体仅作计数用，也可以将橡皮管直接接到自来水管上冲洗，不必应用 0.9% 食盐水，而且压力更大。为了方便，门静脉可不必插管，可以直接剪断，在此处收集虫体。

（2）肝脏中的虫体收集法：胃肠血管内虫体收集完毕后，从肝脏的后腔静脉（位于胸腔内）离心端插入导管，结扎固定。同样与喷雾器或自来水管相接，然后解开门静脉（近肝脏端）的结扎线，装置出水接管，将橡皮管倒入铜丝筛中，冲洗。启动喷雾器或打开自来水龙头冲虫，需注意的是，应慢慢放水，以防水压过大造成肝脏破裂。待至血水变清，无虫体冲出为止。

（3）痔静脉内的虫体收集法：剖开骨盆腔取出直肠，先排出直肠内残余的粪便，然后以左手伸入直肠中衬托肠壁，充分暴露痔静脉，沿痔静脉进行检查，发现痔静脉内有虫体时（多半是雌雄合抱，呈黑色），以剪刀剪断血管，以镊子轻轻将其挤出。

2. 肝脏虫卵检查

（1）虫卵压片检查法：将肝脏上粟米大小的白色血吸虫虫卵结节，以眼科剪取下，置于载玻片上，再用另一张载玻片将其压紧，然后以胶布或橡皮筋固定之，置于低倍镜下检查。阳性者可见到似肠黏膜上虫卵结节样的血吸虫虫卵。

（2）虫卵毛蚴孵化法：轻度血吸虫感染的动物，捕杀后，肝脏病变不甚明显，任意取肝组织压片检查，效果往往不好。在这种情况下，为了确诊血吸虫病，可作肝组织毛蚴孵化检查。方法：任意取肝组织 $10\sim20$ g，剪碎，置于组织捣碎机内捣碎，加上适量水调匀，先通过 40 目/25.4 mm 铜筛杯过滤，弃去滤渣，将滤液倒进 260 目/25.4 mm 尼龙筛内淘洗干净，然后将这些肝脏倒入三角烧瓶内，孵化。

### 二、血清学检查

（一）血清采集与分离

1. 血液采集方法

（1）颈静脉采血（用于牛、马、羊等家畜）：

1）器材：针头 12 号至 18 号，牛、马以 16 号为宜，羊以 12 号针头为好。小试管（容量 $5\sim10$ ml）。均需消毒。

2）采血方法：将动物固定好，采血点选在颈静脉沟上 1/3 处，剪毛消毒后，用左手拇指在采血点下方压紧，其余四指在右侧相应部位抵住，其上部颈静脉会鼓起（如鼓起不明显，可用绳系住颈基部使静脉鼓起），右手拇指、示指、中指三指拿着针头，对准颈静脉管刺入，用试管接取 $2\sim5$ ml 血即可。

（2）耳静脉采血（用于猪、牛）：

1）器材：针头 12 号至 16 号均可，小试管（$2\sim5$ ml），$2\sim5$ ml 注射器，用前均需消毒。

2）采血方法：先用绳在耳根捆扎，也可由助手紧握耳根，使耳静脉充分鼓起，用乙醇棉消毒后，将针头刺入血管，流血后即用左手拇指按着针头，示指、中指二指托于耳的腹面，然后放松耳根按压处，用右手接上注射器，抽出血液 2 ml。移入试管。

（3）毛细管采血（主要用于牛和猪）：

1）器材：直径 2 mm 的毛细玻璃管或塑料管，长 8 cm 左右，管内先浸入 10％枸橼酸钠溶液，烤干，使管内壁黏附固体枸橼酸钠。针头 12 号以上，消毒备用。

2）采血方法：在动物耳背血管处用乙醇棉消毒，待乙醇挥发后，用针头刺破血管，血滴冒出后将毛细管插入血中，使血液进入管内约 5 cm，再将管一端塞住（用酒精灯或烧烫的金属镊子等将之溶化黏合）。

采血时，需在试管或毛细管上贴上被检动物的编码等信息。

2. 血清的分离与保存　装有血液的试管和毛细管可直立放置，让血清自动析出，可用离心机离心分离出血清。若当天不检验，血清需放入 4 ℃冰箱冷藏保存。

（二）血清学诊断方法

1. 环卵沉淀试验　将受检动物血清 1 滴置于玻片上，再加入冻干血吸虫虫卵 100 个左右，用盖玻片盖上，封蜡，置于 37 ℃温箱中孵育 48 小时后，取出置于显微镜下观察，凡虫卵周围出现块状（≥1/8 虫卵面积）或索状（≥1/3 虫卵长径）沉淀物的虫卵占全片虫卵的 2% 以上时，可判定为阳性。

2. 间接血凝试验

（1）操作方法：

器材：Ｖ形微孔型有机玻璃血凝板（90°角），1 ml 移液器，25 μl 定量移液器，可插针头的滴管或 1～2 ml 注射器，12 号针头。

操作步骤：

1）配置致敏红细胞悬液：取冻干致敏红细胞 1 支，每支加稀释液 1 ml，充分混匀。

2）血清稀释：血凝板的第 1 列第 1 孔加稀释液 100 μl（4 滴），第 2～3 孔加稀释液 25 μl（1 滴）。于第 1 孔加 25 μl（1 滴）待测血清，充分混匀后吸出 25 μl 于第 2 孔，第 2 孔充分混匀后依次倍比稀释至第 3 孔，在第 3 孔混匀后弃去多余的 25 μl（1 滴），然后在第 1 孔吸取 75 μl 弃去，第 1～3 孔血清稀释度分别为 1∶5、1∶10、1∶20。第 1～3 孔每孔加致敏红细胞悬液 1 滴（25 μl），振摇 1～2 分钟，置 37 ℃ 30 分钟后观察结果。

每次试验均应设阴性、阳性对照。阴性、阳性对照血清为冻干品，使用前每管加 100 μl 蒸馏水稀释，充分溶解后使用。

（2）判断标准：

血凝反应强度的判定："－"红细胞完全不凝集，全部下沉在孔底中央，形成肉眼可见的紧密、边缘光滑的小圆点，周缘整齐；"＋"红细胞 25% 以下凝集，即 75% 以上沉在孔底，于孔底中央形成一较明显小的圆点，周围有一薄层凝集红细胞；"＋＋"红细胞近 50% 凝集，沉于孔底中央，形成一更小的圆点，周围有一薄层凝集红细胞；"＋＋＋"红细胞全部凝集，均匀分散在孔底斜面上，形成一淡红色薄层。形成薄层凝集，布满整个孔底。

根据红细胞凝集程度以"－""＋""＋＋""＋＋＋"记录结果，以呈"＋"凝集的血清最高稀释度作为血清的效价，以血清 10 倍和 20 倍稀释孔均出阳性（包括弱阳性）结果时，被检血清判为血吸虫病阳性血清。

3. 胶乳凝集试验（PAPS）

（1）操作方法：

1）采用血清试验的操作方法：取一块 12 cm×16 cm 的玻璃凝集反应板，板上有 1.0 cm×1.5 cm 的 30 个小方格，每份待检血清需用 2 小格。在 2 格中均加入 0.1 ml PBS，然后，第 1 格中加 25 μl 血清作 1∶5 稀释，提取 50 μl 稀释血清加入第 2 格作 1∶10 稀释，最后加 PAPS 快诊液 1 滴，轻轻摇动，充分混匀，10 分钟以内观察记录结果。

2）采用血纸试验的操作方法：用剪刀取 1.0 cm×1.2 cm 血纸，剪碎后放入血凝板的孔中并编上号码，然后每份血纸样本加 0.2 ml PBS 浸泡 10 分钟后，吸取 50 μl 血纸浸泡液，加入玻璃凝集反应板的小方格中，再滴加 PAPS 快诊液 1 滴，轻轻摇动，充分混匀，10 分钟以内观察结果。

（2）判断标准：

1）PAPS 凝集反应结果和反应强度："＋＋＋＋"乳胶颗粒全部凝集出现粗颗粒，并且四周形成一白色框边，一般 1～2 分钟就出现凝集颗粒，液体清亮；"＋＋＋"乳胶颗粒全部凝集出现粗颗粒，四周白色框边不明显，一般 3～4 分钟出现凝集颗粒，液体较清亮；"＋＋"70%～80% 乳胶出现凝集颗粒，液体微混浊，一般 5～6 分钟出现凝集颗粒；"＋"40%～50% 乳胶出现凝集颗粒，液体混浊，一般 8～10 分钟才出现凝集颗粒；"－"不出现凝集颗粒，呈白色均匀混浊状。

2）阳性判断标准：血清试验以 1∶10 血清稀释出现凝集的为阳性；血纸试验只做 1 格，凡出现凝集反应者判为阳性。

4. 酶联免疫吸附试验　用 0.05 mol/L pH 9.6 的碳酸缓冲溶液稀释血吸虫虫卵冷浸抗原，使其浓度达 10 μg/ml，然后加入聚苯乙烯小管，以后的操作方法与检查人血吸虫病的酶联免疫吸附试验基本相同。但被检血清应用被检牛血清，酶标记物应用兔抗牛 IgG 酶标记物，并设置标准阳性牛血清对照孔，被检牛血清消光值用标准牛血清孔消光值校正后达 0.15（黄牛）或 0.20（水牛）者判定为阳性。

5. 单克隆抗体斑点酶联免疫吸附试验（McAb-Dot-ELISA）

（1）操作方法：将对照阳性血清、阴性血清和待检牛血清分别用 0.02 mol/L pH 7.2 PBS 作 1∶10 稀释（绵羊血清作 1∶50 稀释），用玻璃毛细管（内径 0.9 mm）取 1 μl 稀释血清点样于划痕为 5 mm× 5 mm 的硝酸纤维薄膜（NC 膜）。NC 膜经 60 ℃烘干 1 小时后，点样面朝下浸没于 5%脱脂奶粉/PBS 溶液中，在摇床上 37 ℃恒温作用 30 分钟，然后用 0.5%吐温- 20/PBS（PBST）洗涤 2 次，每次 3～5 分钟。将 NC 膜浸没于工作浓度为 1∶800 的单克隆抗体辣根过氧化物酶标记物（用 PBST 稀释）溶液中，在 25 ℃～37 ℃条件下，在摇床上恒温作用 2 小时，取出 NC 膜，用 PBST 洗涤 3～5 次，每次 3～5 分钟，滴去 NC 膜表面水分，浸于 3,3'-二氨基联苯胺（DBA）底物溶液（临用前加入 $H_2O_2$）中，37 ℃避光作用 15 分钟，用水冲洗终止反应。

（2）判定标准：根据显色反应有无或颜色深浅，进行定性或半定量。

阴性反应：NC 膜上未见显色反应，判为阴性。

阳性反应：NC 膜上出现淡棕色为"＋"，出现棕色斑为"＋＋"，出现与参考阳性血清斑点相当的深棕色斑点为"＋＋＋"，出现比参考阳性斑点还深的斑点，判为"＋＋＋＋"。

6. 三联（血吸虫、肝片吸虫和锥虫）酶联免疫吸附试验　与酶联免疫吸附试验原理基本相同，差异在于以硝酸纤维素膜为固相载体，在一张膜上分别吸附血吸虫、肝片吸虫和锥虫 3 种抗原，另外底物亦吸附在膜上。根据膜上底物出现的颜色反应情况判断结果，可同时诊断上述 3 种寄生虫病。

（1）操作方法：

1）试剂配制：快诊盒内备有快诊膜及试剂 1～5，试剂 6～10 在用前按说明书要求配制。

2）编号：根据待检血清编号，在快诊膜右端编号，然后将膜放入同一编号试管中。

3）检测步骤：①加试剂 6。用吸量管在每个试管中加入 1.5 ml 的试剂 6。②加待检血清。A 血纸样品：用打孔机从待检血纸上打下 1 张圆片（面积相当于 0.24 cm²），放入相应编号的试管中；B 血清样品：用移液器吸取 0.4 ml 待检血清加入相应编号的试管，轻轻摇匀。③孵育。将试管置于 37 ℃环境中，孵育 50 分钟，每隔 10 分钟轻轻摇动试管 1 次，使抗原、抗体充分反应。④洗涤。取烧杯 1 只，加入约 45 ml 试剂 6，用镊子将每支试管中的膜夹出，放入盛有试剂 6 的烧杯中，轻轻摇动，洗涤 3 次，每次间隔 3 分钟。⑤加试剂 8 反应。将洗涤好的膜用镊子夹出，放在滤纸上吸去膜表面水分后，放入盛有试剂 8 的烧杯中，用镊子翻动膜，使其充分接触液体。然后，置于 37 ℃环境中反应 50 分钟，每隔 10 分钟用镊子翻动膜 1 次。反应结束后，膜再用试剂 6 洗涤 3 次，方法同"④"（若检测猪血样，该步骤可省略）。⑥加试剂 9 反应。用滤纸吸去膜表面水分后，将膜放入盛有试剂 9 的烧杯中，用镊子翻动膜，使膜浸在液体中。置于 37 ℃环境中反应 30 分钟，每隔 10 分钟翻动膜 1 次。反应结束后，膜再用试剂 6 洗涤 3 次，方法同"④"。⑦加试剂 10 显色反应。用移液器吸取 30%过氧化氢 4.5 ml，加入盛有试剂 10 的烧杯中，摇匀后，立刻将已吸去表面水分的膜放入烧杯中，轻轻摇动烧杯 1～5 分钟（待有任何一斑点出现后中止）。⑧中止反应。将烧杯中的反应液弃去，用自来水充分洗涤，水清为止，即可判断结果。若需保存膜，则将每张膜平铺在滤纸上，37 ℃或室温干燥。

（2）判断标准：目测颜色深浅的有无，记录标准：深棕色为"＋＋＋＋"，浅棕色为"＋＋＋"，黄色为"＋＋"，浅黄色为"＋"，稍黄色为"±"，无色为"—"。"＋＋"以上可判为阳性。以膜编号端为右端，左圆斑为血吸虫病，中间圆斑为锥虫病，右圆斑为肝片吸虫病。

## 第二节　家畜血吸虫病的治疗

家畜血吸虫病治疗的目的在于杀灭虫体治愈病畜，杜绝病原传播，因此必须选择疗效高的疗法。此外由于抗血吸虫病的药物对家畜具有一定的毒性，故应强调安全，尽力避免家畜死亡事故发生。同时还应方便群众，考虑药源与费用，选择应用治疗病畜或扩大化疗，以节省开支。目前吡喹酮口服是家畜血吸虫病等多种寄生虫病的常用治疗方案。

## 一、治疗前准备

### （一）治疗对象确定

凡经病原学或血清学诊断为阳性的家畜，均应进行健康检查，然后根据具体情况，再决定治疗、缓治或不治。健康检查内容首先询问病史及饲养管理情况，然后按系统检查。主要项目为体温、呼吸、心率、心律、食欲、反刍、瘤胃蠕动、精神、营养以及年龄等。一般对于妊娠 6 个月以上和哺乳期母牛以及 3 个月以下的犊牛缓治，对于年老体弱丧失劳动力的牛和有急性传染病、心脏病以及其他严重疾病的牛缓治，或建议不治，淘汰。

### （二）体重测定

测量家畜体重是服用药物剂量的前提，因此必须认真做好病畜治疗前的体测估量。受测牛必须立于平稳的地方，正确测量其胸围及体斜长，记下测量数据，按下列公式计算。

1. 黄牛体重估测公式

$$黄牛体重（kg）=\frac{胸围（cm）^2 \times 体斜长（cm）}{10800}$$

2. 水牛体重估测公式

$$水牛体重（kg）=\frac{胸围（cm）^2 \times 体斜长（cm）}{12700}$$

3. 马属动物体重估测公式

马属动物体重（kg）＝体高×系数（瘦弱者为 2.1，中等者为 2.33，肥胖者为 2.56）

4. 羊体重估测公式

$$羊体重（kg）=\frac{胸围（cm）^2 \times 体斜长（cm）}{300}$$

5. 猪体重估测公式

$$猪体重（kg）=\frac{体高（cm）\times 体斜长（cm）}{14400}$$

公式中胸围是指从肩胛后角围绕胸部 1 周的长度；体斜长是指肩端至坐骨结节的长度；体高是指鬐甲至地面的高度，体直长是指鬐甲到尾根的长度。

消瘦的牛只，按估测的体重酌情减少 5%～10%后计算药量。

### （三）病牛治疗记录

以县为单位统一印制病牛治疗记录表，治疗过程中，应按要求认真做好记录，治疗结束后，要整理成册归档备查。

## 二、治疗药物和方法

### （一）吡喹酮

吡喹酮为异喹啉吡嗪衍生物，是一种非锑剂抗血吸虫药物。

1. 剂量与疗程　一次口服。黄牛 30 mg/kg，水牛 25 mg/kg，体重限量黄牛以 300 kg，水牛以 400 kg 体重为限计算；马属动物 20 mg/kg，羊 20 mg/kg，猪 60 mg/kg。

2. 药物反应及其处理　吡喹酮一次口服疗法，治疗家畜血吸虫病，药物反应轻微，主要表现为反刍减少，食欲减退，瘤胃臌气，拉稀，心跳增快，精神沉郁，严重时可引起流产，个别牛可出现死亡。对药物反应轻微的牛，一般不需特殊处理。对于部分病牛，特别是老弱病牛或奶牛可出现较重的反应，应加强观察，采用对症疗法，可以康复。

（二）硝硫氰胺

1. 剂量与疗程

（1）微粉口服疗法：药物粒径要求不超过 6 $\mu$m，适用于黄牛、水牛、山羊血吸虫病的治疗，以体重 60 mg/kg 一次口服，体重限量黄牛为 300 kg，水牛为 400 kg，羊按实际体重给药。

（2）混悬液静注疗法：静注用硝硫氰胺混悬液的浓度为 1.5%，药物粒径 2 $\mu$m 以下。经特殊加工制备的混悬液具有分散相对稳定性，常温保存 1 年以上，微粒不会叠结。水牛按体重 1.5 mg/kg，黄牛按 2 mg/kg，用生理盐水或 5% 葡萄糖盐水稀释后静脉注射。最大用药限量体重，黄牛为 300 kg，水牛为 400 kg。

2. 药物反应及其处理　微粉口服疗法具有高效、安全特点，大于治疗量 5~10 倍，也未见任何副作用出现。

静注疗法可见眩晕、共济失调等症状，应加强观察，对症处理。个别出现突然倒地或呼吸困难等症状，应立即停止注射，加强观察，呼吸困难可用 3% 麻黄碱 3~5 ml 肌内注射。

## 第三节　家畜血吸虫病的预防管理

防治家畜血吸虫病应采取综合性措施，包括治疗病畜、粪便管理、消灭钉螺、保护水源、安全放牧等各项工作。实践证明只有采取综合性防治措施，才能达到良好的防治效果。

### 一、治疗病畜

驱虫分为治疗性驱虫和预防性驱虫两种。治疗性驱虫是指仅对粪检查出的病畜进行驱虫。预防性驱虫是指某些感染严重的地区有计划地进行定期群体驱虫，预防性驱虫可防止遗漏治疗粪检漏检的或粪检时虫体尚未达到成熟排卵期的家畜，从而最大限度地减少虫卵对环境的污染，净化环境，达到预防的目的。驱虫最好是做到虫体性成熟前驱虫，由于血吸虫的性成熟期很短，仅 25 天，可根据血吸虫感染有明显季节性特点，一般安排在 11 月下旬至次年 3 月为宜。用于驱虫的药物有硝硫氰胺、吡喹酮等。

### 二、畜粪管理

（一）防止家畜粪便污染水源

牛棚和猪舍等的搭建应远离江、湖、河、塘、沟等水源。水牛有沾塘并将粪便排放于水中的习性，在饲养水牛的地区，应防止牛到有螺水体内沾塘。在近水地区放牧或进行农田耕作时要及时收集动物排出的粪便倒入粪桶或掘坑发酵贮存。

（二）建无害化卫生厕所

无害化卫生户厕的建造应结合村镇规划和住宅建设。新建、翻建农户住房时，必须配套建造无害化卫生户厕；新建农民集中居住区，应同时建设粪便无害化处理及生活污水相对集中处理设施。对于旧房改厕，厕屋应建造在室内或庭院内，无庭院的应靠近居室，以方便使用和管理；化粪池建造在房屋或围墙外，便于出粪和清渣；禁止在水源周边建造厕所。应根据当地经济状况、农民用肥习惯，从三格式、双瓮式、沼气式、粪尿分集式 4 种无害化卫生厕所模式中选择。在有条件的地区，可提倡建沼气池，如厕所、畜舍与沼气相连的三联式沼气池，处理后粪液、粪渣的使用与排放应符合卫生要求，应使用经过无害化处理后的粪液施肥，禁止用未经处理的粪液施肥。

### 三、消灭钉螺

对牧场及家畜经常活动的场所，可采用农业工程灭螺、药物灭螺，以减少家畜的感染。

### 四、安全用水

**（一）饮用井水**

常用的方法是在溪边或河边挖一浅井，使疫水通过地下沙层自然过滤流入井中，成为无尾蚴水而供动物饮用。井应选择在远离厕所和贮粪池的地方建造，井口要高出地面，以免粪便污染水源。

**（二）分塘用水**

动物下塘饮水，尤其是饲养水牛的疫区，因其有沾塘的习性，一定要选择无钉螺的塘水。若所有水塘均有钉螺滋生，则要采取有效措施消灭钉螺。动物饮水和人的生活用水要分开，以确保用水安全。

**（三）兴建农村自来水厂**

人口密集、动物饲养量大的血吸虫病流行村，要有计划、有步骤地兴建农村自来水厂，这是实施安全用水最可靠的方法。自来水的水源选择一般为地下水、无螺区泉水，如是地面水源（如江、河、湖水），则需经过处理，以清除泥沙和可能存在的尾蚴。使用自来水喂养动物、洗涤器具、冲洗棚舍均可避免动物接触尾蚴而预防血吸虫的感染。

**（四）杀灭尾蚴**

在一些钉螺难以消灭的地区，若建自来水厂的条件尚不成熟，为预防血吸虫感染，可采用杀灭尾蚴的方法。杀灭尾蚴的方法很多，常用的有：①将饮用水加热至 60 ℃以上；②每 50 kg 水加漂白粉 1 g（或漂白精 0.5 g），即先将漂白粉或漂白精加少量水调成糊状，再加入水中搅拌均匀，15 分钟后使用；③每 50 kg 水加 3％碘酊 15 ml，拌匀，15 分钟后使用；④每 50 kg 水加入 12.5 g 生石灰，搅匀，30 分钟后使用。若上述药物用药量大，处理后水的氨和碘的气味太重，可在每 50 kg 水中加入 1％硫代硫酸钠 20～30 ml 混合即可消除。牛在含有尾蚴的水田中耕作，可事先在水田施用化肥如尿素、碳铵，也可喷洒氯硝柳胺杀死尾蚴。若水田酸性较强，可结合使用生石灰来杀死尾蚴。

### 五、安全放牧

**（一）提倡家畜圈养与舍饲**

对家畜实施圈养或舍饲，既可避免家畜与疫水接触而减少感染机会，又可杜绝家畜在放牧过程中散播病原而达到净化环境的目的。另外，家畜圈养或舍饲可获得大量的有机肥料，使农作物增产增收。家畜在圈养、舍饲时要饮用无尾蚴的水。草料最好取自无螺区；在有螺地区割草，应尽量在旱地或等露水干后割草，如在雨天或露水地割草，要将割来的青草晾干或晒干后饲喂。

**（二）安全放牧**

1. 在无螺区放牧　首先通过详细的螺情调查，确定无螺区，再根据放牧动物的种类、数量确定牧场范围的大小。若牧场周围有钉螺滋生，要定期作螺情调查，并采取防范措施，以免钉螺扩散蔓延至牧场。

2. 先灭螺后建牧场　若地区钉螺分布广泛，只能在有螺草洲、草坡放牧，则首先要消灭钉螺。可通过喷洒药物灭螺，也可用拖拉机深翻，将有螺草土埋入底下，播种良种牧草。另外，在放牧前 1 个月左右，应对放牧动物进行全面驱虫，清除体内的虫体。

3. 季节性放牧　因为钉螺只有在水中活动时才能逸出尾蚴而感染动物，而钉螺的活动又受气温、日照等气候因素影响，因此动物感染血吸虫具有明显的季节性特点：在湖洲江滩及水网地区春秋两季为感染季节，夏季因江、湖水位上涨淹没草洲，动物多采用舍养，少受感染，山区旱、雨季节明显，只有在雨季放牧或在农田（水田）耕作时才受血吸虫感染。所以，在血吸虫感染季节，特别是感染高峰季节，可禁止动物到有螺草洲、草坡放牧，实施圈养或舍饲，从而达到安全放牧的目的。在实施季节性放牧时，要贮备足够的青干草等饲料。

### 六、调整养殖业结构

在血吸虫病流行区，特别是钉螺难以消灭或暂不能彻底消灭的地区，一是可调整养殖业结构，发展养禽业（特别是水禽如鸭、鹅等），限养黄牛、山羊等对血吸虫易感的哺乳动物。既有利于畜牧经济的发展，也有利于控制血吸虫病传播。二是以机耕代替畜耕，牛是我国血吸虫病流行地区的主要传染源。淘汰耕牛、实现机耕是改变传统耕作方式，推进农业现代化的必由之路，也是控制动物血吸虫病传播的一项有效措施。在以牛耕为主要耕作方式的地区，在经济条件许可的情况下，可逐步淘汰耕牛，以拖拉机代替牛耕，从而大幅度降低疫情。

### 七、家畜血吸虫病检疫

随着我国畜牧业的日益发展，日本血吸虫病流行区，尤其是长江流域家畜的流动性日渐频繁。为了控制病畜流动，预防疫源的扩散和蔓延，对重疫区输出动物和已消灭血吸虫病地区输入的动物，必须由动物防疫监督机构实施血吸虫病检疫。检疫方法可采用间接血凝试验或胶乳凝集试验，凡是诊断结果阳性的，阳性畜和同群畜必须治疗后方可输出或输入，严禁输入、输出患病动物。

〔汤　凌〕

# 第七章　钉螺控制

钉螺（*Oncomelania hupensis*）是日本血吸虫唯一中间宿主，在血吸虫病传播过程中，如果消灭了钉螺，血吸虫生活史就会被切断，血吸虫病就无法传播，消灭钉螺是控制血吸虫病传播的一项重要措施。

## 第一节　钉螺调查

通过钉螺调查，应掌握钉螺分布的区域、范围以及有无扩散、复发等情况，了解钉螺分布状况、特征及扩散、复发的原因，查明是否存在感染性钉螺、分布区域及风险范围，为制订因地制宜的可行性灭螺方案、规划和方法，以及重点灭螺区域和范围提供依据。

### 一、制订计划

国家级机构制订全国钉螺调查方案和技术规范，审核省级机构上报的查螺实施方案和计划；省级机构根据国家计划和技术规范，结合本省钉螺分布情况及防治工作需求，制定本省查螺实施方案，审核、调整市级机构上报的查螺计划；市级机构根据省级机构制订的查螺实施方案，指导县级机构编制查螺计划，审核、汇总县级机构上报的查螺计划；县级机构按照省级机构制订的查螺实施方案，结合本地钉螺分布情况及重点范围，以流行村为单位编制查螺计划，汇总上报市级机构（图 7 - 1）。

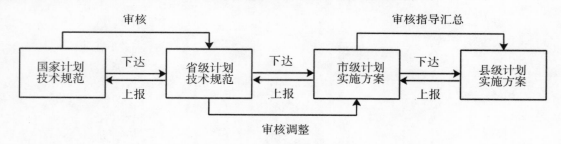

**图 7 - 1　查螺计划编制流程图**

### 二、组织实施

（一）组织实施机构

按照国家和省级机构下达的查螺计划和技术规范，由县级或乡镇级机构（血防站）根据钉螺分布情况及防治工作需求具体负责执行。县级机构负责对本县（市、区）的任务落实、技术培训、指导、督查，以及数据资料的收集、汇总和上报。省、市级机构根据需要开展相关技术培训、指导和督查。

（二）调查范围和频次

人畜活动频繁、近年内发现有感染性钉螺、螺情回升或通过风险评估认为存在传播风险的现有滋生环境是每年开展钉螺调查的重点区域，其他有螺环境和可疑滋生环境按计划轮查。（表 7 - 1）

**表 7 - 1** 钉螺调查范围和频次

| 钉螺分布环境 | 查螺范围 | 查螺频次 |
|---|---|---|
| 现有滋生环境 | 高危地带（人畜活动频繁、发现感染性钉螺）； | 1～2 次/年（重点区域） |
| | 危险地带（人畜活动稀少、计划环境改造前）； | 1 次/年（常规区域） |
| | 其他有螺环境（环境偏僻、人畜难到）。 | 按计划 1 次/3 年轮查 |
| 可疑滋生环境 | 与现有钉螺滋生环境毗邻或水系相通、洪水淹没区可疑滋生环境。 | 1 次/年 |
| 历史有螺环境 | 近 2 年未查出钉螺，环境未变或部分改变； | 1 次/年 |
| | 3～9 年未查出钉螺，环境未变或部分改变； | 1 次/3 年轮查 |
| | ≥10 年未查出钉螺，环境未变或部分改变； | 1 次/5 年轮查 |
| | 环境彻底改变，不适合钉螺滋生环境。 | 不定期监测 |
| 潜在扩散环境 | 与流行区毗邻或水系相通、养殖来自有螺地区水生动植物及来自有螺地区船舶停靠的码头、船坞等环境、矮围拆除区域。 | 扩散途径调查和可疑载体监测（1 次/3 年） |

（三）现场调查与方法

1. 工作准备 准备工作主要包括确定查螺时间和范围、准备查螺工具、防护用具和记录资料、开展技术培训和人员的组织安排。

（1）查螺时间：根据钉螺生态习性，一般以每年 4～5 月及 9～10 月为宜，对钉螺扩散途径调查及可疑载体的监测可在每年 4～10 月进行。

（2）查螺范围：根据年度任务目标，应优先对现有钉螺滋生环境中人畜活动频繁或近年内发现有感染性钉螺的高危易感地带，以及新发、复发环境进行调查；其次为人畜活动相对稀少和计划进行环境改造的现有钉螺滋生环境；然后是可疑钉螺滋生环境、潜在扩散环境和历史有螺环境。

（3）查螺工具：包括查螺框（约 0.11 m²）、拾螺夹（镊子或筷子）、查螺袋、记录笔、GPS 手持定位仪，以及手套、胶靴、防护膏等防护用具。

（4）记录资料：设计好现场调查和实验室观察需要收集的数据资料，现场调查资料包括环境名称、植被种类与盖度、天气状况、线距、框距、线号、框号、GPS 位点、查螺日期和人员等，可直接记录在查螺袋上。实验室资料包括调查线号、框号、解剖螺数、活螺数、死螺数、感染螺数、解剖日期和人员等，用表格形式记录。

（5）技术培训和人员安排：按照查螺工作计划和技术规范，组织人员培训和现场调查准备。

2. 现场调查

（1）系统抽样：对环境相对规整、面积较大的江湖洲滩等现有钉螺滋生环境，按自然或人工方式将其标记为若干块，每块 13.33 hm²（200 亩）左右，然后按 10 m×10 m 或 10 m×20 m 等距离设线设框，逐块调查。面积特大时，可适当增加线距和框距，但最大不超过 50 m。对河道、沟渠、池塘、田埂等现有钉螺滋生环境，按每隔 5 m 或 10 m 等距离设框，沿河道或沟渠，按干渠→支渠→斗渠→毛渠→田块顺序调查。从源头至下游，从湿地至水汭，追头、追尾、追点、追面，直至全面掌握钉螺的分布区域（图 7 - 2）。绘制钉螺分布环境示意图，记录环境名称、植被种类与盖度、天气状况、线距、框距、线号、框号、GPS 位点、调查时间和人员姓名等现场资料，检获框内全部钉螺，带回实验室待检。

系统抽样未查到钉螺时，可根据钉螺生态习性，增加对一些适宜钉螺滋生的可疑环境的设框抽样，如坑洼地、牛脚印、小沟边、临时畜舍、停船港湾、家畜放牧必经之地等。如在江湖洲滩等环境作系统抽样调查时，若相邻 4 框（点）均未查到钉螺，可在 4 框（点）之间选择最适宜钉螺滋生的区域加查 4 框（点）。如在河、沟、渠、田埂等环境作系统抽样调查时，若相邻两框（点）均未查到钉螺，可在两框（点）之间选择最适宜钉螺滋生的段加查两框（点）。

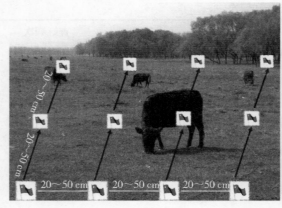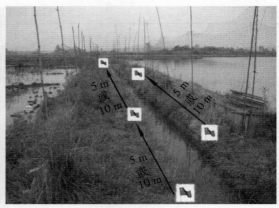

图 7－2　系统抽样示意图

（2）环境抽样：山地、竹林、坟堆、冷浆田等特殊环境，以及可疑钉螺滋生环境、潜在扩散环境和历史有螺环境，先采用环境抽查法调查，若检获活钉螺，再以系统抽样法进行调查。绘制钉螺分布环境示意图、记录环境名称、植被种类与盖度、天气状况、GPS 位点、调查时间和人员姓名等现场资料，检获框内全部钉螺，带回实验室待检。

（3）全面细查：是对钉螺接近消灭地区或复杂环境的一种调查方法。调查时不计框，不计密度，步步为营，全面细查。若发现钉螺，记录有螺处 GPS 位点、环境特征、处数、实际有螺面积、调查时间和人员姓名等资料，将钉螺带回实验室待检。由于很难做到全面细查，多采用小距离系统抽样或纵横系统抽样结合环境抽查法。

（四）实验室检测

从现场捡拾回实验室的钉螺应敞开查螺袋口，保持通风并尽量在 24 小时内检测完成，包括钉螺与其他螺类的鉴别、死活测定和感染性钉螺检测。同时按照查螺袋上记录的线号和框号，用表格形式登记解剖螺数、活螺数、死螺数、感染螺数、解剖日期和人员等相关资料。

1. 钉螺与其他螺类的鉴别　常见的与钉螺相似的螺类主要有方格短沟蜷（*Semisulcospira cancellata* Bonson，俗称海蛳）、真管螺（*Euphaedusa*，俗称烟管螺）、细钻螺（*Opeas gracile*，俗称菜螺）和拟钉螺（*Tricula*，俗称小黑螺）等，一般可根据形态特征、大小、螺旋方向、颜色以及唇崎和厣的有无进行鉴别（表 7－2、图 7－3）。

表 7－2　　　　　　　　　　　　　　　　　　钉螺与相似螺类的鉴别

| 鉴别要点 | 钉螺 | 烟管螺 | 菜螺 | 拟钉螺 | 海蛳 |
|---|---|---|---|---|---|
| 壳色 | 黄褐色 | 黄褐色 | 灰白色 | 灰黑色 | 黄褐色 |
| 长度/mm | 5～10 | 10～17 | 7～9 | 3～6 | 15～28 |
| 螺旋数/个 | 5～9 | 10～11 | 6～8 | 5～8 | 12 |
| 旋向 | 右旋 | 左旋 | 右旋 | 右旋 | 右旋 |
| 厣 | 有 | 无 | 无 | 有 | 有 |
| 唇崎 | 有 | 无 | 无 | 无 | 无 |
| 壳口 | 卵圆形 | 近似三角形 | 椭圆形 | 卵圆形，壳脐沟裂状。 | 卵圆形有锯齿 |
| 栖息习性 | 水陆两栖，多见于江河湖沟渠等潮湿草地。 | 陆栖，常见于墙角、树洞等阴湿处。 | 陆栖，常见于菜园、屋基等阴湿处。 | 水栖，常见于山区水沟或小石块上。 | 水栖，常见于河湖渠水中。 |

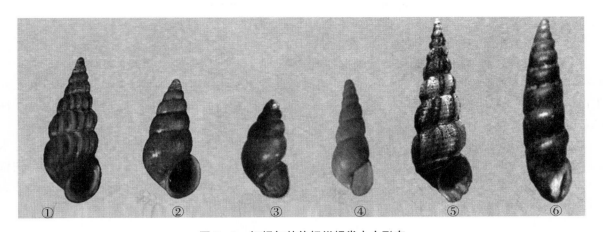

**图 7 - 3　钉螺与其他相似螺类大小形态**
①肋壳钉螺；②光壳钉螺；③拟钉螺；④菜螺；⑤海蛳；⑥烟管螺。

2. 钉螺死活鉴别

（1）爬行法：将一张画有直径 5 cm 圆圈的草纸铺于平底瓷盘内，加少许脱氯水使草纸湿润，将钉螺置于草纸上圆圈内，室温（20 ℃～25 ℃）下放置 24 小时后观察钉螺爬动情况。开厣活动或爬到圈外者为活螺，不活动者再用敲击法或压碎法鉴别。

（2）敲击法：将钉螺置于平面试验台上，用钉锤敲击使之壳碎，软组织有收缩反应者为活螺，软组织无收缩反应或腐烂无弹性者为死螺。

（3）压碎法：根据玻片大小，在每块厚玻璃板上相互分开放置 5～30 只左右钉螺，用另一玻璃板将钉螺轻轻压碎后，在每只钉螺上滴加一滴脱氯清水，置×10 倍解剖镜下，见软组织有收缩反应或新鲜富有弹性者为活螺，软组织无收缩反应或腐烂无弹性者为死螺。

（4）温水法：将钉螺洗净后放入盛有 20 ℃左右温水的平皿或玻璃杯中，观察 2～3 小时，见有开厣活动、伸出软体组织、爬出器皿外或吸附于玻璃壁上、用针刺有反应者为活螺。不活动或针刺无反应者再用敲击法鉴定。

3. 感染性钉螺检测

（1）压碎镜检法：按照钉螺死活压碎检查方法，在解剖镜下用解剖针拨开钉螺外壳、撕碎钉螺消化腺、肝脏等软体组织，逐个观察，发现有血吸虫尾蚴（透明状、尾部分叉）或子胞蚴（透明面条状）者即为感染性钉螺（图 7 - 4）。解剖针每拨弄完一个感染螺后，应及时擦干净，防止将尾蚴带入下一个钉螺造成误判。

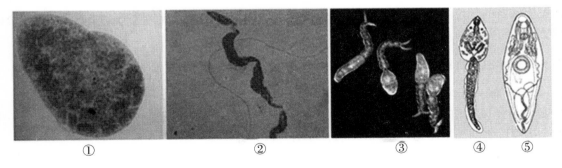

**图 7 - 4　钉螺解剖镜检常见的幼虫形态**
①血吸虫母胞蚴；②血吸虫子胞蚴；③血吸虫尾蚴；④外睾吸虫尾蚴（仿）；⑤东方侧殖吸虫（仿）。

（2）逸蚴法：在每只 U 形试管内放 5～10 个钉螺，在离管口 1～2 cm 处置一 U 形尼龙网罩防止钉螺外爬，加脱氯清水至管口，置于 20 ℃～25 ℃光照条件下 4～8 小时后　用肉眼或放大镜在灯光下检查试管口水面有无尾蚴。鉴别不清时，用白金耳环取表面水滴于载玻片上，置解剖镜下证实。如发现尾蚴，再将钉螺单个分装，观察每个钉螺感染情况，计数感染性钉螺只数。

（3）核酸检测法（环介导等温扩增技术，LAMP）：

1）钉螺处理：将捡拾的钉螺用玻璃板将钉螺压碎去壳，挑取软体组织置 2.0 ml 干净离心管，每管用移液器吸取 400 $\mu$l 缓冲液 GA 置离心管，用电动研磨器研磨软体组织 15 秒→加入 40 $\mu$l Proteinase K（蛋白酶 K）溶液，震荡混匀→10000 r/min（～11200×g）离心 1 分钟，弃上清→加入 200 $\mu$l 缓冲液 GA，震荡至彻底悬浮。

2）DNA 提取：将上述研磨处理后的钉螺样本每管加入 20 $\mu$l Proteinase K 溶液混匀，置 56 ℃水浴箱中裂解 2～3 小时至组织溶解（其间每 30 分钟取出振荡混匀 30 秒），取出后简短离心去除管盖内壁水珠→加入 200 $\mu$l 缓冲液 GB，充分颠倒混匀，置 70 ℃水浴箱中放置 10 分钟至溶液变清亮，短离心去除管盖内壁水珠→加入 200 $\mu$l 无水乙醇，充分振荡混匀 15 秒（此时可能出现絮状沉淀），简短离心去除管盖内壁水珠→将离心管内溶液和絮状沉淀物全部加入吸附柱 CB3 中，将吸附柱 CB3 放入收集管，12000 r/min（～13400×g）离心 30 秒，倒掉收集管中废液，将吸附柱 CB3 放回→向吸附柱 CB3 中加入 500 $\mu$l 缓冲液 GD（使用前请先检查是否已加入无水乙醇），12000 r/min 离心 30 秒，倒掉收集管中废液，将吸附柱 CB3 放回→向吸附柱 CB3 中加入 600 $\mu$l 漂洗液 PW（使用前请先检查是否已加入无水乙醇），12000 r/min 离心 30 秒，倒掉收集管中废液，将吸附柱 CB3 放回→再次加入 600 $\mu$l 漂洗液 PW，12000 r/min 离心，弃废液→将吸附柱 CB3 放回收集管，12000 r/min 离心 2 分钟，弃废液→将吸附柱 CB3 置室温数分钟，彻底晾干吸附材料中残余漂洗液→将吸附柱 CB3 转入干净离心管，向吸附膜中间部位悬空滴加 80 $\mu$l 洗脱缓冲液 TE，室温放置 10 分钟，12000 r/min 离心 2 分钟，收集离心管内液体，即钉螺基因组 DNA，−20 ℃保存。

3）基因扩增与结果判断（环介导等温扩增技术，LAMP）：试验前所有枪头、微量离心管无菌处理，准备好 LAMP 法检测试剂盒、1～10 $\mu$l、20 $\mu$l 移液器、显色剂及 BstDNA 聚合酶（置冰袋上防失活）。

取无菌处理后的 0.2 ml PCR 反应管进行编号，分别加入 2×LAMP 反应缓冲液 12.5 $\mu$l、无核酸酶水 6.5 $\mu$l、待测钉螺基因组 DNA 模板 3.0 $\mu$l（操作中吸取不同样本时须更换枪头，防止交叉污染）、25×靶序列扩增引物 1.0 $\mu$l、BstDNA 聚合酶 1.0 $\mu$l，钙黄绿素显色剂 1.0 $\mu$l，短暂离心混匀→将反应管置入漂浮板，置 65 ℃水浴箱恒温孵育 60～90 分钟。同时设 1 管阳性对照（PC-DNA）和 1 管阴性对照（NC）→肉眼观察反应管内液体颜色变化，阳性为绿色，阴性为浅棕色。若阴性对照反应管内液体显示绿色，说明实验室或检测系统可能受到其他 DNA 污染，需重新试验。

（五）个人防护

工作人员在现场查螺和实验室检测过程中应注意个人防护，工作前穿戴好医用手套、胶靴等防护用品或在可能暴露的部位涂擦防护膏剂，不要赤手捡拾或抓取钉螺，不要在疫水中洗手洗脚，如不慎接触疫水或感染性钉螺，应及时检查治疗。

### 三、钉螺和感染性钉螺面积计算

（一）山丘和水网地区

1. 确定有螺段　相邻框中有螺为一个有螺段，两个有螺段之间无螺区在 30 m 以内时融为一个有螺段，两个有螺段之间无螺区超过 30 m 时按两个有螺段计算。

2. 计算有螺段长度　确定有螺段（$L_1$）后，再从有螺段最远两端各延伸 15 m 为有螺长度，即 $L(\text{m})=L_1+15×2$。孤立螺点按 30 m 计算。

3. 计算有螺段宽度　常年有水且水位较稳定的河沟，以河沟两侧实际坡高之和为宽度，即 $W(\text{m})=(W_1+W_2)$；夏水冬涸河沟，以河沟两侧实际坡高之和加底宽为宽度，即 $W(\text{m})=(W_1+W_2+W_3)$；如仅一侧有螺，则以实际有螺侧坡高为宽度，即 $W(\text{m})=W_1$ 或 $W_2$。田埂按 1 m 计算。

4. 面积计算　$S(\text{m}^2)=L(\text{m})×W(\text{m})$

5. 特殊地形如冷浆田、山地、坟堆、竹林、木林等发现有螺，按滋生地实际面积计算。感染性钉螺面积计算方法参照上述钉螺面积计算方法进行。

（二）江湖洲滩地区

1. 总面积≤15 hm² 洲滩，发现有螺全部计算为有螺面积。

2. 总面积＞15 hm² 洲滩，先确定有螺片，有螺框之间距离≤300 m 时，融为一个有螺片，有螺框之间距离＞300 m 时，分两个有螺片单独计算。

3. 有螺片长宽计算　确定有螺片后，先算出有螺片实际长度（$L_1$），然后从最远两端各延伸 50 m 为长度，即 $L(m)=L_1+50×2$；宽度以最宽处（$W_1$）与最窄处距离（$W_2$）之和除以 2 再各延长 50 m 为宽度，即 $W(m)=(W_1+W_2)÷2+50×2$。

4. 面积计算　$S(m^2)=L(m)×W(m)$。

江湖洲滩地区感染性钉螺面积计算方法按以下原则进行：若感染性螺点为 1 个孤立螺点，则从感染螺点向四周各延伸 50 m 计算感染螺面积，即按 1 hm² 计算。若感染螺点为 2 个以上且两感染螺点相邻距离≤50 m，则以两螺点距离相加，再向四周各延伸 50 m 计算感染螺面积。若各感染螺点相邻距离＞50 m，则分别按孤立螺点计算感染螺面积。若孤立感染性螺点自然环境＜1 hm² 则按实际面积计算。

**四、主要统计指标**

根据现场调查和实验室检测结果，主要计算钉螺和感染性钉螺面积、活螺框出现率、活螺密度、钉螺感染率、感染螺密度和钉螺自然死亡率等指标，具体统计方法见第九章防治工作中常用统计指标。

**五、质量控制**

开展钉螺调查前，按照国家和省级机构下达的钉螺调查计划和技术规范，以县为单位，县级机构应对计划安排查螺、检测和资料管理人员进行技术培训，熟悉和掌握相关技术技能。查螺工作完成后，省、市、县应对所辖区域的工作开展和质量控制情况进行抽样复核，包括任务完成情况、调查范围与区域情况、技术熟练程度、资料收集管理情况等。省级机构对每个市抽查 1～2 个县，每个县抽查 1～2 个乡镇、每个乡镇抽查 2 个流行村，每个流行村现场抽查 2 处已查螺环境。市级机构对每个县抽查 2 个乡镇，每个乡镇抽查 2 个流行村，每个流行村现场抽查 2 处已查螺环境。县级机构对每个乡镇抽查 2 个流行村，每个流行村现场抽查 2 处已查螺环境。

**六、资料收集与管理**

现场调查和实验室检测工作结束后，应及时对钉螺调查结果进行资料收集和整理，绘制钉螺分布示意图，将当年调查结果（地点、环境名称和类型、线号、框号、检测结果和调查日期等）记录到每个有螺环境查灭螺记录表卡。县级或乡镇级机构对原始资料进行整理、汇总，形成钉螺调查统计表，建立分环境钉螺分布数据库和一账一图，按年度装订成册、归档并妥善保存，以保持调查资料的连续性和完整性，同时也为下年度钉螺调查的开展和计划制订提供参考依据。县级及以上机构逐级收集、审核、汇总辖区内的查螺资料并逐级上报。

## 第二节　药物灭螺

消灭钉螺是预防和控制血吸虫病流行、消除血吸虫病传播风险的一项重要措施。经过多年的研究和实践，我国在控制钉螺过程中总结出了一系列行之有效的技术和方法，包括化学灭螺、生态灭螺、物理灭螺、植物灭螺和生物防治等，但因成本效果和技术难度等原因，物理灭螺、植物灭螺和生物防治等方法现已很少使用，现阶段较常用的方法主要是化学灭螺和生态灭螺。

## 一、适用范围和频次

药物灭螺具有见效快、可反复使用等优点，几乎适用于各类有螺环境。但目前现场使用的化学灭螺药物多数对鱼类等水生动物具有一定的毒性作用，且成本较高，效果难以持久，应做好安全防范，科学合理使用，尽可能减少对环境的污染，严禁使用国家明令禁止使用的药物。随着血吸虫病传播风险的逐步降低，当前药物灭螺的范围重点为以下几类环境：

1. 人畜活动频繁的有螺环境，近 2 年内发现有血吸虫感染风险因素的环境，计划压缩钉螺面积的环境，每年灭螺 1～2 次。

2. 计划环境改造的有螺环境，在工程实施前进行 1 次药物灭螺。

3. 其他有螺环境，根据防治目标和任务要求开展药物灭螺工作。

## 二、常用灭螺药物

在血吸虫病防治早期，人们即采用药物灭螺的方法控制血吸虫病流行。1913 年日本首先试用石灰氮灭螺，1941 年埃及开始推广应用硫酸铜灭螺，为世界上最早用于现场灭螺的化学药物。第二次世界大战后，美国、日本、德国、英国、瑞士等又先后研制出五氯酚钠、螺灭、氯硝柳胺、B-2、蜗螺净和杀虫环等灭螺药物。在我国，1950 年开始化学灭螺药物的研究和应用，至今已筛选出 2000 多种化合物，包括五氯酚钠、氯硝柳胺、烟酰苯胺、溴乙酰胺、氯乙酰胺、硝苯柳胺、氯代水杨胺、四聚乙醛、蜗螺净、毒菌酚、硼美石粉、荣宝、敌百虫，以及杀虫双、杀虫环、杀虫钉等沙蚕毒素类仿生农药，但大部分因其药效、生产工艺、对非靶生物毒性、价格成本、环境污染以及使用等问题而未能推广应用。目前使用较多、效果相对较好的灭螺药物主要有氯硝柳胺、四聚乙醛、螺威等。

### （一）氯硝柳胺

氯硝柳胺是 WHO 唯一推荐用于现场灭螺的化学药物，也是全球使用最广泛的一种高效杀螺剂。该药最早由拜耳药厂生产，商品名称 Bayer-73，其乙醇胺盐称"贝螺杀（Bayluscide）"。国内早期生产的是一种由氯硝柳胺直接制成的糊剂（血防-67），由于易干燥结块，现已淘汰使用。为提高灭螺效果及便于现场使用，研究工作者分别研制了氯硝柳胺可湿性粉剂、悬浮剂和颗粒剂等多种剂型。

1. 50％氯硝柳胺乙醇胺盐可湿性粉剂（WPN） 商品名称"杀螺胺"，是将氯硝柳胺原药、载体和填料、表面活性剂、辅助剂混合粉碎而成的一种可湿性粉剂。对成螺、幼螺、螺卵均有较好的杀灭效果，适用于江湖滩涂、沟渠等各类有螺环境。现场使用可采用喷洒法或浸杀法，推荐用量为喷洒法 $2 g/m^2$，浸杀法 $2 g/m^3$。该药对鱼类和两栖类生物具有较强的毒性作用和一定的生物残留，现场使用时应避开水产养殖区域并在灭螺后 2 周内禁止灭螺区域放牧，同时注意个人防护。

2. 杀螺胺悬浮剂 是将有效灭螺药物与润湿剂、乳化剂、分散助悬剂、黏度调节剂、钉螺抑制剂等按一定比例、工艺混合、添加并辅以湿性研磨、剂型改造而成的一种剂型，可增加药物的分散性、黏附性及与靶标接触面，减少药物用量和对非靶生物毒性，提高使用性和灭螺效果，降低施药成本。现阶段较常用的剂型有 25％杀螺胺悬浮剂、26％四聚杀螺胺悬浮剂和 50％杀螺胺乙醇胺盐悬浮剂等，广泛适用于山区、江湖滩涂、沟渠等各类水源充足的有螺环境。现场使用时可采用喷洒法或浸杀法，推荐用量为 25％杀螺胺悬浮剂和 26％四聚杀螺胺悬浮剂喷洒法 $2 g/m^2$，浸杀法 $2 g/m^3$；50％杀螺胺乙醇胺盐悬浮剂喷洒法 $1 g/m^2$，浸杀法 $1 g/m^3$。该类剂型对鱼类、贝类、蛙等水生生物有毒，现场使用时应避开水产养殖区域并在灭螺后 2 周内禁止灭螺区域放牧，同时注意个人防护。

3. 5％杀螺胺颗粒剂 该剂型为 5％杀螺胺乙醇胺盐、0.2％十二环基硫酸钠、1％环基酚聚氧乙烯基醚磺酸盐混合后，经气流粉碎机粉碎成粉末，再与 93.7％石英砂和 0.1％聚乙烯醇水溶液混合烘干而成。具有持效期长、粉尘少、便于使用等优点。适用于江湖滩涂、沟渠等各类有螺环境，特别是水源相对缺乏的地区。现场使用时可采用机械喷洒或人工施撒的方式，推荐用量为 20～40 $g/m^2$。该药对鱼类等水生生物有毒，现场使用时应避开水产养殖区域，防止水源污染，注意个人防护。

（二）四聚乙醛

四聚乙醛为 WHO 评定的低毒类农药，1963 年开始国外用来杀灭蜗牛、蛞蝓等软体动物，20 世纪 80 年代后国内开始用于杀灭钉螺，具有粒径小、分散性好、活性表面大、渗透力强、灭螺效果好、持效期长、安全环保等优点。14 ℃～31 ℃气温下，40％的四聚乙醛悬浮剂（密达利，META-Li）2 g/m² 现场喷杀 7 天，钉螺死亡率可达 98.0％，15 天达 93.2％，灭螺效果与 1 g/m² 氯硝柳胺相当，浸杀浓度＞25 mg/L 可完全抑制钉螺上爬。但灭螺作用比较缓慢，浸杀和喷杀 48 小时后才可显效，浸杀效果较差。现场使用时推荐用量为喷洒法 2.5 g/m²，浸杀法 2.5 g/m³。有效灭螺浓度下，该药对常见淡水鱼类等水生动物安全，LC₅₀＞10 mg/L，适用于农作物和水产养殖区域等各类有螺环境的钉螺防治。但超过 100 mg/L 水体仍可造成水生动物中毒，需防止过量使用和水源污染。

（三）4％螺威粉剂

4％螺威粉剂是以油茶籽饼中提取的五环三萜类物质为有效杀螺成分研制而成的一种植物源类杀螺剂，具有灭螺效果好、易降解、不引起环境污染等优点，2.5 g/m³ 现场浸杀 3 天或 5.0 g/m² 现场喷杀 15 天钉螺死亡率可分别达 100％和 90.0％，效果与 50％ WPN 相当，可适用于各类有螺环境。现场使用时推荐用量为浸杀法 2.5 g/m³，喷洒或喷粉法 5 g/m²。在水源缺乏或滩面较宽的有螺环境可优先采用撒粉法。但该药对鱼虾等水生生物有较强毒性，现场使用时应避开水产养殖区域，同时注意个人防护。

三、组织实施

按照国家和省级机构下达的灭螺计划和技术规范，由县级或乡镇级机构（血防站）根据钉螺调查情况及防治工作需求组织灭螺队伍，培训灭螺人员，准备灭螺器械和灭螺药物，明确灭螺范围、时间和方法，并在灭螺前负责向乡镇（街道）政府提出灭螺地点、时间、药品种类、影响范围和注意事项，由乡镇级政府于灭螺前 7 天内予以公告。县级机构负责对本县（市、区）的任务落实、技术培训、督导检查，以及数据资料的收集、汇总和上报。省、市级机构根据需要开展相关技术培训、指导和督查。

四、常用灭螺方法

（一）基本原则

1. 全面规划、因地制宜、讲究实效。

2. 先风险区域（发现感染性钉螺、人畜活动频繁）后其他，先近后远，先上游后下游。

3. 安全用药。

（二）灭螺时间

根据钉螺生长繁殖规律，药物灭螺时间一般在 4 月气温上升前最合适。湖沼型地区应尽量在洪水来临前完成，也可在秋季（9～10 月）再次进行 1 次。冬天可结合农田水利建设进行。

（三）灭螺方法

常用的药物灭螺方法有浸杀法、喷洒（粉）法、泥敷法、地膜覆盖法和综合灭螺法等，根据不同自然环境和积水情况可灵活运用，对于复杂环境，可采用药物与环境改造相结合的方法。

1. 浸杀法 适用于有少量积水或水位可控制的沟、渠、塘、田等有螺环境。浸杀时先将有螺段筑坝或分段筑坝堵住水流或引水灌满，使其短期内不流通，待水位稳定后，将周边水线以上有螺区域的草皮铲入水中（厚度 6 cm 左右），计算堵坝段水容量和所需药量。按照所需药量称取药物置于桶中，加适量清水搅拌均匀，然后将配制好的药液均匀地浇泼至堵坝段水中，适当搅拌使药液分布均匀。同时，周边水线以上堤岸按喷洒剂量泼以药液防止钉螺上爬。

注意事项：①浸杀时间不应少于 72 小时。②浸杀期间保持水位恒定，如渗漏严重或蒸发较大时需随时补水补药。③施药时间一般应在春苗前 7 天和秋收后，避免对农作物造成损伤。用药量＝坝段水容量（m³）×药剂量（g/m³）。

2. 铲草皮沿边药浸法　适用于积水较多，水流难以堵截、水位相对稳定的河、沟、渠、塘等有螺环境。灭螺时先沿河、沟、渠、塘岸边水线上30～70 cm有螺地带喷洒一定量的药物，然后将草皮、药物及6～10 cm土层一起铲入水中，使土表、土内、水上、水下钉螺一起进行药物浸杀，从而起到杀灭这类环境中钉螺的作用。铲草皮时要先铲近水线处30 cm处，再铲水线上较高处，随铲随扫，将草皮推入水线下，不使其露出水面，铲完后，可沿近水线30 cm处再进行一次药物喷洒，防止钉螺上爬。

注意事项：防汛地段或沙土易坍塌堤段不宜提倡此法。

3. 喷洒（粉）法　不宜采用浸杀法的环境一般可采用喷洒（粉）法，适用于江、河、湖洲滩地和没有积水的沟、渠、塘、田埂等有螺环境。

（1）加水喷洒法：对水源充足或取水方便的有螺环境，按照计划灭螺面积、不同药物的有效剂量及器具容量大小先计算出1次或分次需用药量，然后将称取或量取的原药加入喷洒容器中，按比例加入清水搅拌混匀，均匀喷洒在计划灭螺区域内（图7-5）。假设灭螺机有效容量为100 L，喷液量为1 kg/m²，如使用50%氯硝柳氨乙醇胺盐可湿性粉剂，灭螺有效剂量2 g/m²，则每次可装清水100 kg，加入药量200 g，灭螺面积100 m²。如用26%四聚杀螺胺悬浮剂，灭螺有效剂量2 g/m²，每桶药物为20 kg，则每桶药物可灭螺面积为 20 × 1000/2 = 10000 m²。

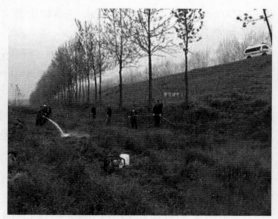

图7-5　喷洒灭螺法

注意事项：①药物喷洒前尽量清除灭螺区域内的植被并集中处理（焚烧或药物浸泡，防止钉螺扩散），使药液能充分湿透钉螺滋生泥面，以提高灭螺效果。②喷洒过程中需防止药物沉淀，药液喷洒均匀。

（2）直接喷洒法：山丘、石驳岸、树林、干湿相间的灌渠农田，以及洲滩地、涵闸等水源缺乏或水位不定的复杂有螺环境，可采用颗粒剂或粉剂直接进行喷洒。灭螺时可采用农用18型背负式喷雾机或喷粉机，2～3人一组，行进式喷施（图7-6）。

注意事项：①施药人员应穿戴防护服、口罩、手套等防护用品，做好个人防护。②喷嘴应近距直向地面并按一定顺序均匀喷施。

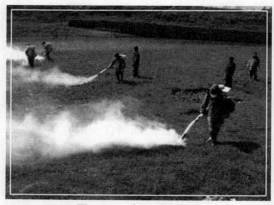

图7-6　喷粉灭螺法

4. 泥敷法　本法是将土埋灭螺、药物灭螺和缓释剂灭螺相结合而成的一种新型灭螺方法。适宜于含松软泥土的沟渠、田埂、塘壁、房屋周围等环境。灭螺时先割（拔）去需灭螺环境中的杂草、草根等杂物并集中处理（焚烧或药物浸泡，防止钉螺扩散），然后按6 g/m²药量喷洒一遍50%氯硝柳氨乙醇胺盐可湿性粉剂并将大约3 cm厚的草皮、泥土及药物一同铲下，加水混匀，再将混匀后的药泥敷在沟渠或田壁上（图7-7）。

注意事项：①敷泥厚度须保持3 cm以上，敷实压紧，防止钉螺露出泥面。②药物和泥土一定要混匀，并防止泥敷后药泥层快速干燥而引起药泥层开裂。

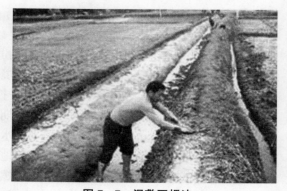

图7-7　泥敷灭螺法

5. 地膜覆盖法　该法是通过黑色地膜的密封和吸热作用，使膜下钉螺在高温、缺氧以及药物的长期作用下杀灭钉螺的方法。适用于沟渠、田壁、水塘、小面积残存钉螺等有螺环境。研究表明，地膜覆盖不仅对土表、土内钉螺有较好的杀灭作用，而且可抑制钉螺第 2 代的繁殖和滋生，其中药物覆膜比单纯覆膜和单纯药物灭螺效果更明显。灭螺时先进行环境处理，清除沟渠周边、田壁等灭螺区内杂草（<5 cm）、树枝、尖锐石块等杂物，然后常规药物灭螺方法均匀地抛撒或喷洒一遍灭螺药物，如氯硝柳胺按 2 g/m$^2$，如碳酸氢铵（加热分解产生 NH$_3$ 和 CO$_2$）按 300 g/m$^2$。再将厚度 0.06 mm 以上黑色地膜沿沟渠、田壁均匀地覆盖在有螺地面上，最后铲取周边无螺区泥土将地膜边缘压紧、夯实（泥土压膜宽度 20 cm、厚 5 cm 以上），以保持膜内环境呈相对封闭状态。流水沟渠先截流和环境处理，覆膜后再从膜上恢复正常流水（图 7 - 8）。

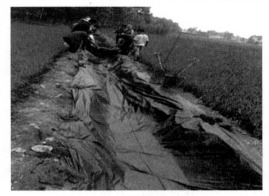

图 7 - 8　覆膜灭螺法

注意事项：①地膜覆盖须保持 10 天以上。②及时修补破损，保持其密封性。③地膜不能覆盖到的边角有螺地带，须彻底处理（铲除、填埋、泥敷或药物喷洒），不能留下死角。

6. 综合灭螺法　对于复杂环境地区，可通过以上多种方法的综合运用或环境改造，从而达到消灭钉螺的目的。

## 五、灭蚴

对发现有感染性钉螺和有感染风险的水域及时开展灭蚴是防止感染、特别是急性感染的重要措施。根据自然环境下血吸虫尾蚴的分布特征，尾蚴逸放高峰期一般为 5～6 月涨水期和 9 月退水期，通常这个时期为血吸虫病高危感染风险期，因抗洪抢险、龙舟赛等群体性活动，疫水暴露人群增多，风险因素增加，是预防血吸虫病感染的重点时期。通常情况下，血吸虫尾蚴逸出后一般呈聚集性分布，主要分布在近陆静水区水面下（高危风险区）。洪水期间，其漂移扩散且具有感染力的区域主要是距阳性螺点 2000 m、距大堤 60 m 范围内。因此，及时发现和消灭感染性钉螺、了解灭螺（蚴）的重点区域和范围是查灭螺（蚴）工作的重点和关键。

## 六、统计指标

根据药物灭螺前后钉螺调查数据，计算活螺密度下降率、感染性钉螺密度下降率、钉螺校正死亡率、钉螺面积下降率和药物灭螺任务完成率等，具体统计方法见第十一章防治工作中常用统计指标。

## 七、质量控制

药物灭螺后 2～4 周内，应对不同环境、不同药物的现场灭螺效果进行抽样考核，同时核查有关灭螺计划、药品使用情况、登记表卡和灭螺日志等资料。省级机构每市抽查 1～2 个县、每县 1～2 个乡镇、每乡镇 2 个流行村、每个流行村 2 个已灭螺环境；市级机构每县抽查 2 个乡镇、每个乡镇 2 个流行村、每个流行村 2 个已灭螺环境；县级机构每个乡镇抽查 2 个流行村、每个流行村复核 2 个已灭螺环境。要求喷洒法活螺密度下降率 80% 以上，浸杀法、泥敷法和地膜覆盖法活螺密度下降率 95% 以上。

## 八、资料收集和管理

灭螺（蚴）工作结束后，县级或乡镇级机构应及时收集、整理相关灭螺日志、登记表卡和灭螺效果考核等资料，统计相关数据，按年度装订成册、归档并妥善保存，以保持调查资料的连续性和完整性。县级及以上机构逐级收集、审核、汇总辖区内的灭螺（蚴）资料、建立数据库并逐级上报。

〔刘宗传〕

# 第八章　部门综合治理

　　环境改造灭螺即利用钉螺生态学、生理学特征，采取各种物理学、生态学的方式强制性地改变钉螺生存、繁衍的环境，使土壤干燥、钉螺食物减少，或改变植被品种和结构，破坏钉螺生存的保护屏障，阻断钉螺迁移和抑制钉螺繁殖等，导致钉螺数量逐渐降低，从而达到控制或消灭钉螺的目的。消灭钉螺的方法要结合农业、水利和林业的环境改造措施，以改变环境为主，辅以药物杀灭。环境改造灭螺不仅能产生明显的灭螺效果，而且能增加农民收入，达到了治虫、致富的目的，但一次性投入较大，因此一定要因地制宜地科学规划。灭螺前要做好调查研究，掌握螺情，做到心中有数；灭螺过程中要严格掌握技术规范，注意质量；灭螺后要进行效果评价。

## 第一节　环境改造灭螺技术规范

### 一、目的

　　结合农业、水利、林业等部门的工程建设项目，改变钉螺滋生环境，控制和消灭钉螺。

### 二、制订计划

　　1. 国家级机构参与全国流行区环境改造灭螺计划的论证、评估。

　　2. 省、市和县级机构向同级政府的有关部门提供血吸虫病疫情信息，提出流行区环境改造灭螺的建议，协助拟订环境改造灭螺计划。

### 三、组织实施

　　1. 国家级机构负责全国流行区环境改造灭螺工作的督导和技术支持。

　　2. 省、市和县级机构在流行区工程建设项目实施前，协助施工单位对有螺环境实施药物灭螺措施。

　　3. 省、市和县级机构在工程建设项目实施过程中，指导施工单位妥善处理有螺土，对施工人员的个人防护提供技术指导。

　　4. 县级以上机构在工程建设项目实施结束后，对工程建设项目的灭螺效果进行评估。

### 四、环境改造灭螺原则

　　1. 先重流行区后轻流行区，先生产、生活区后其他区，由近及远，先上游后下游，先易后难。应治理一块，巩固一块。

　　2. 结合当地经济建设和社会发展，整合资源，将环境改造工程优先安排在现有钉螺环境。

### 五、环境改造灭螺方法

（一）农业灭螺工程项目

水改旱、水旱轮作、沟渠硬化、蓄水养殖、有螺洲滩翻耕种植等。

（二）水利灭螺工程项目

河流治理、节水灌溉、渠道硬化、抬洲降滩、小流域治理、涵闸改造、修建阻螺设施等。

（三）林业灭螺工程项目

退耕还林、兴林抑螺、湿地保护等。农业、水利、林业灭螺工程项目分别依据农业、水利、林业主管部门制订的技术方案实施。

### 六、质量控制

省、市和县级机构在项目单位实施环境改造灭螺工程时，对钉螺控制、设施建设、有螺土处理及施工人员个人防护等进行现场技术指导和质量监控。

（一）评估指标

根据环境改造灭螺工程实施前、后钉螺调查数据，统计活螺密度下降率、感染性钉螺密度下降率、钉螺面积下降率等。

（二）资料收集

县级以上机构负责收集以下资料并逐级汇总上报：环境改造前后钉螺分布、人畜感染率等灭螺防病效果的评估资料；环境改造工程实施情况及与灭螺防病有关的费用等资料。

## 第二节　结合农业的环境改造措施

结合农业的环境改造灭螺是将农业生产、农业产业结构调整、农田水利基本建设与改造钉螺滋生环境进行有机结合，既可持续性灭螺，也可彻底消灭钉螺。

农业生产的环境改造措施包括垦种灭螺、水改旱、水旱轮作、垸内洼地种植等。

### 一、垦种灭螺

灭螺原理：在有螺地带通过翻耕种植，使钉螺滋生环境干燥、食物减少，使钉螺体内代谢障碍、能量枯竭、繁殖力下降，同时可将钉螺压埋于土内，钉螺缺氧窒息，导致钉螺逐渐死亡。

技术要点：平整土地，深耕细作，开沟沥水，做到水退滩干雨停沟干，坚持每年耕种。

适用环境：湖沼地区的有螺环境。

（一）不围垦种

在一些围堤不利于蓄洪、泄洪和地势较高不需围堤即可保证一季收成的湖滩、河滩、洲滩，可采用不围垦种的方法灭螺。在每年秋季退水后，成片地开垦滩地，做到深耕细耙，种植一季夏季早熟作物或萝卜、甜菜、黑本草等。这种方法用工和投资不多，是生产和灭螺一举两得的措施。垦种要年年不断地反复进行，并对坑洼进行平整和开沟沥水，做到水退滩干、雨停沟干，把耕、耙、种、管、收紧密结合起来，才能使钉螺密度渐趋下降。要防止无计划地零碎垦种及只垦不种或时种时不种，否则难以收到灭螺效果，且会影响农业的收益。夏收季节，要做好抢收、抢运、防护的准备，随时掌握气象和水情预报，做到在洪水到来之前收割，防止因下水抢收造成大批人群感染血吸虫病。

（二）矮围垦种

在一些筑高堤能影响蓄洪、泄洪，或因人力、经费等不足暂不能筑高堤垦种的湖滩、洲地，及由于地势低洼不筑矮堤难以保证一季收成的滩地，可在秋季退水后，修筑高出滩面 1.5 m 左右牢固的矮堤。矮围内的滩地尽可能深耕细耙，种植夏季早熟作物。既可获得一季收成，又可收到灭螺效果。已围地方必须年年耕种，不能垦种的地方，要人工改造或进行其他方法处理，以巩固灭螺成果。

（三）高围垦种

对生产价值大，投资相对较少，修筑高围堤又不影响蓄洪的湖滩、洲滩，可采用高围垦种的方法灭螺。这种方法对灭螺和防止血吸虫病的效果都较好。但在进行这一工程时，必须征得水利部门的同意。农业、水利、血防等有关部门应密切配合，共同协商、规划、勘测、设计、施工、检查和验收，使灭螺工作在工程的各阶段中，得到统一安排，切忌顾此失彼，避免发生矛盾。建筑围堤的同时，应按农田基本建设的要求，配置排灌设备，有效地控制水位。取土筑堤时，不论是在堤外还是堤内，都要平地取土，防止留下堤套、坑洼。在全面调查掌握堤内钉螺分布的情况下，尽量先开垦有螺地带，切实做到成片的深耕细耙，尽可能不留边角。机耕不到的地方，用人工补耕，坑洼处应平整。垦后必须立即种植，尽可能种旱作物。不能种旱作物而种水生作物时，要切实做好防护工作，并采取其他措施灭螺。无论种植何种作物，都要以不造成钉螺新的滋生环境为原则。垦种要连续数年，方可保证灭螺效果。

（四）堵湖汊垦种

在汊口较小，汊内可耕面积较大的湖汊，可采用堵湖汊垦种的方法灭螺。秋季退水后，在汊口筑堤建闸，控制江、河水位。汊内平整土地，连年垦种旱作物。对不能垦种的低洼地带，人工改造环境或用药物灭螺。这种方法比一般湖滩和洲滩的围垦省力、省投资，而且有利于保护湖汊附近的居民免受血吸虫病的威胁。

## 二、水改旱

水改旱是一种消灭水田钉螺的有效方法。

（一）适用范围

水改旱应选择血吸虫病疫区、地势较高、无旱作物明显的限制因素（如黏土等）、有螺滋生的水田进行。水改旱最好能形成规模，才能取得灭螺和经济效益双丰收。

（二）实施要求

水改旱实施地最好有较完备的排灌设施，若无，应按田园化要求，建立独立的排灌体系，做到渍能排，旱能灌，排灌自如。具体做法是开挖田间沟渠，降低水位，抬高田地，保持常年无积水。

在平原地区实施水改旱，开挖田间"三沟"，即厢沟、腰沟、围沟，其技术要求如下：

1. 厢沟　厢宽一般 1.2～1.5 m（根据作物种类、品种和间套作模式的不同可适当增减），厢沟宽度为 15～20 cm，深度为犁地的深度。

2. 腰沟　对于较长的厢在其中间挖一沟将其拦腰截断，沟的宽度为 30～50 cm，深度 50～60 cm，腰沟的条数视厢的长度而定。

3. 围沟　在整片田的四周挖一条沟，将田围起来，沟的宽度为 60～80 cm，深 80～100 cm。在开挖深沟、建立排灌系统时，应按农田水利基本建设要求进行，同时按土埋灭螺的方法和要求进行灭螺。一般采用开新沟填旧沟的方法，具体做法是：先将旧沟两岸的有螺草土铲去 15 cm，推入沟底，然后将已铲去草皮处清扫 1～2 遍，并用灭螺药物，另外按照水利规划开挖新的排灌沟渠，将新沟中掘出的无螺土填入旧沟中，厚度至少 30 cm，然后砸紧夯实，填埋的有螺沟中水量少的，可不必排水；如水很多，则预先将大部分水排去。新旧沟的距离不宜小于 1 m，并尽量避免新旧沟交叉或相接，防止旧沟里的钉螺向新沟扩散，有条件的地方可对沟渠进行硬化。

（三）注意事项

一是要密切注意沟渠内的钉螺动向，一经发现，立即消灭。二是水改旱的实施时间最好不少于 3 年，如 3 年后钉螺完全消灭，在无钉螺扩散的情况下，可根据粮食生产需求，再改种水稻或进行水旱轮作。

（四）项目管理

以村民组为单位，由乡政府统一确定水改旱的面积、地点。种植何种作物由村民小组协商决定。

（五）项目效益

1. 血防效益

（1）灭螺：水改旱彻底改变了钉螺生存的自然环境，形成了钉螺扩散的隔离带，达到了灭螺的目的。

（2）防病：水改旱解决了血吸虫病流行所必需的水这个基本要素，使人、畜接触疫水机会减少从而减少了感染血吸虫病的机会。

2. 土地改良效果　水改旱改变了土壤的理化性质，土壤透气性增加，促进某些营养元素的平衡和肥效的提高。

3. 增产增收效益　水改旱调整种植业结构，适应市场经济，使生产结构多元化。单位面积土地的产出与投入之比得到提高，经济效益增加，特别是可持续发展农业生产模式的引进与应用，使生产效益得到进一步提高，这些模式在很多地方已成为基本的耕作制度。

### 三、水旱轮作

水旱轮作是指在同一田地上有顺序地在季节间或年度间轮换种植水稻和旱作物的种植方式。水旱轮作一般有两种形式：一是长期沿用的季节间水旱作物交替转换，其种植形式较多，其中以小麦—水稻轮作最为普遍，其次是油菜—水稻轮作；二是在年度间水旱作物交替转换。如棉稻轮作：第一年种水稻，下一年种棉花，2 年一个周期；或者 3 年种水稻，3 年种棉花，6 年一个周期等。周期时间长短，或者水旱作物轮作时间长短以各地种植习惯、地理环境、水利条件、市场需求等因素来确定。从防治血吸虫病的角度上讲，以年度间轮作，尤其是 3 年种水稻，3 年种棉花，6 年一个周期效果最为理想。

（一）适用范围

水旱轮作适合南方血吸虫病流行区，凡海拔高度在 1000 m 以下，年平均气温在 15 ℃～25 ℃，降雨量在 700～1600 mm，年平均日照时数 1200～2200 小时，农田地下水位较低，水利设施基本建设比较完善，可水可旱，能灌能排的地区或田块都可以应用。

（二）实施要求

水旱轮作区的选择以血吸虫病流行区，当地群众能科学种田且积极性高，排灌条件较好，灌有水源，排有出路，地势平坦，且与农业综合开发和土地整治项目相结合，达到"水平田，田成方，路相通，林成网，渠相连，土肥沃"的标准。

以田间道路、固定渠道和地埂划分实施区。实施区是进行田间耕作，生产管理，实行轮作和平整土地的基本单位。

实施区要求沟渠相连，涝能排、旱能灌，土地平整，呈水平田，同时要求渠、沟、路、埂纵横平行对齐，田块形式统一，大小一致。

（三）项目管理

以组为单位，制定水旱轮作的面积，定地点、生产计划，做到水作业和旱作业的时间统一。

（四）项目效益

水旱轮作的显著特征就是土壤在不同作物季节间或年度间干湿交替转换，这种转化对土壤的物理、化学和生物学性状有着重要影响。它不仅可提高作物产量，增加效益，而且能改变钉螺的滋生环境，消灭钉螺，控制血吸虫病的传播。

1. 水旱轮作在防控血吸虫病中的作用　改变钉螺的生存环境，消灭钉螺。水田需要经常引水灌溉，为钉螺在沟渠、水田内滋生提供了条件，旱地则不需要经常引水灌溉，地面保持干燥，地温升高，从而消除了钉螺生存的条件。每个周期完后，都要进行排灌水系的重新调整，开新填旧，这是一种灭螺较彻底的方法。水旱轮作后，在年间同一田块实行多熟制，增加了翻耕次数，破坏了钉螺生态环境，起到了翻耕填埋的灭螺效果。

减少了人畜接触疫水的机会，防止了血吸虫病的感染。种植旱作物的时候，人畜不需要下水，减少了人畜因水田作业感染血吸虫病的机会；从事水田作业时，是经过了一个周期的旱田作物，沟渠、田块都进行了整治和改造，钉螺基本上被消灭了，人畜接触的已不再是疫水，因此大大降低了人畜感染血吸虫病的机会。

2. 水旱轮作对农作物的增产增收作用　水旱轮作对作物的增产增收具有比较明显的作用，据调查，稻棉轮作，和单一种植水稻或棉花比较，在改种的第一年水稻可增产 30%，棉花可增产 40%～50%。水旱轮作对农作物的增产增收作用具体表现在 4 个方面：①能充分均衡地利用土壤养分，提高施肥效果；②可以改善土壤理化性状，调节和提高土壤肥力；③能消除有毒物质，减轻病虫危害；④能减少田间杂草危害。

### 四、垸内洼地种植技术

垸内洼地灭螺的重点是加强农业综合治理，即通过改造垸内洼地同农业高效耕种模式相结合，一方面改变钉螺滋生的环境，另一方面发展农业经济。

（一）技术方案

将垸内洼地划成 20～50 亩一块的湿地，疏通、修直或拓宽原有河道，或开挖新的排水渠，建好进、排水渠道，使每块湿地都能与进、排水渠道相通，达到旱可灌、涝可排、排灌方便自如的要求。在最低处，不能排尽积水时，可筑圩蓄水或开挖鱼塘等。

筑堤埂是垸内洼地改造的基本工程之一，施工时必须注意做好清基、进土、压实等工序。清基是把表底草皮、石块、树根挖去，露出新密致土，再将洼地地表有螺土层取出埋入堤埂内，上面覆盖无螺土层，进土压实。如用堆埋，要用无螺土封盖，厚度应在 30 cm 以上，以免干燥后开裂，钉螺外逃。上述地方在施工前后都要用灭螺药物喷洒，一般不少于 2～3 次，每次间隔 7～10 天，有条件的地方用浸杀法。泥深厚的地方，先要清淤方可筑堤。堤埂上的排水闸或暗管工程，要与筑堤同时进行，以免筑堤后再挖土，浪费工时。

实施沟渠硬化：沟渠硬化的技术要求为基础牢固，用块石铺砌，打好基础；沟渠两旁清除杂草，用预制板补砌，水泥勾缝，平铺整齐，不留缺口；整体形状为梯形，沟渠高度高于水面 20 cm 以上。可采用整体规划，分段实施的方法进行改造。

根据需要改建涵闸，增加阻螺、防螺功能。对无阻螺防螺功能的通江涵闸，由政府统一补建沉螺池和拦螺网。

实行轮作，茭白每 2 年轮作一次，湘莲每 3 年轮作一次，同时推广稻谷—荸荠—蔬菜等优化种植模式，加强管理，减少病害，努力提高经济效益。在堤埂上种植欧美杨，改善生态环境，同时禁止放牧家畜，杜绝传染源。

（二）项目管理

要加强组织领导，成立以当地政府领导为组长、有关部门参加的领导小组，协调各职能部门的工作。大力开展宣教活动，充分调动疫区群众参与垸内血防工作的积极性。各职能部门各司其职，形成合力，共同做好防治工作。

（三）项目效益

1. 血防效益　通过对垸内低洼地水网沟渠进行硬化改造，破坏了血吸虫病中间宿主钉螺的生存环境，从而阻断了血吸虫病的发生与流行。

2. 经济效益　改造垸内洼地，种植蔬菜，不仅可向社会提供大量无公害蔬菜品种，丰富居民菜篮子，又可以促进农村经济的可持续发展，增加农民收入。

### 五、农业产业结构调整

农业产业结构调整措施包括水产养殖等，按照钉螺滋生环境的地势高低，推广"低养殖、高种棉、不高不低种稻田"的生态复合型灭螺方法，不仅减少钉螺面积，也提高了经济效益。

（一）灭螺原理

钉螺长时间淹没于水下，可影响钉螺交配、产卵，抑制螺卵胚胎发育，引起成螺性腺受损及螺体能量代谢和物质代谢障碍。

（二）技术要点

保证钉螺连续水淹的时间要达到 8 个月以上。蓄水区域露出水面的植物要全部清除，水域沿岸定期监测，发现上爬钉螺及时处理。

（三）适用环境

此法适用于湖沼地区垸内易渍水的低洼湖滩及有些地势虽较高但距居民点较近的小块荒滩等有螺环境和水位不能控制又不影响蓄洪、泄洪的湖汊、洲滩等有螺环境。

（四）具体做法

根据不同环境的特点，可分为以下几种方式：

1. 开挖鱼池　适用于湖沼地区垸内易渍水的低洼湖滩及有些地势虽较高但距居民点较近的小块荒滩等有螺环境。开挖鱼池前，先在滩地上划块，块的大小根据地形及开挖鱼池的大小而定。在各块间留一定的空地，宽为 5～10 m，筑池岸时，先将滩地表面 20～30 cm 的有螺草土铲起，堆在鱼池岸处的中央，然后在鱼池的各块内逐层挖深，把挖出的土层覆在鱼池岸处的上面和两边，打紧压实。铲表面草土时要整块铲起，铲后清扫 1～2 遍；运土时防止钉螺漏掉；池岸两边要覆盖无螺土，厚 1～2 cm，岸顶盖无螺土 1 m 以上打紧压实，严禁把有螺土置于池岸的外层，还要防止钉螺从池岸裂缝中爬出，影响灭螺效果。每年秋季要清除池岸的杂草，发现钉螺要及时采取有效的措施处理。还可把有螺坑塘、废沟改造成鱼池。在易积水的小块低洼地，蓄水种植莲藕，灭螺效果和收益也较好。

2. 堵湖汊蓄水养殖　适用于汊口较小、汊内地势低洼的湖汊等有螺环境。秋季退水后，在汊口筑堤建闸，控制水位，结合水产养殖进行灭螺。水线以上的有螺地带要结合改造环境、垦种或灭螺药物等方法进行辅助灭螺。

3. 矮围高网蓄水养殖　适用于垸外洲滩低洼地区等有螺环境。在秋季退水后，沿长江大堤平行修合适长度和宽度的矮围堤，通常堤高低于长江干堤 3 m。在堤顶建 1 m×1 m、厚 10 cm 的水泥板作为挡水墙。汛期在堤上按 20 m 等距平行立木杆 2 根，江水涨至接近堤顶时将双层网系于木杆上，网高3 m，孔径 2 cm×2 cm 以防鱼外逃。围堤下端和中端各建一排灌闸。当江水涨至矮围堤身 2 m 时，提闸向内灌水，使 6 m 外水位保持平衡。江水下落时，围内水位向外排至养鱼所需深度时关闸。每年 3 月蓄水养鱼至 12 月中旬放水捕鱼，蓄水期 9 个月。蓄水养殖以后要加强堤坡杂草的处理与蓄水池的清淤，达到既养鱼又消灭钉螺的目的。

## 六、农田水利基本建设

农田水利基本建设通常在冬春季节开展，如土（沙）埋灭螺、造梯田综合治理、沟渠硬化、改明渠为暗渠等，在疫区通过结合此种方式进行灭螺，不仅有利于农作物的生产、增收，还可保护劳动人民的身体健康。

（一）土（沙）埋灭螺

1. 开新填旧　这种灭螺方法要按农田基本建设的规划，结合修建排灌系统，或结合排灌渠道的"大改小""明改暗"和平整土地等工程进行。这是一种灭螺较彻底的方法，只要结合得好而又严格掌握操作规程，即能达到灭螺的目的。在沟渠灭螺时应首先考虑此法。具体操作方法是：先将旧沟两岸的有螺草土铲去 10～15 cm，推至沟底，清扫 1～2 遍，然后按水利规划开挖新的排灌沟渠，将掘出的无螺土填入旧沟中，厚度至少 30 cm，打紧夯实。填埋的有螺沟如水量较少，可不必先排水，如水很多，则预先将大部分水排去。新旧沟的距离不宜小于 1 m，并尽量避免新旧沟交叉或相接，如遇到这种情况，一定要处理好，防止旧沟里的钉螺向新沟扩散。

2. 移沟土埋　这种方法应与疏通沟渠、裁弯取直等水利工程相结合。方法是将一岸的有螺泥土连同草皮铲下一层，堆在另一岸的下角，再将铲去泥草一岸的新土逐层铲下，加在堆有草皮及有螺土的上面，培成沟形。培上的无螺土至少 30 cm，并打紧夯实。这种方法是在不能开挖新沟渠的情况下采用的。

3. 挑土填埋　对一些农田基本建设及水利上无用的坑、塘、废沟、洼地、小河等，采用挑土填埋改为田地的方法灭螺。这种方法既可改变钉螺滋生环境，又可扩大耕地面积。填埋时，底部水量少的，可不必排水；如水很多，则预先将大部分水排去，然后将周围的有螺草土铲下 15 cm 以上，推放于底部，上面覆盖无螺土 30 cm 以上，并打紧夯实。

4. 开沟平整　此法适用于堤套，防浪林、芦滩、小块荒地等环境的灭螺。将灭螺地区分成若干小区，从区外开沟取土填埋。沟宽及深度可根据地形确定，开沟前要先清基，扫障。对高低不平的堤套，可先排水、填平坑洼，然后从堤套中间开沟，将土平铺内侧，压埋钉螺，并整成斜坡，做到水退套干，结合种植旱作物消灭钉螺。在防浪林采用此法时，还要同时清除树上、树根处的钉螺，以免形成新的有螺沟。开沟时分层取土，铺压时有螺土在下，无螺土在上，耙平、夯紧、压实。

5. 抽槽土埋　此法适用于小型河道和定型沟渠。它可与疏浚河道、沟渠及积肥相结合。方法是先排水，使水位降至常年水位以下，一方面挖河、沟泥积肥，另一方面在河岸边及沟渠底部抽槽，其宽度与深度以能容纳河、沟两岸铲下的有螺草土为度，然后自下而上铲下有螺草土 15 cm，使其落于槽中，清扫已铲去草土处 1~2 遍，全部推入槽中再盖上无螺土 20 cm 以上，夯紧打实，然后放水到原处，淹没埋螺处。

6. 卷滩土埋　在有平滩的小型河道及沟渠，可采用卷滩面有螺草土土埋的方法灭螺。方法是从有水的岸边开始将有螺的草土铲下一层，卷堆在河道及沟渠两边堤坡下，然后清扫铲去草土处 1~2 遍，再铲 1~2 层无螺土覆盖在堆放的有螺草土上，每层厚度至少 15 cm 以上，层层夯紧打实。

7. 沙埋　在有些堤套、坑塘、洼地、防浪林，可就地取材，用沉积的细沙掩埋钉螺。铺沙前要将地面草渣、芦渣、树渣清除干净。铺沙时必须厚度均匀，不留空白，全面铺到，最少要铺 10 cm 以上，对深一点的小沟、坑塘，可先用土埋平再用沙铺平。

8. 培田埂　此法是山丘地区消灭梯田钉螺的一种有效的方法。方法是就近取螺土，培于有螺的田埂边或田埂上，并夯实打紧，使田埂加厚加高，把钉螺埋入埂内。有螺的田埂后壁可采用"筑泥墙"的方法，其工序为：①血防 67 配制水溶液喷洒田埂后壁 1 次；②清除整个田埂后壁的杂草，离田后壁1 m 以内的地面草土也要铲除厚 15 cm；③筑泥墙，在离田后壁约 30 cm 处打桩，并在靠田埂的一面拦上木板，在板与田埂之间填上无螺土，然后夯实。

（二）造梯田综合治理

在山区，将有钉螺分布的山坡（山冲）小草滩等改造成梯田进行综合治理，从而达到消灭钉螺的目的。具体操作为：现将小草滩表面的有螺土分层铲下，铲土的厚度，一般第一层为 10 cm，第二层为7 cm，第三层为 4 cm。就地将第一层草土堆在最底部，然后依次堆上第二、第三层草土，再堆无螺土，使厚度达 30 cm 以上，垄宽一般为 2~3 m。如果滩面较大，除垄间挖有垄沟外，尚要另开排水沟，用以沥水排洪。挖沟处要预先规划好，保证有螺草土埋在垄中，防止暴露或流入排水沟中。这一方法尚可根据情况，同预先火烧草滩或包埋时加用灭螺药物等方法结合起来。对较大片山冲草滩，还可结合治山治水，采用灭螺与垦荒建造梯田相结合的措施。在改沟沥水后，将草滩按山势分为数块，建造梯田的坝埂，将上坡表面的有螺草土一层一层地铲下，填在下坡的低处，然后将上坡土一层层向下坡搬移，造成梯田，并夯实。在改后一年才开始耕种，或先种旱作物一年，然后改种水稻。对沼泽样的山冲草滩，则在滩地的周围开挖较深的排水沟，待滩地排水干燥后，再按上述方法，建垄包埋钉螺。

（三）沟渠硬化

结合农田水利建设、中低产田改造，因地制宜采取硬化有螺沟渠，既可畅通行水、防止洪涝，又可改造钉螺赖以生存的环境，减少钉螺的分布面积和扩散机会。尽管这种工程灭螺一次性投入较大，但易于巩固，能灭一段、清一段、巩固一段，因而沟渠硬化是疫区消灭钉螺、巩固灭螺成果的关键所在。

1. 工程选址　首先做好前期摸底调查工作，主要了解流行区域内的钉螺面积及阳性螺分布，有螺地区水源、水系分布，种植作物种类、养殖方式，已有的水利基础条件及是否符合开展沟渠硬化建设等。

选址根据"由近及远"的原则，从有阳性螺的村庄及阳性螺区域附近做起，从钉螺面积大、钉螺密度及阳性率高的对人、畜威胁大的地区做起。在水流较缓、土肥草密的水田灌溉沟、地势低洼或排水不畅的稻田等地的排水沟，优先开展硬化沟渠的工程。

沟渠硬化尽量避免新规划开辟沟渠，最好要结合原有沟渠体系，在原有基础上做局部调整，如适当截弯改直，提高沟渠输水能力和灭螺效果，但不占用过多的农田。在地方政府的统一领导下，协调相关部门，结合农田水利建设，从全局出发考虑，在适宜沟渠硬化地带，综合各类项目建设，在一定水系范围内合理规划支沟、干沟数量，充分发挥沟渠硬化工程的作用。

2. 沟渠类型设计　根据水力最优断面原理、施工及工程稳固性考虑，输水量较大的干沟尽可能采用梯形断面沟渠，输水量较小的农沟、支沟可采用半正方形断面。渠底采用正坡（渠底沿程降低）或平坡（渠底水平），尽量避免逆坡，利于行水。沟渠两侧边墙的倾斜度应根据建筑材料（卵石、砌石、混凝土）质地来确定。断面大小应根据水流量合理设计，沟渠边墙垂直高度应高于雨季最高水位 20 cm 以上，防止漫溢和钉螺扩散。工程建成后确保适当水流速度，不出现沟渠冲刷、壅水现象，利于周边区域排涝，抑制钉螺吸附生长繁殖，尽量延长沟渠使用时间。

（四）改明渠为暗渠

结合农田基本建设，对灌排流量不大和含沙量较小的有螺沟渠改为管道式暗渠，改变了钉螺滋生环境，具有很好的灭螺效果。暗渠（管）可采用箱涵、混凝土预制管或波纹塑料管等形式，断面尺寸、埋深等应按照《灌溉与排水工程设计规范》（GB50288—99）执行。

## 第三节　结合水利的环境改造措施

在水利建设结合灭螺中，水利部门要以"疫区优先治水、治水优先灭螺"为指导原则，在进行大江大河治理、堤防加固、修建水库、涵闸改建等工程建设时，采取河道疏浚扩洗、截弯取直、沟渠硬化以及针对引洪扩散钉螺的涵闸和增设防螺设施等方式，开展钉螺控制。

### 一、修建水库、山塘

修建山塘、水库使有螺的地带长期水淹，改变钉螺滋生环境，使钉螺不能生存繁殖而渐趋死亡，达到灭螺和促进生产发展的目的。在修建山塘、水库时，底部有螺的应先清基，结合工程进行土埋灭螺；在水线附近及以上的有螺带应预先采取措施灭螺，不能留有后患。每年应注意对山塘、水库进行维修加固，防止山洪冲破，水库、山塘建成后应加强监测，防止钉螺扩散。

### 二、吸淤填埋

沿江大堤内外因取土筑堤遗留下的大片堤套、坑洼，可用机械吸淤填埋灭螺。方法是枯水季节将挖泥船停靠在水边。安装管道直通有螺地带，吸淤逐片填埋，厚度须覆盖有螺草土 50 cm 以上。此法效果较好，可一举消灭钉螺，但必须与疏浚港口、疏通航道的工程结合进行。

### 三、开沟引洪导淤填埋

根据长江汛期江水含沙量大的特点，可以利用自然地形，在汛期前从长江水边至有螺地带开挖深沟大渠，水涨期引洪导淤填埋灭螺。此法用工少，代价低，灭螺效果好，而且可以抬高滩面，压缩低洼地的渍水面积，减少人群与疫水接触。

### 四、堤防工程

在血吸虫病流行区新建、改建及加固堤防工程时，应结合堤防建设，在堤防管理范围内采取灭螺、防螺措施。根据堤防类型、洲滩地形、钉螺分布的范围及高程、河道水位变幅等因素，堤防结合防螺、灭螺工程可选用填塘灭螺、建防螺平台（带）、建防螺隔离沟和硬化护坡等，堤防结合灭螺工程应不影响行洪安全。

（一）填塘灭螺

钉螺在土层内的生存深度，冬季最深可达 14 cm。因此，对滋生钉螺的坑塘、洼地等进行填埋，填埋后顶部高程达到最高无螺高程线，可有效灭杀钉螺。在填塘时，应先对塘周围钉螺滋生环境进行药物处理或铲除塘周围土层，深度超过 15 cm，铲除的有螺弃土应堆放于坑塘底部，上面应覆盖厚 30 cm 以上的无螺土，以达到灭螺的目的。

（二）建防螺平台（带）

1. 常因取土，在堤防两侧形成地势低洼、大小不一的坑涵，为血吸虫病高危易感地带。而在新建、改建及加固堤防工程时，因防渗和堤防稳定的需要，在堤防两侧修建护堤平台，因此，应结合护堤平台的修建，形成防螺平台（带），以防止钉螺滋生或减小钉螺滋生的概率和人畜接触疫水的概率。

2. 确定防螺平台（带）的顶部高程和宽度时，应考虑其对行洪的影响程度。在不影响行洪的情况下，尽可能抬高防螺平台（带）的顶部高程，增加宽度，以彻底消除钉螺滋生的环境。防螺平台（带）的顶面应规则平整，避免形成新的坑涵，以防止形成新的钉螺滋生环境。

（三）建防螺隔离沟

1. 修建防螺隔离沟的主要目的是滤干洲滩（护堤平台）积水，防止钉螺滋生，防止人畜进入堤外有螺洲滩，降低人畜的血吸虫病感染率。

2. 防螺隔离沟平顺规则，上端、下端与河湖连通，保证每年连续淹水时间达 8 个月以上，水深不小于 1 m，目的是防止钉螺在隔离沟内滋生和存活。

3. 防螺隔离沟的宽度可结合当地具体的条件论证确定。如果防螺隔离沟的工程量较大时，也可采取护栏等措施，防止牛等动物进入有螺洲滩。

（四）硬化护坡防螺

1. 由于堤防挡水，堤身临水坡土壤含水率较高，潮湿并生长杂草，适宜钉螺滋生，故可结合护坡，采取坡面硬化措施，改变环境，防止钉螺滋生。

2. 堤坡硬化常采用现浇混凝土、混凝土预制块、浆砌石等形式，也可采用经论证推广应用的新材料、新工艺。坡面硬化的范围下缘宜至堤脚，顶部应达到当地最高无螺高程线，目的是防止堤坡重新滋生钉螺。

**五、水利工程阻螺措施**

洪汛、溃堤、江水倒灌等水流推动、水流速度和依附于船底、植物的断茎、残叶、浪渣等漂流物是钉螺大量与远程迁移扩散的主要方式。由于钉螺沿水系扩散严重，导致血吸虫病流行区范围扩大，加重了血吸虫病防治工作的难度。

（一）拦网法

该法是在闸前或闸后或水渠中适当位置设置封闭拦网，以阻止钉螺扩散至下游。拦网形式有单层拦网、双层拦网和多层半幅拦网 3 种。其中单层拦网采用 20 目的尼龙网或金属网，固定于钢架，制成闸门式拦网。这种拦网适用于内陆地区水流平缓、漂浮物和泥沙较少的小型灌渠；双层拦网制法同单层拦网，第一层为 2~3 mm 孔径粗网，主要拦阻漂浮物，第二层为 20 目网，拦阻钉螺。这种拦网适用于水流平缓、泥沙较少的中小型灌渠；多层半幅拦网第一层为拦渣网，孔径 5 mm 左右，第二层为 20 目水面拦网，网幅高 1.0 m，水上和水下各 0.5 m，第三层为 20 目水下拦网，网幅高 0.5 m，置于灌渠底部，适用于水量较大的灌渠。

（二）沉螺池法

根据钉螺、螺卵在水体中的沉降运动规律和呈表、底两层分布的生物学特性，运用沉降、拦截的原理，采取沉螺、阻螺相结合的方法，将涵闸引水输入的钉螺、螺卵全部沉淀拦阻在沉螺池内，然后采用水淹或药物集中杀灭。

1. 沉螺池由连接段和工作段组成，其布置如图 8-1 所示。涵闸（泵站）的上游一般为滩地，水位变幅大，若沉螺池布置在滩地上，汛期水流漫滩，泥沙淤积严重，钉螺仍可通过涵闸进入渠道。因此，沉螺池不宜布置在涵闸（泵站）的上游。

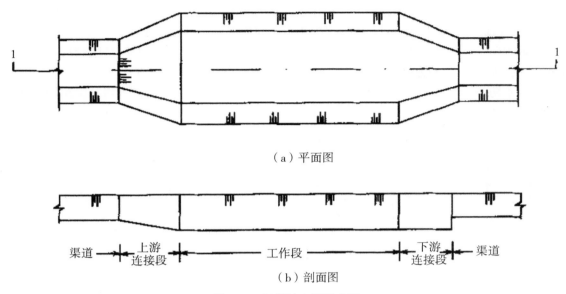

（a）平面图

渠道　上游连接段　　　　工作段　　　　下游连接段　渠道

（b）剖面图

**图 8-1　沉螺池布置示意图**

2. 合理确定沉螺池的过水断面和长度，是确保钉螺能沉积在沉螺池内而不致进入下游渠道的关键。沉螺池的布置形式及断面尺寸应使其与上游、下游渠道具有同等的过水能力。在涵闸（泵站）上游或下游修建防螺、灭螺工程都需要占用部分土地，应因地制宜，尽可能在非农业用地修建；确需占用农业用地的，建筑物布置也应紧凑，尽量少占地。由于渠道水流中挟带泥沙，沉螺池的布置应便于清除沉积的泥沙和灭杀钉螺。

3. 沉螺池工作段的长度、宽度和横断面面积的计算须结合工程所在地区的地形、地质及涵闸（泵站）和渠道等条件最终选定。根据实验室资料统计分析，沉螺池设计时钉螺起动流速采用值宜小于 0.2 m/s。

4. 沉螺池的宽度与深度的比值不宜大于 4.5，目的是使沉螺池内的流速沿池宽分布较均匀，提高沉螺效果。

5. 沉螺池工作段的底部低于上游、下游渠道底部，目的是防止沉螺池底部的钉螺进入下游渠道，且便于集中灭杀。目前各地已建的沉螺池的底部与上游、下游渠道底部的高差均在 0.5 m 以上。

6. 沉螺池工作段底部与上游涵闸（泵站）消能设施或渠道以斜坡连接，目的是使上游渠道的水流均匀扩散进入沉螺池；沉螺池工作段的末端以垂直面或陡坡与下游渠道连接，目的是防止沉螺池底部的钉螺进入下游渠道。

7. 拦污栅的作用是防止漂浮物进入沉螺池。若涵闸（泵站）已设置拦污栅，则不必重复设置。沉螺池内设置拦螺网和拦螺墙的目的是拦截和集中水体表层的钉螺和漂浮物，提高防螺、灭螺效果。

8. 由于钉螺一般存于水体的表层和底层，拦螺网的底部和拦螺墙的过水孔（管）的顶部高程均宜低于沉螺池运行水位 0.5 m，以便拦截钉螺，防止钉螺随表层水体进入下游渠道。

（三）"沉螺池"加两层半幅拦网法

在引水闸后建一沉螺池，并在沉螺池内设置两道拦网，其中一道拦水面钉螺，一道拦水底钉螺。采取沉螺与拦螺相结合的方法可以将水面、水底进来的钉螺全部截留在沉螺池内，以便集中处理，从而防止钉螺向灌溉渠系扩散。该方式是拦网型的深化，由于上下两道拦网不全封闭过水断面，因此不存在阻水的缺陷。

（四）中层取水法

根据钉螺、螺卵在水体中呈表、底两层分布等水力生物力学特征，运用汲取水体断面中间层（深层）深涵汲水原理，采取罩形拦渣喇叭口引水密闭管道系统，以避免涡流及吸附钉螺的漂浮物进入管道。设计基本原则：中层取水工程建在涵闸前方（堤外）。设计关键是引水口高度必须低于原涵闸底板高度并且低于枯水位最低高度，确保引水口处在汛期水下3～5 m深的水中。进水罩形喇叭口设拦渣装置，喇叭口汲水通道大于管道截面积，使进口处水流不形成涡流，避免漂浮物进入管道。

1. 中层取水防螺建筑物适用于水深较大，岸线较稳定，进水口距主河槽深水区较近，且外滩宽度较窄的涵闸（泵站），主要是为保证建筑物运行正常，便于清淤及减少工程投资。

2. 中层取水防螺涵管的固定式进水口典型布置如图8-2所示。涵管的进水口是采用固定式还是活动式，需根据水源区水位变幅、钉螺分布高程、涵闸（泵站）底板高程等因素分析选定。

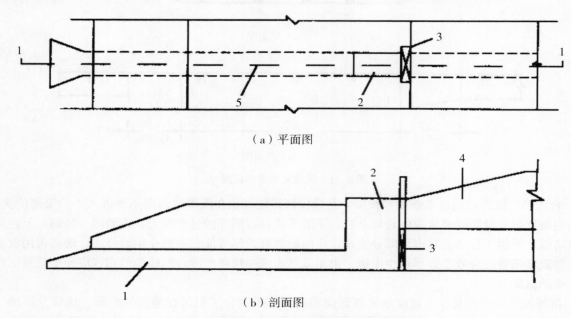

（a）平面图

（b）剖面图

**图8-2　固定式中层取水防螺涵管布置示意图**

1. 取水涵管；2. 调压井；3. 闸门；4. 土堤；5. 涵管中心线。

3. 固定式进水口的顶板高程低于当地洲滩钉螺分布最低高程线，已建工程一般低于2～3 m，目的是保证引水时避开水体表层的钉螺、螺卵和血吸虫尾蚴。

4. 防止固定式涵管进水口附近产生立轴漩涡，将水体表层的钉螺和漂浮物卷入进水口内。

5. 钉螺主要分布在水面至以下1 m范围内，考虑一定的安全度，因此，规定活动式取水口顶部高程要保持在水面之下不小于1.2 m。

（五）钉螺截留装置

钉螺截留装置由分离池、沉降池和集螺池组成，分离池长1 m，宽0.5 m，上下游各一道闸门，池底设若干消力墩。沉降池紧接在分离池后，其上游为逐渐扩大的陡坡，下游为陡峭逆坡，底部设一漏斗接集螺池。在分离池中，借助水跃水动力作用使钉螺与载体分离，然后被分离的钉螺借助重力的作用在低流速的沉降池中沉降到集螺池中，最后将钉螺集中杀灭。

（六）压力水道无螺取水技术

该技术是利用水动力学方法，在钉螺的水深敏感性及流速敏感性等研究的基础上，提出的一种"流场控制钉螺扩散技术"。通过控制压力水道中的流速和压力，利用钉螺的求生本能自己逃离水流从而达到无螺取水的目的。该技术设置主要由压力水槽和两只水箱组成，该装置中通过调节流场中的压力和流速来控制钉螺的运动轨迹和爬行方向，压力水槽上装有三根测压管，兼做钉螺"逃跑"通道，水槽两端各用两根软管分别与两只水箱相连。每根软管上都装有逆止阀，以便控制水槽中的流向不变。两只水箱位置可以固定，也可调节。用水泵将一只水箱中的水抽到另一只水箱，以维持较稳定的水流循环。

（七）改造渠道进水口工程控制钉螺扩散

将渠道进水口由开放式改造为封闭式，由直接抽运库内或河内表层水变为间接抽中层水，从而控制钉螺扩散至下游渠道内。其方法是在电排站进水口低于常年水位 1.2 m 处埋设 10 节长 0.8 m 的水泥涵管，涵管底部垫 20 cm 厚的水泥浆，水泥管接头处用水泥勾缝，涵管埋好后，上方筑土坝，以挡漂浮物。涵管一头通库内或河内，一头通水泥池，水泵口径 0.2 m，涵管与水泵截面积比为 1.6：1。

（八）涵闸弯管深层引水防止钉螺扩散工程

该法改变传统的涵闸盲接进水方式，根据钉螺、螺卵在水体中具有沉降运动和表底两层分布等水力生物力学特性，运用沉降、拦截的原理，防止闸外钉螺进入闸内。其方法是在进水闸口安装悬吊式弯管，管口直径 1.35m，长 3m，管口距水面距离不少于 1.8 m，距水底 1.6 m。即将一个老式涵闸改为弯管深层引水，同时扩大闸口进水口径，减少进水水流对水面漂浮物和水底沉淀物的吸引，从而达到阻止钉螺扩散的目的。

### 六、灌排渠系血防工程设计

（一）暗渠（管）

钉螺在无阳光条件下生存时间为 2～3 个月，渠道改为暗渠（管）可防止钉螺滋生。暗渠（管）的长度和流速应在渠系设计时一并考虑。

（二）开挖新渠

当原渠系钉螺密集，治理难度和投资均较大时，可根据规划，在改造和调整渠系时，废弃旧渠道，开挖新渠道。

（三）渠道硬化

1. 渠道水位变化范围内的边坡土壤含水率较高，生长杂草，适宜钉螺滋生，渠道边坡硬化后，钉螺不能存活。渠道最高水位以上的边坡干燥，最低水位以下的边坡因常年有水，钉螺均不能存活。

2. 渠道硬化的材料及形式一般选择现浇混凝土、混凝土预制块、浆砌石和砖砌等，也可选择经论证能抑制钉螺滋生的新材料、新工艺。

3. 渠道硬化表面的缝隙，易长杂草，是钉螺的滋生地，因此渠道表面宜保持光滑、平整、无缝。

### 七、河湖整治血防工程设计

1. 目的是防止抬洲后的洲面和降低后的滩面再滋生钉螺。但必须注意抬高或降低洲滩应满足河势稳定、防洪安全及航道稳定等方面的要求。

2. 在河道裁弯工程的老河和堵支并流工程的支汊上端和下端修建堵坝，其坝顶高程与当地洲滩民堤高程一致，目的是阻断与大江水流连通和维持支汊（老河）内水位基本稳定，防止钉螺扩散进入支汊（老河）、汊内滋生钉螺。

3. 护岸工程的削坡、裁弯工程的引河开挖及河道疏浚等河道整治工程的施工过程中均产生相当数量的弃土。弃土应堆放平整，以免洼地积水、生长杂草，形成新的钉螺滋生环境。

### 八、饮水血防工程设计

1. 饮水工程从总体上可分集中供水和分散供水方式，具体可分为自流引水、泵站提水、蓄水塘堰和集雨水窖等。

2. 饮水工程的水源包括水库、蓄水塘堰、山泉、水井、河（溪）等。

3. 钉螺在无光条件下生存时间 2～3 个月，采用管道输水，可防止钉螺滋生，还可避免水在输送过程中受到污染。

4. 对有饮水功能的蓄水塘堰的周边环境要进行保护和治理，以防止钉螺滋生进入塘堰。

5. 井的四周设置排水沟和井台高程高于当地的内涝最高水位，有利于井的四周保持干燥，避免钉螺滋生。

## 第四节　结合林业的环境改造措施

在江湖洲滩地区开展"封洲育林""兴林抑螺""退耕还林"以及实施湿地保护等林业血防生态工程，既可开发滩地资源，又可改变钉螺滋生环境，从而抑制钉螺生长甚至消灭钉螺。

林业血防按照"总体统筹、分类规划、突出重点、分区施策"工作思路，以兴林、抑螺、防病为抓手，突出林业血防"生物抑螺、生态控螺"的作用机制，发挥林业血防"长效性、可持续性"特点，持续推进疫区整体布局、综合治理；以科技示范、提质增效为带动，突出科技支撑的引领作用，提高林业血防水平，不断巩固和提升林业血防工程建设成效。

### 一、作用机制

植物的生长对周围其他的生物有着不同程度的促进或抑制作用，在自然环境中，钉螺在不同的植物群落里的分布密度有明显的差异。植物的这种"他感性"作用是林业工程灭螺的重要理论依据。主要表现在三个方面：一是对钉螺滋生环境的影响。钉螺的分布与环境中适宜的温度、水和土壤等因素密切相关。林业血防工程就是通过生态学措施改变钉螺生存的薄弱环节，改善区域生态环境，提高区域综合效益和抑螺防病的效果。由于抑螺防病生态系统的建立改变了钉螺滋生以芦苇、杂草等植物为主的生态环境，系统内温度、土壤湿度、地下水位以及光照强度等生态因子均发生了一定程度的变化，新的生态系统不利于钉螺的生长、繁殖而达到抑制钉螺的目的。二是对钉螺食物结构的影响。抑螺防病林的营建是一项系统的生物工程，植物种群的结构随着林分林龄、郁闭度的变化而发生演变。不同的林相内有着不同的林下植物，不同的林下植物有着不同的动物、微生物、藻菌类群；林相不同，钉螺分布密度也不同。而钉螺的滋生繁衍，除环境外，还需要一定的营养物质，以补充其体内的氨基酸、糖原、蛋白质等螺体主要构成成分。钉螺可摄食原生动物与植物，但以摄食植物性食物为主，其嗜食种类包括藻类、苔藓、蕨类和草本种子植物等。据研究，钉螺的食物种类有白茅、狼尾草、稗、芦、荻、雀舌草、地锦草、小羽藓、浮藓、角藓等。抑螺防病林生态系统可改变滩地地表动植物及微生物的组成，从而引起钉螺食物结构的改变，使钉螺取食受到影响。三是对钉螺理化性质的影响。抑螺防病林生态系统的建立，改变了芦苇滩、草滩等不同滩地生态系统的生态环境条件，对钉螺的食物链必将产生一定的影响，从而导致钉螺的理化性质发生改变。已有研究表明，抑螺防病林生态系统对钉螺理化性质的影响主要体现在对钉螺超微结构、氨基酸、蛋白质、转氨酶、糖原等含量的改变，从而影响钉螺的滋生和繁衍。

主要抑螺植物有以下几种：

（一）乔木

枫杨、乌桕、苦楝、漆树、无患子、喜树、皂荚、樟树、银杏、桑树、八角枫、巴豆、枫香、桉树、油茶、核桃、山核桃、臭椿、水松。

（二）灌木

水杨梅、闹羊花、醉鱼草、马钱、夹竹桃、麻风树、花椒。

（三）草本

商陆、白头翁、乌头、打碗花、大戟、泽漆、大麻、葎草、虎杖、水蓼、酸模叶蓼、紫云英、土荆芥、半边莲、苍耳、茵陈蒿、紫苏、藜芦、天南星、半夏、问荆、龙牙草、蛇莓、石蒜、射干、曼陀罗、益母草、羊蹄、黄姜、香根草。

### 二、技术要点

（一）工程设计

林地工程设计时，要达到"路路相连、沟沟相通、林地平整、雨停地干"的效果。这样既有利于林木生长，又不利于钉螺滋生，还可减少人畜接触疫水的机会。

### （二）林地选择

造林地须是血吸虫中间宿主钉螺分布区或潜在分布区。对于有季节性水淹的地块，造林地常年最高淹水深度不高于 3 m，常年最长淹水时间不超过 60 天。

### （三）植物选择

选择耐水淹、耐水湿、生长较好的杨树、柳树优良品系和池杉、乌桕、枫杨等树种进行栽植。其中，杨树生长快，效益好；乌桕、枫杨等树种对钉螺有他感作用，栽植于沟渠、滩地等水面环境，可抑制钉螺滋生。湖滩土壤较为黏重，主栽树种为杂交柳、池杉；江、洲滩土壤多为砂性，主栽树种为 63、69、72 等杨树优良品系。

## 三、造林方式

### （一）树苗选择

造林要用大苗。滩地造林选用大苗、壮苗，如杨树树高 4.5 m，柳树、枫树等其他树高要在 3 m 以上，在汛期高水位时，苗木尚有 1 m 左右树梢露出水面，从而保证苗木成活。

### （二）平整翻耕

应在造林前一年的秋季对植树环境进行机耕深翻，平整土地。一般深度在 15 cm 以上，以除去芦苇和杂草，中间开沥水沟；对滩程较低的滩面，应顺流水方向开沟筑垄，垄高 1 m 以上。在毁芦、除草方面，对于地势较低、滩边缘等难以机耕的死角地区，可小范围使用除草剂，彻底毁灭芦草，不仅改变了钉螺滋生环境，而且还有利于林木生长。

### （三）栽树要求

栽植穴的规格依据树种、苗木根系大小、土壤及地下水位情况确定。做到苗干要竖直，根系要舒展，深浅要适当，分层填土，分层踩实，覆土高于周围地面 10 cm 以上。土壤较黏，穴口径可为 1 m×1 m，土壤砂性较强，穴口径可适当减少；栽植深度按地下水位来定，地下水位低，穴深度一般为 0.8 m；植树间距按照"窄株宽行、顺水栽植"的原则，在滩地上造林，宜采用大行距。如杨树品系 3 m×（8～12）m，杂交柳、池杉 2 m×（6～8）m，枫树、重杨木 3 m×10 m，乌桕 3 m×9 m 等，并且行向与水流方向一致。

### （四）林农间种

林下间种棉花、油菜和蔬菜等，既有收益，又可通过整地破坏钉螺滋生环境，控制钉螺，还可促进林木生长。当选择具有抑螺作用的间作植物（如益母草）时，控制钉螺效果更佳。

## 四、抚育管护

### （一）松土除草

应采取适宜的方法，及时松土除草。

### （二）林木管护

根据树种特性，适时进行补植、修枝、整形、施肥、灌溉、排涝、间伐等措施，促进林木生长；做好病虫害管理和森林防火工作；做好洪水、雨雪等自然灾害的预防和灾后修复。

## 五、林下经营

1. 宜积极开展林下多种经营，实施持续经营，增强抑螺效果，提高土地利用率，增加经济收益。

2. 林下种植的植物材料可选择适宜的农作物、蔬菜、药材等，宜选择抑螺经济植物。对于湖沼区的易感地带、山丘的退田还林地块需间作 3 年以上。

3. 林下养殖可发展养鸡、养鸭、养鹅等，严禁饲养牛、羊等血吸虫保虫宿主。

## 六、配套措施

1. 设立禁止人畜进入、保护林木、防止感染血吸虫病的公告牌。
2. 因地制宜建设隔离沟、隔离栏或隔离道等隔离措施,阻止牛羊等进入林地。

## 七、更新改造

1. 对采伐后的抑螺防病林及时进行更新。
2. 对疫区未起到抑螺防病效果的现有林应加以改造培育。

〔周　杰　李昌廉〕

# 第九章　实验室能力建设

目前，全国血吸虫病防控已达传播阻断标准。针对我国血吸虫病疫情处于低感染度、低感染率的流行现状，实验室检测的规范性、准确性及科学性有了更精准的要求。构建统一高效的血吸虫病诊断网络实验室体系，将对提高全省血吸虫病防治质量和能力提升发挥积极作用。全国血吸虫病诊断网络平台由国家血吸虫病诊断参比中心、省级血吸虫病诊断参比实验室、县市级血吸虫病诊断网络实验室三级实验室组成，其中县级以下血吸虫病诊断实验室是我国现有血吸虫病诊断实验室三级架构和监测网络体系的基石，承担着最前端疫情数据的收集与网络直报。随着我国血吸虫病诊断实验室体系的不断完善，湖南省依托国家级血吸虫监测点建设的县级血吸虫病诊断网络实验室也从 2004 年的 16 个扩展到 2015 年的41 个，覆盖了全省所有流行县（市、区）。今后，需以此为基础，并结合最新《程序文件》和《诊断技术》要求，推进省县级血吸虫病诊断实验室平台检测能力建设。

## 第一节　机构职责及人员设置

全国血吸虫病诊断实验室由国家血吸虫病诊断参比中心、省级血吸虫病诊断参比实验室、县市级血吸虫病诊断网络实验室三级实验室组成。

### 一、国家血吸虫病诊断参比中心

国家血吸虫病诊断参比中心设在中国疾病预防控制中心寄生虫病所，主要负责建立并完善全国血吸虫病诊断质量保证及控制体系，搭建血吸虫病诊断方法/试剂监测评估平台、血吸虫病诊断技术学术交流平台和培训基地。

人员设置要求 8 名以上医技或科研人员，其中具有高级卫生技术职称人员至少 3 人。实验室设正、副主任各 1 名，要求具有高级职称，负责检测中心的规划及管理。实验室至少设检验人员 3 名，需具备初级以上职称并有 5 年以上从事血吸虫病检测工作经验。实验室工作人员应每年至少参加一次相关专业的培训或进修。

### 二、省级血吸虫病诊断参比实验室

省级血吸虫病诊断参比实验室为各省（自治区、直辖市）卫生健康委或疾病预防控制机构中设立从事血吸虫病预防控制和监测工作的专业机构。主要承担本省血吸虫病诊断实验室人员的技术培训、县市级血吸虫病诊断网络实验室的评审和室间质量控制，组织开展血吸虫病诊断方法、试剂的质量监测工作。

由 6 名以上医技人员组成，其中具有高级卫生技术职称人员 1 名以上，中级卫生技术职称人员 3 名以上。负责血吸虫病检测技术人员需具有 3 年以上从事血吸虫病检测工作经验并接受过国家或省级血吸虫病检测中心的技术培训。

### 三、市、县（市、区）级血吸虫病诊断网络实验室

市、县级血吸虫病诊断网络实验室主要承担县市级血吸虫病诊断实验室诊断项目的检测工作，基层血吸虫病检测人员的技术培训工作以及血吸虫病诊断方法、试剂质量监测工作。各级实验室布局、设备

配备及布置等应坚持科学、合理、实用、节约的原则，在满足基本功能的同时，体现标准化、智能化、人性化的特点。

由 4 名以上医技人员组成，其中具有中级卫生技术职称人员 1 名以上，负责检测的技术人员需具有 2 年以上从事血吸虫病病原学与血清学检测工作经验，接受过省级及以上血吸虫病检测技术培训，并获得培训证书。

## 第二节　血吸虫病诊断实验室建设的一般要求

### 一、房屋和设施要求

（一）房屋建筑

血吸虫病诊断网络实验室需要远离振动源，室内采光宜用柔和自然光或人工照明。保持实验室室温 15 ℃～35 ℃，相对湿度 30%～80%，有一定的通风、防尘措施，避免粉尘和有害气体侵入。

实验室内要配备给水和排水设施，以便操作人员接触有毒有害物质时能够及时清洗。

实验室应设置电源总开关以方便控制各实验室的供电线路，但要注意一些必须长期运行的电器如冰箱、冰柜等应有专线供电。对特别要求的仪器要增加二级稳压装置，以保证仪器工作的稳定性。在实验室的四周墙壁、实验台旁配备足够的、方便的电源插座。

（二）实验室分区

血吸虫病诊断网络实验室应有单独实验用房，分为病原学检测区、免疫学检测区、诊断试剂及检测样本保存区，有条件的实验室可设分子生物学检测区。各区必须是相对独立的，在条件许可的情况下各区内可分别设置缓冲间，以保证不同区之间始终完全分隔开。要求仪器周围有一定空间，便于仪器散热；环境清洁，防潮，仪器实验台稳固。

1. 待检样本保存区　　−20 ℃和−80 ℃低温环境。
2. 诊断试剂保存区　　4 ℃～8 ℃低温环境。
3. 病原学检测区　　应分为清洁区和污染区。
4. 免疫学检测区　　应分为清洁区和污染区。
5. 分子生物检测区　　应分为标本制备、扩增、产物分析等区域。

### 二、仪器设备

每个检测区域应配备各自的设备、仪器、辅助设施、耗材、清洁用品、专用工作服，并有明显的区分标识。每个检测区域的仪器设备以及各种物品必须是专用的，并具备消毒和污物处理设备、安全防护用品及设施和实验室恒温设备。

（一）免疫学检测区必备的辅助设备及耗材

移液器（5 $\mu$l、20 $\mu$l、100 $\mu$l、1000 $\mu$l 及配套设备）、恒温水浴箱、酶标读数仪、洗板机（可选配）、振荡器、恒温箱、离心机、计时器等。

（二）病原学检测区必备的辅助设备及耗材

光照生化培养箱、塑料定量板（套）、普通显微镜、40～60 目/英寸铜丝筛或 100 目/英寸尼龙绢袋、260 目/英寸尼龙绢袋、250 ml 和 500 ml 三角烧杯、搪瓷杯、竹筷、尼龙绢袋支架等。

（三）分子生物（LAMP）检测区必备的辅助设备及耗材

生物安全柜、移液器（1 $\mu$l、20 $\mu$l 及配套设备）、台式高速离心机、台式低速离心机、恒温水浴箱、振荡器、计时器、PCR 离心管、可移动紫外灯等。

（四）诊断试剂及检测样本保存室内必备的辅助设备及耗材

4 ℃冰箱、−20 ℃冰箱、−40 ℃或−80 ℃冰箱（可选配）、标签纸、记号笔、样品保存盒、密封带等。

### 三、人员与培训

实验室应有足够数量人员，其教育背景、技术知识、经历和培训应适应所承担工作的需要。各级参比实验室对人员的要求有所不同。

（一）关键岗位人员任职要求

1. 技术负责人　国家血吸虫病诊断参比中心、省级血吸虫病诊断参比实验室技术负责人必须具有本科以上学历、高级以上职称。县市级血吸虫病诊断网络实验室技术负责人必须具有中级及以上职称。技术负责人需熟悉血吸虫病检测工作各技术环节，具有从事实验室管理和技术工作 3 年以上经历。

2. 质量负责人　具有中级以上职称，熟悉实验室质量管理体系和各项业务工作，在本专业工作 2 年以上。

（二）人员培训

1. 凡新进入实验室人员必须经过培训，经考核合格后持证上岗。

2. 为保证实验室工作质量，人员要进行质量体系、专业知识和技能的培训，并使员工获得知识和技能不断更新的机会。

3. 凡新增加的检测项目或标准修订对检测人员提出更高要求时，应及时对从事该项目检测工作的人员进行培训。

4. 人员培训由技术负责人制订计划，经实验室主任批准后实施，实施后由实验室技术负责人组织对受培训人员考核。

5. 业务技术常规考核每年至少一次，合格者发放上岗证，不合格人员必须接受再培训。

6. 建立人员技术档案，包括学历学业证明、任职资格书、技术业绩、获奖证书、发表论文情况、培训及考核证明等。

### 四、实验室安全

1. 实验室人员或进修学习的人员在进入实验室前必须学习安全防护和事故处理知识，实验室应指定专门负责安全和安全培训的人员。

2. 检测人员进入实验室，应穿戴实验服、鞋、帽，如开启腐蚀性或刺激性物品的瓶子时，应戴防护眼镜以免实验过程中酸碱溅出灼伤眼睛。

3. 实验人员必须熟悉仪器设备的性能和使用方法，严格遵守实验室规程，精心操作。

4. 凡进行有危险性的实验，工作人员应先检查防护措施，确认防护妥当后，才开始进行实验。在实验中，实验人员不得擅自离开，实验完成后应立即做好清洁工作，以防事故发生。

5. 有毒、有刺激性气体发生的实验应在通风橱内进行。

6. 酸、碱类腐蚀性物质，不得放置在高处或实验试剂架的顶层。禁止用裸手直接拿取有毒或有腐蚀性物质。

7. 实验中产生的废液、废渣和其他废物，应集中处理，不得任意排放。酸、碱或有毒物品溅落时，应及时清理。

8. 严格遵守安全用电规程，不使用绝缘损坏或绝缘不良的电器设备。

9. 实验完毕后，实验室人员必须洗手，不得把食物、食具带进实验室。实验室严禁吸烟。

10. 实验结束后，人员离开时应检查水、电、燃气和门窗，以确保安全。

11. 实验室应配备足够的消防器材，实验室人员要熟悉其使用方法，并掌握有关的灭火知识和技能。

12. 限制无关人员进入实验室。

## 第三节　血吸虫病诊断实验室的内部组织结构、岗位和职责

为贯彻质量方针和目标，实施公正、可靠的检测工作，必须设立实验室组织机构，并明确各部门、人员的职责、权限和相互关系。

### 一、实验室内部组织结构

根据实验室所在单位所设置的组织结构，安排血吸虫病诊断实验室相关的职责和任务。各单位机构设置可能有所不同，但一般要求有质量管理和保障部门及血吸虫病诊断实验室，并配备相应职责的人员。

### 二、部门职责

（一）质量管理和保障部门职责

1. 建立健全仪器设备和实验室质量体系文件的管理制度，建立完整的仪器设备、人员技术档案，并负责档案和质量体系文件的管理和维护。

2. 实验室内部质量监督（审核）。

3. 仪器设备管理和按期送检工作。

4. 实验室试剂、标准物质、仪器设备、器具、实验使用耗材等的采购。

5. 对外承接样品或项目，负责样品登记和保存及下达检测任务。

6. 保障实验室环境、设施满足工作要求。

7. 实验室客户抱怨的受理。

8. 文件、资料的登记、保管和归档。

（二）诊断实验室职责

1. 根据有关标准和技术规程建立并做好常规实验室内质控，完成样品的检测。

2. 根据质量保障体系的要求，认真记录原始数据，并认真进行复核，出具检测报告。

3. 负责本实验室仪器、药品、器械和技术文件等的管理。

4. 研究制备质控样品，开展与本实验室有关的检测方法和实验技术的研究。

5. 负责纠正本实验室已发现的质量问题，并在今后的工作中采取有效的预防措施。

6. 提交对下级实验室开展外部质控和人员技术培训计划及本实验室的年度工作、预算、采购计划。

7. 向本实验室管理部门反映质量问题，并提出解决建议。

### 三、人员岗位职责

（一）实验室主任职责

1. 确立实验室质量体系，组织制定实验室质量方针、质量目标、工作计划和实施的保障措施，并明确各部门的职责和权限。

2. 根据上级部门的要求和血吸虫病诊断实验室现状，组织制定各级实验室质量控制规划及年度目标的实施。

3. 向上级部门报告各级血吸虫病诊断实验室质量控制和实验室能力评估情况。

4. 协调、保证实验室正常运行和质量体系的有效贯彻的资源。

5. 批准实验室日常工作、采购等计划。

6. 审批实验室检测活动有关的程序文件。

7. 主持实验室质量体系评审。

（二）技术负责人职责

1. 全面负责实验室的技术工作。

2. 全面掌握本领域检测工作的发展方向，制订检测技术发展计划，编制作业指导书等技术文件，审定检测规程，负责新增项目的可行性论证和实施。

3. 掌握实验室仪器设备状况，主持制定并督促执行仪器的操作、维护、检定、管理和安全防护计划的规程。

4. 制订各类人员的业务技术培训计划，组织业务学习和考核。

5. 评价检测结果，签发检测报告。

6. 负责质量事故和检测事故的分析和处理。

（三）质量负责人职责

1. 负责组织质量手册及程序文件等质量体系文件的编写、修改，并对质量体系文件的现行有效性负责。

2. 负责实验室质量手册的宣传贯彻，监督检查内部质量体系的运行情况。

3. 负责制定内部监督（内审）计划并开展工作。

4. 经常收集国际国内有关实验室标准方面的信息资料，不定期向实验室工作人员介绍最新动态。

5. 负责质量抱怨的处理。

（四）质量监督员（内审员）职责

1. 熟悉实验室质量体系，负责实验室工作的日常监督，发现不符合质量体系文件规定的行为随时加以制止，并做好记录，必要时报告质量负责人，以客观真实为原则，认真履行职责。

2. 熟悉检测方法，了解检测目的，懂得检测结果的评审。

3. 对检测人员进行技术指导，对检测原始记录、检测结果的正确性进行评价和监督。

4. 跟踪纠正和预防措施的落实情况。

（五）质量管理和保障部门负责人职责

1. 对实验室技术负责人和质量负责人负责，贯彻落实各项业务工作。

2. 其他同质量管理和保障部门职责。

（六）实验室负责人职责

1. 对本实验室仪器及工作人员全面负责。

2. 负责有关检测项目的技术管理和质量保证，指导检测人员技术操作和正确运转仪器设备的技能。

3. 组织实验室完成下达的检测任务。

4. 检查测试样品保存、试剂、检测规程执行、仪器设备运转状态、标准物质使用和有效性，检查检测纪律的完整性和统计计算的正确性。

5. 解决检测中出现的技术和质量问题。

6. 审核检测报告/证书的技术内容和整体质量。

7. 负责纠正措施的制定和落实。

（七）检测人员职责

1. 对自己的检测工作质量负责，严格按照有关标准、操作规程进行各项检测，确保检测数据准确、可靠，并及时完成任务。

2. 认真填写检测原始记录及报告，字迹工整，内容完备，签名齐全，正确使用法定计量单位。

3. 在检测过程中如出现异常现象和问题，要做好记录，并向实验室负责人报告。

4. 有权拒绝行政或其他方面对检测工作的干预，有权越级向上反映违反检测规程或对检测数据弄虚作假的现象，有权拒绝使用不合格的或是超过检定周期的检测仪器设备。

5. 负责仪器设备的日常保养和维护，按时填写仪器设备使用记录。如果仪器设备出现异常或多起状态有怀疑时，应立即停止使用并向实验室负责人报告。

6. 严格遵守检测人员纪律是实验室管理制度，负责所辖检测环境的卫生、安全工作。

7. 接受检测的样品必须经由实验室登记、编号，不得擅自对外接样。

8. 凡拒绝接受实验室下达的检测任务必须声明理由，并经实验室负责人同意。

9. 参加专业技术培训、考核，持证上岗。

10. 不断提高和更新知识，掌握专业检测技术，了解发展趋势。

（八）校核人员职责

1. 负责对检测原始记录和报告的内在和外观质量进行进检查。

2. 对原始记录和报告的内容认真核实，检查填写是否完整，文字是否清晰，数据是否准确，是否使用法定计量单位，结论是否正确，签名是否齐全。

3. 必须对检测的原始记录进行校核并签字以示负责。

（九）档案管理员职责

1. 负责建立、维护和保管仪器设备、培训、人员技术等所有实验室档案。

2. 负责质量体系文件的管理和维护。

〔夏　蒙　喻鑫玲〕

# 第十章　血吸虫病监测

疾病监测（surveillance of disease）是连续、系统的收集疾病发生或疾病状况的资料，经过分析、解释后及时反馈和利用信息的过程。疾病监测是现代公共卫生和流行病学的基础，监测这种方法本来用于控制传染病，现在已广泛用于公共卫生的各个方面。通过疾病监测获得的信息可为疾病防治策略制定、效果评价提供依据。

## 第一节　概　　述

### 一、疾病监测

最早的监测活动是对发病和死亡进行观察，故称为疾病监测。但随着监测内容的扩大，也有人称为流行病学监测（epidemiological surveillance），但在西方一般都称为公共卫生监测。我国由于约定俗成，通常仍称为疾病监测，但内涵已经改变。

有系统的宏观性疾病监测始于 20 世纪 50 年代对疟疾、流行性感冒、肝炎等的监测，1968 年 WHO 组织第 21 届世界卫生大会规划了国际和国家疾病监测问题。20 世纪 70 年代后期，西方国家疾病监测的理念开始传入我国，自 1978 年起，我国陆续建立了流行性感冒、乙型脑炎、流行性脑脊髓膜炎、副霍乱、流行性出血热等单病种的监测系统。1980 年建立了全国疾病监测网，形成了长期的综合性的疾病监测系统，开展了以传染病为主并逐渐增加非传染病内容的监测工作，使疾病监测工作走向系统化、规范化。随着疾病预防控制模式的变化，疾病监测又扩展到非传染病及评价预防措施和防病效果，监测也逐步从单纯的生物医学角度转向生物-心理-社会方面的监测。

### 二、疾病监测的工作过程

疾病监测的定义反映了 4 个基本特征：①只有长期、连续、系统地收集资料，才能发现疾病的分布规律和发展趋势。②只有把监测的范围扩大到与疾病或健康有关的各种卫生问题，而不仅仅是疾病的发生或死亡，才能适应医学模式的转变和公共卫生的需求。③只有将原始资料整理、分析、解释后，才能转化为有价值的信息。④只有将信息及时反馈给有关部门和人员后，才能在预防疾病时得到完全利用。

监测过程包括多阶段，从基层卫生组织对于个体病例的反映到国家收集大量的病例资料后所作出的决策。对应上述 4 个基本特征，疾病监测工作包括 4 个基本环节。

（一）收集资料

监测资料的来源是多渠道的，可以根据监测的特定目标来收集。监测资料大致包括以下几个方面：①人口学资料；②疾病发病或死亡的资料；③实验室检测资料；④危险因素调查资料；⑤干预措施记录；⑥专题调查报告；⑦其他有关资料。

（二）分析资料

把原始资料加工成有价值的信息的过程，包括以下步骤：①将收集到的原始资料认真核对、整理，同时了解其来源和收集方法，错误或不完整的资料不能用统计学方法来纠正，只有质量符合要求的资料才能供分析之用；②利用统计学方法把各种数据转变为有关的指标；③解释这些指标究竟说明了什么问题。

（三）反馈信息

必须建立反馈信息的渠道，使所有应该了解信息的单位和个人都能及时获得，以便迅速对疫情作出反应，也有助于明确工作重点和研究方向。信息的反馈分为纵向和横向两个方向。纵向包括向上反馈给卫生行政部门及其领导，向下反馈给下级监测机构及其工作人员；横向包括反馈给有关的医疗机构及其专家，以及社区及其居民。反馈时应视对象不同而提供相应的信息。

（四）利用信息

充分利用信息是疾病监测的最终目的。监测获得的信息可以用来了解疾病分布特征、预测流行趋势、评价干预效果、确定主要卫生问题等，为制定疾病预防策略和措施提供依据。

## 第二节 血吸虫病监测目的和方法

### 一、血吸虫病监测目的

有计划、连续、系统地开展血吸虫病监测，是有效开展预防和控制血吸虫病工作的重要内容；可及时了解血吸虫病流行动态和流行规律及影响因素，预测流行趋势，为制订血吸虫病防治规划目标和策略措施及评价防治效果提供科学依据。具体包括以下几个方面：

（一）描述血吸虫病的分布特征和流行趋势

这是血吸虫病监测的最主要的内容，是指导防治工作最基本的信息，有助于解决下述问题：

1. 掌握血吸虫病流行态势，明确防治工作重点　我国血吸虫病流行区自然环境复杂，流行类型多样，疫情类别不一，社会经济发展水平参差不齐。通过血吸虫病监测可以及时掌握血吸虫病分布范围、人群感染趋势及流行因素的动态变化，明确防治工作重点，为制定防治工作规划与对策提供科学依据。

2. 发现异常情况，查明原因，及时干预　在血吸虫病监测过程中发现血吸虫病疫情或钉螺分布出现异常时，应立即按照程序向有关卫生机构进行报告，必要时组织人员开展流行病学调查，进一步查清原因，进行积极的干预处理，控制可能出现的暴发疫情。

（二）预测血吸虫病流行趋势，评估防治工作需求

血吸虫病监测可以动态地掌握流行趋势，通过分析预测一段时期血吸虫病流行的规模或发病人数，评估未来血吸虫病防治的卫生和资源服务需求。

（三）确定血吸虫病的易感人群和危险因素

血吸虫病监测内容包括了人群感染情况和分布情况的监测、血吸虫病相关流行因素的监测，监测资料的分析，有助于确定易感人群和危险因素，并提出科学合理的防治策略和工作措施，以得到较好的防治效果。

（四）评价防治效果

血吸虫病监测工作长期、系统地开展，因此，监测干预措施的结果，是评价综合干预措施的有效方法，其监测数据对评价防治策略和干预措施的防治效果可提供最直接、最权威的依据。

### 二、血吸虫病监测的方法

（一）被动监测

下级单位按照常规上报监测资料，而上级单位被动接受，称为被动监测（passive surveillance）。我国自开展血吸虫病防治工作以来即开展血吸虫病疫情报告工作，形成了一整套血吸虫病防治工作报表系统，实行自下而上的逐级、按时（每月、每年）统计上报，用以掌握血吸虫病疫情和防治工作进展。全国血吸虫病疫情统计工作属于被动监测的范畴，和其他传染病一样，这种"逐级上报""逐级审批"的被动监测方式，存在着报告周期长，容易发生人为干预的现象，被动监测有着较大局限性。

## （二）主动监测

根据特殊需要上级单位专门调查或要求下级单位严格按照规定收集资料，称为主动监测（active surveillance）。我国各个时期设立的监测点和 1989 年、1995 年、2004 年我国分别开展的 3 次大规模的全国血吸虫病抽样调查均属主动监测的范畴。主动监测的质量明显优于被动监测。从样本反映总体，以点窥面，从中掌握全国血吸虫病的现况，掌握疫情发展规律，评价阶段性的防治效果。

## （三）哨点监测

为了达到特定目的，在经过选择的人群中用标准的内容和方法开展监测，称为哨点监测（sentinel surveillance）。它具耗费低、效率高的特点。例如我国的血吸虫病监测，根据流行特点由设在全国各地的几百个监测点，对血吸虫病流行区的人群、家畜和中间宿主钉螺进行定期的调查，由此可以大致了解我国血吸虫病的变化趋势。

## 第三节　血吸虫病监测内容和指标

### 一、流行因素监测

流行因素监测又称疫情监测。贯穿在血吸虫病防治过程中的疫情监测常利用在各类、不同流行程度疫区设立一定数量的监测点（抽样村）来实现。

#### （一）监测点的确定

根据不同的目的，可采取不同的抽样方法确定监测点。2005 年我国主要根据流行类型和感染情况，按分层的原则，在全国 10 个省、自治区、直辖市选择有代表性的流行村作为国家级监测点。2020 年基于 2019 年底监测县的达标状态，我国按照未达到传播阻断标准县（Ⅰ类监测县）、达到传播阻断或消除标准的有螺县（Ⅱ类监测县）、达到传播阻断或消除标准的无螺县（Ⅲ类监测县），三峡库区潜在流行县（Ⅳ类监测县）等四类地区开展，四类监测县一经确定，原则上 5 年不变动，以保证监测工作的连续性和可比性。监测点以流行区行政村为单位，选择时覆盖了全国血吸虫病的不同流行类型和不同流行层次，监测结果可基本反映全国的血吸虫病疫情，具有较广泛的代表性。各省根据本地疫情流行、分布情况及防治力量，因地制宜确定一定数量的省级监测点。

#### （二）人群病情监测

人群病情监测在监测过程中是一个最主要的监测内容，人群病情监测常用免疫学和病原学 2 种方法。在 20 世纪 80~90 年代，由于疫区疫情普遍较重，进行人群病情监测时，一般采用病原学方法或病原学方法和免疫学方法同时进行。目前我国疫区普遍处于低流行水平，当感染率和感染度很低时，病原学方法敏感性较低。因此，目前我国人群调查血吸虫病方法通常是血清免疫学方法过筛，包括间接血凝试验（IHA）和酶联免疫吸附试验（ELISA）等，免疫学检查阳性再作病原学检查，常用的病原学检查方法有尼龙绢集卵孵化法（定性）和改良加藤厚涂片法（Kato-Katz）（定量）。一般要求一粪三检。对急性血吸虫病病人和晚期血吸虫病病人进行个案调查。

监测的具体内容包括以下几个方面：

1. 本地人群

（1）范围：Ⅰ类监测县。由省级和县级疾病预防控制机构依据该县前一年的病例报告数、流行病学调查、钉螺调查和风险评估等结果选择该县 3~5 个疫情相对较重的行政村定为当年监测村，开展本地人群监测。每年监测村根据以上选择原则动态调整变化。

（2）对象：6 岁以上常住居民。

（3）数量：每个行政村至少调查 300 人。

（4）方法：每年秋季，县级疾病预防控制机构（血防站）对目标人群采用间接血凝试验（IHA）筛查并测定抗体效价，血清学阳性者采用尼龙绢袋集卵孵化法（一粪三检）和改良加藤厚涂片法（一粪三片）开展病原学检查。血清学阳性者接受病原学检查的受检率应不低于 95%。

2. 流动人群

(1) 范围：所有类型的监测县。全县范围内开展工作，重点在有螺区开展监测。

(2) 对象：来自和往返血吸虫病流行区的人员，重点是外来从事农作物种植与收割、水产养殖、水上捕捞和运输以及工程建设的人员等。

(3) 数量：每个县至少调查 200 人。

(4) 方法：采用主动监测与被动监测相结合的方式对目标人群开展调查。

主动监测：监测方法及要求与本地人群相同。

被动监测：每个县选择 3～5 家医疗卫生机构作为哨点医疗卫生机构（至少包括 1 家县级综合医院或血吸虫病专科医院），接收就诊或咨询的流动人员，并排查感染血吸虫的情况。疑为血吸虫病的，哨点医疗卫生机构负责收集相关信息，并采用血清学方法进行血吸虫病筛查，血清学检测阳性者作病原学检查（方法同主动监测）。暂不具备病原学检测条件的哨点医疗卫生机构，由接诊医生开具转诊单（留存根），嘱咐病人到县级疾病预防控制机构或有条件的哨点医疗机构做病原学检测。

（三）家畜病情监测

1. 范围　Ⅰ类和Ⅱ类监测县。

2. 对象　牛、羊、猪、马属、狗等动物。

3. 数量　Ⅰ类监测县调查本地家畜不少于 100 头（不足则计实数），Ⅰ类、Ⅱ类监测县全县范围内调查引进家畜不少于 100 头（不足则计实数）。

4. 方法　每年秋季，县级疾病预防控制机构会同当地动物疫病防控机构以监测范围内的家畜为对象，采用毛蚴孵化法（一粪一检）检测家畜血吸虫感染情况。

（四）螺情监测

1. 范围　所有类型的监测县。每年春季查螺。Ⅰ类监测县在本地人群监测村开展钉螺监测，Ⅱ类监测县每个县每年选取 2～3 个（不足的全做）现有螺情较重的行政村开展监测，Ⅲ类监测县每个县每年选取 2～3 个（不足的全做）历史螺情较重、钉螺引入风险较大或适宜钉螺滋生环境较多的行政村开展监测。

2. 对象　钉螺及其滋生环境。

3. 数量　监测范围内所有的现有螺环境、历史有螺环境及可疑环境。

4. 方法　县级疾病预防控制机构对监测范围内的现有钉螺滋生环境采取系统抽样法查螺，若未查出钉螺再采用环境抽查法完成该环境的调查。对历史有螺环境和可疑环境可先用环境抽查法调查，若发现钉螺再改为系统抽样法。记录每个环境的经纬度。对拣获的钉螺采用压碎镜检法检测钉螺死活及血吸虫感染情况。Ⅰ类监测县和Ⅱ类监测县中近 5 年内达到传播阻断标准的有螺县应用中国疾控中心的技术标准对解剖镜检的钉螺采用环介导等温扩增技术（LAMP）检测钉螺体内血吸虫核酸；其他监测县若有条件也应开展 LAMP 检测。

## 二、风险监测

每年春季在人畜活动频繁的有螺环境中开展野粪和钉螺调查，及时发现潜在风险。

（一）范围

Ⅰ类监测县均开展风险监测，每个县每年选 3 个行政村，每个行政村至少选 5 个有螺环境（不足的全做）；每个省不少于 20% 的Ⅱ类监测县开展风险监测，每个县选 2 个行政村，每个行政村至少选 5 个有螺环境（不足的全做）。重点选择以下环境：上一年的新发有螺环境、有感染性钉螺的环境、钉螺面积与密度回升的区域或人与畜血吸虫感染率较高的地区；水灾、地震等自然灾害导致环境变化的区域；大型水利、交通等工程建设引起环境变化的区域；大规模人群迁徙或流动可能导致血吸虫病疫情的区域。

（二）对象

有螺环境中的野粪及钉螺。

（三）数量

有螺环境及附近的野粪至少 100 份（不足计实数），监测范围内查螺不少于 200 框且捕获活螺不少于 500 只（不足计实数）。

（四）方法

1. 钉螺调查　选择钉螺密度较高、人畜活动频繁和可疑钉螺滋生环境，采用系统抽样结合环境抽样调查法查螺，框、线距（垸外为 20 m，垸内为 5～10 m），拣获框内全部钉螺于螺袋中。每个行政村查螺不少于 500 框（如查获钉螺数少于 100 只，可适度扩大查螺框数或查螺范围），记录调查环境的地名及经纬度，并做自然环境描述。对拣获的钉螺采用压碎镜检法检测钉螺死活及血吸虫感染情况。同时在中国疾控中心技术支持下应用环介导等温扩增技术（LAMP）检测钉螺体内血吸虫核酸。在钉螺调查的同时，观察人、畜活动情况。

2. 野粪调查　监测的范围为牛、羊、猪、马属、狗等家畜或人群经常活动的野外环境，以及钉螺监测的区域。拣获此两类环境视野所见的野粪（包括人、畜和野生动物野粪），每个粪堆采集约 250 g 样本，装入塑料袋中，并进行编号。共不少于 100 份（不足或没有时计实数），记录野粪种类，采用塑料杯顶管孵化法（一粪三检）检测血吸虫毛蚴。

### 三、病例监测

对辖区内医疗卫生机构通过全国传染病报告信息管理系统上报的病例进行核实，掌握辖区内血吸虫病病例报告和发病情况，以病例为线索开展疫点调查和处置，预防和控制血吸虫病的暴发和流行。

（一）病例报告

根据《中华人民共和国传染病防治法》，各级各类医疗卫生机构及其执行职务的医务人员，发现血吸虫病病例，在诊断后 24 小时内填写传染病报告卡，通过中国疾病预防控制中心传染病报告信息管理系统进行网络直报。不具备网络直报条件的应在诊断后 24 小时内向相应单位送（寄）出传染病报告卡，县级疾病预防控制机构（包括血吸虫病、地方病、寄生虫病防治专业机构，下同）和具备条件的乡镇卫生院收到传染病报告卡后立即进行网络直报。

既往感染已治愈再次感染的血吸虫病病例也应进行登记和报告。新发现（以往未登记入册）的晚期血吸虫病病例，按"未分类"填报，并在备注栏中标明"晚期血吸虫病"。国外输入的血吸虫病病例，按照"未分类"填报，并在备注栏中标明"血吸虫病种类＋输入国家或地区"。对已填报过传染病报告卡的病例，如诊断结果发生变更时，报告单位必须再次填报传染病报告卡，标识"订正报告"。

疾病预防控制机构在血吸虫病防治过程中开展的人群普查、专题调查以及门诊查病等工作时，对于血清抗体阳性者，应在 7 天内完成病原学检查，病原学检查阳性者，按照确诊病例进行登记和报告。病原学检查阴性者，应结合疫水接触史、临床症状和体征等，如符合临床诊断病例标准则按照临床诊断病例进行登记和报告；不符合临床诊断病例标准则不需进行登记和报告。病原学检查日期作为诊断时间。

（二）病例复核与确诊

县级疾病预防控制机构应有专人负责每天浏览中国疾病预防控制中心传染病报告信息管理系统，发现本辖区报告的血吸虫病病例后，应当立即与报告单位联系，对报告病例进行复核，疑似病例或临床诊断病例须进一步开展病原学检测。疾病预防控制机构应及时将复核检测结果反馈给报告单位，病原学检测阳性者，在网络直报系统订正为确诊病例；病原学检测阴性者，应结合疫水接触史、临床症状和体征等，确定是否为临床诊断病例，如是则在网络直报系统中订正为"临床诊断病例"，反之则删除或订正为"其他传染病"。疾病预防控制机构对误报、重报信息核对无误后应及时删除，对病例信息有误或排除时应在 24 小时内订正，并通过网络完成审核确认。

县级疾病预防控制机构应同时采集非确诊病例基本信息，汇入当地血吸虫病查病登记簿，并纳入当地的年报汇总数据（血检人数、血检阳性人数、血检阳性者粪检阳性人数等）中，按现行统计口径通过寄生虫病防治信息管理系统（简称专报系统）上报。

（三）确诊病例个案调查与报告

病例报告所在地县级疾病预防控制机构应在复核确诊7天内完成血吸虫病确诊病例流行病学个案调查，填写《血吸虫病确诊病例流行病学个案调查表》；在完成个案调查后的2天内将个案调查信息录入寄生虫病防治信息管理系统。市级及以上疾病预防控制机构每周审核上报的确诊病例流行病学个案调查资料。

（四）急性血吸虫病预警

中国疾病预防控制中心传染病自动预警信息系统对急性血吸虫病实行单病例预警，各级各类医疗卫生机构一旦通过传染病报告信息管理系统报告急性血吸虫病病例（含疑似病例、临床诊断病例和实验室诊断病例），传染病自动预警信息系统即实时发出预警信号。急性血吸虫病预警信号以手机短信的方式发送至省、市和县级疾病预防控制机构。县级疾病预防控制机构收到急性血吸虫病预警信号后，须进行核实，并在2小时内登录传染病自动预警信息系统报告核实情况。

（五）疫点调查处置

发现急性或慢性血吸虫病确诊病例后，县级疾病预防控制机构依据《血吸虫病消除工作规范》（2018年版）应在24小时内启动疫情核实和疫点调查，确定血吸虫感染地后及时处置，疫点调查和处置应在7天内完成。

（六）突发疫情报告

各级各类医疗卫生机构发现血吸虫病突发疫情后，应当在2小时内向所在地县级人民政府卫生健康行政部门报告，接到报告的卫生健康行政部门应当在2小时内向本级人民政府报告，并同时通过中国疾病预防控制中心突发公共卫生事件报告管理信息系统进行网络直报。在当地人民政府的统一领导下，卫生健康行政部门应成立血吸虫病突发疫情应急处理技术指导小组，负责本行政区域内血吸虫病医疗救治、现场处置和调查评估等相关工作。突发疫情判定标准、分级、应急响应与处理参见《血吸虫病突发疫情应急处理预案》（卫疾控发〔2005〕263号）。

### 四、监测指标

（一）疫情指标

疫情指标包括传染源指标（人群或家畜的感染率、感染度等）、中间宿主指标（钉螺或感染性钉螺的分布面积、密度等）、易感环境指标（粪便污染环境指数、易感环境面积等）、疾病负担指标（急性、晚期血吸虫病病人病情程度、劳动力损失等）等。

（二）行为学指标

行为学指标包括人口学指标（户籍人口、常住人口、流动人口、男女比例等）、行为方式（暴露方式、频率等）、行为因素（文化背景、人口流动、经济来源等）等。

（三）干预措施指标

干预措施指标除查螺、灭螺、查病、治病、健康教育、改水改厕等血防常规工作指标以及突发疫情的应急处理措施外，还应包括水利、农业、林业血防措施的定量、定性指标。

（四）自然因素指标

自然因素指标包括气象资料、水文资料、特殊地理环境资料等。同时，应注意水资源工程、农业林业工程等带来的特殊地理环境变化的资料。凡是可改变血吸虫病流行的相关自然因素也应是今后监测的重点。

（五）社会经济因素指标

社会经济因素指标包括当地人均收入、农副业产出、居民对血防的认知程度和态度、血防经费投入、居民及家畜的流动情况等。同时，与血吸虫病防治相关的社会经济因素，特别是能导致公共卫生服务质量变化的社会经济因素应是监测的重要指标。

### （六）公共卫生资源指标

公共卫生资源指标包括专业机构、人员、设备资源，相关医务机构、人员、设备资源，社会公共卫生资源等信息。

### 五、监测的质量控制

血吸虫病监测结果不仅是流行病学调查研究的重要内容，更是有效开展预防和控制血吸虫病工作的重要组成部分。为了使监测工作客观、真实反映监测的疫情，需要强化质量要求和质量意识，确保监测质量。

在实施前，各监测点/项目要因地制宜地制订监测工作实施细则，内容包括组织领导、工作计划、人员安排、经费安排、操作规程、现场实施、资料管理、资料分析等，并进行统一技术培训，统一方案和要求。实施过程中，需进行现场抽查、督导。各监测点要求保留查病时所有的血清样本和粪检 Kato-Katz 片进行复查考核，抽样复查符合率＜ 90％为不合格，需重新进行粪便检查，血清免疫学阳性者根据情况进行抽样复查考核。

〔邓　奕　李广平〕

# 第十一章 血吸虫病防治信息管理

《全国血吸虫病监测方案（2020 年版）》规定，血吸虫病监测包括病例监测、流行因素监测、风险监测三大部分。病例监测的内容有病例报告、病例复核与确诊、确证病例个案调查与报告、急性血吸虫病预警、疫点调查处置、突发疫情报告等。

## 一、病例报告

（一）目的

收集、调查和报告血吸虫病病例和突发疫情信息，有效地控制和消除传染源，巩固防治成果，推进血吸虫病消除进程。

（二）病例报告责任人

各级各类医疗卫生机构（包括疾控中心、血吸虫病防治所/站等）及其执行职务的医务人员。

（三）诊断方法

按照《血吸虫病诊断标准》（WS261—2006），各级各类医疗卫生机构对发现的血吸虫病病例进行诊断分类。

（四）报告病例类型

急性、慢性、晚期血吸虫病病例。

（五）报送途径

中国疾病预防控制信息系统。

（六）病例报告要求

1. 报送时间　发现血吸虫病病例，在诊断后 24 小时内填写《中华人民共和国传染病报告卡》。并通过中国疾病预防控制中心传染病报告信息系统进行网络直报。不具备网络直报条件的应在诊断后 24 小时内向相应单位送（寄）出传染病报告卡，县级疾病预防控制机构（包括血吸虫病、地方病、寄生虫病防治专业机构，下同）和具备条件的单位收到传染病报告卡后立即进行网络直报。

2. 病例来源和类型　门诊查病＋现场防治普查＋其他途径发现的病例。疾病预防控制（血防）机构在血吸虫病防治过程中开展的门诊查病、人群普查以及专题调查时，对于血清抗体阳性者，应在 7 天内完成病原学检查，病原学检查阳性者，按照确诊病例进行登记和报告。病原学检查阴性者，应结合疫水接触史、临床症状等，如符合临床诊断病例标准则按照临床诊断病例进行登记和报告；不符合临床诊断病例标准则不需进行登记和报告。病原学检查日期作为诊断时间。

新感染、再感染、重复感染的急性血吸虫病病例和慢性血吸虫病病例均应进行登记和报告；晚期血吸虫病只报告新发现（以往未登记入册）病例，病例分类按"未分类"填报，并在备注栏中标明"晚期血吸虫病"。境外输入性血吸虫病病例报告参照国内血吸虫病疫情报告制度执行，病例分类按"未分类"填报，并在备注栏内标明"血吸虫病种类＋输入国家或地区"。同一病人不重复报告。

3. 报告原则　血吸虫病病例报告实行属地化管理、首诊负责制。跨区域疫情调查遇到困难，上级机构应积极协调并提供技术支持。

## 二、病例复核与确认

县级疾病预防控制机构应有专人负责每天浏览中国疾病预防控制中心传染病报告信息管理系统，发现本辖区报告的血吸虫病病例后，应当立即与报告单位联系，对报告病例进行复核，疑似病例或临床诊断病例须进一步开展病原学检测。疾病预防控制机构应及时将复核检测结果反馈给报告单位，病原学检测阳性者，在网络直报系统订正为确诊病例；病原学检测阴性者，应结合疫水接触史、临床症状和体征等，确定是否为临床诊断病例，如是则在网络直报系统中订正为"临床诊断病例"，反之则删除或订正为"其他传染病"。疾病预防控制机构对误报、重报信息核对无误后应及时删除，对病例信息有误或排除时应在 24 小时内订正，并通过网络完成审核确认。对已填报过传染病报告卡的病例，如诊断结果发生变更时，报告单位必须再次填报传染病报告卡，标识"订正报告"。（图 11-1）

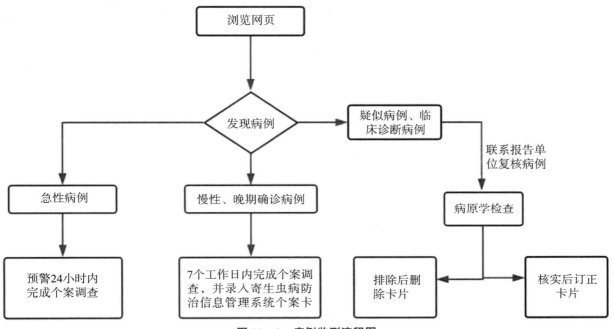

**图 11-1　病例监测流程图**

## 三、确诊病例个案调查与报告

（一）调查和报告责任单位

病例报告所在地县级疾病预防控制机构。

（二）调查依据

《血吸虫病消除工作规范》2018 年版。

（三）个案调查内容

急性血吸虫病病例应在 24 小时内启动疫情核实和疫点调查，确定血吸虫病感染地后及时处置，疫点调查和处置在 7 天内完成。完成个案调查和同期疫水接触人员排查，对疫源地实行灭螺、灭蚴、扩大人畜化疗和疫情处置；慢性确诊病例应当立即与报告单位联系，对报告病例进行复核，并在 7 个工作日内完成血吸虫病确诊病例流行病学个案调查，个案调查完成后 2 个工作日内将个案调查信息录入到寄生虫病防治信息管理系统。

## 四、急性血吸虫病预警

（一）预警形式

手机短信。

（二）接收单位

国家、省、市和县级疾病预防控制机构有关疫情管理人员。

（三）处理程序

收到急性血吸虫病预警信号后，县级疾病预防控制机构须进行核实，并在2小时内登录预警系统进行反馈。（图11-2）

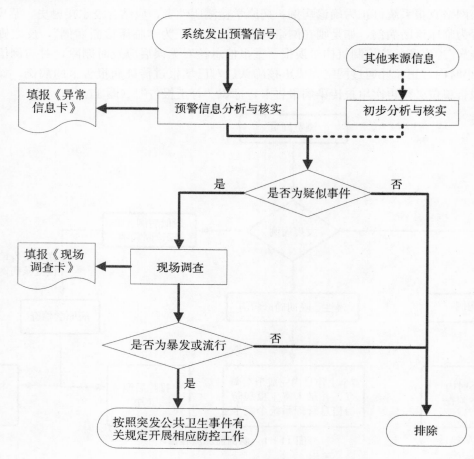

**图 11-2  急性血吸虫病预警图**

县级疾病预防控制机构在核实过程中怀疑为异地感染病例、输入性病例时，可报上级疾病预防控制机构协调开展调查。

县级疾病预防控制机构调查人员在结束现场调查后24小时内将调查的基本情况录入预警系统《现场调查表》，同时以附件形式上传现场调查报告。

**五、突发疫情报告**

各级各类医疗卫生机构发现血吸虫病突发疫情后，应当在2小时内向所在地县级人民政府卫生健康行政部门报告，接到报告的卫生健康行政部门应当在2小时内向本级人民政府报告，并同时通过中国疾病预防控制中心突发公共卫生事件报告管理信息系统进行网络直报。在当地人民政府的统一领导下，卫生健康行政部门应成立血吸虫病突发疫情应急处理技术指导小组，负责本行政区域内血吸虫病医疗救治、现场处置和调查、评估等相关工作。突发疫情判定标准、分级、应急响应与处理参见《血吸虫病突发疫情应急处理预案》（卫疾控发〔2005〕263号）。（图11-3）

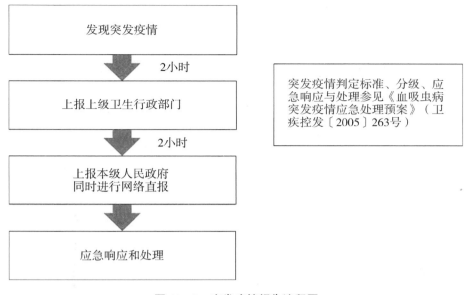

**图 11－3　突发疫情报告流程图**

## 第二节　信息管理

传染病报告是预防、控制传染病的发生与流行的前提条件，《中华人民共和国传染病防治法》（以下简称《传染病防治法》）于 2004 年 8 月 28 日修订通过，并于 2004 年 12 月 1 日起施行。新的《传染病防治法》中将血吸虫病从丙类调到为乙类传染病。对于乙、丙类传染病病人、疑似病人和规定报告的传染病病原携带者在诊断后，应于 24 小时内进行网络报告。中国疾病预防控制信息系统下列所有子系统依托全民健康保障信息化工程项目，由国家卫健委组织建设实施。中国疾病预防控制中心自 2004 年上线了传染病报告信息管理系统和突发公共卫生事件报告系统，实现了血吸虫病病例的网络直报化，2011年又上线了寄生虫病防治信息管理系统，用于血吸虫病防治工作情况统计，提高了疫情及防治工作数据上报的及时性和准确性。目前，国家层面上覆盖血吸虫病的信息报告管理系统包括传染病报告信息管理系统、突发公共卫生事件管理信息系统和寄生虫病防治信息管理系统。

### 一、传染病报告信息管理系统

（一）机构职责

1. 卫生健康委主管部门　国家卫生健康委负责组织对全国血吸虫病病例报告和管理的督导检查；省、市、县（市、区）等各级卫生健康委主管部门负责辖区内血吸虫病病例信息报告和管理工作的管理，组织制订血吸虫病病例报告和管理工作实施方案，定期组织开展对各级各类医疗卫生机构血吸虫病病例报告和管理工作的督导检查。

2. 疾病预防控制机构　国家疾病预防控制机构负责制定血吸虫病病例报告和管理工作技术方案，负责全国血吸虫病病例信息的收集、分析、报告和反馈，开展血吸虫病病例报告和管理工作的考核和质量评价。为血吸虫病疫情信息网络报告系统的正常运行和病例管理工作提供保障。

省、市、县（市、区）等各级疾病预防控制机构负责本辖区内血吸虫病病例信息报告和管理工作的业务管理、技术培训和工作指导，负责本辖区内血吸虫病病例信息的收集、分析、报告和反馈，开展本辖区内血吸虫病病例信息报告和管理工作的考核评估。

县级疾病预防控制（血防）机构负责对本辖区内医疗机构和其他责任报告单位报告的血吸虫病病例信息的审核，承担本辖区内不具备网络直报条件的责任报告单位的血吸虫病病例信息网络报告。

对非疫区报告的病例或者跨区域报告的病例开展核查或者流行病学个案调查存在困难时，上级机构应积极协调给予支持。必要时可报请卫生健康委行政部门给予支持。

3. 医疗卫生机构　执行首诊负责制，对就诊病人进行诊疗，并及时报告血吸虫病病例；协助疾病预防控制（血防）机构开展血吸虫病病例信息的审核和报告管理工作考核评估。

（二）责任报告单位及报告人

血吸虫病病例报告责任报告单位为各级各类医疗卫生机构（含血吸虫病防治机构）；责任报告人为责任报告单位执行职务的人员（医护人员、医学检验人员、卫生检疫人员、社区卫生服务人员）以及乡村医生、个体医生等；人员方面要求二级及以上医疗机构必须配备2名或以上专职人员，一级医疗机构必须配备1名专职人员，村卫生室（社区）、诊所、门诊部至少配备1名专（兼）职人员。各级医疗机构疫情报告人员应保持相对稳定，当有变动时，应及时通知辖区疾病预防控制中心或血防机构安排对拟上岗人员进行业务培训，培训合格后方可上岗。

（三）资料保存

1. 各级各类医疗卫生机构的纸质"传染病报告卡"及传染病报告记录保存3年。不具备网络直报条件的医疗机构，其传染病报告卡由代报单位保存，原报告单位必须进行登记备案。

2. 符合《中华人民共和国电子签名法》的电子传染病报告卡视为与纸质文本具有同等法律效力，须做好备份工作，备份保存时间至少与纸质传染病报告卡一致；暂不符合的须打印成纸质卡片由首诊医生签名后进行保存备案。

3. 各级疾病预防控制机构应将传染病信息资料按照国家有关规定纳入档案管理。

**二、寄生虫病防治信息管理系统**

寄生虫病防治信息管理系统（以下简称专报系统）于2011年正式上线，主要涵盖血吸虫病防治工作调查表及血吸虫病监测工作调查，由中国疾病预防控制中心寄生虫病预防控制所（以下简称寄生虫病所）负责系统的运行维护和培训，由中科软科技股份有限公司负责技术支持。用户端为各级疾病控制/寄生虫病防治专业机构用户，并按照逐级管理的原则对各级用户开展管理和维护。

（一）系统模块

系统按功能分为数据采集、统计分析、数据管理、系统管理4个模块，通过这4个功能模块可实现寄生虫病防治工作信息和数据的采集（录入、上报、审核、修订和删除），对采集的数据进行统计分析（查询、统计、上报、分析汇总）和管理（打印、导入、导出和备份），以及对系统进行维护和管理等功能。

系统管理功能，可实现对系统的维护和管理，如设定信息上报流程，对村编码、监测点信息、系统用户和机构信息等进行维护。可添加、删除和修改用户或机构信息，也可根据机构所在省份、机构名称、性质和级别，或用户所在省份、单位、姓名及其审核资格等开展组合查询，并可将查询结果输出生成 Excel 表。

（二）系统使用流程

系统上报及审核流程：由国家级用户（寄生虫病所）统一制定上报审核流程。根据审核流程，上级机构对相应下级机构的数据进行审核，如有问题可退回让其修改，或者代为修改，如无问题可继续上报给上级机构，在审核过程中可以逐条记录审核，也可以批量审核，但不能跨级审核。（图11-4）

乡（镇）级或者县级机构在录入信息时，需要在"系统管理"中先进行村编码维护，建立该村的编码信息，然后才能进行数据录入。此外，系统还开设了公告栏，供各级用户发布信息或提出看法，开展相互交流。为使各级用户尽快熟悉系统，系统中提供了操作手册的下载链接，供各级用户下载使用。

（三）系统用户管理

专报系统并入大疫情网后，用户管理参照大疫情用户管理。系统用户根据用户权限不同分为系统管理员、业务管理员、本级用户、直报用户。

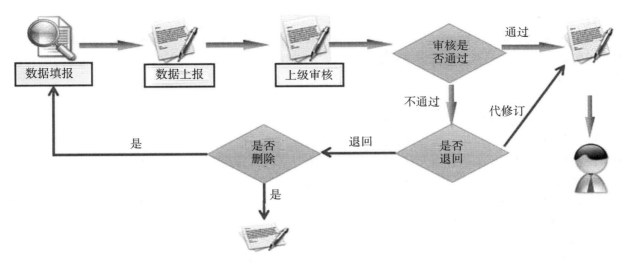

**图 11‑4 寄生虫病防治信息管理系统使用流程图**

1. 系统管理员 系统管理员负责《中国疾病预防控制信息系统》各级各类用户管理工作。系统管理员实行逐级管理，各级系统管理员在上一级系统管理员的指导下，负责职责范围内的各级各类用户管理工作。

系统管理员负责本级的业务管理员、本级用户以及下一级系统管理员的用户账号管理，县区级系统管理员还需负责辖区内直报用户的账号管理。内容包括制定或指导辖区内各级用户权限管理操作流程、各类用户的创建、有效性及延期管理；密码管理；手机号码关联及管理；分配业务系统；对下级系统管理员开展《用户认证与权限管理系统》的操作培训和技术指导；制定相应的管理流程，主动跟踪发现所管理用户调离岗位等的情况，及时停用其账号等。

2. 业务管理员 业务管理员负责本业务系统各级各类用户权限管理工作。业务管理员实行逐级管理，各级业务管理员在上一级业务管理员的指导下负责所管业务系统的权限管理工作。《中国疾病预防控制信息系统》中各业务系统分别配备相应的各级业务管理员。

业务管理员负责本级用户及下一级业务管理员的权限管理，县区级业务管理员还需负责辖区内直报用户的权限分配与管理。内容包括：配合本级系统管理员制定或指导辖区内各级权限管理操作流程；各类用户的角色分配；角色的创建与管理；涉及个案数据的隐私项管理；对下级业务管理员开展《用户认证与权限管理系统》的操作培训和技术指导；为所管理的本业务系统用户提供相应业务系统的操作培训和技术指导；制定相应的管理流程，主动跟踪发现所管理用户调离岗位等情况，及时撤销其原岗位权限等。

3. 本级用户 各级疾病预防控制（血防）机构或其他同级各类卫生机构使用《中国疾病预防控制信息系统》中的各业务子系统，执行数据审核、统计分析等数据管理工作任务的责任人。

本级用户负责辖区内相关业务数据审核、数据管理、数据质量监控、统计分析、报表汇总及信息反馈等。

4. 直报用户 各类医疗卫生机构使用《中国疾病预防控制信息系统》中的各业务子系统执行数据录入、个案管理等工作任务的责任人。

直报用户负责本机构或所管片区内相关业务数据的收集、录入、个案数据或自录数据的管理等。

（四）管理程序

1. 管理员创建 各级系统管理员账户在《中国疾病预防控制信息系统》上线运行时已由系统自动创建。上级系统管理员应开展对下一级系统管理员的备案管理工作。

各级业务管理员账户在各业务系统上线运行时，由本级系统管理员负责创建，由上一级业务管理员授权使用。上级业务管理员应开展对下一级业务管理员的备案管理工作。

2. 本级与直报用户申请

（1）各级卫生健康行政部门及疾病预防控制（血防）机构：填写用户所辖地区的用户申请表及相关系统权限申请表，经本部门主管领导签字批准后，交本级疾病预防控制（血防）机构系统管理员及业务管理员。

（2）其他医疗卫生机构：填写所在县区的用户申请表与相关系统的权限申请表，经本单位主管领导签字批准后，交予所在辖区县（区）级疾病预防控制中心或血防机构系统管理员与业务管理员。

（3）其他用户：填写用户所在辖区的用户申请表及权限申请表，经本单位领导签字批准后，向同级卫生健康行政部门的相关业务主管部门提出申请，由卫生健康行政部门批示本级疾控中心办理。

3. 本级与直报用户创建及系统分配    系统管理员根据用户申请表，经系统管理员所在部门领导批准后，创建用户，为用户分配用户申请使用的业务系统。并对提交的用户申请表进行存档管理，将用户名、初始密码等信息反馈给用户。

4. 本级与直报用户授权

（1）功能授权：各业务管理员根据用户提交的业务子系统的权限申请表经本部门领导批准后，给已创建的用户授予相对应的角色。严格控制隐私信息查询、浏览、导出权限。并对提交的权限申请表进行存档管理。

（2）隐私授权：申请隐私信息查询、浏览、导出及修改等操作的本级用户，应开展隐私信息承诺管理及备案工作。

5. 用户有效期与延期管理    用户有效期设置不得超过 1 年。超过有效期的用户如果需要继续使用，应由用户单位提出书面申请，经审批后，由系统管理员延长其使用期限，最长不超过 1 年。

6. 变更管理

（1）系统管理员：发生变更应及时向上级系统管理员报告。填写上一级下发的系统管理员备案表，经本单位主管领导签字批准后，交上一级疾控中心系统管理员办理。上级系统管理员应立即停用原有账号，严格按用户创建流程建立新的系统管理员账号。

（2）业务管理员：业务管理员变更应及时向本级系统管理员及上级业务管理员报告。填写用户所在辖区的用户申请表，经本部门主管领导签字批准后，交本级疾病预防控制中心或血防机构系统管理员。本级系统管理员应立即停用原有账号，按用户创建流程建立新的用户账号。填写上一级业务管理员制定的业务管理员备案表交上一级业务管理员。上一级业务管理员应检查原有账户状态，如未及时停用须立即取消相关权限，按用户授权流程为新账号办理授权。

（3）本级用户与直报用户：使用权限进行变更时，应重启权限申请流程，并标注现用账号，由业务管理员对其权限进行变更。使用系统进行变更的，应重启用户申请流程，并标注现用账号，由系统管理员进行系统变更。

（4）各类用户的手机号码等用户信息发生变更时，应及时向本级系统管理员（直报用户向县级系统管理员）提出申请，由系统管理员核实信息准确性后进行变更。

7. 用户停用或删除    用户不再使用《中国疾病预防控制信息系统》时，系统管理员应及时停用或删除该用户账号。业务管理员及时解除该用户相应权限。

8. 用户启用    对于已经停用的用户账号，如该用户需要重新使用系统，重启用户及权限申请流程，系统管理员重新启用账号，业务管理员重新授权。

（五）系统涵盖内容及填报时间

1. 血吸虫病防治工作调查表

（1）基本情况管理县级表：主要涵盖血吸虫病流行县基本情况、达标情况以及病人数等内容。以县为单位填报，所有血吸虫病流行县均需填报此表，填报时间为次年的 1 月 15 日前。

（2）基本情况管理村级表：主要涵盖血吸虫病流行村基本情况、疫情类别、流行类型、现存晚期血吸虫病病人数以及钉螺面积情况等内容。以村为单位填报，所有血吸虫病流行村均需填写此表，填报时间为当年 6 月 30 日前。

（3）人群查病信息表：主要涵盖人群询检查病情况、人群血检查病情况、人群粪检查病情况、确诊病例数、急性血吸虫病人数、新发现及死亡晚期血吸虫病人数等信息。以村为单位填报，当年开展查病工作或者有新发或者死亡晚期血吸虫病病人的流行村均需填写此表，填报时间为当年 12 月 31 日前。

（4）人群治病情况表：主要涵盖血吸虫病病人治疗人数及扩大化疗人数等信息。以村为单位填报，当年开展治病或者扩大化疗工作的流行村均需填写此表，填报时间为当年 12 月 31 日前。

（5）家畜防治（牛）基本情况表：主要涵盖耕牛血检查病情况、粪检查病情况、治疗与扩大化疗情况、圈养情况与淘汰情况等信息。以村为单位填报，当年开展耕牛查治病或者采取圈养及淘汰耕牛措施的流行村均需填写此表，填报时间为当年 12 月 31 日前。

（6）查螺信息表：主要涵盖查螺环境数、查螺面积、查螺有螺面积、新发现有螺面积、复现钉螺面积、感染性钉螺面积、系统抽样查螺结果以及环境抽样查螺结果等信息。以村为单位填报，当年开展查螺工作的流行村均需填写此表，填报时间为春季查螺工作在当年 6 月 30 日前，全年查螺工作在当年 12 月 31 日前。

（7）灭螺信息表：主要涵盖药物灭螺情况及环境改造灭螺情况等信息。以村为单位填报，当年开展灭螺工作的流行村均需填写此表，填报时间为当年 12 月 31 日前。

（8）年度目标实现情况表：主要涵盖疫情类别调整情况及消灭钉螺情况等信息。以村为单位填报，当年疫情类别有调整或者有消灭钉螺面积均需填写此表，填报时间为当年 12 月 31 日前。

（9）晚期血吸虫病基本情况及救治情况表：主要涵盖晚期血吸虫病病人基本信息、诊断信息、血清学及病原学检查结果、治疗信息、治疗费用以及转归情况等信息，该表为个案信息表，当年开展救治的晚期血吸虫病个案均需录入该表，填报时间为当年 12 月 31 日。

2. 血吸虫病监测工作调查表

（1）血吸虫病确诊病例流行病学个案调查表。

（2）全国血吸虫病监测点基本情况调查表。

（3）全国血吸虫病监测点本地人群监测调查表。

（4）全国血吸虫病监测点流动人群监测调查表。

（5）全国血吸虫病监测点家畜监测调查表。

（6）全国血吸虫病监测点钉螺监测调查表。

（7）全国血吸虫病监测点野粪监测调查表。

（8）全国血吸虫病三峡库区监测点漂浮物监测调查表。

### 三、突发公共卫生事件管理信息系统

血吸虫病突发疫情的应急处理工作贯彻预防为主、常备不懈的方针，坚持统一指挥、分级负责、快速反应、依靠科学、依法管理的原则。

（一）血吸虫病突发疫情的判定标准

1. 出现以下情形之一时，视为血吸虫病突发疫情，应启动应急处理工作。

在尚未控制血吸虫病流行的地区，以行政村为单位，2 周内发生急性血吸虫病病例（包括确诊病例和临床诊断病例，下同）10 例以上（含 10 例，下同）；或同一感染地点 1 周内连续发生急性血吸虫病病例 5 例以上。

在达到血吸虫病传播控制标准的地区，以行政村为单位，2 周内发生急性血吸虫病病例 5 例以上；或同一感染地点 1 周内连续发生急性血吸虫病病例 3 例以上。

在达到血吸虫病传播阻断标准的县（市、区），发现当地感染的血吸虫病病人、病畜或有感染性钉螺分布。

在非血吸虫病流行县（市、区），发现有钉螺分布或当地感染的血吸虫病病人、病畜。

2. 符合以下条件之一, 即可终止应急处理工作。

在尚未控制血吸虫病流行地区和传播控制地区应急处理工作启动范围内, 连续1个月无新发生急性血吸虫病病例。

在血吸虫病传播阻断地区和非流行区应急处理工作启动范围内, 连续1个月无新发血吸虫病病例, 钉螺分布环境已经得到有效处理(通过药物或环境改造灭螺后, 使钉螺平均密度控制在0.01只/0.1 m² 以下)。

(二)血吸虫病突发疫情的分级

Ⅰ级: 在2个以上(含2个, 下同)相邻流行省(自治区、直辖市)出现突发疫情, 并连续出现新的疫点, 疫点所在县(市、区)急性血吸虫病病例总数是前5年同期平均水平的5倍以上(含5倍, 下同), 且有大范围蔓延趋势。

Ⅱ级: 在2个以上相邻流行市(地、州)范围内出现突发疫情, 疫点所在县(市、区)急性血吸虫病病例总数是前5年同期平均水平的3倍以上, 且有蔓延趋势; 或在1个非流行市(地、州)范围内, 出现突发疫情。

Ⅲ级: 在2个以上相邻流行县(市、区)范围内出现突发疫情, 急性血吸虫病病例数是前5年同期平均水平的2倍以上, 且有蔓延趋势; 或在1个非流行县(市、区)范围内, 出现突发疫情。

Ⅳ级: 在1个流行县(市、区)范围内出现突发疫情。

(三)流行病学调查

突发疫情的调查由县级卫生计生行政部门组织, 县级疾病预防控制(血防)机构、动物防疫监督机构具体实施。县级疾病预防控制(血防)机构、动物防疫监督机构接到突发疫情报告后, 应在24小时内到达现场开展调查。

个案调查: 对所有急性血吸虫病病例逐一进行个案调查, 同时对在与病人感染时间前后各2周内, 曾经在同一感染地点接触过疫水的其他人员进行追踪调查。调查人员应及时将"急性血吸虫病个案调查表"录入数据库, 并通过血吸虫病信息专报系统上报。或以最快的通信方式报上级疾病预防控制(血防)机构, 同时报告中国疾病预防控制中心寄生虫病预防控制所。

## 四、信息系统安全管理

1. 涉及对传染病信息报告管理系统发生需求变更和功能调整时, 中国疾病预防控制中心应做好风险评估, 报国家卫生计生委批准后实施。

2. 县级及以上疾病预防控制机构必须使用专网或虚拟专网进行网络报告, 并逐步覆盖辖区内的各级各类医疗机构。

3. 各级疾病预防控制机构负责辖区内信息报告系统用户与权限的管理, 应根据信息安全三级等级保护的要求, 制定相应的制度, 建立分级电子认证服务体系, 加强对信息报告系统的账号安全管理。

4. 医疗机构的电子病历系统实施传染病报告功能时, 应通过身份鉴别和授权控制加强用户管理, 做到其行为可管理、可控制、可追溯。

5. 信息系统使用人员不得转让或泄露信息系统操作账号和密码。发现账号、密码已泄露或被盗用时, 应立即采取措施, 更改密码, 同时向上级疾病预防控制机构报告。

6. 传染病信息报告、管理、使用部门和个人应建立传染病数据使用的登记和审核制度, 不得利用传染病数据从事危害国家安全、社会公共利益和他人合法权益的活动, 不得对外泄露传染病病人的个人隐私信息资料。

## 五、质量控制

1. 国家级机构设专人负责疫情信息管理系统的日常管理, 组织开展技术培训, 审核疫情报告和调查信息质量, 按需进行疫情通报。

2.省级机构、市级机构设专人负责疫情信息管理系统的日常管理，组织开展技术培训和指导，审核疫情上报的监测资料。

3.县级机构设专人负责疫情信息管理系统的日常管理，对本辖区内的病例报告卡进行审核，组织人员及时开展个案调查。核查原始查病、治疗和流行病学个案调查资料，与网络报告系统数据进行比对，对病例是否规范治疗、治疗效果、流调质量、报告的准确性及报告及时性等进行核查。

### 六、考核与评估

1.各级卫生计生行政部门定期组织对本辖区内的血吸虫病病例报告和管理工作进行督导检查，对发现的问题予以通报并责令限期整改。

2.各级疾病预防控制机构制定血吸虫病病例信息报告和管理工作考核方案，定期对辖区内医疗卫生机构进行指导和考核。

3.各级各类医疗机构应将血吸虫病病例信息报告和管理工作纳入工作考核范围，定期进行自查。

4.主要考核评估指标

（1）确诊病例报告率＝网络直报确诊病例数/血吸虫病确诊病例数×100％。

（2）确诊病例报告及时率＝规定时间内上报确诊病例数/网络直报确诊病例数×100％（病例明确诊断后，24小时内完成网络报告计为及时）。

（3）传染病报告卡填写完整率＝填写完整的纸质（电子）报告卡数/纸质（电子）报告卡数×100％。

（4）网络报告信息一致率＝纸质报告卡与系统中报告卡一致的报告卡数/纸质报告卡中进行网络报告卡数×100％。

（5）及时审核率＝及时审核卡片数/审核卡片总数×100％（网络直报系统中报告卡终审时间与录入时间的间隔时间在2小时或24小时之内，计为及时审核）。

（6）确诊病例流调率＝确诊病例流调数/血吸虫病确诊病例数×100％。

（7）规范治疗率＝确诊病例规范治疗数/血吸虫病确诊病例数×100％。

（8）粪检转阴率＝治疗后粪检转阴确诊病例数/接受治疗的确诊病例数×100％。

## 第三节　防治资料的收集与管理

资料是指在一定时间内，为了某种需要所收集的，记录某方面客观信息的载体集合。资料可以包含多种形式，如印刷资料、声像资料、实物资料等。资料的收集可以有常规性的和一时性的。常规性收集就是按照计划、定地通过直接调查或从有关部门间接得到，如每年人畜血吸虫病查治资料、查灭螺资料一般是直接调查得到，而每年疫区人口学资料社会经济发展指标则是从有关部门转抄得来。一时性收集是为解决某种专门问题，通过观察法或实验法得到。收集资料时，信息一般都要记录在调查表或调查问卷上。

收集、整理、审核、汇总血吸虫病疫情和防治工作信息资料，可以精准掌握血吸虫病疫情的变化，科学分析血吸虫病预防控制项目的效果和效益，为制定、调整防治策略和措施提供依据。

### 一、资料管理制度

1.各级机构确定专人承担信息资料管理工作。

2.各类信息资料收集完整、真实，记录清晰、准确，按要求及时上报。

3.各项工作完成后及时整理，按档案管理要求立卷归档，妥善保管。

4.建立和完善标准、规范的计算机信息管理系统。数据库资料备份保存，确保数据安全。依法、规范疫情信息、统计数据等信息的发布，确保居民个人隐私等得到保障。

### 二、资料的收集

取得统计数据的途径有直接方式和间接方式两种。

**（一）统计资料的直接收集**

直接获取第一手统计资料的主要方法包括统计调查和试验设计。统计调查的方式主要有普查、抽样调查、重点调查、统计报表制度。

1. 普查　　普查是专门组织的一次性的全面调查，用来调查一定时点上或时期内的社会经济现象的总量。

2. 抽样调查　　抽样调查是一种非全面调查，它是按照随机的原则，从总体中抽取一部分单位作为样本来进行观测研究，以抽样样本的指标去推算总体指标的一种调查。

3. 重点调查　　重点调查的组织方式有两种：一种是专门组织的一次性调查；另一种是利用定期统计报表经常性地对一些重点单位进行调查。

**（二）统计资料的间接收集**

凡不是通过直接的统计调查和试验，而是从其他各种渠道搜集的第二手资料，我们把它总称为统计资料的间接收集。间接资料的来源大体包括统计年鉴、统计摘要、统计资料汇编、统计台账、统计公告、报纸、杂志、网上资料等。

### 三、资料的整理

资料整理就是使原始资料系统化、条理化，使资料更加完整，发现问题后及时纠正，以便进一步统计分析。

**（一）防治资料分类**

防治资料主要分为统计信息资料和非统计信息资料。统计信息资料有记录表、调查表和统计表，记录表包括查灭螺、人群查治及化疗、家畜查治及化疗的原始记录，调查表包括血吸虫病（晚期血吸虫病、急性血吸虫病、慢性血吸虫病）病例个案、流行村和监测点基本情况等，统计表包括各类血吸虫病防治工作统计表；非统计信息资料为需归档保存以备今后查询的各类信息资料，主要包括各类业务技术资料、培训教材，计划、总结、会议、表彰、宣传等资料，以及查灭螺日志、药品发放记录等。

**（二）资料整理的注意事项**

1. 覆盖率　　资料的信息一定要来自应调查对象，而不能是非调查对象，这牵涉调查对象的覆盖率问题。调查前对调查对象的覆盖率一般都要有一个明确要求，如化疗覆盖率一般要达到 90％ 左右。资料整理时如发现覆盖率达不到要求，要及时采取补救措施。另一方面，要从资料中及时剔除那些非调查对象。

2. 完整性　　要检查调查表中的内容是否都得到填写，特别是那些主要调查内容。如果一张表中的一般项目和次要项目都填写了，而主要项目没有填写，这张表也没有价值，只能作为废表处理。

3. 逻辑性检查　　调查表中，字段与字段之间，表格与表格之间，存在有逻辑相关性，要注意是否矛盾或一致。

### 四、组织实施

国家级机构根据防治和管理工作需要，协助国家卫生计生行政部门制订或调整血吸虫病防治工作信息管理方案，培训信息管理人员，汇总经省级机构审核确认的数据信息，上报国家卫生计生行政部门。

省级机构指导市、县级机构完成国家卫生计生行政部门下达的血吸虫病防治信息调查和管理工作；同时结合本省防治和管理工作的需要，建立健全省级信息管理系统；培训市、县级信息管理人员，指导、检查市、县级信息管理工作；审核、汇总市级机构上报的数据资料，报国家机构和省级卫生计生行政部门。

市级机构指导、检查县级机构的信息管理工作，培训县级信息管理人员，审核、汇总县级机构上报的资料，报省级机构和市级卫生计生行政部门。

县级和/或乡镇级机构负责本辖区范围内防治工作各类报表、资料的收集、录入、整理、汇总和保管，并按要求报市级机构和县级卫生计生行政部门。

县级以上负责机构收集血吸虫病病例查治和管理的统计资料并逐级审核上报。

县级疾病预防控制机构负责收集辖区内血吸虫病病例查治和管理信息，并进行登记汇总。

各级医疗卫生机构发现血吸虫病病例后，要负责收集并保管查病原始记录、填写传染病报告卡，并及时上报网络直报系统。

### 五、质量控制

国家卫生计生行政部门依据国家机构在信息资料审核中发现的问题，每年组织1次有目的、有针对性的抽样核查。

省级卫生计生行政部门结合防治工作质量调查，组织对市、县级机构每年至少开展1次信息资料核查。

市级卫生计生行政部门结合防治工作质量调查，组织对县级机构每年至少开展2次信息资料核查。

县级机构完整准确填报各项信息资料，按照规定的程序和要求及时上报。

各级机构对检查中发现的问题，依据原始信息资料及时补充、修订。

## 第四节　防治资料的统计与分析

统计整理是根据统计研究的目的，将调查所得到的资料进行科学的分组、汇总，并对总体的数量特征加以描述，为统计分析准备系统的、条理化的综合资料的工作过程。

### 一、统计方法

原始资料本身不能显示信息量，统计资料整理的结果可以用不同的形式表现，其中统计表和统计图是表现统计资料的常用形式。

（一）统计表

采用统计表描述信息时，要遵守以下原则：

1. 标题要能扼要地说明表的内容、地点和时间，写在表的上端中央。

2. 标目是表格内的项目，文字应简明。

（二）统计图

统计图也是表达资料信息的手段。统计图将统计资料形象化，利用线条高低、面积大小来代表数量，通俗易懂，比统计表更便于理解与比较，应用也很广。但统计图中不能获得确切数字，不能完全代替统计表，必要时可将统计表一起列出。编制统计图时，也要遵守以下原则：①根据资料性质和分析目的决定适当的图形。②标题应扼要地说明图的内容、地点和时间，一般写在图的下端。③图有纵轴和横轴，两轴应有标目，标目应注明单位。④尺度必须等距或有一定规律性（如用对数尺度等），并标明数值。⑤横轴尺度自左至右，纵轴尺度自下而上，数值一律由小到大。一般纵轴尺度必须从0点起始（对数图、点图等除外）。⑥图中用不同线条或色调代表不同事物时，需用图例说明。⑦图的长宽比例一般以7：5左右较美观，但为了说明问题可灵活掌握。

常用的统计图有直条图、圆形图、百分直条图、直方图、线图、半对数线图、点图、统计地图等。各种图的适用范围不同。按性质分组的资料如疾病分类、性别、治疗效果等可用直条图或圆形图表示。按数量分组的资料如时间、年龄、身高、体重、血压等连续性的指标，可用线图、直方图表示。

1. 直条图　利用直条的长短来代表各类别的数值，表示它们之间的对比关系。

2. 圆形图　圆形图适用于百分构成资料，表示事物各组成部分的构成情况。

3. 百分直条图　百分直条图作用与圆形图相同，但是以直条总长度作为100％，直条中各段表示事物各组成部分的构成情况。

4. 直方图　直方图以不同直方形面积代表数量，各直方面积与各组的数量多少呈正比。用于表达连续性资料频数分布。

5. 线图　线图适用于连续性资料，可表明一事物随另一事物（如时间）变动的情况。

6. 半对数线图　半对数线图用来比较两种或两种以上事物的变化速度，或者当事物数量间相差较大时，普通线图往往难以表达或相互比较，这时可用对数图表示。

7. 点图　点图用以表示两种事物的相关性和趋势，如身高与体重关系、心律与某因素关系、血压与年龄关系、某毒素含量与死亡率关系等。

8. 统计地图　统计地图表示事物在地理上的分布情况。如医疗机构的分布，某种传染病或地方病的分布等。

## 二、血防常见统计指标

### （一）构成比

构成比又称构成指标，表示事物或现象内部各构成部分的比重，通常以100位比例基数，故称为百分比。以百分比为例其计算公式为：

$$构成比（\%）=\frac{事物内部某构成部分个体数}{事物内部各构成部分个体数总和}\times100\%=\frac{A}{A+B+C+D+\cdots}\times100\%$$

例如某地区累计查出血吸虫病病人总数为3420人，其中晚期血吸虫病病人数为2920人，晚期血吸虫病病人占总病人数之百分比为（2920/3420）×100％＝85.38％。

构成比通常只能说明比重，不能说明发生的频率或强度。在分析中，应避免将构成比指标当作频率指标来应用。

### （二）率

率又称频率指标，是一种表示在一定条件下，某种现象实际发生的例数与可能发生该现象的总例数的比，用来说明某种现象发生的频率。

血防工作中常用的频率指标有以下各种：

1. 患病率　又称流行率，为某一时点（或时期）受检人口中，患有某病所占的比例。

$$患病率=\frac{某地某时期（时点）受检人口中检出的所有病例数（新老病例）}{该地同一时期（时点）受检人口数}\times K$$

（$K$＝100％、1000‰、10000/万、100000/10万…）

患病率的分子包括新病例和老病例，但不包括死亡和已痊愈者，用于衡量疾病的存在。如血吸虫病病人肝脾大率、晚期血吸虫病病人患病率等均属于此范畴。

2. 感染率　感染率与患病率相同，都是一种静态的构成比例，表示受检人群中随机抽样抽到阳性者的概率，或者是来自受检人群的个体可能成为阳性者的概率。

$$感染率（\%）=\frac{受检人中某病感染或阳性人数}{受检总人数}\times100\%$$

3. 阳性率　属于上述同一范畴，计算方法同感染率。如粪检阳性率、血检阳性率或者询检阳性率。

$$血检阳性率（\%）=\frac{血检阳性人数}{血检人数}\times100\%$$

$$粪检阳性率（\%）=\frac{粪检阳性人数}{粪检人数}\times100\%$$

4. 新感染率　为两次检查期间，平均每100个原为阴性者转为阳性的人数。新感染率为特定时期内传播指标，是衡量预防措施的效果及流行程度的指标。

$$新感染率（\%）=\frac{头次检查为阴性者再次检查已转阳性者人数}{头次检查为阴性者人数}\times100\%$$

5. 再感染率　又称重复感染率，是指在某一时期内，期内检查病原阳性，并得到有效治疗（转阴），再经过一段暴露时间（感染季节）后，又获感染者与期初病原阳性者之比。

$$再感染率（\%）=\frac{期初检查阳性者经有效治疗转阴后再次感染者人数}{期初检查阳性者人数}\times100\%$$

6. 发病率　表示一定期间内，某人群发生血吸虫病新病例数的频率。

$$发病率=\frac{某地某时期内某人群中发生某病新病例数}{同期暴露人口数}\times K$$

（$K=100\%$、$1000‰$、$10000/万$、$100000/10万$…）

发病率是用来衡量某时期（以年为单位时间）一个地区人群发生血吸虫病危险性大小的指标。

### （三）感染度

在寄生虫感染中，宿主显示的临床症状严重程度常与感染的成虫数密切相关。这种感染的虫数称为感染度。在现实生活中，除实验动物外，直接计算宿主体内寄生虫数是不可能的，粪中虫卵排出量与体内虫荷相关，一般用每克粪便中虫卵数（egg per gram，EPG）来间接测量感染度。

尽管 EPG 受多种因素影响，如宿主营养状况和免疫状态都能影响 EPG，EPG 在冬季比春季虫数过多，每条雌虫的产卵量也会减少。但一般情况下，一种蠕虫的排卵量相对稳定，虫卵数与寄生虫数成正比，寄生虫引起的病理变化与虫数有关。因此，EPG 可以作衡量病情的指标。

WHO 建议，对曼氏血吸虫、日本血吸虫、湄公血吸虫和间插血吸虫病以克粪虫卵计数（Kato-Katz 法 41.7 mg），对埃及血吸虫病以 10 ml 尿液虫卵数计数。分级标准见表 11-1。

**表 11-1　　　　　　　　　WHO 建议血吸虫病感染度（EPG）分级标准**

| 虫卵种类 | 轻度感染（EPG） | 中度感染（EPG） | 重度感染（EPG） |
| --- | --- | --- | --- |
| 日本血吸虫 | 24～96 | 120～792 | ＞816 |
| 曼氏血吸虫、湄公血吸虫、间插血吸虫 | 24～96 | 120～792 | ＞816 |
| 埃及血吸虫 | 1～49 | | ＞50 |

感染度指标有两种：感染者感染度与人群感染度。

$$感染者感染度（EPG）=\frac{感染者每克粪便中虫卵数（对数）之和}{感染者人数}$$

$$人群感染度（EPG）=\frac{感染者每克粪便中虫卵数（对数）之和}{受检人数（感染者+未感染者）}$$

感染者感染度（又称病人感染度）是反映感染者的平均虫荷；人群感染度是反映一个地区、一个年龄组人群或某职业人群的感染的平均虫荷。当一个地区经过化疗之后，居民感染率显著降低，而感染者感染度下降不明显时，人群感染度的变化则能较客观地反映出防治效果。

感染度的计算方法：感染度因有两种不同用途，故有两种不同的统计指标。

一是用来表达流行地区当地传播中的虫卵数量——采用算术平均数。

二是用来表达某一特定人群"平均"的感染程度——采用几何均数。

在计算病人感染度时，若在粪检阳性者，有 EPG 值为 0 的阳性者（如定性检查阳性，定量检查时阴性），一般采用先对所有的 EPG 值加 1 后取对数，求对数的算术平均数，然后求反对数，再减 1 的方法计算几何均数，简称"加减 1 法"。

计算人群感染度时，因粪检阴性者 EPG 值为 0，同样对所有受检者的 EPG 值加 1 后取对数，求对数的算术平均数，然后求反对数再减 1 的方法计算几何均数。

### （四）血吸虫病防治费用-效果分析指标

费用-效果分析和费用-效益分析是目前对疾病的防治措施进行经济评价的两种较为常用的方法。由于迄今为止尚未提出有关血防健康收益的定量指标，国内外就血吸虫病对病人劳动力及经济收入的影响所做的研究，也没有得出统一的结论。所以，对血防措施进行费用-效益分析比较困难，因此采用费用-效果分析的方法比较适宜。目前血防工作评价中费用-效果分析常用指标为感染率（感染人数）每下降1%所需费用。

$$感染率每下降1\%所需费用＝\frac{某地某时期投入防治的总费用}{（防治前感染率－防治后感染率）/防治前感染率}$$

$$\frac{血吸虫病病人数}{每下降1\%所需费用}＝\frac{某地某时期投入防治的总费用}{（防治前病人数－防治后病人数）/防治前病人数}$$

第一类指标采用血吸虫病感染率及病人数变化的实际数值作为分母，受防治前血吸虫病病人数及血吸虫病感染率影响较大，不利于对不同感染率水平的不同疫区及同一疫区的不同防治阶段进行科学评价。故现一般推崇采用后一类指标进行比较分析。

（五）预防效果考核指标

随着预防血吸虫病药物青蒿琥酯和蒿甲醚的发现，科学评价和考核药物预防血吸虫病的效果，也成为摆在我们血防工作者面前的一项任务。药物预防效果常用比较服药组与对照组（未服药组）血吸虫感染率的差异，以评价药物预防效果。

1. 效果指数

$$效果指数＝\frac{对照组血吸虫病感染率}{实验组血吸虫病感染率}$$

效果指数表示对照组感染率相当于同时期服药组感染率的倍数，又称保护指数。计算此项指标之前，可先测验服药组和对照组考核时的感染率差异的显著性。如差异有显著性意义，进一步计算效果指数及保护率（一般说来评价某生物制品的效果指数≥3，且不良反应小，可以考虑在实际防治工作中应用）。

2. 保护率

$$保护率＝\frac{对照组感染率－实验组感染率}{对照组感染率}×100\%$$

保护率表示服药后，可保护多少人不得病，又称保护效价、保护程度。

（六）健康教育的评价指标

血吸虫病的感染在很大程度上是由于人们不良健康行为习惯和缺乏血防知识引起的。健康教育的目的不外乎以下两大方面：一方面，通过健康教育，增加人们血防知识，改变不良健康行为习惯，使人们尽可能避免感染；或即使发生了感染，也能主动及时求医治疗，防止病情发展，从而提高人们的自我保健能力。另一方面，提高人们对血防工作的认识，动员广大群众积极参与和配合防治工作，以达到控制发病的目标。

血防健康教育评价指标可分为两大类。

1. 直接效果指标　血防知识知晓率、正确率或平均分数。

血防知识知晓率：

$$血防知识知晓率＝\frac{正确知晓人数}{被调查者总人数}×100\%$$

该项指标反映受教育个体或群体知识变化程度。

血防健康行为的形成率：

$$健康行为形成率＝\frac{某种健康行为形成的人数}{调查的总人数}×100\%$$

该指标反映个体的健康行为情况。

疫水或可疑水体接触率或暴露指数：

$$疫水或可疑水体接触率=\frac{接触疫水或可疑水体人次}{调查总人次}\times100\%$$

该项指标反映血防行为转变的效果。

血防知识覆盖率：

$$血防知识覆盖率=\frac{血防知识宣传覆盖人数}{调查总人数}\times100\%$$

该项指标反映血防知识宣传覆盖情况。

某项血防态度正确率：

$$查病（治疗）依从率=\frac{主动接受查病（治疗）人数}{应接受查病（治疗）人数}\times100\%$$

$$某项血防态度正确率=\frac{某项血防态度正确人数}{调查人数}\times100\%$$

2. 间接效果指标　主要指健康教育前、后血吸虫病感染率的变化以及查病（治疗）依从性的变化等。

（七）查灭螺统计分析指标

1. 统计指标

$$活螺平均密度（只/框）=\frac{捕获活螺数}{调查总框数}\times100\%$$

$$活螺框出现率（\%）=\frac{活螺框数}{调查框数}\times100\%$$

$$钉螺感染率（\%）=\frac{感染螺数}{观察螺数}\times100\%$$

$$感染螺平均密度（只/框）=\frac{系统抽样感染螺数}{系统抽样总框数}$$

$$活螺密度下降率（\%）=\frac{灭螺前活螺密度-灭螺后活螺密度}{灭螺前活螺密度}\times100\%$$

$$有螺面积下降率（\%）=\frac{灭螺前有螺面积-灭螺后有螺面积}{灭螺前有螺面积}\times100\%$$

$$钉螺自然死亡率（\%）=\frac{灭螺前查获死螺数}{灭螺前查获钉螺数}\times100\%$$

$$钉螺死亡率（\%）=\frac{捕获死亡钉螺数}{捕获总螺数}\times100\%$$

$$校正钉螺死亡率（\%）=\frac{灭后钉螺死亡率-灭前钉螺自然死亡率}{100-灭前钉螺自然死亡率}\times100\%$$

在灭螺效果考核时，因有钉螺存在自然死亡情况，故所采取的措施而致的死亡率需加校正。

$$感染性钉螺密度下降率（\%）=\frac{药物灭螺前感染性钉螺密度-药物灭螺后感染性钉螺密度}{药物灭螺前感染性钉螺密度}\times100\%$$

$$药物灭螺任务完成率（\%）=\frac{实际灭螺面积}{计划灭螺面积}\times100\%$$

2. 钉螺面积计算方法　由于历史原因，各地计算钉螺面积的方法尚不一致，但对新发现的螺区，应有一个比较统一的计算方法。下面为常用的钉螺面积计算方法：

（1）山丘、水网地区：

确定有螺段：有螺的河、沟、塘、田埂全部按每 5 m 等距离设框，相邻框中有螺，为一个有螺段。两个有螺段之间的无螺区在 30 m 以内时，融为一个有螺段。无螺区超过 30 m 时，按两个有螺段计算。

计算有螺段的长度：确定有螺段后，从有螺段的最远点各延伸 15 m 为有螺长度，孤立螺点的长度按 30 m 计算。

　　计算有螺段的宽度：长年有水且水位比较稳定的河沟，以河沟岸的实际坡高为宽度。夏水冬涸的河沟，以河沟两侧的实际高度＋底宽为宽度。如仅一侧有螺，则以一侧的高度为宽度，田埂 1 m 计算。

　　面积（$m^2$）＝长（m）×宽（m）

　　特殊地形如冷浆田、山地、坟堆、竹林、木林等，发现有螺按滋生地的实际面积计算。

　　（2）江湖洲滩地区：总面积不超过 13.33 $hm^2$，即 200 亩的洲滩，发现有螺，全部计算为有螺面积；总面积大于 13.33 $hm^2$，即大于 200 亩的洲滩，先确定为有螺片。有螺框之间的距离在 300 m 以内时，融为一个有螺片，有螺框之间的距离大于 300 m 时，分为两个有螺片单独计算。

　　有螺片确定后，先计算出有螺片的长度和宽度，再将长、宽各向两端延伸 50 m，计算有螺面积，等距离设线、设点调查，一般情况下线距 50 m，点距离 10 m。

　　长度（m）＝最远点间距＋50×2

　　宽度（m）＝$\dfrac{最宽处间距}{2}$＋50×2

　　即有螺片以纵向两端最远点的距离，各延长 50 m 为长度，以横向最宽处＋最窄处的距离除以 2 后，各延长 50 m 为宽度。

　　面积（$m^2$）＝长（m）×宽（m）

　　（八）评价筛检试验的指标

　　筛检是通过快速的检验、检查或其他措施，将可能有病但表面上健康的人，同那些可能无病的人区分开来。筛检试验不是诊断实验，仅是一种初步的检查，对筛检试验阳性或可疑阳性者，必须进一步进行确诊，以便对确诊病人采取必要的治疗措施。筛检试验最早用于疾病的二级预防，即早期发现处于临床前期或临床初期的病人，以提高治愈率。近年来越来越多用于疾病的一级预防，即及时发现某些疾病的高危个体，以减少发病。总之，筛检已广泛作为预防手段，应用于各种疾病的控制方案中。在我们血防工作中，采取 IHA、ELISA、DDIA、DIGFA 和其他免疫学普查等，严格地说也是一种筛检试验（表 11-2）。

**表 11-2　　　　　　　　　　　　　　某病病人与非病人筛检结果**

| 筛检试验结果 | 疾病状态 | | |
| --- | --- | --- | --- |
| | 有病 | 无病 | 合计 |
| 阳性 | 真阳性（$a$） | 假阳性（$b$） | $a+b$ |
| 阴性 | 假阴性（$c$） | 真阴性（$d$） | $c+d$ |
| 合计 | $a+c$ | $b+d$ | $N$ |

　　1. 反应筛检试验真实性（正确性）的指标

　　（1）灵敏度和假阴性率：

　　灵敏度（%）＝$\dfrac{真正有病者中筛查为阳性者数}{真正有病者总数}$×100%＝$\dfrac{a}{a+c}$×100%

　　假阴性率（漏诊率）（%）＝$\dfrac{真正有病者中筛查为阴性者数}{真正有病者总数}$×100%＝$\dfrac{c}{a+c}$×100%

　　灵敏度＋假阴性率＝1

　　（2）特异度和假阳性率：

　　特异度（%）＝$\dfrac{真正无病者中筛查为阳性者数}{真正无病者总数}$×100%＝$\dfrac{d}{b+d}$×100%

　　假阳性率（误诊率）（%）＝$\dfrac{真正无病者中筛查为阳性者数}{真正无病者总数}$×100%＝$\dfrac{b}{b+d}$×100%

特异度＋假阳性率＝1

（3）总一致性、调整一致性、Youden 指数和似然比：

一种诊断实验判定的结果与规范的标准诊断（金标准）的结果相比时，两者相同的百分率称为总一致性，又称符合率。

$$总一致率（\%）=\frac{a+d}{a+b+c+d}\times100\%$$

$$调整一致率（\%）=\frac{1}{4}\times\left(\frac{a}{a+b}+\frac{a}{a+c}+\frac{d}{c+d}+\frac{b}{b+d}\right)\times100\%$$

Youden 指数又称为正确诊断指数，用于比较两个诊断方法，约登指数是灵敏度与特异度之和减去1，它表示诊断方法的真实度，指数越大说明真实性越大。

$$指数=\frac{a}{a+c}+\frac{b}{b+d}-1$$

一项诊断效率高的诊断方法，应该是真阳性率高，假阳性率低。这两项之比称为诊断的似然比，似然比越大，诊断的价值也越高。

$$阳性似然比=\frac{真阳性率}{假阳性率}/\frac{灵敏度}{误诊率}=\frac{a}{a+c}/\frac{b}{b+d}$$

2. 反映筛检试验效力的指标

阳性预测值是指筛检试验阳性者患目标疾病的可能性。

$$阳性预测值（\%）=\frac{筛查为阳性者中真正有病者数}{筛查为阳性者总数}\times100\%=\frac{a}{a+b}\times100\%$$

阴性预测值是指筛检试验阴性者不患目标疾病的可能性。

$$阴性预测值（\%）=\frac{筛查为阴性者中真正无病者数}{筛查为阴性者总数}\times100\%=\frac{d}{c+d}\times100\%$$

举例：IHA 试验检查血吸虫病和正常健康人结果分析如表 11-3。

**表 11-3　　　　　　　　IHA 试验检查血吸虫病病人和正常健康人结果**

| IHA | 血吸虫病病人 | 正常健康人 | 合计 |
|---|---|---|---|
| 阳性 | 65 | 263 | 328 |
| 阴性 | 5 | 247 | 252 |
| 合计 | 70 | 510 | 580 |

计算可得：

灵敏度＝(65/70)×100％＝92.9％

特异度＝(247/510)×100％＝48.4％

假阳性率＝(263/510)×100％＝51.6％

假阴性率＝(5/70)×100％＝7.1％

$$总一致率（\%）=\frac{65+247}{65+263+5+247}\times100\%=53.8\%$$

$$调整一致率（\%）=\frac{1}{4}\times\left(\frac{65}{65+263}+\frac{65}{65+5}+\frac{247}{5+247}+\frac{247}{263+247}\right)\times100\%=64.8\%$$

$$Youden\ 指数=\frac{65}{65+5}+\frac{247}{263+247}-1=0.41$$

$$阳性似然比=\left(\frac{65}{65+5}\right)/\left(\frac{263}{263+247}\right)=1.8$$

$$阳性预测值=\frac{65}{65+263}\times100\%=19.8\%$$

$$阴性预测值=\frac{247}{5+247}\times100\%=98.0\%$$

应用：灵敏度、特异度是衡量一种筛检试验正确性高低的指标，它们分别反映筛检试验将真正病人正确判断为阳性和将非病人正确判断为阴性的能力。两者的理想值均应为百分之百，但实际上是不可能达到的。筛检试验阳性和阴性结果分界点的选择，会影响试验的灵敏度和特异度，要视试验的目的而定。阳性预测值或预测值是衡量筛检试验效力的指标。它们分别反映筛检试验判断的阳性或阴性结果中，是真正病人或非病人的机会大小。筛检试验阳性预测值和阴性预测值的大小，一方面受筛检试验本身正确性的影响，另一方面与受筛检疾病患病率的高低有关，患病率越低，筛检试验的效力也越低。

（九）反应病例报告及随访情况的指标

$$确诊病例报告率（\%）=\frac{网络直报确诊病例数}{血吸虫病确诊病例数}\times100\%$$

$$传染病报告卡填写完整率（\%）=\frac{填写完整的纸质（电子）报告卡数}{纸质（电子）报告卡数}\times100\%$$

$$网络报告信息一致率（\%）=\frac{纸质报告卡与系统中报告卡一致的报卡数}{纸质报告卡中进行网络报告卡数}\times100\%$$

$$及时审核率（\%）=\frac{及时审核卡片数}{审核卡片总数}\times100\%（网络直报系统中报告卡终审时间与录入时间的间隔时$$
间在 24 小时之内，计为及时审核）

$$确诊病例流调率（\%）=\frac{确诊病例流调数}{血吸虫病确诊病例数}\times100\%$$

$$规范治疗率（\%）=\frac{确诊病例规范治疗数}{血吸虫病确诊病例数}\times100\%$$

$$粪检转阴率（\%）=\frac{治疗后粪检转阴确诊病例数}{接受治疗的确诊病例数}\times100\%$$

$$化疗率（\%）=\frac{实际化疗人数}{应化疗人数}\times100\%$$

$$化疗随访符合率（\%）=\frac{随访人数-与资料记录不符合人数}{随访人数}\times100\%$$

以计算机、网络为主体的现代信息技术的发展，催化了大数据时代的到来，也对统计科学与数据分析带来了深刻影响。毫无疑问，数据统计分析理念是统计科学理论研究、应用研究的指导思想，面对大规模、复杂数据结构的日益增长，在数据统计分析中，数据的获取、管理、处理等方法也要跟着变革，以顺应大数据统计学发展需要。

〔姜　琼　刘宗传　朱金华〕

# 第十二章　血吸虫病传播风险评估

　　疾病风险监测与评估是公共卫生监测重要的组成部分，它既是预防和控制疾病的重要对策，也是具体的重要措施。血吸虫病传播风险评估是制订血防工作规划的重要依据，是血吸虫病预防和控制的基础和核心工作之一，通过对达标地区及潜在流行区血吸虫病疫情监测和预测预警研究，可及早发现、判别和评估血吸虫病传播或流行的可能性和后果严重性，有效预防、控制、应对传播风险或突发疫情，避免或减少因为血吸虫病传播可能带来的影响和危害。因此，高效、敏感的血吸虫病传播风险评估预警体系的建立，是血吸虫病监测工作中的关键。

## 第一节　血吸虫病传播风险评估技术

　　血吸虫病传染源众多，流行因素复杂，受社会、经济、自然环境和自然灾害等多种因素的影响，易导致疫情回升或突发疫情。因此需要科学评估血吸虫病传播风险，及时采取有效措施防止疫情发生、蔓延。

### 一、处理原则

　　依据《中华人民共和国传染病防治法》《血吸虫病防治条例》《突发事件公共卫生风险评估技术方案》等法律法规及技术方案制订。血吸虫病传播风险评估工作应坚持依法防治、科学评估、因地制宜的原则。

### 二、分类与应用

　　根据血吸虫病防治工作要求，风险评估分为常规研判、专题评估、现场快速评估。

（一）常规研判

　　常规研判主要是通过专家会商等方法，对相关血吸虫病监测信息进行系统分析，评价血吸虫病传播风险及关注等级，并提出相应的防控管理对策。各血吸虫病防治行政主管部门和/或专业机构根据需求，可定期开展常规研判。

（二）专题评估

　　专题评估主要针对血吸虫病突发疫情、自然灾害和突发公共事件等可能对血吸虫病传播带来影响的事件，开展全面、深入的专项评估，根据可获得的相关信息及其变化情况、风险持续时间等，在事件发展的不同阶段动态开展，以作出及时评估和响应。

（三）现场快速评估

　　现场快速评估按血吸虫病防治工作需求开展，一般属于专题风险评估，因对前期现场数据收集有一定要求，故本方案对此做相应介绍。在按方案要求收集现场数据后，依照快速风险评估流程采用专家会商或结合其他方法开展评估。

### 三、常用风险评估方法

　　风险评估包括定量、定性以及两者相结合的分析方法，血吸虫病传播风险评估常用的方法包括专家会商、风险矩阵、德尔菲法等。

（一）专家会商法

专家根据被评估的血吸虫病传播风险相关内容及信息，结合自身专业知识、经验进行讨论，提出风险评估的相关意见和建议。组织者提前准备并提供背景资料，评估专家应有一定的权威和代表性，人员相对固定，可控制在 5～30 人。会商组织者根据专家意见进行归纳整理，形成风险评估报告。

（二）风险矩阵法

专家对血吸虫病传播风险因素发生的可能性和后果的严重性，采用定量与定性结合的分析方法进行量化，将评分结果列入二维矩阵表中计算，最终确定风险等级。该法优点是量化风险，可同时对多种风险进行系统评估，比较不同风险等级，便于决策者使用。要求被评估的风险因素相对确定，参与评估的专家对风险因素的了解程度较高，参与人员须达到一定数量。

## 四、风险评估步骤

（一）确定评估主题

常规研判可依据血吸虫病防治工作报表、监测数据等，根据数据的异常变化、传播的特点及趋势、政府和公众关注的程度等确定。专题评估主题一是常规研判中发现需要进一步深入评估的，二是大型活动或重大自然灾害中确定的，三是卫健部门指定或专题调查、专题风险监测需要开展的。

（二）方法及人员确定

根据主题和目的选择适当的方法，常规研判多使用专家会商法，专题风险评估可选择一种或多种方法同时使用。参加人员通常为从事血吸虫病防控的专业人员，根据需要邀请其他相关部门，或血防专业以外的相关专家参与。

（三）数据资料准备

评估前应完成数据的初步分析，并收集整理相关的文献资料，如血吸虫病传播规律、人群易感性、历史疫情、专业防治能力和可利用资源等；开展突发疫情或自然灾害等的风险评估时，还应针对事件特点收集有关自然环境、人群特征、卫生行为、事件相关背景信息等资料。

（四）选点原则确定

收集血吸虫病历史疫情和防治工作资料，结合自然、社会和生物等相关因素，确定评估范围，并选点进行传播风险相关因素现场调查。

（五）调查内容与方法

调查工作主要包括基本情况、居民感染率、家畜感染率、野粪、钉螺及潜在传染源情况等。

1. 基本情况调查　包括调查对象地理位置、居民数、经济情况以及调查点最近几年的血吸虫病疫情和防治工作资料，可通过回顾性调查的方式获得。

2. 居民感染率调查　对每个调查村，随机选取 6～65 岁常住居民开展血吸虫感染情况调查，每个行政村至少调查 300 人。可先用血清学方法筛查，阳性者再采用尼龙绢集卵孵化法（一粪三检）进行粪便检查。

3. 家畜感染率调查　在每个调查村，对当地最主要的家畜传染源（特别是牛）随机抽取 100 头开展家畜血吸虫感染情况调查，不足 100 头时全部检查。家畜感染率检查采用塑料杯顶管孵化法或尼龙绢筛集卵孵化法（一粪三检）。

4. 野粪调查　在调查村垸内和垸外的草洲滩地、垸内的沟渠等可疑环境开展野粪调查，拣获调查范围内的全部野粪，调查野粪种类、密度，计算其阳性率。

（1）野粪种类与密度调查：①洲滩环境野粪调查。采用系统抽样法，调查范围一般与螺情调查同步，以 20 m×20 m 为一小单元（框），检查、计数此单元（框）内的野粪种类与份数，每份收集 50～100 g，编号，带回实验室检查；在同一洲滩查螺单元范围内至少要调查 30～50 个小单元（框）野粪，最后计算每万平方米内的野粪种类或份数。②沟渠或山地野粪调查。沟渠或山地的面积相对较小，可采用环境抽样法，基本方法是在家畜常到的路线与环境，实测面积后，在其内全面搜查，记录调查范围内的野粪种类与份数，每份收集 50~100 g，编号，带回实验室检查。最后计算每万平方米内的野粪种类或份数。

（2）野粪检查方法：野粪（畜粪）检查采用塑料杯顶管孵化法（一粪三检）或尼龙绢筛集卵孵化法，检血吸虫毛蚴，也可在集卵前称取野粪重量（g），作毛蚴定量计数。人粪可用改良加藤法检查。

5. 钉螺调查　钉螺调查环境与野粪的调查环境相同，采用系统抽样结合环境抽查法查螺，框、线距（埂外为 20 m，埂内为 5~10 m），拣获框内全部钉螺，每个行政村查螺不少于 500 框（如查获钉螺数少于 80 只，可适度扩大查螺框数或查螺范围）。记录调查环境的地名及经纬度，并做自然环境描述。实验室鉴定钉螺死活，对活螺用解剖镜检法或者分子生物学方法鉴定感染情况。

如采用 LAMP 法鉴定需要对钉螺做前期处理：将软体螺组织收集至干净的 2.0 ml 离心管中，同一个环境的钉螺，每 10 个螺体组织并 1 个离心管，低温保存与运输。

6. 潜在传染源情况调查　通过对野粪和钉螺的调查现场观察，对草洲和沟渠等有螺环境进行传染源（人、牛、羊等）的调查。

（六）指标统计

以行政村为单位，统计居民感染率、家畜感染率，以环境为单位统计野粪阳性率、野粪出现频度、活螺密度、钉螺感染率、阳性螺密度以及家畜敞放频度等指标。

（七）风险识别

在对已收集信息分析的基础上，初步识别血吸虫病传播风险，确定需要纳入评估的要素，对于重要事件的评估，还应整理、描述与事件有关的关键信息。在进行专家会商和具体评估时，对识别出的风险要素的全面性、合理性，进行进一步的审议、确认和补充。

（八）风险分析

风险分析时需综合考虑血吸虫病的流行病学特点（季节性、地区性、中间宿主、传染源、传播途径等）、人口学特征、对政府和公众的影响、人群对血吸虫病传播风险的承受能力和血防专业部门应对能力等要素。

专题评估可组织专家对风险发生的可能性、后果的严重性进行定性或定量分析。发生可能性分析需结合背景及监测信息、历史事件等，对血吸虫病传播发生的可能性进行评价。后果严重性分析从传播影响的范围、波及的人数、所造成的经济损失、对人群健康、社会稳定影响的严重性等方面考虑。可能性及其后果严重性的大小，可按极低、低、中等、高、极高 5 个等级来划分。

（九）风险评价

将风险分析结果与风险准则对比，确定风险等级。血吸虫病传播风险评估中，尚未设立明确的风险准则。这种情况下，风险评价主要依据风险分析结果与可接受的血吸虫病传播风险水平进行对照，确定具体的等级。

常规研判多采用专家会商法，确定风险等级一般不采取评分的形式，由专家根据经验及相关数据资料综合分析评价后，直接确定风险等级或关注程度。如采用风险矩阵法，可对风险发生的可能性和后果严重性进行评分，计算出各分值，将风险分值在矩阵中对风险进行评价，确定级别。

（十）管理建议

根据评估等级和风险可控性，分析存在的问题和薄弱环节，确定风险控制策略。依据有效性、可行性和经济性等原则，从降低风险发生的可能性和减轻风险危害等方面，提出预警、风险沟通及控制措施的建议。血吸虫病传播风险的应对可参考下表（突发事件需按相关应急预案进行响应）。

表 12-1　　　　　　　　　　　　　血吸虫病传播风险应对参考表

| 风险水平 | 采取的行动 |
| --- | --- |
| 极低风险 | 无需采取特殊措施。 |
| 低风险 | 按照常规血防工作要求处置（如通过常规监测）。 |

续表

| 风险水平 | 采取的行动 |
|---|---|
| 中等风险 | 在专业血防机构内响应，如加强重点监测、开展专项调查、加大查治病查灭螺等强化措施。 |
| 高风险 | 由当地政府组织多部门的协调响应，采取一系列有针对性的可产生显著成效的控制措施，如螺情处理、病情处置、健康教育、预防性服药等。 |
| 极高风险 | 当地政府立即响应，启动高级别响应机制，采取可产生极为显著效果的控制措施，如启动应急预案，准备物质，防控队伍集结，奔赴现场开展现场处置等。 |

（十一）风险评估报告与反馈

常规研判重点分析、评估近期辖区内应予关注的血吸虫病传播风险及其关注程度，并提出有针对性的风险控制措施建议。评估报告主要应包括引言、事件及风险等级、风险管理建议。专题评估报告内容主要包括评估事件及其背景、目的、方法、结论及依据、风险管理建议等几个部分。

各级血防或疾病预防控制机构，应及时将完成的风险评估报告报送本级卫生行政部门和上级血防或疾病预防控制机构，并根据需要通报医疗卫生、家畜防疫等相关机构。

**五、保障措施**

各级血防行政主管部门要重视血吸虫病传播风险评估工作，加强领导，按照规范组织专业机构开展常规或专题评估工作；协调相关部门参与评估工作；及时安排落实风险评估工作所需的人员、经费和物资，为风险评估工作提供保障。

各级血防行政主管部门组织开展血吸虫病风险评估工作的管理培训，各级疾病预防控制机构负责组织开展相关的技术培训，提供技术支持和保障。

# 第二节　血吸虫病疫点处置

血吸虫病是严重危害人民身体健康、阻碍社会经济发展的重大传染病。经过多年努力，我国血吸虫病防治工作取得了举世瞩目的成就，目前全国已达到传播控制标准，血吸虫病防治工作正向消除目标迈进。但由于血吸虫病传播环节多，流行因素复杂，已达标地区居民生产生活方式、钉螺滋生环境未得到彻底改变，血吸虫病传播风险仍然存在，部分地区仍有血吸虫病疫情复现或疫情回升的可能。血吸虫病疫点处置体现了基层对血吸虫病疫情的快速反应和处理能力。

**一、疫点定义及启动调查条件**

血吸虫病疫点指发现血吸虫病原体的感染地点或存在血吸虫病传播风险的报告地点。出现以下情形之一时，应在 24 小时内启动疫点调查及处置：发现急性血吸虫病确诊病例；发现感染性钉螺；水体中监测到血吸虫尾蚴；发现含有血吸虫虫卵或者毛蚴的野粪；发现慢性血吸虫病确诊病例或病畜。

**二、核实与报告**

县级疾病预防控制（血防）机构、动物防疫监督机构发现或接到本辖区内符合启动血吸虫病疫点的情况及报告后，应在 24 小时内组织开展疫情核实。疫情核实确认后，向血防主管部门汇报。如核实为输入性病例、病畜等，报省级血防主管部门协调处置。如事件符合血吸虫病突发疫情标准，则按《血吸虫病突发疫情应急处理预案》进行上报及开展处置。

**三、疫点调查**

疫点调查由县级血防主管部门组织，县级疾病预防控制（血防）机构、动物防疫监督机构等具体实施。对发现的急性（包括临床诊断病例）或慢性血吸虫病确诊病例逐一进行流行病学调查（个案调查表），同时对在与急性血吸虫病病例、慢性血吸虫病病例感染时间前后各 2 周、1 个月内，曾经在同一感染地点接触过疫水的其他人员进行追踪调查。对于发现的血吸虫病病畜，要对畜主开展问卷调查，了解家畜的来源、活动范围等信息，并对曾经在同一感染地点接触过疫水的其他家畜进行追踪调查。

根据流行病学调查线索或感染性钉螺、血吸虫尾蚴水体、阳性野粪发现地点及传染源等确定疫点，进行钉螺和感染性钉螺调查，同时可以开展水体感染性测定。对疫点所涉及的居民区进行人群和家畜接触疫水情况调查，并开展人群和家畜查病工作。

### 四、疫点处置

（一）病人治疗

对疫点调查发现的所有血吸虫病病例，应由县级以上卫生行政主管部门组织医疗机构人员及时予以治疗。急性血吸虫病病人采用成人（体重以 60 kg 为限）120 mg/kg、儿童 140 mg/kg 六日疗法。慢性血吸虫病病人采用成人（体重以 60 kg 为限）40 mg/kg 吡喹酮一次顿服或 60 mg/kg 二日疗法、儿童 50 mg/kg 一日疗法或 70 mg/kg 二日疗法。

（二）预防性服药

根据早发现、早诊断、早治疗的原则，对同期有疫水接触史的人群进行早期预防性服药，防止急性血吸虫病发生。预防性服药的药物和时间是：吡喹酮（40 mg/kg 体重）应在首次接触疫水 4 周后服用、蒿甲醚（6 mg/kg 体重）应在接触疫水 2 周后服用、青蒿琥酯（6 mg/kg 体重）应在接触疫水 1 周后服用。

（三）病畜处置

对疫点调查发现的所有病畜，由动物防疫监督机构组织专业人员及时予以治疗或进行宰杀淘汰等处置。同批家畜应开展扩大治疗。治疗剂量黄牛按 30 mg/kg 体重、水牛按 25 mg/kg 体重、马属动物建议按 25 mg/kg 体重、羊按 20 mg/kg 体重、猪按 60 mg/kg 体重 1 次口服。黄牛以 300 kg、水牛以 400 kg 体重为限，马属动物体重建议以 250 kg 为限。

（四）环境处理

在血吸虫病疫点及其周围有钉螺的水域和钉螺滋生地，采用药物灭螺方法杀灭尾蚴和钉螺，使钉螺平均密度控制在 0.01 只/0.1 m² 以内，同时设置警示标志。有条件时，采用环境改造灭螺的方法彻底改造钉螺滋生地，消灭钉螺。

（五）健康教育

大力开展健康教育，利用各种宣传形式，迅速开展血吸虫病防治知识的宣传，提高群众的自我防护能力，并积极配合和参与所采取的控制措施。

（六）安全用水与粪便管理

对生产生活用水，疫点处置期间确定或提供安全水源。对病人、病畜的粪便进行灭卵等无害化处理。

### 五、评估与终止

县级血防主管部门应在 7 天内完成疫点调查与处置工作，并将疫点处置报告报上级血防主管部门。上级血防主管部门接到报告后 1 周内对疫点处置情况进行评估，必要时可组织开展现场核查。根据评估结果确定是否终止疫点处置工作。

### 六、保障措施

各级血防主管部门要加强对血吸虫病疫点调查和处置工作的领导，协调各有关部门按照各自的职责分工，及时安排落实疫点调查和处置工作所需的人员、经费和物资，为疫点调查和处置工作提供保障。

　　各级血防主管部门要组织做好血吸虫病疫点调查和处置的技术、物资储备。应急储备物资应妥善保管、指定专人负责，并及时补充更新。

　　各级血防主管部门组织开展血吸虫病疫点调查和处置工作的管理培训，各级疾病预防控制机构负责组织相关的技术培训。

　　各级卫生行政部门应根据本地区血防工作实际，制定血吸虫病疫点调查和处置工作演练的计划，并组织实施。

〔夏　蒙〕

# 第十三章　血吸虫病诊断与治疗

## 第一节　概　　述

血吸虫病（schistosomiasis）是由裂体吸虫成虫寄生于人体肠系膜静脉或膀胱静脉内，以虫卵引起脏器损害为主、经疫水传播的寄生虫病。成虫以血液为食，故称其为血吸虫或住血吸虫。

### 一、致病机制

感染进入人体的血吸虫尾蚴、童虫、成虫、虫卵均可以致病，其中虫卵是导致人体血吸虫病发生的主要致病因子。

#### （一）尾蚴致病

各种血吸虫尾蚴侵入人体皮肤，可致尾蚴性皮炎。侵入局部可出现丘疹和瘙痒，发病机制属速发型和迟发型超敏反应；病理变化为毛细血管扩张充血，伴有出血、水肿，周围有中性粒细胞和单核细胞浸润。

#### （二）童虫致病

主要是移行时引起所经过的器官，特别是肺部损害。可出现血管炎，毛细血管栓塞、破裂，局部细胞浸润、点状出血。当童虫量大，可引起移行局部炎症，也可以出现因虫体代谢产物导致的全身超敏反应表现，如畏寒、发热、咳嗽、痰中带血、嗜酸性细胞增多等。

#### （三）成虫致病

1. 虫体的吸附和游走可引起机械性损害，如静脉血管内膜炎、血管周围炎，一般不会引起临床症状。

2. 虫体的分泌物、排泄物、脱落的表皮膜可刺激宿主产生相应抗体，抗体与抗原结合的免疫复合物可引发迟发型超敏反应。

3. 虫体死亡后随血流移行至肝脏，阻塞肝内门脉分支血管，可形成嗜酸性死虫脓肿，局部肝组织也可以发生凝固性坏死。

#### （四）虫卵致病

血吸虫病的发生主要是由虫卵引起。虫卵沉积在组织中，引起肉芽肿反应，形成虫卵肉芽肿，并逐渐发生周围组织纤维化，导致宿主器官病变。

虫卵在感染宿主组织中沉积到出现临床症状，均系免疫损害，故血吸虫病属于一种免疫性疾病。随着时间推移，虫卵内毛蚴死亡，其释放的毒性物质逐渐消失，坏死物质被吸收，虫卵破裂或钙化，周围绕以类上皮细胞、淋巴细胞、异物巨噬细胞，类上皮细胞变化为成纤维细胞，并产生胶原纤维，肉芽肿逐渐纤维化，形成瘢痕组织，隔离和清除了虫卵释放的抗原，减少了抗原抗体复合物的形成，免疫损害也逐渐减轻。

虫卵肉芽肿的损害方面，可引起宿主组织纤维化。反复不断地形成肉芽肿，可相互融合产生瘢痕。逐渐增多的瘢痕，可引起肝脏干线型肝纤维化，阻塞门脉血流，导致门脉高压；可引起肠壁的纤维化病变，使肠壁增厚、息肉形成，产生消化道症状；可引起组织血管堵塞，破坏血管结构，导致组织纤维化。

日本血吸虫虫卵常成簇，肉芽肿的体积大，并可出现中心坏死，称嗜酸性脓肿，故对宿主组织的破坏更大。日本血吸虫肉芽肿的形成机制是以 T 细胞介导为主的Ⅳ型超敏反应，亦有Ⅲ型超敏反应参与的病理过程。

### （五）循环抗原及免疫复合物致病

童虫、成虫和虫卵的代谢产物、分泌物、排泄物以及虫体表皮更新的脱落物排入到血液，成为循环抗原，如肠相关抗原、表皮相关抗原和可溶性虫卵抗原。循环抗原刺激机体产生抗体，并与抗原结合形成免疫复合物。当免疫复合物形成过多，越过或逃避单核细胞及巨噬细胞吞噬、清除的，可在组织（血管、关节）内沉积，引起组织广泛性炎症损伤。这是急性血吸虫病的主要机制。

## 二、流行病学

血吸虫病是一类经水传播性疾病。感染宿主的阶段是尾蚴。人感染的方式是因生产或生活接触含尾蚴的疫水或生饮疫水，尾蚴通过皮肤或黏膜而感染。血吸虫感染流行的基本环节如下：

### （一）传染源

传染源是指能从粪便排出血吸虫虫卵的人和哺乳动物。日本血吸虫是人畜共患寄生虫病，因此，该病病人和牛是目前最重要的传染源。

### （二）传播途径

传播途径是指涉及虫卵入水、毛蚴孵出、侵入中间宿主淡水螺体、尾蚴从螺体内逸出和尾蚴侵入终宿主的全过程。终宿主粪便排出的虫卵进入水体，在适宜的条件下（一定的水渗透压、温度和光照）孵出毛蚴；当毛蚴在钉螺周围游动时，可被适宜的螺类释放的"毛蚴松"所吸引，钻入螺体内进行无性增殖，即 1 个毛蚴发育成 1 个母胞蚴，再形成大量的子胞蚴，进而无性繁殖出成千上万的尾蚴；尾蚴在适宜条件下（一定的水质、水温和光照）从螺体内逸出，尾蚴游动在水体中，如遇到终宿主即可侵入其中。

### （三）易感者

易感者是指可被血吸虫感染的人和动物。各种族的人对血吸虫均易感，儿童和来自非流行区的人更易受感染。在流行区的成年人再感染的感染度随年龄的增加而降低。

影响血吸虫病流行的因素包括自然和社会两大因素。自然因素主要是指与中间宿主钉螺滋生有关的地理环境、气温、雨量、水质、土壤、植被等；社会因素则涉及社会制度、农田水利建设、人口流动、生活水平、文化素质、生产方式和生活习惯等。其中，社会因素是血吸虫病流行过程中的主导因素，如果人不接触或不生饮疫水就可以避免血吸虫感染。

根据血吸虫流行病学特点和钉螺滋生的地理环境，我国将血吸虫病流行区划分为水网型、湖沼型和山丘型。其中湖沼型，因钉螺面积广，是我国血吸虫病的主要流行区。

## 三、临床类型

因感染血吸虫的数量和种类以及人体的免疫状态的不同，临床表现也呈多样性。就日本血吸虫病而言，有如下几种：

### （一）急性血吸虫病

急性血吸虫病主要见于初次感染者，也可以为慢性病人，一次感染大量尾蚴所致。

最易发生于疫区的儿童、青少年以及进入疫区的非流行区人员。主要症状为发热，可伴畏寒，体温在 38 ℃～40 ℃，以下午、晚间体温较高，重症者可伴有神志模糊、昏睡、谵妄、相对缓脉等毒血症状。多数病人有脾大及消化道症状，少数可出现腹水。发病主要在接触疫水后第 3 周至 2 个月间，系大量虫体释放分泌代谢产物和/或成虫大量产卵，卵内毛蚴释放大量分泌物进入血液，刺激机体产生特异性抗体，抗原抗体复合物形成并引起血清病样综合征。

**（二）慢性血吸虫病**

反复轻度感染者获得一定的免疫力；急性感染未经有效治疗急性期症状消失者，宿主机体产生免疫调节，使病变局限，均可发展为慢性血吸虫病。多数病人可无明显症状。有的病人可有不同程度的消瘦、乏力、潮热等，感染较重的可有大便不规则：时干时稀、先干后稀、腹泻腹痛、黏液血便等。

**（三）晚期血吸虫病**

晚期血吸虫病是指感染血吸虫后出现肝纤维化门脉高压综合征，严重生长发育障碍或结肠显著肉芽肿性增殖。一般在感染 5~15 年后发生。可分为腹水型、巨脾型、结肠肉芽肿（或增殖）型、侏儒型 4型。也有学者为适应临床诊疗需要，分型更细，在前四型基础上，加列有普通型、出血型、肝性脑病型、混合型。

**（四）异位寄生和异位损害**

日本血吸虫成虫在门脉系统以外的静脉内寄生称异位寄生，门脉系统以外的器官或组织的血吸虫虫卵肉芽肿称异位损害或异位血吸虫病。人体常见的异位损害在脑和肺，称为脑型血吸虫病和肺型血吸虫病。血吸虫成虫或虫卵还可以见于多种器官或组织中，如皮肤型血吸虫病，表现为多发性皮肤丘疹与脓疱，内有虫卵；胃血吸虫病则有胃痛、呕血、贲门或幽门梗阻等类似胃溃疡或胃癌的症状。文献报道在眼结合膜、腮腺、甲状腺、乳腺、心包、心肌、肾、肾上腺、腰肌、阑尾、膀胱、输尿管、睾丸、附睾、子宫颈等部位均发现过血吸虫虫卵，但这些损害一般需病理检查方可作出诊断。

**四、诊断与治疗**

各型血吸虫病虽然有共同特点，但也有不同的特点，详细情况在相应章节中描述。

**五、防治**

应根据流行区具体情况，采取综合防治措施。查、治、灭、管、防、健康教育是防治血吸虫病流行的基本原则。

**（一）控制传染源**

在流行区连续数年普查、普治，可大幅降低感染率；吡喹酮扩大化疗，是流行区综合防治中最重要最有效的一环；牲畜血吸虫病也可以采取药物治疗（如硝硫氰胺等）。

**（二）切断传播途径**

切断传播途径主要方法是灭螺、粪便（尿液）管理和水源管理。灭螺以改变钉螺滋生环境和药杀为主；隔离粪尿污染水体，混合储存粪便和尿液以杀灭其中虫卵；制定安全饮水和生产生活用水的具体措施，河中心取水、饮用水加热、药物（如漂白粉）消毒等均可有效减少血吸虫感染。

**（三）保护易感人群**

开展健康教育，改变用水习惯；避免接触疫水，或做好防护；必要时药物预防，如接触疫水后 7~20 天内青蒿琥酯早期治疗等。

## 第二节　急性血吸虫病

急性血吸虫病（acute schistosomiasis）是指由于人在短期内感染大量血吸虫尾蚴而出现发热、肝脏肿大及周围血液嗜酸性粒细胞增多等一系列的急性临床表现。常发生于对血吸虫感染无免疫力的初次感染者，但少数慢性甚至晚期血吸虫病病人在感染大量尾蚴后亦可发生。

从发病原理来讲，任何初次感染者均应表现为急性感染，但在临床上仅一部分而不是所有初次被尾蚴感染的人都表现为急性血吸虫病，这可能与感染度和机体对疾病反应性的个体差异有关。急性血吸虫病病人常有群体性，故有人认为感染度似乎更为重要。

## 一、临床表现及临床分型

### （一）病史

1. 疫水接触史　病人有明确的疫水接触史。多发生在春夏季及夏秋季，有明显的季节性，这与在适宜的温度下，阳性钉螺开始活动释放出尾蚴有关。发病多在夏秋季，以 6～10 月为高峰。感染方式以游泳、嬉水、捕鱼虾、打湖草、抢收夏熟作物、防洪抢险等为主。男性高于女性，有一定的区域聚集性。近年来学生游泳嬉水接触疫水而感染的比例呈上升趋势，往往一行多人同时接触疫水而先后发病，应引起关注。另外，要特别强调详细询问病史，在血吸虫病疫区至今仍有极少数偏僻的山区农村尚未查清有无血吸虫病流行。

2. 尾蚴性皮炎　在血吸虫病流行区接触疫水后数小时内皮肤出现粟粒至黄豆大小红色丘疹，瘙痒、无痛，数小时至 2～3 天内消失，即为尾蚴性皮炎。尾蚴性皮炎有两种，一种由日本血吸虫尾蚴入侵皮肤引起，另一种由非人类血吸虫尾蚴入侵引起，而且两类尾蚴可以同时入侵。

3. 潜伏期　从接触疫水到临床症状出现（主要是发热）的时间为潜伏期。潜伏期短者 11 天，长者 97 天，一般为 40 天左右。潜伏期长短与感染严重程度、机体免疫反应有关，感染重则潜伏期短，感染轻则潜伏期长。少数病例潜伏期短于 25 天，此时粪便中尚无虫卵，其急性期症状可能由童虫发育过程中的代谢产物所引起。急性血吸虫病的病程一般不超过 6 个月。

### （二）临床表现

1. 发热　发热为急性血吸虫病的主要临床症状，也是判断病情的一个重要依据。发热的高低、持续期限与感染度及机体免疫状态相关。其他全身症状大致与发热相平行。发热大致可分为 3 个类型。①低热型：约占 1/4 病例，亦称为轻型。一般体温很少超过 38 ℃，全身症状轻微，常自行退热。在慢性血吸虫病重复感染时，常出现此种类型发热。②间歇型与弛张型：占大多数，尤以前者多见，亦称为中型。典型者午后体温上升，傍晚高热可达 40 ℃。午夜后体温降至正常或 38 ℃以内。常伴畏寒、多汗、头晕、头痛，很少有寒战，也少见烦躁不安，热退后自我感觉良好。③稽留热型：约占 5%，属重型。体温持续在 40 ℃上下，波动幅度较小。可伴有反应迟钝、昏睡、谵妄、相对缓脉等毒血症症状，易误诊为伤寒。

急性血吸虫病发热期限自数周至数月不等。发热期间毒血症症状常不明显，不发热期间自我感觉尚好。部分轻型和中型病例，即使不经治疗，亦可自行退热，转入慢性期。重型病例一般不能自行退热，如不予治疗，可迅速出现消瘦、贫血、营养不良性水肿、腹水甚至导致死亡。在吡喹酮临床应用以前，此型病死率在 2.5%～20.7%。但吡喹酮临床应用及时，病死率可降为零。

2. 消化系统症状　可有不同程度食欲减退，少数有恶心、呕吐。腹泻较为常见，大便每天 3～5 次，严重者可达每天 20～30 次，常带黏液和血液。多伴有腹痛，肠鸣音亢进。部分病例可有便秘，少数病人可出现腹水，其成因不同于晚期血吸虫病腹水，可能由于肝、肠急性虫卵肉芽肿的广泛形成，导致肝内窦前门静脉高压和肠淋巴渗液增多而漏入腹腔所致。重度感染者，由于虫卵在结肠浆膜层和肠系膜内大量沉积，可引起腹膜刺激症状，腹部饱满，有揉面感和压痛。绝大部分病人有肝脏肿大，左叶较右叶显著，可有肝区疼痛。检查见肝质地较软，表面平滑，有明显压痛。肝大一般在剑突下 5 cm 内，亦有超过 6 cm 者。脾大约见于半数病人，质地软，无压痛。早期轻度脾大主要与抗原刺激引起免疫反应有关，脾脏中很少发现虫卵。

3. 呼吸系统症状　主要表现为咳嗽，见于 50% 左右病例，为童虫经肺移行所致。多表现为干咳，痰少，偶见痰中带血。听诊肺部偶可闻及少许干啰音或水泡音。部分病例有肺型血吸虫病的 X 线表现。

4. 过敏反应　除皮炎外，荨麻疹、神经血管性水肿、淋巴结肿大、出血性紫癜、支气管哮喘等均可能发生，但发生率很低。

5. 肾脏损害　少数病人有蛋白尿，尿中管型和细胞则不多见。动物实验提示血吸虫病性肾炎与免疫复合物有关。日本血吸虫病伴发肾小球肾炎的情况，国内外均有报道。

6. 其他　常见有面色苍白、贫血、消瘦、乏力、头昏、肌肉关节酸痛、荨麻疹等，重型病人可有反应迟钝、心肌损害、重度贫血、高度消瘦及恶病质等。个别病例出现偏瘫、昏迷、癫痫等脑型血吸虫病症状。

（三）临床分型

根据发热的程度、克粪卵数及相对毒血症的轻重等，可分为轻、中、重三型（表 13 - 1）。

**表 13 - 1　　　　　　　　　　　　　　急性血吸虫病临床分型**

|  | 轻型 | 中型 | 重型 |
|---|---|---|---|
| 发热程度 | 低至中 | 中至高 | 高 |
| 神经系统症状 | 无 | 无 | 可有 |
| 黄疸、腹水或腹膜刺激征 | 无 | 无 | 可有 |
| 全身症状持续天数 | <30 | 30～60 | >60 |
| 周围血常规 | E↑ | E↑N↑ | N↑E不高 |
| 克粪卵数/(个·g$^{-1}$) | <50 | 50～100 | >100 |

## 二、辅助检查

（一）血吸虫病原学检查

1. 粪检　感染 5 周后连续 3 次粪便沉淀孵化检查虫卵和毛蚴阳性率可接近 100%，虫卵和毛蚴数量较多。

2. 直肠黏膜活检　在直肠与乙状结肠镜下取米粒大小直肠黏膜，置光镜下压片查有无虫卵。一般以距肛门 8～10 cm 背侧黏膜取材，阳性检出率为 50% 左右，较慢性血吸虫病为低。

（二）免疫学检查

在感染后 1 个月，用血清间接红细胞凝集试验、酶联免疫吸附试验、胶体染料试纸条试验、斑点金免疫渗滤试验和环卵沉淀试验检测血吸虫抗体，阳性率接近 100%。血清循环抗原检测阳性率达 90%～100%，循环免疫复合物多呈阳性。血清 IgM、IgG 与 IgE 升高，淋巴细胞转化率降低。在部分病例，血清异嗜凝集反应和肥达反应可呈阳性，诊断时需加注意。

（三）血常规

绝大多数病人有白细胞和嗜酸性粒细胞增多。白细胞一般在（10～30）×10$^9$/L，亦可超过 50×10$^9$/L。嗜酸性粒细胞一般在 15%～50%，偶尔可达 90%，重症病人反而减少，甚至消失。常有不同程度贫血和红细胞沉降率的加速。

（四）肝功能检查

肝功能试验以丙种球蛋白升高较为常见，部分病人 ALT 轻度升高。

（五）影像学检查

肺部 X 线病变视急性期不同阶段而异。可有絮状、绒毛斑点阴影，粟粒阴影较少见，常对称地分布于两侧，以中下肺野为主。肺门边缘模糊，肺纹理增多，粗糙紊乱，伸展至肺外侧。这种病变持续 3～6 个月消失，杀虫治疗可使消失过程加快。腹部 B 超检查可见肝脾大，偶有门静脉内径与脾静脉增宽，肝回声增强，增粗。

## 三、诊断与鉴别诊断

（一）诊断

急性血吸虫病诊断不难。病人均有血吸虫疫水接触史，出现发热、肝大并有压痛、周围血液嗜酸性粒细胞显著增高。凡有上述病史和临床表现者应考虑急性血吸虫病的可能，反复进行粪检和血清学检查，可以诊断。

（二）诊断标准

根据中华人民共和国原卫生部颁布的《血吸虫病诊断标准》（WS261—2006），急性血吸虫病分为疑似病例、临床诊断病例和确诊病例。

1. 疑似病例

（1）发病前2周至3个月有疫水接触史。

（2）发热、肝大及周围血液嗜酸性粒细胞增多为主要特征，伴有肝区压痛、脾大、咳嗽、腹胀及腹泻等。

2. 临床诊断病例

（1）符合疑似病例。

（2）血清学试验阳性（包括间接红细胞凝集试验、酶联免疫吸附试验、胶体染料试纸条试验、环卵沉淀试验、斑点金免疫渗滤试验）或吡喹酮试验治疗有效。

3. 确诊病例

（1）符合疑似病例。

（2）粪检找到血吸虫虫卵或粪便孵化找到毛蚴。

（三）鉴别诊断

急性血吸虫病临床表现变化多端，早期粪便检查可找不到虫卵或毛蚴，临床表现颇似其他发热性疾病，如疟疾、伤寒、副伤寒、肝脓肿、败血症、结核、钩端螺旋体病等，故应根据本病与这些发热性疾病的特点，进行临床分析、血清学和病原学检查等，加以鉴别。

1. 与皮疹相关性疾病鉴别　急性血吸虫病的皮疹与一些其他感染性疾病所致的皮疹类似，临床上主要从发病季节、好发年龄、出疹顺序、疹子大小、数目、颜色及形状、出疹时间皮疹消退情况几个方面鉴别。

2. 疟疾　急性血吸虫病的间歇发热和大量出汗酷似疟疾。但是大多数疟疾病人发热前有寒战，而急性血吸虫病只有畏寒。疟疾的间歇型发热可每天发作，亦可隔天发作，而急性血吸虫病的间歇型发热为每天发作。急性血吸虫病的肝左叶肿大较明显，而疟疾肝脏肿大不明显。急性血吸虫病的白细胞总数和嗜酸性粒细胞数均明显增多，而疟疾的血常规无明显变化，白细胞计数往往正常或减少，嗜酸性粒细胞百分比不增高，血片中可找到疟原虫。急性血吸虫病吡喹酮效佳，疟疾氯喹效佳。

3. 伤寒、副伤寒　重型急性血吸虫病可出现显著中毒症状，如精神萎靡，表情淡漠等，类似伤寒。但是伤寒表现出持续高热，相对缓脉。起病第2周胸腹壁出现少量斑丘疹（玫瑰疹）。白细胞总数减少及嗜酸性粒细胞百分比减低甚至降至零；早期血细胞培养、后期尿及粪培养可获伤寒沙门菌。肥达反应阳性，病程中凝集效价持续增高，恢复期递增到4倍以上，据此可鉴别。

4. 肝脓肿　肝脓肿病人肝区疼痛，局限性压痛均较急性血吸虫病显著。X线透视常可见右侧横膈抬高，表面不整齐以及运动障碍等现象。B超检查，肝脓肿病人肝区探查可见呈蜂窝状结构，回声较低，液化处出现无回声区，若行肝穿刺可获得典型的脓液。

5. 败血症　重型急性血吸虫病可有弛张热、白细胞总数及中性粒细胞增高、全身中毒症状，易与败血症混淆。但是败血症全身中毒症状更重，中性粒细胞增高更明显，全身关节酸痛，皮肤与黏膜可找到出血点，局部往往可以找到化脓性原发病灶，如化脓性疱疹、皮下脓肿、肺炎、胸膜炎、胆道炎症及泌尿道感染等。此外，败血症血细菌培养常呈阳性。

6. 结核　急性血吸虫病伴有腹膜刺激症状者，如腹痛、腹胀、腹肌抵抗感、腹部压痛及反跳痛，甚至出现腹水等，颇似结核性腹膜炎。但结核性腹膜炎者，本人或家属常有结核病史，肺部X线检查常可见结核病灶，血液中白细胞总数和嗜酸性粒细胞不增加，常有淋巴细胞比例增加。另外，急性血吸虫病有肺部病变者，咳嗽、吐痰、气促及盗汗与肺结核相似。但是急性血吸虫病胸部X线片的阴影呈弥散的点状或粟粒状阴影，大小不等，有的融合成小片，边缘不甚光洁，分布以中、下肺野居多。粟粒型肺结核多呈点状阴影，大小相等，边缘清楚，分布均匀，以中、上肺野居多。

7. 钩端螺旋体病　急性血吸虫病的发病季节、感染方式、临床表现与钩端螺旋体病有许多相似之处，但是两者还是比较容易鉴别。钩端螺旋体病潜伏期较短，一般为8～12天；病程一般为1～2周，而急性血吸虫病潜伏期多在1个月以上。钩端螺旋体病临床表现多为"流感伤寒型"，病人先寒战，继而发热，并伴有头痛、眼结膜充血、畏光及全身肌肉疼痛等；肌肉疼痛尤以腰、颈及腓肠肌痛为明显，特别是腓肠肌有显著的压痛。另外，克尼格征、布鲁辛斯基征及巴宾斯基征可阳性，黄疸多见、眼结合膜充血，血常规中红细胞减少、白细胞增多，中性粒细胞占80%～90%，嗜酸性粒细胞不增高。在发病第1周的血液和第2周的尿内，可找到钩端螺旋体，血培养可分离出病原体。发病2周以后，病人血清中出现抗体，血清凝集试验或补体结合试验可呈阳性反应。

8. 变应性亚败血症　急性血吸虫病发热、皮疹、白细胞增多，类似变应性亚败血症，但后者属变态反应性疾病，以发热、皮疹、关节痛和白细胞增多四大表现为特点，以下各项与急性血吸虫病不同：①发热虽可长达数周至数月，但无明显毒血症症状，且可有缓解期；②皮疹呈短暂、反复出现；③血常规白细胞总数及中性粒细胞虽增多，但嗜酸性粒细胞一般无明显增高；④发热时血沉增快、黏蛋白增高；⑤血培养阴性；⑥抗生素和抗血吸虫治疗无效；⑦应用肾上腺皮质激素及吲哚美辛可使体温下降，临床症状缓解。

### 四、治疗

急性血吸虫病确诊后，应立即住院治疗。对体温在39℃以上，中毒症状明显或有严重毒血症、脑膜脑炎症状的病人，在病原治疗前应予以支持和对症治疗。

（一）一般治疗

1. 休息　病人宜尽可能地减少各项活动，尽量卧床休息。

2. 饮食　进食易消化吸收食物，保持营养供给。注意补充蛋白质、维生素，同时保证热量的供给。有明显腹泻及消化系统症状的病人，应注意补充能量、水、电解质，保持其平衡。对不能进食的病人，则需要进行输液以达到维持正常的体液代谢和内环境。

3. 对症支持治疗

（1）退热：急性血吸虫病发热是由于机体受到大量虫卵抗原的强烈刺激所表现出的毒性过敏反应。所以对一般轻型、中型病人，直接使用药物杀灭虫体，控制抗原物质产生，即可逐渐退热。吡喹酮治疗急性血吸虫病具有很好的特异性退热作用。

非特异性退热药物一般采用皮质激素。对高热或中毒症状严重者可于病原治疗前或同时合并应用，可增进退热效果和改善病情。轻型病人一般不需使用激素治疗；中型病人可短期应用并以口服为主；重型病人宜将激素加在输液中静脉滴注。使用激素时间不宜太长，在体温降低、症状改善后，即可逐渐减量并维持1周左右。合并有粪类圆线虫感染的病人，在有效驱虫之前不可使用激素，以免产生免疫力降低，而造成幼虫播散性感染，严重者可致病人死亡。

（2）抗休克：对出现休克者，必须积极抗休克治疗，应先补充有效循环血容量。有中毒性休克时，可应用氢化可的松或地塞米松，一般使用2～3天，待休克控制后即可停用。在治疗休克的同时必须注意电解质的平衡。

（3）抗感染：并发感染者，应及时使用有效抗生素并作细菌培养。

4. 护肝治疗　急性血吸虫病病人出现肝功能损害者，应在血吸虫病原治疗期间同时予护肝药物辅助治疗。

5. 合并疾病治疗　农村急性血吸虫病病人常合并肠道寄生虫感染。在病原治疗前，宜先行驱虫治疗，可减少病原治疗药物的胃肠道反应；如合并伤寒、痢疾、钩端螺旋体感染，均应用特效抗生素先予治疗；如合并肺结核，可在抗结核治疗中，适时用吡喹酮予以病原治疗。

（二）病原治疗

1. 治疗原则　对轻型及体温在 39 ℃以下，一般情况较好的中型病人，可尽早进行病原治疗；对病情较重的重型病人，先予支持治疗，治疗合并疾病，改善机体状况，再择期病原治疗。

2. 药物及方法　病原治疗药物以吡喹酮为首选，成人总量一般采用 120 mg/kg（儿童 140 mg/kg），六日疗法，每天总剂量分 3 次服，其中二分之一剂量在第 1 天及第 2 天服完，其余二分之一剂量在 3～6 天分服完。体重超过 60 kg 者，仍按 60 kg 计算。吡喹酮见效快，轻型病人在服药 1 个疗程后 2～4 天内，体温即可降至正常；中型或重型病人需治毕 1 周或更长时间体温才降至正常。

3. 注意事项

（1）类赫氏反应：约 50％的病人于服药后当天可发生伴有寒战、高热等赫氏反应，为区别起见，称之为类赫氏反应。最高体温比治前升高 1 ℃左右，出现体温"反跳"现象，系血吸虫大量死亡释出异性蛋白刺激机体所致。类赫氏反应诊断较容易，凡急性血吸虫病病人用首剂吡喹酮后，出现三联征（寒战继之高热，急性血吸虫病症状和体征加重，心率呼吸加快、血压升高），并有 4 个时期（前驱期、寒战期、高热期、退热期）即可确诊。反应周期平均为 7 小时，大多数病人在 12 小时内体温降至正常。但应注意与青霉素过敏、输液反应及急性血吸虫病症状自身加重相鉴别。不能忽视类赫氏反应也有加重病情甚至导致死亡的可能。因此对重度感染和体质差的病人应及时采取措施，加强监护。为防止或减轻类赫氏反应，可同时应用肾上腺皮质激素，但是应掌握短期、适量的原则。

（2）复燃：有 20％～30％的病人于体温恢复正常后不久又升高，称为"复燃"。因这些病人大多数有多次疫水接触史，故推测其致病机制为分批感染。当接受第一个疗程时，后感的血吸虫尚处于童虫阶段，对吡喹酮不敏感，其后则成熟排卵，引起症状复发。这时可再给予吡喹酮总剂量 60 mg/kg，二日疗法或 120 mg/kg，三、四日疗法，往往可以收到满意的效果。

（3）对服药前体温已降至正常的急性血吸虫病病人，吡喹酮用量可按慢性血吸虫病疗法进行治疗。对经 1 个疗程治疗后发热不退者，不要盲目做第 2 个疗程治疗。宜先进一步做鉴别诊断，然后在治毕 20 天后粪检复查，如仍可查到血吸虫虫卵者可以再次治疗。

（4）青蒿琥酯联合吡喹酮治疗急性血吸虫病，能显著降低急性血吸虫病的复燃率，并减轻临床症状，疗效优于单用吡喹酮，值得进一步验证。

（5）急性血吸虫病者同时患有伤寒、肝炎等，或妇女正值孕期或哺乳期，仍应及时予以吡喹酮病原治疗，同时辅以其他措施。

（6）沙门菌可寄生于虫体肠道或黏附于虫体表面，因此血吸虫感染可并发沙门菌血症（沙门菌-血吸虫综合征，Salmonella-Schistosome syndrome）。病人可表现为长期间歇发热，沙门菌培养阳性，单纯抗生素治疗会很快复发，抗生素和吡喹酮联合应用效果明显。

**五、预后**

急性血吸虫病病人经及时治疗后，常很快痊愈，多不留后遗症。如未治疗或治疗不彻底，可发展为慢性或晚期血吸虫病。

## 第三节　慢性血吸虫病

在流行区，90％的血吸虫感染者为慢性血吸虫病。常与疫水接触的人群，经少量多次感染后获得一定的免疫力，宿主对血吸虫各期抗原，特别是可溶性虫卵抗原产生耐受性，经半年至一年左右可出现隐匿型间质性肝炎或慢性血吸虫结肠炎病变，表现为慢性血吸虫病（chronie schistosomiasis）。急性血吸虫病经治疗未愈或未治自行退热，以及非疫区人群进入疫区偶尔接触疫水轻度感染均可演变为慢性血吸虫病。一般可持续 10～20 年，因其病程漫长，症状轻重可有很大差异，临床上可分为有症状（普通型）和无症状（隐匿型）两类。

### 一、普通型慢性血吸虫病

此型颇为常见，又称有症状型慢性血吸虫病，是由于流行区居民少量多次重复感染，或急性期症状消退而未经病原治疗而获得部分免疫力者，或非疫区人群进入疫区，偶尔接触疫水轻度感染，未表现急性期临床症状，经半年以上的病理过程，出现慢性血吸虫性肉芽肿肝炎和结肠炎病变。

（一）发病机制

在慢性期，随着感染时间的延长，新沉积的虫卵所致的肉芽肿炎症减轻，在虫卵抗原的继续作用下，宿主的细胞免疫相应增强，细胞反应逐渐变成以类上皮细胞、巨噬细胞和成纤维细胞为主体的慢性炎症过程。沉积在宿主肝肠组织中的虫卵引起的肉芽肿可不断破坏肝肠组织结构。

病理变化兼有炎性渗出与炎性增殖的病理特点，因而此期既有嗜酸性虫卵肉芽肿，又有假结核性及纤维性虫卵肉芽肿的出现，但以假结核性的虫卵肉芽肿较多，这种虫卵肉芽肿组成性质上的变化，是宿主发挥免疫调控作用的结果。

1. 肝脏病变　肝窦的充血扩大不明显，门脉区的嗜酸性肉芽肿大部分被吸收而变为具有增殖性变化的假结核虫卵肉芽肿，虽有嗜酸性及纤维虫卵肉芽肿的出现，但数量较少。由于虫卵结节主要位于汇管区，肝小叶未受明显破坏，故不形成假小叶。肝脏体积较正常为大，尤以左叶较为显著，表切面可见黄白色粟粒样结节分布，肝表面不平，可出现少量乳白色纤维条索，并与膈肌发生粘连。肝脏包膜增厚，硬度增加。切面见门脉分支周围有大量纤维组织增生。门静脉管壁增厚，内膜粗糙。管腔变窄，门静脉干支周围大量血管增生，构成致血管网，肝小叶大多保持完整，肝细胞可有混浊肿胀、脂肪变性和萎缩。较大的动脉和胆管一般无明显变化。

2. 结肠病变　成虫大多寄生于肠系膜下静脉，移行至肠壁血管末梢，在黏膜下产卵，故活体组织检查时发现虫卵多排列成堆。虫卵在肠沉积的密度，从小肠到直肠逐渐增加，以直肠、乙状结肠、降结肠为显著，横结肠、阑尾次之。黏膜除有大小、形状深浅不等的溃疡形成外，还见其边缘部分的黏膜腺体有增生性的改变；黏膜下层有大量变性或钙化的虫卵沉积，原来的虫卵脓肿被逐渐吸收而成为假结核性或纤维性虫卵肉芽肿，而嗜酸性虫卵肉芽肿数则明显减少，肠壁开始有增厚的病理性改变。此外，结肠黏膜还可有息肉形成及肿瘤发生。

（二）临床表现

1. 病史

（1）居住在血吸虫病流行区，因生活、生产常与疫水接触，少量反复感染尾蚴；或在感染季节（夏秋季）因游泳、嬉水、防汛、捕鱼虾等方式受到较多尾蚴入侵出现急性血吸虫病症状经治疗未愈，或未治自行退热。

（2）非疫区人群移居疫区，或因工作临时进入疫区，偶尔接触疫水，少量感染尾蚴。

2. 症状与体征　主要为慢性血吸虫性肉芽肿肝炎和结肠炎，两者可同时出现在同一病人身上，亦可仅以一种表现为主。最常见症状为慢性腹泻或慢性痢疾。症状呈间歇性出现，轻症病人每天2～3次稀便，粪内偶带有少量血丝和黏液，重症病人可有腹痛，伴有里急后重，脓血黏液便，颇似细菌性痢疾。腹泻、黏液血便常于劳累、受凉或饮食不当出现或加重，休息时减轻或消失。病人一般情况尚好，能从事体力劳动，或仅感乏力，食欲减退，轻微劳动耐力下降。病程长者可出现不完全性肠梗阻、贫血、消瘦、劳动耐力下降等。重者可有内分泌紊乱，男性性欲减退，女性月经紊乱、不孕等。此类病人如不积极治疗或受重复感染，可发展为晚期血吸虫病。

病人可无明显体征，或有不同程度的贫血、消瘦、营养不良，肝大先于脾大，肝左叶较右叶肿大明显，肝表面尚光滑，质地中等，无压痛。随着病情进展，脾大者，一般在肋缘下2～3 cm，无脾功能亢进及门静脉高压征象。有时左下腹部可触及似条索状物的结肠，或在下腹部摸到质硬而又固定的大小不同的包块，此系虫卵沉积在大网膜、肠系膜及腹膜后淋巴结所形成的纤维性肉芽肿。

（三）辅助检查

1. 病原学检查

（1）粪便检查：粪便内检查虫卵和孵出毛蚴是确诊血吸虫病的直接依据。但慢性血吸虫病病人粪便虫卵量少，需反复粪便检查虫卵和毛蚴可获阳性，常用改良加藤厚涂片法或集卵透明法检查虫卵，三角烧瓶孵化毛蚴。

（2）活体组织检查：

1）直肠镜活体组织检查：对有疫水接触史无血吸虫病治疗史，在临床上怀疑为慢性血吸虫病而经多次粪便检查又找不到虫卵或免疫学检查不能确诊的病例，直肠镜窥视下的活组织检查有助于发现沉积于肠黏膜内的虫卵。此法不足之处为由于血吸虫虫卵在宿主组织内并非短期即可消失，故活检发现的虫卵 90％以上为远期变性虫卵，10％以下为近期变性虫卵，很难查到新鲜虫卵。

2）肝左叶穿刺活检：日本血吸虫成虫主要寄生在肠系膜下静脉，该静脉血流大部分从左侧进入肝左叶，大多数血吸虫虫卵沉积于肝左叶，故检出机会更多。穿刺物可做压片镜检，也可做病理切片，借以了解病程和治疗后的恢复状况。但本法造成的痛苦和风险甚于直肠镜活体组织检查，其使用范围较窄。

2. 血吸虫血清免疫学检查

（1）循环抗体（CAb）检测：血清环卵沉淀试验（COPT），间接红细胞凝集试验（IHA），酶联免疫吸附试验（ELISA），免疫酶染色试验（IEST），酶联免疫电转移印迹试验（EITB），间接荧光试验（IFT），快速斑点免疫金染色法（F-Dot-GS）检测 CAb，其阳性率在 90％以上。

（2）循环抗原（CAg）检测：血吸虫病病人由于治疗后抗体在宿主体内存留较长时间，其阳性结果往往不能区分现症感染和既往感染，也不易于评价疗效。体内存在的血吸虫抗原是该虫存在的直接依据，能反映感染虫荷，故检测体内 CAg 的存在具有等同于病原学检查的意义。而且经治疗后，感染的宿主体内 CAg 消失快，可用于确诊和/或疗效考核。目前用于 CAg 检测慢性血吸虫病的方法有金标免疫渗滤法（DIGFA），抗重组磷酸丙糖异构酶（抗 rSj CTPI）单克隆抗体检测法，单克隆抗体夹心 ELSA 法。其敏感性为 61％～81％，治疗 1 年后 90％的病人血清 CAg 转阴。

（3）循环免疫复合物（CIC）检测：采用非免疫法解离慢性血吸虫病病人血清 CIC 后，以抗 SEA-多克隆抗体作 ELISA 特异性检测非游离性循环抗原（NF-CAg），阳性率为 80％，治疗 1 年后血清 CIC 转阴率为 90％以上。

3. 血常规　病人大多数无明显贫血，少数可有不同程度贫血。白细胞计数多正常或略高，嗜酸性粒细胞可略增高，多在 20％以内或不增高。

4. 肝功能试验　除血清球蛋白增高，血清转氨酶轻度增高外，其余均在正常范围。

5. 影像学检查

（1）CT 扫描：肝左叶相对增大，部分尾叶亦增大，肝脏包膜钙化，且伴有沿包膜伸向肝内的线条钙化影，有呈弧线状、有呈密集连接网格状或环状。肝实质密度略高于同层面脾脏密度。门静脉、脾静脉、肠系膜上静脉可见钙化影，钙化形态与血管走向相关，血管平行走向呈粗线状、横断面观钙化呈弧形、半环形或环形。脾脏轻度增大，脾脏包膜及脾实质钙化。还可见结肠壁的增厚钙化，即线状的钙化影，横断面呈环状或半环状钙化影。

（2）纤维结肠镜检：呈慢性结肠炎改变，显示结肠、直肠黏膜呈斑状充血、浅溃疡、水肿或粗糙无光泽，血管纹理消失，黏膜变白，并见许多密集分布的黄白色结节，微隆起于黏膜，结肠带消失，有时可见天花样凹陷多发性息肉及葡萄状肉芽肿。黏膜活检可找到血吸虫虫卵。

（3）超声显像：肝脏正常或肿大，以左叶为主。肝脏表面尚光滑或欠光滑。肝左叶形态正常或下缘角圆钝。肝切面实质光点型（Ⅰ级）为主。当肝纤维化程度较重者可呈光条、光斑、光带等表现（Ⅱ～Ⅲ级），门静脉及分支管径增大，门静脉管壁回声明显增强。少数脾脏厚径或长径增大。脾静脉主干与脾内静脉稍增宽。

（四）诊断与鉴别诊断

1. 诊断

（1）疑似病例：有血吸虫疫水接触史（曾居住在流行区或到过血吸虫流行区并接触疫水）。伴有乏力、腹泻或黏液便表现，肝大以左叶为主或伴轻度脾大。B超和/或其他影像学检查有血吸虫病改变、嗜酸性粒细胞增多。

（2）临床诊断病例：符合疑似病例且血吸虫病血清免疫学检查试验阳性（间接红细胞凝集试验、酶联免疫吸附试验、环卵沉淀试验等）。

（3）确诊病例：符合疑似病例。直肠黏膜活检发现血吸虫虫卵（无治疗史者），粪便检查发现血吸虫虫卵或毛蚴。

2. 鉴别诊断

（1）慢性病毒性肝炎：乙型肝炎病毒（HBV）和丙型肝炎病毒（HCV）感染是慢性病毒性肝炎的主要病因。少数病人可无明显症状，仅在体检时发现肝功能异常。大多数病人有食欲减退、全身不适、乏力、肝区不适或隐痛、腹胀等。体检发现面部颜色往往晦暗，巩膜常黄染；肝大，质地中等、有压痛及叩痛；多有脾大。可伴有一些肝外表现，包括关节炎、血管炎、肾小球肾炎等。肝功能异常的程度随慢性肝炎病情起伏而变化。而慢性血吸虫病病人多数无明显症状，食欲正常，肝功能无明显改变，血清转氨酶轻度增高或不增高，肝炎标志物检测有助于慢性病毒性肝炎的诊断。但慢性血吸虫病人血清中存在嗜异体抗体，用反相间接法检测慢性血吸虫病人乙型肝炎表面抗原（HBSAg）可出现假阳性，应予注意。超声显像图两者亦有不同。

（2）肠易激综合征：慢性血吸虫病和肠易激综合征（腹泻型）病人均有腹痛、腹泻，症状反复发作或慢性迁延。胃肠动力学异常及内脏感觉异常是肠易激综合征发生的病理生理学基础，几乎所有肠易激综合征病人都有不同程度的腹痛，部位不定，以下腹多见，多排便或排气后缓解，大便每天3～5次，少数严重发作期可达十几次，大便呈稀糊状，也可为成形软便或稀水样便，多带有黏液，部分病人粪质少而黏液量多，但绝无脓血。可在相应部位有轻压痛，部分病人可触及腊肠样肠管，直肠指检可感到肛门痉挛、张力较高，可有触痛，常与饮食、精神、情绪等因素有关。病程可长达数年至数十年，但全身健康状况不受影响。大便常规检查镜检始终无超过正常范围的红白细胞，大便培养无菌生长，纤维结肠镜检查仅见直肠或结肠部分黏膜略充血。而慢性血吸虫病结肠镜检查见肠壁黏膜苍白、有黄白色粟粒状物突起或有息肉形成，活检病变肠黏膜压片可见虫卵。慢性血吸虫病与肠易激综合征（腹泻型）从临床症状体征难以区别，主要依靠大便找血吸虫虫卵及毛蚴孵化、血清免疫学检查和直肠黏膜活检、纤维结肠镜检查进行鉴别。

（3）慢性细菌性痢疾：细菌性痢疾反复发作或迁延不愈超过2个月以上，即为慢性细菌性痢疾。急性期延误诊治，或治疗不彻底者，或为耐药菌株感染，病人原有营养不良、慢性胃肠道疾病、慢性寄生虫病，或免疫功能低下都是演变为慢性的原因。慢性细菌性痢疾常有间歇性排菌现象，提示侵入肠黏膜内的志贺菌属未被彻底清除。临床上可分为慢性迁延型、急性发作型、慢性隐匿型。慢性迁延型常见，表现为腹部隐痛或不适、腹胀，或便秘与腹泻相交替，或长期腹泻，大便间歇或经常带有黏液，或附有少许脓血，伴食欲缺乏、乏力、左下腹可有压痛，部分病人可扪及增生呈条索状的乙状结肠。临床表现与慢性血吸虫病相似，但慢性细菌性痢疾无肝脾大，血嗜酸性粒细胞不增高，大便镜检可见大量的脓细胞及红细胞。大便培养检出志贺菌可资鉴别。

（4）肠阿米巴病：肠阿米巴病病变在结肠。依次多见于升结肠、直肠、乙状结肠、阑尾和回肠末端。由于病变涉及范围与程度不一，以及病程长短不等，临床表现差别甚大。慢性肠阿米巴病与慢性血吸虫病不易鉴别。两者均以缓慢起病，前者临床特点是反复发作，其间歇期有长（数月至数年）有短（数周）。表现为腹泻与便秘交替出现，体检触及结肠增厚与压痛。血白细胞计数大多正常。粪便检查大便呈暗红色，有粪质、带血和黏液，有腥臭，或成稀糊、成形、略带黏液。显微镜检查应取新鲜大便的脓血黏液部分，成形大便则取其表面或粪端部检查，注意寻找包囊。为了提高检出率，应连续几天多次检查。可用碘液染色检查，或用硫酸锌漂浮浓集后碘染检查，有利于包囊的发现和识别，取大便作阿米巴培养可以增加发现的机会。乙状结肠镜检查有很大诊断价值，在正常黏膜上可见散在的溃疡，从溃疡底刮取材料做镜检，有助于提高检出率。如临床上有高度怀疑而各种检查不能确诊，选用抗阿米巴药物（如甲硝唑）治疗，效果确切也有助于建立诊断。慢性血吸虫病病人粪便肉眼观稀薄、量正常，无恶臭，多无血性黏液。粪便检出虫卵或孵出毛蚴，结肠镜检查见肠壁有粟粒样黄白色小结节，有助于鉴别诊断。但在流行区，血吸虫病兼有肠阿米巴感染的并不少见，结肠镜检见结肠黏膜有多数火山口样的溃疡形成，其基底部有大量阿米巴滋养体分布。邻近的黏膜组织均有明显的坏死，肠壁内虽可见到有散在性钙化虫卵沉积，但纤维化的程度较轻微。从病理学方面进行比较，两病并存与单独肠阿米巴病时的黏膜变化并无显著的差异，说明肠血吸虫病并不影响肠阿米巴病病理发展的规律性。临床上慢性血吸虫病与慢性细菌性痢疾、阿米巴痢疾鉴别要点见表 13－2。

表 13－2　　　　　　　　慢性血吸虫病与慢性细菌性痢疾、阿米巴痢疾的鉴别

| 鉴别要点 | 慢性血吸虫病 | 慢性细菌性痢疾 | 阿米巴痢疾 |
| --- | --- | --- | --- |
| 流行病学 | 流行区散发。 | 常年散发，可暴发流行。 | 散发居多。 |
| 临床表现 | 缓起，不发热，无毒血症症状，腹痛轻，大便次数较少。腹部常无压痛。 | 急性发作时多有发热，毒血症症状明显，腹痛、里急后重较轻，大便次数多。腹部压痛以左侧为主。 | 大多缓起，腹痛与里急后重，大便次数较少，腹部压痛以右侧为主。 |
| 粪便肉眼 | 量正常，稀，常无黏液，无腐臭。 | 量少，脓血黏液便，无腐臭。 | 量多，暗红色果酱样，可有腐臭。 |
| 粪便镜检 | 可发现血吸虫虫卵。 | 大量脓细胞、红细胞、巨噬细胞。 | 白细胞较少，红细胞成堆，有夏科雷登晶体，可找到溶组织阿米巴滋养体或包囊。 |
| 粪便培养 | 阴性。 | 志贺菌属阳性。 | 志贺菌属阴性。 |
| 粪便孵化 | 毛蚴。 | 阴性。 | 阴性。 |
| 血液白细胞 | 正常。 | 急性发作时中性粒细胞常增加。 | 早期稍增加。 |
| 乙状结肠镜检查 | 肠黏膜可有充血、水肿。见密集分布的粟粒样黄白色小结节。可发现近远期变性血吸虫虫卵。 | 肠黏膜弥漫性充血、水肿。浅表溃疡，可呈颗粒状和瘢痕。 | 肠黏膜大多正常，有多发。溃疡，边缘深切，周围有红晕。 |

（5）溃疡性结肠炎：溃疡性结肠炎是直肠和结肠慢性非特异性炎症疾病。病变主要限于大肠黏膜及黏膜下层，临床表现为腹痛、腹泻、黏液脓血便。临床按本病的病程、程度、范围及病期分为初发型、慢性复发型、慢性持续型、急性暴发型。慢性复发型临床最多见，多呈反复发作的慢性病程，易与慢性血吸虫病相混淆。两者的主要鉴别要点为：慢性复发型溃疡性结肠炎一般为轻度至中度腹痛，腹痛性质常为阵发性痉挛痛，局限于左下腹或下腹部，亦可涉及全腹。有"疼痛—便意—便后缓解"的规律，常有里急后重，黏液脓血便是本病活动期的主要表现。轻者每天排便 2～4 次，便血轻或无；重者每天 10 次以上，脓血显见，甚至大量便血。粪便常规检查肉眼观常有黏液、脓血，显微镜见红细胞和脓细胞。反复多次粪便病原学检查排除感染性结肠炎。结肠镜检查是本病诊断的重要手段之一，内镜下所见重要改变有：黏膜粗糙呈细颗粒状，弥漫性充血、水肿，血管纹理模糊、质脆、出血，可附有脓性分泌物；病变明显处见弥漫性糜烂或多发性溃疡；慢性病变见假息肉及桥状黏膜，结肠袋往往变钝或消失。结肠镜下黏膜活组织学见弥漫性炎症细胞浸润，活动期表现为表面糜烂、溃疡、隐窝炎、隐窝脓肿；慢性期表现为隐窝结构紊乱、杯状细胞减少。而慢性血吸虫病病人呈间歇性出现，腹痛轻，大便次数较少，腹部常无压痛。粪便肉眼检查量正常，稀、有黏液但多无脓血，粪便检查可发现血吸虫虫卵，孵化毛蚴阳性。直肠活检或纤维结肠镜检可见黄色小结节这一特征性改变，活检黏膜压片或组织病理检查发现血吸虫虫卵。

（6）肠结核：本病多见于青壮年，女性略多，大多数病人有原发结核病灶存在。肠结核好发于回盲部。病理表现分为溃疡型、增生型和混合型，溃疡型占多数。肠黏膜溃疡大小不一、深浅不等，一般为多发，溃疡常环绕肠壁呈环形，其长径与肠道长轴垂直，溃疡愈合时瘢痕收缩可形成肠腔狭窄。增生型病变黏膜下层及浆膜层有大量结核性肉芽组织和纤维组织增生，肠壁增厚变窄可出现肠梗阻。临床表现：腹痛多位于右下腹，一般为隐痛或胀痛，进食可诱发，排便后可缓解。大便习惯异常，因肠蠕动加速及小肠分泌增加而造成腹泻，每天数次或十余次，大便呈糊状或水样，不含脓血，无里急后重。增生型者可出现便秘，在右下腹可扪及肿块，中等硬度，轻压痛，不易移动。全身症状可有低热、盗汗、乏力、恶心、腹胀、食欲缺乏等。X线钡餐造影检查钡剂通过小肠部位时可出现激惹现象，可见肠管分节过多，病变处黏膜增厚及溃疡形成；可出现狭窄现象，有梗阻时，出现肠管扩张、钡剂排空延迟现象，钡剂呈雪片样分布，边缘为锯齿状，盲肠不充盈。肠镜直接观察到溃疡或增殖性结核病变，同时可行活检进行病理检查，以明确诊断。腹腔镜检病变肠段浆膜层可见灰白色小结节，活检有助于鉴别诊断。红细胞沉降率加快，结核菌素纯蛋白衍生物皮内试验（PPD）阳性。抗结核治疗有效支持肠结核的诊断。但慢性血吸虫病亦可并发结核，纤维结肠镜下见肠黏膜除有血吸虫卵沉积引起的损害外，还有结核性变化，肠壁内的虫卵较少，且多已钙化，并有纤维组织形成。两者并存时的病理特点是：凡在血吸虫病病变严重处常无结核病的出现，而在结核病变严重处亦多不见有虫卵的沉积。其原因很可能与黏膜下层组织因大量虫卵的破坏而引起严重纤维化，致使原来疏松的肠壁变得十分紧密，并压迫血管及淋巴管，这样通过血流、淋巴而来的结核分枝杆菌就难进入肠黏膜而引起结核性病变。

（五）治疗

慢性血吸虫病一经确诊，如无严重合并证或禁忌证，应尽早进行病原治疗，治疗目的在于杀灭机体内血吸虫成虫，以消除病原，保护机体免受血吸虫的损害，防止病变发展。对消灭传染源、阻断血吸虫病的传播具有积极意义。

1. 病原治疗　吡喹酮是治疗血吸虫感染的首选药物，对慢性血吸虫病病人体内血吸虫成虫有活动兴奋、肌肉挛缩，影响其蛋白和糖代谢的作用，使虫体皮层呈空泡变性等，以达到杀灭成虫的目的。对发育成熟的虫卵有效，含毛蚴的虫卵治疗后呈空泡样变性。

（1）用法：成人总剂量 60 mg/kg，二日疗法，每天剂量分 3 次饭后 0.5 小时服，体重以 60 kg 为限。儿童体重不足 30 kg 者总剂量可加至 70 mg/kg。也可用成人总剂量 40 mg/kg，儿童 50 mg/kg，顿服或每天等分 2 次服完。对年老体弱，或有明显夹杂症的病人可用总剂量 60 mg/kg，三日疗法。现场大规模治疗：轻中度流行区成人用总剂量 40 mg/kg，顿服。重流行区可用 60 mg/kg，每天等分 2 次服完。

（2）疗效：吡喹酮治疗慢性血吸虫病的疗效十分肯定，表现为粪检虫卵和毛蚴阴转，症状体征好转或消失，实验室血常规及肝功能检查好转或恢复正常，血液中特异性抗体及抗原滴度降低以至消失等。

（3）不良反应及处理：吡喹酮治疗慢性血吸虫病的不良反应较轻，约 40% 的病人无任何不良反应。口服吡喹酮的不良反应出现在服药后数小时，且持续时间短，一般不需处理，可自行消失，少数反应重者应及时正确处理（具体不良反应及处理见第四章）。

2. 护肝治疗　慢性血吸虫病一般无肝功能损害。极个别病人可出现血清转氨酶增高，有条件者可在病原治疗前进行辅助治疗，在治疗过程中，用药不宜太多，疗程不宜太长，以免加重肝脏的代谢负担。对病原治疗后出现肝功能指标异常者，应予改善和恢复肝功能药物治疗。①非特异性护肝药：维生素类（B 族维生素、维生素 C 等），还原型谷胱甘肽、肝泰乐、水飞蓟素、氨基酸等；②降酶药：五味子类（联苯双酯等），山豆碱类（苦参碱等），甘草提取药（甘草甜素，甘草酸苷等）；③退黄药物：腺苷蛋氨酸、门冬氨酸钾镁、前列腺素 E1、丹参、茵栀黄等。

3. 对症治疗　积极治疗并存的慢性消化道疾病，改善体质，有贫血及营养不良者，予以加强营养支持治疗。对有明显腹泻、食欲差的病人，予以静脉补充能量，保持水、电解质平衡。对慢性腹泻或慢性痢疾为主要临床症状的病人，采用中西医结合治疗方法，利用结肠透析仪进行中药保留灌肠。

### 二、隐匿型慢性血吸虫病

（一）发病机制

在慢性期，虫卵周围的细胞主要为类上皮细胞、巨噬细胞、成纤维细胞组成的细胞群，同时由于机体 T 抑制细胞活性的增强以及抗体对虫卵抗原的封闭，虫卵所致的肉芽肿炎症减轻，因而虫卵肉芽肿逐渐缩小。这样虫卵导致的组织破坏与修复暂时维持在一个相对稳定的状态。这种随感染时间延长，肉芽肿炎症减轻的现象是机体对虫卵抗原刺激产生的免疫下调的结果，对宿主具有一定的保护作用，这个过程可保持一年左右的时间，病人可无明显的临床表现。

病理改变主要表现为隐匿型间质性肝炎。汇管区因虫卵沉积引起炎性细胞浸润，开始是静脉内膜炎逐渐发展为静脉周围炎，管壁可破坏成为嗜酸性脓肿或假结核虫卵结节的一部分。汇管区成纤维细胞增生及附近肝细胞轻度脂肪变性及混浊肿胀。

由于虫卵阻塞肝内门静脉分支，主要是窦前性阻塞、脾静脉回流障碍、脾大。脾窦有轻度瘀血，脾小体出现萎缩性变化，网状内皮细胞有增生肿大，脾内的纤维组织亦有增殖性的改变，包膜虽有增厚，但纤维化的层次清晰，尚无明显玻璃样变性的病变出现。

（二）临床表现

1. 病史　在血吸虫病流行区，特别是轻度流行区，居民通过日常生活、劳作接触疫水，小量反复感染尾蚴。此外城市居民、工人和部队战士偶尔进入疫区感染。

2. 症状与体征　隐匿型病人主要表现为隐匿型间质性肝炎。病人健康和劳动力未受影响，一般无明显症状，无症状型病人可终身无显著的临床表现，但亦可因重复感染、饮酒、营养失调、感染肝炎病毒而出现明显症状与体征。

各年龄组以 5～14 岁肝大较为常见。肝左叶常不成比例的肿大，肝大一般在右肋缘下 3 cm 内，剑突下 5 cm 内，表面光滑，质地中等或较硬，无压痛。脾大者常伴有肝大，程度较轻，不超过 Ⅱ 级，无脾功能亢进及门静脉高压征象。

（三）辅助检查

1. 病原学检查　确诊迄今仍依赖于直接从被检者粪便或直肠黏膜活组织中找到虫卵。

（1）粪便检查：最简单的方法是直接涂片和沉淀法，但阳性率很低。随着病原诊断技术日新月异的发展，已逐渐被尼龙绢集卵孵化法、塑料杯顶管孵化法、改良加藤厚涂片法、集卵透明法、锥形量杯水洗沉淀加三角烧瓶毛蚴孵化替代，其中改良加藤厚涂片法及集卵透明法敏感度明显增高，以每克粪便虫卵数（即 EPG）作定量计数指标，在流行病学评价感染度方面起到重大意义。目前，在血吸虫病疫情监测和抽样调查中仍以粪检结果为金标准，不能被免疫诊断取代。

（2）直肠、乙状结肠镜检查：适用于怀疑血吸虫病，而多次粪便检查找不到虫卵或免疫学检查不能确定，有疫水接触史无血吸虫病原治疗史者。常用的技术为直肠镜或结肠镜窥视下的活组织检查。由于宿主组织内血吸虫虫卵会长期存在，所以直肠组织检查获虫卵的概率较高，但 90% 以上是远期变性虫卵，10% 以下为近期变性血吸虫虫卵，很难查到新鲜虫卵，阳性结果反映曾患过血吸虫病，若能发现新鲜虫卵，特别是看到活动毛蚴，对说明体内尚有活虫存在和疗效考核有重要价值。

（3）肝活检：通常采取肝穿刺、腹腔镜或剖腹探查切取肝病变组织。肝左叶检出率稍高，一般取肝左叶组织行压片镜检或病理切片，借以了解病程和治疗后的恢复情况，但因本法有一定风险，费用较高，病人一般不易接受，难以推广。

2. 血吸虫血清免疫学检查　随着各项抗原提纯技术的成熟和生物克隆技术的应用，抗体抗原检测方法的灵敏性和特异性越来越高，进而广泛用于人群血吸虫病的普查、抽查和监测以及病例的诊断和疗效评估中（参见本章第一节）。

3. 其他检查

（1）血常规：WBC 正常、嗜酸性粒细胞不增高或略增高，一般无其他改变。

（2）肝功能：大多在正常范围内，γ-谷氨酸转肽酶（γ-GT）、γ-球蛋白的升高在隐匿型血吸虫病上更能确切地反映肝功能情况。

（3）超声显像：肝脏正常或肿大，以左叶为主，肝表面尚光滑或凸起，肝左叶形态正常或下缘较圆钝。肝实质呈光点型（Ⅰ级为主），当肝纤维化程度较重者可呈光条、光斑、光带等表现（Ⅱ～Ⅲ级），似"光条""光斑""蛛网""鱼鳞""龟背"状改变；重度者肝静脉偏移，显示欠清，门静脉及分支管径增大，管壁增厚。少数脾大，脾静脉增宽。

（4）CT：肝脏各叶比例失调，肝左叶相对增大，部分尾叶亦增大。肝脏包膜钙化且伴有包膜伸向肝内的线条钙化影，可出现多种形态钙化，多呈"线状""网状""蟹爪状""地图状"。门静脉、脾静脉、肠系膜上静脉亦可见钙化影。

（四）诊断与鉴别诊断

1. 诊断

（1）血吸虫疫水接触史：本病为地区性疾病，流行病学资料非常重要。病人居住在血吸虫流行区或曾到过流行区有疫水接触史。无症状的肝脾大者疑为本病，应问清在何时、何地接触疫水，接触的方式及职业。

（2）症状、体征：主要表现为隐匿型间质性肝炎。一般无症状，病人一般情况可，肝、脾出现肿大。

（3）辅助检查：

1）粪检阳性或直肠、乙状结肠活检发现近远期变性血吸虫卵，为确诊依据。

2）血清学检查阳性有重要的辅助诊断价值。

3）超声检查典型声像支持诊断。

诊断标准：同慢性血吸虫病普通型（本章第一节）。

2. 鉴别诊断

（1）华支睾吸虫病：居住或旅行于流行区，有进食生鱼、虾以及半生鱼、虾史。轻、中度感染者无明显症状，或仅有乏力、胃部不适、上腹胀、食欲缺乏、轻度腹痛及消化不良等上消化道症状，儿童病人有生长发育障碍。肝大，以左叶为著，质地偏硬，并可有压痛和叩痛，重复感染的严重病人可有门脉性肝硬化，出现腹水、腹壁静脉曲张、侧支循环形成及脾大一系列门静脉高压症状。慢性华支睾吸虫病病人常可合并胆囊炎、胆色素性胆结石、胆绞痛、阻塞性黄疸、消化性溃疡、原发性胆管细胞癌。确诊有赖于粪便或胶囊拉线法采集十二指肠引流肠液或活组织检查找到虫卵，如未查到虫卵，则需借助于免疫学检测及肝、胆B超、CT、MRI协助诊断。B超下可见弥漫性肝内胆管扩张、管壁增厚，中小胆管呈不同程度的扩张，扩张的胆管内有斑点、斑块状或条索状中等强回声，与慢性血吸虫肝病区别。

（2）肝棘球蚴病：多见于畜牧区，大多有与犬、羊等有密切接触史。大多数无症状，肝棘球蚴囊明显肿大时可压迫附近组织或牵拉脏器，感肝区疼痛、饱胀或坠胀，食欲减退。巨大肝棘球蚴囊致横膈抬高，活动受限，甚至出现呼吸困难，压迫胆总管致阻塞性黄疸。80%～85%肝棘球蚴囊寄生在肝右叶，体检时可触及右上腹或上腹部无痛性肿块，与肝脏相连，包块表面光滑，质地坚韧，有时扪及波动感。少数病人叩诊时，感到子囊互相撞击引起囊壁震动感称"包虫震颤征"。肝大，有触、叩痛。皮内试验、血清试验及X线、肝脏B超、CT以助确立诊断，B超直观地显示囊内容的变化，CT可见大小不等的圆形或椭圆形低密度影，囊肿内或囊壁可出现钙化，低密度影边缘部分显示大小不等的车轮状圆形囊肿影，提示囊内存在着多个子囊，以资鉴别。

（3）慢性疟疾：慢性疟疾可有急性疟疾病史及反复发作史。寒战、发热、出汗退热的周期性发作和间歇期症状的消失是其临床症状。肝脾大常为轻中度。血液涂片或骨髓片发现疟原虫是诊断的主要依据。临床上似疟疾，但未能查到疟原虫或无条件检查疟原虫者，可试予氯喹或蒿甲醚（3天）作诊断性治疗。如在用药24～48小时后发热被控制未再发者即可诊断。

（4）脂肪肝：常有慢性长期饮酒史，或因蛋白质、热量摄入不足而营养不良，或有肥胖症、糖尿病史。临床症状不明显，可有乏力、食欲减退、肝大，右上腹轻度不适、隐痛或上腹胀痛等非特异性症状。肝脏呈轻至中度肿大，表面光滑，边缘圆钝，质地正常或稍硬，无明显压痛。血清转氨酶可升高，以 ALT 为主，可伴有 GGT、铁蛋白和尿酸等增高，B 超下可见肝脏轻度或中度肿大、致密的点状高回声，肝内管腔结构模糊不清。肝脏组织学检查有典型表现。

（5）病毒性肝炎（慢性乙型轻度）：此型病人病情较轻，可有乏力、头晕、食欲减退，肝区不适，睡眠不佳等非特异性症状。部分病例无明显症状，仅表现为轻度肝大、脾大。肝功能指标仅 1 项或 2 项轻度异常，但乙型抗原、抗体检查，B 超有助于诊断。肝组织病理检查是明确诊断的金标准。

（6）慢性特发性骨髓纤维化：多见于 50～70 岁中老年人，起病缓慢，约 30％的病人诊断时无自觉症状，或仅表现乏力、多汗、消瘦、体重减轻及脾大，严重者可有发热、贫血、骨痛、痛风性关节炎。50％～70％病人有肝大，多为轻到中度肿大，质坚硬，脾不大者罕见。外周血表现为巨幼红细胞性贫血，出现具有特征性的泪滴状红细胞。骨髓活检见到大量网状纤维组织是确诊的依据。

（7）慢性粒细胞白血病：发病年龄大多在 20～60 岁，长期接触苯和放射线照射是致病的主要因素。起病缓慢，早期无症状，可因体检发现肝脾大而诊断。症状多为非特异性表现为易疲倦、乏力、食欲不佳、多汗、体重减轻和上腹部不适。急变期则出现明显的贫血、出血、脏器梗死、Sweet 综合征，血常规及骨髓检查可确诊。

（五）治疗

有血吸虫疫水接触史、病原学检查或血清学检查阳性的隐匿型慢性血吸虫病病人，都应尽早进行病原学治疗。吡喹酮是抗血吸虫的首选药物。

## 第四节　普通型晚期血吸虫病

普通型晚期血吸虫病（advanced schistosmiasis，universal），是由于反复感染血吸虫后虫卵沉积在肝脏引起肝脏纤维化、窦前阻塞，从而引起门静脉血液回流受阻，门静脉压力增高，但肝功能处于代偿期的一种临床类型。此时可有脾大和轻度脾亢表现，但无严重低蛋白血症，未出现腹水、消化道出血等临床表现。

### 一、发病机制

人感染血吸虫后，成虫寄生于门静脉系统内，虫卵顺着门静脉血流进入肝脏，并沉积于肝脏，刺激肝纤维组织增生形成以虫卵为中心的虫卵结节，从而破坏了正常的肝小叶结构，造成门静脉血液回流受阻。同时，虫卵分泌的一些毒性物质可引起周围组织或小血管炎症反应，加重门静脉细小分支的纤维化，进一步加重了门静脉血的回流障碍。肝脏大部分血液供应由门静脉提供，当门静脉血液供应障碍时，肝细胞因缺血缺氧出现变性坏死，加上肝小叶结构的破坏，导致了肝功能的损害，临床上病人表现出一系列肝功能减退和一些消化道症状以及门静脉高压的表现。

### 二、临床表现

因该型病人肝功能大多处于代偿状态，可不出现明显的临床表现，但较为常见的临床表现如下：

（一）肝功能减退的表现

因雌激素灭活障碍导致皮肤黏膜毛细血管扩张，表现出蜘蛛痣、肝掌，男性病人出现乳房发痛，性功能减退，女性病人表现月经不调或不育。部分病人还可出现肝源性糖尿病。肝脏合成功能的减退表现出低蛋白血症。

（二）消化道症状

病人可出现疲乏无力，腹胀、腹痛和消化不良的表现，如出现大便稀，次数增多。

（三）门静脉高压的表现

可出现轻至中度脾大，出现腹壁静脉显露、痔疮等。

## 三、辅助检查

（一）血吸虫病原学检查

血吸虫血清免疫学检查阳性，直肠黏膜活检检出近远期变性血吸虫虫卵，极少部分病人粪便检查可发现血吸虫虫卵。

（二）肝脾 B 超检查

B 超检查可发现肝脏呈典型血吸虫性肝纤维化表现，部分病人可发现肝小叶增生形成的结节样病变，发现门静脉内径增宽，脾脏肿大。

（三）肝脏 CT 检查

肝脏 CT 诊断肝硬化准确性高，同时还能排除肝内占位性病变。

（四）肝功能检查

肝功能检查表现为不同程度的白蛋白降低，胆红素轻度升高或正常。部分病人表现有单项转氨酶升高。

（五）肝纤维化检测

1. 透明质酸（HA）　HA 是 ECM 中蛋白多糖的主要成分，临床上用得较多的检测方法有酶联免疫吸附试验和放射免疫测定法。正常参考值范围 2～115 ng/ml，随年龄增长而有所增高。肝病、慢性活动性肝炎＞165 ng/ml；肝纤维化＞250 ng/ml。

2. Ⅲ型前胶原（PCⅢ）　它由Ⅲ型胶原分子分泌到细胞外时由端肽酶切下的 N 端肽，晚期血吸虫病腹水型病人血中 PCⅢ 水平增高。正常参考值＜120 ng/ml

3. Ⅳ型胶原（Ⅳ.C）　Ⅳ.C 是基底膜骨架的主要胶原成分之一，晚期血吸虫病腹水型病人血中Ⅳ型胶原水平增高。注意肾和肺纤维化时也可升高。正常参考值 13～74 ng/ml。

4. 层粘连蛋白（LN）　LN 是一种大分子非胶原蛋白，与Ⅳ.C 一起主要存在于基底膜的透明层中，晚期血吸虫病腹水型病人血清 LN 显著升高。正常参考值为 48～114 ng/ml。

## 四、诊断和鉴别诊断

（一）诊断

凡有多次血吸虫疫水接触史，而又未经正规病原学治疗的病人，出现腹胀、乏力、食欲不佳等症状，体查发现有肝掌或蜘蛛痣，轻至中度脾大，B 超或上腹部 CT 扫描提示肝纤维化，血吸虫病原学检查阳性，排除其他原因引起的肝纤维化后即可诊断普通型晚期血吸虫病。

（二）鉴别诊断

1. 肝炎后肝硬化　病人有慢性肝炎病史，肝炎病毒学检查阳性，可与之鉴别。

2. 酒精性肝硬化　病人有肝硬化的临床表现，有长期饮酒史，可与之鉴别。

3. 原发性肝癌　病人大多有慢性肝炎或长期饮酒史，出现肝硬化的临床表现，B 超或腹部 CT 平扫加增强发现肝内占位性病变，可明确诊断。

4. 与其他疾病鉴别　巴德-基亚里综合征、自身免疫性肝炎、原发性胆汁性肝硬化、硬化性胆管炎等。

## 五、治疗

1. 一般治疗　病人应避免较重体力劳动，注意休息，进食清淡易消化食物，定期进行肝功能及肝脏声像学检查。

2. 护肝治疗　常用的护肝药有还原型谷胱甘肽、水飞蓟素片、复方二异丙胺等。但护肝药不宜用得太多，用得太乱，以简而精为好。避免使用对肝脏有毒性作用的其他类药物。

3. 病原学治疗　病人一般情况好，肝功能处于代偿期，可以考虑病原学治疗。常用吡喹酮口服给药，总量按 40~60 mg/kg，2 天分次给予。每天量分 2~3 次服。如年老、体弱及肝功能稍差，应适当减少剂量或采用三日疗法。

### 六、预防与预后

在平时的生产和生活中，要尽量避免接触血吸虫疫水，接触疫水时要注意做好个人防护。慢性血吸虫病病人，要及时进行病原学治疗，防止肝脏损害进一步发展。对于已成为晚期血吸虫病病人，要定期检查肝脏情况，必要时进行病原学治疗，阻止病情进一步发展。单纯的血吸虫性肝硬化预后比其他类型肝硬化要好。当合并存在慢性肝炎时，其预后较差。

## 第五节　巨脾型晚期血吸虫病

巨脾型晚期血吸虫病（advanced schistosmiasis，splenomegaly），是指血吸虫病性肝纤维化致门静脉高压，以脾大和脾亢为突出表现的临床类型。巨脾通常指脾大Ⅲ级或重度脾大。脾大Ⅱ级伴脾功能亢进、门静脉高压亦属此型。临床上，在门静脉和下腔静脉的压力差超过 14 cmH₂O 时，就会出现脾大、脾功能亢进等临床综合征，80％的门静脉高压症可见到脾大。

### 一、发病机制

#### （一）门静脉压增高

晚期血吸虫病门静脉高压为窦前阻塞，由于门静脉系统血流受阻和血流量增加，导致门静脉及其属支血管内压力升高，形成门静脉高压。门静脉通常由肠系膜上静脉和脾静脉汇合而成。门静脉系统没有静脉瓣，因此门静脉压力过高时，其所属系统内血流可以形成逆流和血液瘀滞，脾静脉血回流受阻，脾髓呈被动性增生，脾脏将发生淤血性肿大，并逐渐发展为巨脾，此时脾脏大小可达正常 5~15 倍，重量可达 1000~4000 g，被膜增厚，质地坚韧。切面暗红色，脾小梁清楚，脾小体不明显，可见棕黄色的含铁小结，偶可见梗死灶。镜下见脾窦扩张充血，窦内皮细胞及巨噬细胞增生，窦壁纤维组织增生而肥厚。脾小体萎缩，单核巨噬细胞内可见血吸虫色素沉着。可见有陈旧性出血灶伴有铁质及钙盐沉着和纤维组织增生形成的含铁小结节，脾内偶见虫卵结节。

#### （二）脾大及脾功能亢进

门静脉压力的增高，必导致脾大，脾大的同时常伴有一种或多种血细胞减少，其骨髓常呈增生活跃状态，表现为白细胞、血小板减少和红细胞减少，称之为脾功能亢进。其原因主要有：①肿大脾脏过分阻留血流是血细胞减少的主要机制；②脾大时，血浆总容量增加可以使血液稀释而致血细胞减少；③脾脏内淋巴组织发生了异常的免疫性改变，产生自身抗体，破坏自身的血细胞；④脾脏可能产生某些激素，抑制骨髓的造血功能或加速血细胞的破坏。

### 二、临床表现

#### （一）症状

1. 脾大（splenomegaly）　脾大是晚期血吸虫病门静脉高压的突出表现。其脾大一般较肝炎后肝硬化等引起的脾大明显，以巨脾多见。脾大时，可于左肋缘下触及，重者可达脐水平线甚至脐下。脾脏的大小、活动度、质地与病程、病因有关。早期，脾质软，活动度较大。晚期，由于脾内纤维组织增生而变硬，脾周围的粘连而活动度减少。晚期血吸虫病病人脾脏肿大达到一定程度后，在相当长的一段时间内不再增大。发生上消化道出血时脾内瘀血排出，肿大的脾脏可以暂时缩小。

2. 脾功能亢进（hypersplenism）　脾大常伴发不同程度的脾功能亢进，表现为白细胞计数降至

$3.0 \times 10^9$/L 以下，血小板减少至（$70 \sim 80$）$\times 10^9$/L，并逐渐出现贫血。但门静脉高压与脾大和脾功能亢进的程度三者之间并不成比例。血吸虫病引起的门静脉高压大多数为窦前阻塞，出现脾大和脾功能亢进均较明显，其程度分级见表 13-3。

**表 13-3** **脾功能亢进程度分级**

| 分度 | 白细胞/（$\times 10^9$/L） | 血小板/（$\times 10^9$/L） |
|---|---|---|
| 轻度 | $3.0 \sim 4.0$ | $70 \sim 100$ |
| 中度 | $2.0 \sim 3.0$ | $30 \sim 70$ |
| 重度 | $<2.0$ | $<30$ |

3. 食管静脉曲张（esophageal varices） 晚期血吸虫病病人门静脉高压约有 20% 可出现食管-胃底静脉曲张，其中约 50% 可发生破裂出血。曲张的食管胃底静脉一旦破裂即可出现上消化道出血症状。发生破裂出血的频率与门静脉压力的高低及静脉曲张程度呈正相关，门静脉压力越大，出血可能性越大。出血可加重肝损害，容易导致肝昏迷。据统计，首次大出血死亡率可达 25%，在第一次大出血后的 $1 \sim 2$ 年内，约 50% 的病人可再次大出血。

（二）体征

血吸虫病发展到晚期病程一般比较缓慢，有时可潜伏数年至十几年之久（平均为 $3 \sim 5$ 年）。由于肝脏具有很强的代偿能力，早期临床表现常不明显，即使有症状也缺乏特异性。不少病例是在体格检查，或发生上消化道出血，甚至因在检查其他疾病时才被发现的。

肝功能代偿期，病人症状较轻，常缺乏特异性。可有乏力、食欲减退、消化不良、恶心、呕吐、右上腹隐痛等症状。体征也不明显，可出现肝大，部分病人伴有脾大，并可出现蜘蛛痣和肝掌。肝功能检查多在正常范围内或仅有轻度异常。

肝功能失代偿期，可以出现以下体征。值得注意的是，肝功能代偿期与失代偿期二者之间的分界并不十分明显或有重叠现象。

1. 面容 面色灰暗、黝黑，是慢性肝病比较特殊的表现。面色改变的程度与肝功能不全程度相平行。

2. 黄疸 黄疸的出现表示肝细胞有明显损害，对预后的判断有一定的意义。

3. 腹壁静脉怒张 由于门静脉高压和侧支循环的建立与扩张，在腹壁与下胸壁可以见到怒张的皮下静脉，有时在脐周形成所谓的海蛇头样曲张静脉。

4. 肝脏情况 肝纤维化时，肝脏的大小、硬度及平滑程度不一，与肝内脂肪浸润的多少，以及肝细胞再生、纤维组织增生和收缩的程度有关。早期肝大、表面光滑、质地中等，晚期肝脏缩小、坚硬、表面呈结节状，一般无压痛，但伴发进行性肝细胞坏死或并发肝炎和肝周围炎时可有触痛和叩击痛。

5. 脾大 这是晚期血吸虫病门静脉高压最先出现的病理改变。一般为中度以上肿大，有时可为巨脾，达到脐下。有时脾大 $2 \sim 3$ 倍才能在肋下触及，因此肋缘下未触得脾脏并不能否定脾大。

6. 腹水 腹水的出现常提示门静脉高压已属严重阶段，在出现前常先有肠胀气。一般病例腹水聚积较慢，而在短期内形成腹水者多有明显的诱发因素，如感染、上消化道出血、门静脉血栓形成和外科手术等。在此情况下，腹水形成迅速，且不易消退。由于膈肌抬高，可出现呼吸困难和心悸。长期腹水或严重肠胀气病人，腹内压明显增加，致使在腹壁薄弱处形成疝，如脐疝。

7. 胸腔积液 腹水病人伴有胸腔积液者并不少见，其中以右侧胸腔积液较多见，双侧者次之，单纯左侧者最少见。一般来说，腹水伴有胸腔积液时，腹水常为难治性。胸腔积液产生的机制尚不明确，可能与下列因素有关：①腹压增高时横膈腱索部变薄，腹水可溢入胸腔；②肝脏淋巴流量增加致胸膜淋巴管扩张、淤积和破损，淋巴液外溢形成胸腔积液；③奇静脉和半奇静脉系统压力增高，影响胸腔静脉血液回流，致使静水压增加；④低蛋白血症也利于胸腔积液的聚积。

8. 内分泌失调的表现　肝纤维化时，由于促性腺激素分泌的减少可导致男性睾丸萎缩、男性乳房发育和阴毛稀少。女性病人有月经过少、闭经和不孕。雌激素的灭活减少，可使周围毛细血管扩张而产生蜘蛛痣与肝掌。蜘蛛痣可随肝功能的改善而消失，而新的蜘蛛痣出现，则提示肝损害在发展。

9. 出血征象　皮肤和黏膜常出现瘀斑、瘀点、血肿及新鲜出血灶，系肝功能减退时凝血因子Ⅱ、Ⅶ、Ⅸ、Ⅹ合成减少和/或脾功能亢进时血小板减少所致。

10. 营养缺乏表现　如消瘦、贫血、皮肤粗糙、水肿、舌光滑、口角炎和多发性神经炎等。

### 三、辅助检查

#### （一）血常规及骨髓检查

在肝功能代偿期，血常规各项指标大多在正常范围内。而进入失代偿期，由于脾功能亢进、出血以及营养不良等因素，可发生轻重不等的贫血。在脾功能亢进时，红细胞、白细胞或血小板可单一或同时减少，其中以血小板的降低尤为明显。脾切除后血细胞数可接近或恢复正常。骨髓呈增生性改变。

#### （二）尿常规

由于肝功能减退，肝脏不能将来自肠道的尿胆原变为直接胆红素，同时由于侧支循环的建立，尿胆原可直接到达体循环而从尿中排出，故尿中尿胆原增加。在黄疸病例中，尿中胆红素也可呈阳性。

#### （三）肝功能的检查

肝功能检验项目比较多，但以能说明肝纤维化病变活动性、病情和预后的指标最为重要。

1. ALT 和 AST　对于反映肝实质细胞的损伤最为简便、敏感，其临床意义是反映病变的活动性，即有无肝细胞变性和坏死，而不代表肝脏的贮备功能。

2. r-谷氨酰转肽酶　对于判断肝硬化的预后有一定的参考价值。

3. 血清胆红素　正常肝脏对胆红素的摄取、结合、排泄有很大的贮备能力，胆红素的上升说明肝细胞逐步坏死、病变活动、预后不良。

4. 清蛋白　清蛋白的值可以反映肝脏合成代谢和贮备功能，它的下降提示预后不良。

5. 凝血酶原时间（PT）　是反映肝脏贮备能力的良好指标，如超过正常对照组 4～6 秒时，提示肝功能损害明显，若超过一倍时，则预后极差。

#### （四）血清血吸虫免疫学检查

皮内试验（IDT）、环卵沉淀试验（COPT）、尾蚴膜反应（CHT）、间接血凝试验（IHA）、酶联免疫吸附试验（ELISA）等对诊断血吸虫病都有一定的临床价值。

#### （五）胃镜检查

胃镜可以直接观察并确定病人有无食管及胃底静脉曲张，了解其曲张的程度和范围，并且可以观察有无溃疡、糜烂、出血以及门静脉高压性胃病等，有助于上消化道出血的鉴别诊断，还可在内镜下进行硬化剂注射或其他方法的治疗。一经发现有食管或胃底静脉曲张，就意味着门静脉高压存在，血吸虫病已发展至晚期。如内镜发现重度静脉曲张伴有红色征者，提示有近期出血的危险。

#### （六）腹腔镜检查

对于临床表现不典型的门静脉高压病例，可以通过腹腔镜观察来协助诊断。腹腔镜下能观察到大网膜和脏器血管扩张、增多、充血、脾大、肝硬化结节及淋巴液渗漏，并且还能进行肝脏活检。

#### （七）B 型实时超声

门静脉高压时 B 超的直接征象有：①门静脉及其属支扩张。门静脉主干内径最大可达 1.5 cm 以上。目前多数采用的标准为门静脉内径＞1.3 cm 提示门静脉高压；有半数以上的门静脉高压病人脾静脉和肠系膜上静脉内径＞1.0 cm。②门体侧支循环出现。约 60% 的正常人 B 超下可显示胃左静脉，其内径通常为 0.2～0.3 cm，最大为 0.5 cm，而门静脉高压时，胃左静脉内径常＞0.5 cm，最大可达 1.7 cm。沿胃左静脉向左扫描，可以发现它与食管-胃底的曲张静脉相连。约 30% 的正常人可以探查到内径 0.3 cm 左右的脐静脉，如果脐静脉内径＞0.3 cm，常提示有门静脉高压的存在。

门静脉高压时，还可以检出脾大和腹水等间接征象，对于门静脉高压的诊断具有重要的辅助意义。此外腹部超声可以对门静脉、脾静脉内血栓和门静脉内瘤栓准确检出并定位，有助于与肝外型门静脉高压的鉴别诊断。

（八）多普勒超声

多普勒超声（Doppler）检查，对门静脉高压的诊断和研究意义重大，被称为无损伤血管造影。这种检查可提供的门静脉血流动力学资料有：①它与实时超声一样，可以测定门静脉及其属支的内径。②可以比较准确地了解门静脉血流是向肝性或是离肝性。门静脉高压时，门静脉系统血流常经众多门体侧支循环逆流入体循环，其中最常见的是经胃左静脉至食管胃底曲张静脉途径，占全部离肝血流检出率的 80%～90%，其他途径有脐周静脉、脾肾分流和腹膜后-脊柱旁静脉等。③可测定门静脉及其属支的血流速度并计算出血流量。④检查评估各种分流手术前后门静脉系统的血流动力学指标，了解术后门静脉血流量的增减，估计预后。

（九）内镜超声

内镜超声（endoscopic ultrasonography，EUS）是一种相对无创伤性的检查方法。①对胃底静脉曲张的检出优于内镜；②有助于证实门静脉高压性胃病。EUS 可以检出正常人没有的胃壁内扩张的小静脉，这对于鉴别胃黏膜充血水肿是否为门静脉高压所致有重要意义；③有助于食管曲张静脉硬化剂疗法的追踪观察和疗效判断。

（十）直肠镜检及组织活检

直肠镜检及组织活检是血吸虫病病因学诊断方法之一。可了解直肠黏膜有无炎症、肿瘤及其范围等，对病变部位组织活检并检查是否有血吸虫虫卵沉积。

（十一）X线钡餐检查

在食管吞钡检查时，曲张的静脉使食管轮廓呈虫蚀状改变，排空时曲张的静脉使食管轮廓呈蚯蚓状或串珠状负影。

（十二）血管造影

腹腔动脉造影的静脉相或直接肝静脉造影，可使门静脉系统和肝静脉显影，确定静脉受阻的部位及侧支回流的情况，还可为选择手术方式提供参考资料。

（十三）术中肝活检

本方法是诊断晚期血吸虫病肝纤维化的金标准。能表明肝病的活动度，提供病因线索。

（十四）磁共振显像（MRI）、核素扫描、CT 扫描

此三项检查对诊断和鉴别诊断都有帮助，临床上可合理选择。

**四、诊断与鉴别诊断**

依据晚期血吸虫病发病机制和病理生理学特点，要特别注意以下各点：

1. 血吸虫病病史及抗血吸虫药物治疗史情况。

2. 有无肝炎病史，起病时限、病程发展及最近半年内肝功能及肝炎病毒相关情况，有无引起肝硬化的其他病史：毒物、化学试剂等接触史。

3. 饮酒史。

4. 有无呕血或便血史，包括出血的日期、次数、估计的失血量，有无出现头晕、出冷汗、脉搏细速等休克症状，是否接受输血以及其他的治疗措施。

5. 有无食欲减退、腹泻、腹痛、腹胀等其他消化道症状。有无溃疡病、胆道结石、胃炎、胃癌、肝癌等其他引起上消化道出血的病史。

6. 脾大出现的时间，有无脾区疼痛史、发热史。

7. 近期有无鼻衄、牙龈出血及皮下瘀斑史。

8. 有无腹水史，腹水的程度、治疗方法以及疗效。

9. 有无神经精神症状，如出现嗜睡、兴奋、意识障碍等表现。有无肝性脑病史，肝性脑病的诱因、治疗方案和疗效。

10. 目前的一般情况，有无体重减轻、疲倦乏力以及劳动力情况。

11. 既往手术史，手术的原因、方式、疗效、术后近期及远期的并发症。

### 五、治疗

（一）内科治疗

基本同晚期血吸虫病普通型的治疗。但病原治疗可考虑安排在外科手术治疗之后为宜。

（二）外科治疗

巨脾切除术是针对晚期血吸虫病（巨脾型）的基本治疗手段。但由于晚期血吸虫病最显著的特征是门静脉高压。巨大的脾脏仅是其表现之一，病人往往同时存在门体侧支循环的开放、腹水等。因此在外科处理巨脾型晚期血吸虫病行巨脾切除固然重要甚至必不可少，但门静脉高压相关临床问题也必须考虑，特别要考虑是否需同时行预防性断流或分流手术，因为巨脾切除术只是门静脉高压的外科治疗的一部分。至于是否考虑预防性手术，什么时候考虑，考虑何种术式，将在晚期血吸虫病（出血型）一节中重点介绍，本节只重点讨论巨脾切除术和脾动脉栓塞术以及腔镜下巨脾切除术。

1. 巨脾切除术

（1）适应证：①门静脉高压伴有重度脾大及脾功能亢进；②无食管-胃底静脉曲张；③无上消化道出血病史；④门静脉压力>30 cmH$_2$O（2.94 kPa）；⑤肝功能良好，术前一个月持续稳定在 Child B 级以上；⑥其他重要脏器无损害或损害不严重。

（2）禁忌证：①明显恶病质；②黄疸，血清胆红素>30 μmol/L；③血浆白蛋白低于 25 g/L；④血清谷丙转氨酶增高，超过正常值；⑤大量腹水，或中量腹水仍在进行性增长者，或治疗后仍不稳定者；⑥伴有重要脏器功能严重失代偿者；⑦全身情况差的病人是脾切除的相对禁忌证，需适当地延长手术前的准备时间。儿童由于网状内皮系统发育尚未完善，切脾后对感染的易感性高于成人，所以应尽量延期到发育以后再考虑。

（3）术前准备：充分的术前准备是保证脾切除手术成功的重要环节之一。手术既是一个治疗过程，又是一个创伤过程。因此，手术前要采取各项措施，尽可能使病人接近生理状态，以便更好地耐受手术。巨脾型晚期血吸虫病病人常有合并症或严重并发症。湖南省血吸虫病防治所附属湘岳医院的临床资料统计约50%合并有慢性病毒性肝炎，合并上消化道大出血者约占10%，择期手术远多于急症手术。急症手术常常是在内科治疗无效，肝功能好的情况下进行，故应根据病情的轻重缓急，抓紧时间，重点地进行必要的准备，如备足血源等，以挽救生命。而择期手术相当一部分病人具有复杂的并发症，亦应予充分准备。

1）一般准备：为综合评价择期手术病人对手术的耐受性，需给予红细胞、白细胞及血小板计数，检测血红蛋白和出凝血时间、凝血酶原时间，了解肝、肾功能和进行心电图、胸部摄片等检查。脾切除最大的危险是术中大出血，拟行脾切除前最好要备 300～600 ml 的全血，并保留病人的血液标本，以缩短需要紧急输血时的配血时间。术前应留置胃管，这有利于术野暴露。有食管下段静脉曲张者，注意置管时操作要轻柔，估计脾粘连严重、手术难度大、手术时间较长者应置导尿管。

2）肝功能不良的病人准备：术前衡量肝脏代偿状态，其可靠指标为血浆蛋白水平，凝血酶原时间，血清胆红素，有无腹水。

上述指标明显异常时，提示肝脏有长期慢性损害，对手术的耐受性差，术前应进行保肝治疗。较为安全的术前最低指标为：①血浆白蛋白不低于 30 g/L。②凝血酶原时间不少于正常的 50%。③血清胆红素不高于 25.6 μmol/L。④少量或无腹水。

3）免疫功能低下病人的准备：脾切除可削弱机体的免疫功能，并使抗感染能力下降，容易发生感染，在术前 2 小时或手术开始时选用对肝脏损害较轻的青霉素或头孢三代类抗生素，一次性静脉推注，以防止术后继发严重感染。对于免疫功能低下（缺陷）的病人，可在手术前3天开始应用抗生素预防感染，对有感染的病人，术前应做好药物敏感试验，如果时间允许，最好待感染控制后再行手术。

4）贫血和血液病人的准备：有文献报道，慢性贫血的病人对脾切除耐受性较好，但对脑和冠状动脉血液供应不足及周围血管疾病的病人血细胞比容应维持到25%～30%（血红蛋白在100 g/L以上），肾功能不全者血细胞比容应大于20%。由于红细胞破坏、溶血，可引起高胆红素血症，并在胆囊内沉积，加之感染，上皮细胞脱落可形成胆结石，故对贫血和溶血病人，术前应做B超和X线检查，以排除胆道系统结石，即使是阴性结果，在术中亦应探查胆囊，情况允许可一并切除之。并给予维生素K或成分输血，有的需术前给予肾上腺皮质激素。

5）心、肺功能不全病人的准备：对吸烟的病人必须在术前一周开始戒烟，练习深呼吸和咳嗽，亦可采取吹气球锻炼肺功能。对阻塞性肺功能不足的病人应用支气管扩张药，这些措施能降低手术后肺部并发症。有心、肺疾病的病人应针对不同病因采取相应治疗。

6）肾功能不全病人的准备：处于肾功能不全（代偿期）病人需脾切除时，术前、术中、术后应避免使用对肾功能有影响的药物，并随时进行监测。

7）糖尿病病人的准备：糖尿病病人对手术的耐受性差，术前要控制血糖，纠正水电解质失调和酸中毒，改善营养状况。一般来说空腹血糖在8.8 mmol/L以下，24小时尿糖低于10 g及无酮症酸中毒的情况下进行手术者很少发生术中术后并发症。术前血糖应稳定于轻度升高的状态（5.6～11.3 mmol/L），尿糖＋～＋＋。如病人术前正在应用降血糖药或长效胰岛素，要改为普通胰岛素皮下注射，每4～6小时1次，使血糖控制于上述水平。

8）合并其他并发症病人的准备：合并其他系统疾病的病人需行脾切除应根据情况在术前、术中采用不同的处理方法，使合并症得到控制和稳定，全身情况差的病人应视为脾切除手术相对禁忌证，可适当延长手术前的准备时间，待病人情况改善后再手术，以保证脾切除手术成功。

（4）手术方法：

1）体位及麻醉：平卧位或左腰区稍垫高。采用持续硬膜外或气管内插管静脉复合麻醉。

2）切口选择：常用的切口有左上腹直肌切口、左上腹旁正中切口、左上腹肋缘下切口、上腹屋顶形切口、胸腹联合切口等。

3）手术步骤要点：

探查：首先应全面探查肝脏、胆囊、胆管、胰腺、胃、十二指肠和其他腹内脏器，避免可能忽略某些同时存在的病变，降低手术的效果。然后再探查脾脏，了解脾脏与邻近器官的关系，如有无粘连、粘连的部位、是血管性粘连还是纤维性粘连，从而可以决定手术的径路，避免因盲目分离粘连而损伤胃、结肠、胰腺、肝左外叶等。术中疑有门静脉高压，应自胃网膜右静脉测定门静脉压力，如有食管曲张静脉存在，切除脾脏后周围门静脉的压力仍高于正常值5～10 cmH$_2$O（0.490～0.981 kPa），可考虑加门奇静脉断流术。25%～30%的人有副脾（accessory spleen）存在，因此还要探查胃脾韧带、大网膜、小肠系膜、左下腹部有无副脾。脾门和胰尾部的副脾一般不会遗漏，需要注意的是有时副脾难以与充血肿大的淋巴结、有血肿的脂肪和肠壁子宫内膜异位症相鉴别。如有副脾应予切除。

结扎脾动脉：当探查决定行脾切除后，最好先设法结扎脾动脉，以减少手术中操作困难、节约血液，还可以防止在脾脏游离过程中血管撕破而突然发生出血的危险。但对急诊脾切除手术不应作为常规。一般先将脾胃韧带平展，如无过多的脂肪，大多呈半透明状。在无血管区将韧带剪开，对含有较多脂肪的脾胃韧带，应在两血管钳之间进行结扎，再切断部分胃结肠韧带，进入小网膜囊内，用大S形拉钩将胃向右上方牵开，充分显露胰体尾部。在胰腺体尾部上缘可扪及脾动脉的搏动。充血性脾大时，脾动脉常增粗迂曲，有时常有震颤。从胰腺上缘切开后腹膜和脾动脉鞘，用直角钳在动脉鞘内分离脾动脉长1.5～2.0 cm，从其下缘绕过2根7号线或10号线，在线相距3～5 mm外分别结扎，结扎时用力要适中，尤其当脾动脉伴有粥样变性时，若突然用力结扎，易致断裂，结扎后一般不剪断。在少数情况下脾动脉位于胰组织背后，分离、结扎有困难时，可将胃结肠韧带向右侧切开，用大S形拉钩将胃向上向前钩起，在脊柱左侧胰腺上缘进行脾动脉结扎。若在此处结扎仍有困难，不必勉强，可待脾脏游离后再处理。大约10%的脾动脉在脾门处分出脾段动脉，有人主张暂时阻断脾蒂血运，分出脾段动脉后，再分别结扎，这样既可靠，又能保证胰尾血运。结扎脾动脉后可见脾脏缩小，变柔软，脾包膜可出现皱折。必须注意的是巨脾的动、静脉会显著增粗，两者常靠拢并行，且有粘连，分离动脉时如有困难，切忌强行分离，否则可撕破脾静脉招致大出血。在结扎脾动脉的前、后测定门静脉的压力，以估计减流的效果。术者用右手沿脾脏膈面再次探查脾脏大小、质地、活动度、粘连等情况。如有粘连，应了解粘连是疏松的还是致密的，是纤维性的还是血管性的。如有紧密粘连或血管性粘连，应钳夹后再切断，或电刀切开后先用纱垫压迫，脾切除后，显露改善，再根据情况电凝或缝扎止血，务求止血可靠。如无粘连可用右手托住脾脏的后缘，并将脾下极托出腹腔。此时应试探将脾脏托出的可能性。如能托出，可在脾窝内填塞纱垫，防止脾脏回缩。

处理脾脏韧带：脾脏与周围脏器均以腹膜反折相连并相互固定，一般称为韧带。在韧带夹层间常有脂肪堆积以致与邻近脏器难以分离。术野显露不清，如合并出血时，就会增加手术困难，同时也容易损伤邻近脏器。因此应首先分离胃脾韧带，以开放网膜囊前壁，然后向上分离切断、结扎脾胃韧带，直至脾上极。若显露有困难，可留在最后处理。沿脾胃韧带向下分离即为脾结肠韧带，此韧带分离一般不困难但结肠韧带常有小的动、静脉血管，应钳夹后再切断结扎。体型肥胖的病人此韧带常与大网膜连成一团，使结肠脾区显现不清。应在脂肪团的夹层之间分离结扎，分清结肠脾区与脾脏的关系，使脾下极游离。沿脾结肠韧带向后向上，触及脾脏的后缘并转向内，移行至脾脏的脏面与后腹膜相连处，其后有左肾，此处血管性粘连最多见，分离时比较困难，尤其是巨脾更不易显露，分离时若不仔细，很容易引起大出血。将腹壁和左肋弓向外上方牵开，将脾脏推向前内侧，使得脾外侧腹膜紧张并被充分显露，自下向上用剪刀剪开，然后分离脾肾韧带。此处因空间狭小常无法安置止血钳，亦可快速大片分离，如大出血使视野不清时，勿盲目填塞纱布，以免撕破脾静脉。应耐心地在直视下边分离、边观察，有出血点即予缝扎，确保安全。脾脏如有出血可用纱布止血。继续向上延伸即达到脾脏上缘的脾膈韧带，它向前与脾胃韧带上端相连。此处位置很高，如遇脾上极卷曲或肝左外叶粘连，则显露更加困难。分离脾膈韧带时可将脾脏向内向下牵拉，以便在直视下切断结扎，将这些韧带离断后，将脾脏向下牵拉，此时可清晰显示脾胃韧带。要注意不可撕裂脾脏和胃壁，应在直视下钳夹切断、结扎含有胃短血管的脾胃韧带。近端脾胃韧带仅1～2 cm长，有时脾上极紧贴胃壁，容易将胃壁一起结扎，以致术后发生胃后壁高位坏死穿孔，尤其是有动脉硬化及局部有炎症瘢痕时更易发生，应予以留意。

结扎脾蒂：脾脏移出切口后，如动脉已结扎，主要是处理静脉和胰尾，在脾门附近胰尾与脾脏紧密相连，很容易分破脾静脉。为防止大出血，可在胰尾或胰体部，术者以左手将脾动、静脉捏在手中作暂时的阻断，再处理脾蒂，以免失血。这时可安全地分离胰与脾动、静脉。在三者之间常为疏松的结缔组织包绕，应将脾动、静脉分离清楚，用三把血管钳夹住脾蒂，在近脾门的两把钳之间将脾蒂切断。使近脾门的一把血管钳与脾脏一同离体，并收集脾血回输。在脾蒂近端用粗丝线分别结扎脾动、静脉。然后两把血管钳之间再结扎脾动脉一次，此时脾动脉已双重结扎。晚期血吸虫病巨脾病人，胰尾常较粗而伸入脾门内，很难显露脾动、静脉，这时只能从动、静脉之间分开两条血管，以直角钳引过粗丝线分别结扎脾动、静脉。紧靠脾门处切除脾脏，然后自胰尾及脾蒂断端中找出脾动、静脉的断端，再分别结扎一次。结扎脾蒂时应避免大块结扎和损伤胰尾，因大块结扎的远端坏死，易致术后出血、创口愈合障碍和发热等并发症，最好分别结扎脾动、静脉，甚至分别结扎脾段血管，结扎后再加缝扎一道，以防止结扎线松脱而引起的大出血。在少数情况下，因脾门及胰尾体部上缘有许多淋巴结聚集或胰腺的慢性炎症，使脾门与后腹膜粘连呈板状，很难从胰腺的腹侧入路找到脾血管，强行分离常引起血管破裂大出血。此时可在脾肾韧带的壁层腹膜缘自下而上地剪开后腹膜，分离腹膜外的疏松结缔组织后将脾脏向前向内翻起。对迂曲的小静脉，予以结扎切断，即可以显露胰尾的背面及脾血管，将脾动、静脉分别结扎后再分离胰尾。这种从胰尾背侧处理脾蒂的方法，在特殊情况下是一条较安全的入路。我国在脾外科方面积累了丰富的经验，在实践中对难以切除的巨脾创新和改进了许多方法，其中包膜下脾切除和逆行脾切除就是两种行之有效的方法。前者方法为先结扎脾动脉，然后在粘连部下方切开脾包膜，于包膜下迅速分离脾实质，若局部粘连太严密时，可残留少许脾组织。电灼残面，以防渗血。后者方法为先切断脾蒂，吸出积血，再行包膜下分离，逆行切除脾脏，残留在肝膈的脾包膜渗血可以缝扎或电灼止血。

回收脾血：采集脾血时，切忌挤压，也应避免将脾血与脾组织接触，否则脾血极易凝固。收集时，动作要迅速，可由第二助手将切下的脾脏捧出，脾门对准贮有 2.5% 枸橼酸钠 30～50 ml 的 500 ml 采血瓶，另一助手放开脾蒂血管钳，使脾血经过置有两层纱布的消毒漏斗入血瓶，并将血瓶不停地摇动。第二助手将脾脏左右前后倾斜，待放尽脾血，即时输用。

（5）严重粘连巨脾行脾切除的手术技巧：门静脉高压巨脾有时伴脾周炎，脾脏与周围组织粘连致密、广泛。因此巨脾、粘连脾是外科手术中处理较棘手的问题。严重粘连巨脾切除术中最大的危险一是大出血，二是意外损伤胃壁、胰尾、结肠和左肾等脏器。由于脾脏与周围组织的广泛粘连，脾门大量脂肪和曲张的血管堆积，失去了正常解剖结构，分离时极易损伤。因此术前应做好对巨脾广泛粘连的估计，做好术前准备。要取得巨脾粘连脾切除的成功，除遵循脾切除的一般原则外，还必须具备较强的外科基本功和灵活、熟练的手术技能和操作技巧。有关问题讨论如下：

1）调整体位与切口：一旦发现病人有严重的粘连，首先需改变病人体位，一般病人左侧垫高 30°，尤应将左下胸部及上腹部垫起。然后根据探查情况可将切口延成 L 形，或加辅助切口呈 T 形。也可沿肋缘下 2～3 cm 作肋缘下弧形切口或斜切口甚至胸腹联合切口。

2）探查全面，准确决策：探查时务必了解脾脏粘连的范围和性质，包括脾上极的高度、脾膈粘连的情况、是致密性粘连还是稀疏性粘连、是膜状粘连还是索状粘连、是纤维索状粘连还是血管索状粘连、脾膈间隙的大小。根据所见，决定手术具体步骤和方法。术中分离粘连和脾周韧带是关键。其分离的原则是"先易后难，先浅后深"，将分离最困难、最不方便、最危险处放在最后处理。可赢得时间，迅速切脾，控制出血。

3）分离脾胃韧带的技巧：用方头拉钩将切口拉开，胃牵向右侧，轻轻向外翻起脾脏，使脾胃韧带紧张，于其中部无血管区戳孔，由下向上将其分离、切断、结扎。脾胃韧带近胃底部，脾胃之间越来越窄，术野越来越深，此时宜用长弯和长直角钳穿过这些有血管的韧带，用 7 号丝线结扎血管后再剪断韧带，不应先切断，后结扎，以防血管钳摆动造成撕脱。在钳夹胃短动脉时要小心，注意不要损伤胃壁，尽量靠脾上钳，如不慎伤及胃壁，需将局部胃壁折叠，内翻缝合数针（或于脾切除后再修补）。如此间隙不能放置两钳，则宁可在胃侧上钳，用手指垫一块纱布压迫脾脏，断剪脾胃韧带。结扎胃侧血管后，再连同部分脾上极尖部组织钳夹止血或用小圆针缝扎脾出血处，若脾胃间隙太深太窄，钳夹有困难，脾膈又有致密性粘连，术者无法将脾上极托起，则此处脾胃韧带的分离可暂缓施行，不要勉强。此时应转而进行脾结肠韧带的分离。

4）分离脾结肠韧带的技巧：脾结肠韧带可能因病变缩短变厚，切断和结扎此韧带时有可能造成结肠脾曲损伤，或因结扎了结肠肠壁，术后发生肠坏死、穿孔、肠瘘、腹膜炎。故在分离时要仔细，可先分离、结扎此韧带的前层，推开前层后再分离、切断、结扎其后层。亦可将手术台头侧摇低，使病人头侧向下沉。

5）分离脾肾韧带的技巧：脾结肠韧带处理后，即可分离脾肾韧带。若该韧带粘连不紧可钝、锐性分离，若粘连较紧且深，就在托出脾脏时再分离。不要在未托出脾脏前强性将其分离，因其后壁即为腹膜后 Retzius 静脉丛，门静脉高压时此处常有较大的静脉曲张，强行分离可出现致命的大出血，因其位置深，脾又未切除，出血来自腹膜后，钳夹不准，止血困难。万一出现此情况，只有用热盐水纱布垫填塞压迫，待脾切除后仔细寻找出血源，缝扎和压迫。

6）结扎脾动脉的技巧：广泛粘连的脾或巨脾最好能先结扎脾动脉，其优点在于减少术中出血，又可使脾脏缩小，回心血量增多，脾脏变软，有利于暴露和操作，且脾动脉主干结扎后，脾动脉分支结扎更可靠。但又因脾动脉较深，显露不佳，游离易损伤周围静脉，可出现大出血，因此在结扎脾动脉前最好先能游离脾蒂中的稀疏组织，包括胰尾在内。如能通过示指尖，或用血管钳穿过此处疏松组织，可用一纱布条将脾动、静脉及胰尾都能包绕在纱布圈内,遇有出血,拉拢或结扎此纱布条均能暂时止血,胰尾损伤也小,也可以用右手示指、拇指控制脾蒂,亦可起到暂时止血的作用。有时由于纤维组织增生和脾动脉周围炎无法打开动脉鞘,不要勉强结扎脾动脉。脾动脉结扎可选择在脾动脉分成数个分支前的胰腺上缘处。为了防止游离、结扎脾动脉时戳破脾静脉或其较大分支,应先找到脾动脉鞘,轻轻剪开1～2 cm,在动脉鞘内游离动脉,减少损伤脾静脉的机会。注意游离脾动脉时,可用钝直角钳从下向上分离,以防戳破静脉壁出血。脾动脉被直角钳分离出来后,可顺直角钳带入7号丝线双重结扎脾动脉,以远端无搏动为准,不必切断脾动脉。剪开的动脉鞘在脾切除后再缝闭,以免术后因该处管壁薄弱形成动脉瘤。也有人主张结扎脾动脉控制出血的效果不如将整个脾蒂结扎为好,但应根据游离脾动脉的难易和个人经验决定。

7) 分离脾膈面粘连的技巧:因其部位深而高,分离最难,故此处操作应放在托脾之前施行。若行此步骤时脾动脉尚未结扎,则更要小心。为使术野变浅,脾脏下降,可将手术台头侧调高。术者可将右手伸入膈下,尽力将脾脏往脾蒂处和向下向右施压,使膈面粘连区域紧张,另一手持长弯血管钳在直视下分离、钳夹、剪断、结扎索状粘连带;如果粘连为纤维素性且粘连带较小的粘连,可用手指迅速分离,当脾膈分离至脾上极钩状突在术者手掌中时,术者可迅速托出脾脏,脾床填塞热盐水大纱垫。继续处理残余未分离的脾胃韧带、胃短动静脉直至脾蒂处切除脾脏。

对于脾膈间致密的大面积粘连和钙化以及脾与左肝脏面粘连者,唯一可行的办法是逆行性脾包膜下剥离术。简言之,在粘连区边缘的脾包膜下切开与粘连区等长的切口,然后以右手自脾包膜下紧贴脾实质迅速剥离,将脾脏自左外上方向右内下方牵拉翻转移出切口外,创面以热盐水纱垫填压。尽快钳夹脾蒂,对于脾蒂区组织应尽量使厚变薄、宽变窄,然后切断脾蒂,移去脾脏。再一一结扎和缝扎脾蒂断面的血管,可防止术后脾蒂上结扎线滑脱引起大出血。如果有胰尾损伤,可以单纯褥式缝合胰尾创面和断面,结扎止血,防止胰漏和感染。对残留下来的脾包膜上的出血点可以钳夹缝扎止血,减少出血量。如有大片出血,可将包膜折叠缝合,止血要确切。对有渗血处可用电灼、热灼、明胶海绵、止血纱布、大网膜填塞及缝扎止血。分离胃短动静脉应加作贯穿缝合,以免术后胃扩张时结扎线滑脱出血。

(6) 手术并发症及防治:脾切除术后近期并发症比较多见,文献报道总的发生率平均为25%,其中一些手术后并发症的发生与原发病直接相关。如门静脉高压、是否有过腹水、肝功能级别(Child 分级)等因素。但手术成功与否与手术时机和术式的选择亦有重大关系。

1) 腹腔内大出血:大约有2%的病人,在脾脏手术后12小时内,发生腹腔内大出血,大多因关腹前止血不彻底或凝血机制紊乱,关腹时血压较低,回病房后由于伤口疼痛或麻醉后躁动,血压上升,某些小的血管原已栓塞,因血压升高后使血栓脱落等原因引起。最常见的原因是膈面和脾床的严重渗血、脾蒂结扎线脱落,或术中遗漏结扎的血管出血。笔者还曾见有肝活检创面渗血不止的病例。膈下引流管对观察有无内出血有很大帮助,如病人有脉搏快、出冷汗、血压下降甚至失血性休克,都应考虑有内出血可能。有时虽然引流袋内无积血,引流管有可能被血块堵塞或管道扭曲。当诊断明确后,应即刻再剖腹探查止血。

预防腹腔内大出血应注意术中反复依顺序检查膈面、脾胃韧带结扎端、侧腹壁、后腹膜以及脾蒂和胰尾等处是否有出血点,对脆薄的脾动脉或脾静脉要带少许附近的结缔组织一起结扎,以防被结扎线割裂,术中不要采用脾蒂集束结扎等。肝活检创面要妥善处理,除常规用双头肝针穿过底部做"U"形缝合外,创面还要加做"8"字缝扎或者"U"形缝合。

2) 早期上消化道出血:脾切除可减少门静脉血流的40%。脾切除也破坏了许多门体静脉间的侧支循环,使门静脉系统的血流更为集中地经过胃冠状静脉流向胃底和食管下端,加重该区门静脉的瘀血,使压力升高。脾切除后,脾静脉结扎端发生血栓并向门静脉延伸,这样在原来仅是肝内阻塞的门静脉高压又增加了肝前阻塞的因素。另外术中牵拉和挤压胃体,拉钩也可能损伤黏膜下的曲张静脉。术后如鼻胃管引流出大量新鲜血液和/或病人出现呕血及黑便,并出现休克的早期表现,即可诊断为上消化道大出血。术后早期上消化道出血,如果诊断明确为曲张静脉所致,较合理的治疗方案是尽可能采取非手术治疗，如输血补液，应用垂体加压素、普萘洛尔、生长抑素和它的八肽衍生物如奥曲肽等药物止血，三腔双囊管压迫止血和局部硬化剂注射治疗。近几年来我们采用床旁胃镜下食管静脉套扎术获得了非常满意的效果。但值得注意的是，出血原因很多，出血性胃炎、门静脉高压性胃病、应激性溃疡其临床表现相似，必须作出明确诊断，误诊误治的后果都是严重的。

3）继发感染：继发感染包括腹腔感染、肺部感染、伤口感染等。腹腔感染是最常见的并发症。肝硬化病人机体抗感染能力差，术后腹腔渗出也较多，手术时间长、胰腺损伤、缝合线结过多都是感染因素。近来认为脾切除后可削弱机体免疫功能，易致术后感染。膈下脓肿是较常见的腹腔局限性化脓性感染，大约有 4% 的病人脾切除术后可发生左膈下脓肿。脾切除术后常有短暂的发热，一般术后 1～2 周体温渐趋正常，但也有再度出现体温缓慢上升，直至持续高热，常伴畏寒发热和膈肌痉挛、白细胞计数升高等，此时应想到膈下脓肿的可能。体检可有左季肋部叩击痛；B 超扫描常可提示诊断；X 线胸部透视或拍片常有左膈肌抬高，活动受限，有时伴左侧反应性胸腔积液或左下肺不张。诊断明确后即应引流脓腔，清除脓液、坏死组织及线结，并安置较粗的引流管，以利引于流和冲洗脓腔。由于术后呼吸时疼痛而使膈肌活动受限，是引起肺部感染的主要原因，其他原因可能包括切除了一个大的脾脏后改变了胸廓的生理状态，由于左膈下间隙的感染炎症引起的胸膜反应，以及感染性物质通过膈肌淋巴管进入胸腔等。治疗与一般肺部感染无异，预防措施包括术中减少对膈肌刺激，及时处理膈下积液，术前病人加强呼吸功能锻炼等。脾切除术后创口感染高于其他上腹部清洁手术的感染发生率，严重者在原发病基础上感染创口可发展成为脓肿或蜂窝织炎。所有脾切除病人中，有 2%～5% 可发生全层或皮下切口裂开。影响伤口愈合的原因可能与术前各种代谢的异常，以及脾缺失后的免疫反应有关。通过术前纠正低蛋白血症，做腹部切口时尽量减少损伤以及仔细止血，可降低伤口裂开和感染的发生率。

4）脾热：脾切除术后 2～3 周内，病人常有发热，但一般不超过 38.5 ℃～39 ℃，发热很少有超过一个月的，无需治疗即可消退。对这些不明原因的发热称为脾热。脾热的机制至今尚未完全明了。一般而言，手术越大、损伤越重，发生机会也越多，体温也越高，持续时间也越长。有人观察到 7 名脾切除术后无明显感染的病人存在白细胞聚集抗体，并与体温降低同步消失，这种抗体也能导致兔的类似发热发作。据此推测脾热与免疫因素有关。此外，也有人认为脾静脉血栓形成，胰尾的损伤、腹腔包裹性积液等均可导致发热。如果发生发热，首先应排除感染因素，排除所有原因后诊断才能成立。无须特殊治疗，发热可以自行消退。如遇高热则采取相应处理，如补充液体量、物理降温等。

5）血管栓塞性疾病：虽然此并发症十分少见，但一旦发生某些部位的血管栓塞，如视网膜动脉、肠系膜动脉、肠系膜静脉、门静脉主干等血管栓塞，常会造成严重后果。脾切除术后 24 小时大多有血小板回升，一般术后 1～2 周内达到最高值，一个月后又开始下降。某些病例切脾后血小板可高达 $1000\times10^9$/L（100 万/mm³）以上，此时应严防血栓形成、血管栓塞的并发症。通常认为，当血小板升至 $400\times10^9$/L（400000/mm³）即应使用血小板集聚抑制剂，如低分子右旋糖酐 500～1000 ml，静脉滴注，每天 1 次；双嘧达莫 25～50 mg 口服，每天 3 次并随时监测。除非血小板超过 100 万/mm³，通常不需抗凝治疗。Norcross 认为，一旦从脾静脉到其余门脉系统已形成血栓时，各种疗法均将无效。肠系膜静脉栓塞一旦出现局限性或弥漫性腹膜炎，应立即剖腹探查取栓，术后抗凝治疗。2004 年王茂强等报道，经 TIPS 介入技术，包括用导管抽吸、捣碎血栓和局部溶栓治疗 6 例均获成功，可视为安全有效的好方法。静脉栓塞可用抗凝、祛凝治疗。如能渡过急性期，栓塞血管可再通。这一并发症的发生与脾切除术后血小板计数急骤增多有关，但尚有争论。有人认为不仅与血小板质量、数量有关，而且栓塞可能是血液黏度改变的结果。

6）机械性肠梗阻：脾切除术后早期腹腔积血，肠曲间的积血、积液、腹壁和后腹膜的大面积浆膜缺损、腹壁切口及腹腔异物（线结）、感染等均可引起早期肠粘连，手术结束关腹前肠管堆集在脾窝未予还纳，术后又用了较多镇痛剂，抑制肠管蠕动均可发生肠粘连。脾切除术后若是发生单纯性粘连性肠梗阻，不宜过早手术。其原因是手术难度较大，很容易损伤肠管，即使分离了粘连仍可复发，采用胃肠减压排除梗阻以上肠腔内淤滞的内容物，保守治疗常可达到治疗目的，同时也是术前准备的一项重要措施，如观察 24～48 小时梗阻症状不缓解，即应考虑手术治疗。

7）肝性脑病：单纯脾切除少见，多因大量失血、肝功能受损、血清总蛋白不及 50 g/L，白蛋白/球蛋白比例倒置、术前准备不充分等因素所致。重症肝硬化病人术前肝功能不稳定，或术前已有轻度黄疸、腹水，麻醉及手术时间延长，术中又有较多失血易诱发肝性脑病。这类病人除非并发上消化道大量出血，否则先行内科治疗，改善肝功能，稳定后再行外科治疗。

8）医源性损伤：脾脏与胃大弯、胰尾、横结肠脾曲紧邻，手术时若处理不当，有可能损伤上述诸脏器。

2. 脾动脉栓塞术 脾动脉栓塞术是用栓塞材料通过脾动脉及其分支使脾组织发生梗死，最终被纤维组织增生所替代的一种介入方法。这是一种不可逆的病理改变，削弱了脾脏的吞噬和破坏血细胞的能力，破坏了脾脏内血管，减少了血细胞的滞留，使外周血得到改善。一般认为残留 20% 的脾组织足以维持脾组织的免疫功能及过滤作用。因此目前多主张采用部分脾动脉栓塞术（partial splenic embolization, PSE）治疗各种原因所致的门静脉高压。PSE 可以缓解食管-胃底静脉曲张，国内外学者通过 PSE 前、后彩超观察门静脉血流的变化，认为栓塞＞50% 可明显减少门静脉血流，有利于降低门静脉压力，造成食管静脉压力下降，曲张的静脉逐渐塌陷萎缩。总之，PSE 的主要疗效为改善脾亢功能，改善血细胞成分，同时减少脾动脉血流量，使脾及门静脉的直径缩小，门静脉压力相对下降，使食管静脉曲张破裂出血机会明显减少。

（1）脾动脉与脾段的解剖：脾由 2～5 个独立的脾段构成，其中以 4 段最常见。每个脾段血运由脾动脉进入脾门的一条分支供应，并各自一条静脉引流脾段的血液，相邻脾段由段间静脉连接。因此临床上可在脾门处找到相应的段动脉予以阻断。

（2）适应证：各种原因所致的门静脉高压，食管-胃底静脉曲张破裂出血；各种原因所致的脾大并发脾功能亢进。

（3）禁忌证：顽固性腹水伴原发性腹膜炎；肝功能极差者，如严重黄疸、血浆白蛋白水平极度低下及凝血酶原时间明显延长；脓毒症；对碘造影剂过敏者。

（4）操作方法：

1）置管和选择性腹腔动脉造影：从股动脉穿刺置入导管，在 X 线透视下，将导管送至腹腔动脉，然后以 6 ml/s 的速度注入造影剂，同时快速连续摄片。腹腔动脉造影可作为选择栓塞材料和判断栓塞范围的依据，同时观察肝脏及胃左、胃十二指肠动脉的走向分布。

2）超选择性脾动脉插管：根据腹腔动脉造影片，明确脾动脉走向和分支后，借助 X 线透视将导管选择性插入脾动脉。根据栓塞范围决定导管置入脾动脉的深度。

3）栓塞：

栓塞材料：包括吸收性明胶海绵、硅橡胶、聚乙烯醇颗粒、不锈钢圈、组织黏合剂 IBC、无水乙醇、自凝血块等。其中最常用的为吸收性明胶海绵颗粒，属中期栓塞剂，使用前把它剪成 1 mm³ 大小的微粒，泡在含有抗生素的生理盐水之中。使用后 14～90 天可被组织吸收，在被吸收之前部分脾组织缺血坏死已经形成。但吸收后血管可再通。聚乙烯醇颗粒为永久性栓塞剂，血管不再通。不锈钢圈可用于脾动脉主干或较粗分支栓塞，但价格偏高。

栓塞途径：将栓塞材料用注射器经股动脉穿刺导管注入脾动脉，阻断脾动脉血流，当栓塞达到需要的程度即停止注入栓塞剂，根据脾动脉栓塞的部位和栓塞范围的大小，脾栓塞可分全脾栓塞、脾动脉主干栓塞及部分脾栓塞 3 种。①全脾栓塞：采用较小体积的栓塞材料将脾动脉所有分支栓塞称为全脾栓塞。除偶用于脾脏恶性肿瘤外，基本上被放弃。②脾动脉主干栓塞：用大体积的栓塞材料（如不锈钢圈）栓塞脾动脉主干可减少脾脏血流，由于该法可迅速出现侧支循环，脾脏常不发生梗死，并发症少。③部分脾栓塞：用小体积的栓塞材料，经导管注入脾动脉，随血循环流至脾动脉远端小分支，阻塞部分脾实质血流，常为 20%～70%，同时保留部分正常脾组织。由于该法可达到栓塞的目的，术后并发症少，又可重复进行栓塞，是治疗脾功能亢进最好的栓塞方法，故称部分脾动脉栓塞术（PSE）。一般巨脾者要将栓塞面积控制在 50% 以内，较小的脾脏可控制在 60%～70%。

（5）并发症的防治：

1）穿刺部位血肿：常因穿刺技术不佳和/或拔管后止血不彻底所致。

2）栓后综合征：主要表现为左上腹疼痛和发热，为脾梗死所致，一般持续 2～3 天，应用止痛药可有效控制。发热可高达 39 ℃以上，呈弛张热型，一般要持续 1～3 周左右恢复正常，使用吲哚美辛口服或肛栓可控制症状。

3）脾破裂：脾栓塞后如出现脓肿，可出现脾破裂，但较为罕见，如发生应立即手术治疗。

4）脾脓肿：导管和栓塞材料可能带入细菌，门静脉血因脾循环阻断可反流入脾，门静脉循环中的细菌也可进入脾脏，加之正常脾血流阻断，清除细菌功能下降，可能导致脾脓肿的发生。如出现脾脓肿，应在 B 超引导下穿刺引流或尽早进行外科手术治疗。

5）呼吸系统并发症：最常见为胸膜渗出和肺部感染，前者常因胸膜反应所致，后者常与栓塞后疼痛、呼吸运动受限和支气管引流不畅有关，经抗生素治疗可恢复。

6）脾外栓塞：又称意外栓塞。导管插入脾动脉不够深或注射材料太快或过量，致栓塞物质反流可引起脾外组织栓塞，全脾栓塞更易发生，大多数发生于胃肠道，因侧支循环建立不会造成严重后果。

7）门脾静脉血栓形成：栓塞后，门脾静脉血流变缓及术后血小板骤升可能引起门脾静脉血栓形成，血栓形成加剧原有的门静脉高压，引起大出血。部分脾栓塞常可避免这一情况的发生。

3. 腹腔镜下巨脾切除术　手术适应证、禁忌证、手术前准备同开腹巨脾切除术。但熟练的腔镜医师能在更短的时间完成手术，且具有术后病人恢复快、痛苦小、并发症少、疗效佳的效果，现已在各基层医院开展，值得推广。

## 第六节　出血型晚期血吸虫病

通常将晚期血吸虫病性肝纤维化所致门静脉高压中，以引起上消化道出血为突出表现的临床类型定义为出血型晚期血吸虫病（advanced schistosmiasis, bleeding）。临床上将食管-胃底静脉重度曲张者也归属于此型。而发生出血的原因主要是由于大量血吸虫虫卵肉芽肿引起的门静脉周围纤维化，引起门静脉血流瘀滞，导致门静脉压力增高引起食管-胃底静脉曲张并出血。临床以食管-胃底静脉曲张并破裂出血为最多见，其次是门静脉高压性胃黏膜病变即门静脉高压性胃病（portal hypertensive gastropathy, PHG）并出血。消化道出血是晚期血吸虫病最为严重的并发症之一，病人常因大出血、失血性休克等引起肝功能恶化，从而促发肝性脑病、肝肾综合征的发生，是晚期血吸虫病的首位死亡原因。因此，预防食管-胃底静脉曲张破裂出血，提高食管-胃底静脉破裂出血的抢救成功率，是降低晚期血吸虫病病人死亡率的关键。

### 一、发病机制

血吸虫虫卵的沉积和肝组织纤维化是血吸虫感染最严重的转归。日本血吸虫病病人门静脉周围纤维化导致门静脉血流障碍及相应的病理生理变化，构成了晚期血吸虫病的病理基础，最具有代表性的是肝脏干线型肝纤维化的形成以及结肠肠壁的明显增厚。干线型肝纤维化（pipe liver fibrositis）是唯一由血吸虫感染引起的肝脏病变。初期，在含虫卵肉芽肿的门静脉分支周围有弥漫性炎症和细胞浸润，以后受影响的汇管区发生纤维化并扩大，开始较小的门静脉被肉芽肿堵塞，以后较大的门静脉分支可累及。虫卵肉芽肿聚集在这些被阻塞的组织，进一步引起门静脉扩张。某些静脉分支扩张并形成血管瘤状。然而肝脏的结构及肝细胞功能一般不受影响。当发生重度感染后，门静脉周围发生广泛纤维化，以致肝切面上有许多似陶制烟斗管样纤维插入肝小叶周围，故名干线型肝纤维化。晚期血吸虫病肝脏纤维化，体积缩小，表面凹凸不平，尤以右叶为显著，有大小不等的结节。沿门静脉增生的纤维组织呈树枝状分布，附近有虫卵结节，肝脏细胞索受压，营养不良而萎缩，但无明显坏死或再生，肝小叶结构常完整。

由于门静脉的阻塞，导致门静脉血流障碍而引起门静脉高压，出现脾脏肿大，侧支循环开放，腹壁、食管-胃底静脉曲张及腹水形成等证候。严重者可发生上消化道出血而死亡。另外，肝硬化时，凝血因子合成减少、消耗过多、原发性纤维蛋白溶解以及血小板质和量的改变也是影响出血的不可忽视的因素。

1. 交通支扩张　由于正常的肝内门静脉通路受阻，门静脉又无静脉瓣，上述的四个交通支大量开放，并扩张、扭曲形成静脉曲张。在扩张的交通支中最有临床意义的是在食管下段、胃底形成的曲张静脉。它离门静脉主干和腔静脉最近，压力差最大，因而经受门静脉高压的影响也最早、最显著。其他交通支也可以发生扩张，如直肠上、下静脉丛扩张可以引起继发性痔；脐旁静脉与腹上、下深静脉交通支扩张，可以引起前腹壁静脉曲张；腹膜后的小静脉也明显扩张、充血。

2. 食管-胃底静脉曲张破裂出血　门静脉高压曲张静脉破裂的两种学说：

（1）腐蚀理论：由外部损伤作用于薄、脆的曲张血管壁，如吞咽硬质的食物，或胃-食管反流等导致曲张静脉破裂出血。

（2）爆破理论：作用于曲张静脉壁的牵张作用力比曲张静脉内的压力更重要，即当曲张静脉内的扩张力超过管壁的张力，可使曲张静脉破裂，而导致出血。

该理论可用 Laplace 定律表示：曲张静脉壁张力＝[（曲张静脉内压－食管腔内压）×血管半径]/管壁，即 $T=(TPr)/w$。

式中，$T$ 是曲张静脉壁张力，$TP$ 是跨壁压（$Pi-Pe$），即曲张静脉内压（$Pi$）与食管腔内压（$Pe$）之差，$r$ 为曲张静脉半径（varix radius），$w$ 为曲张静脉壁厚度（variceal wall thickness）。即 $T=[(Pi-Pe)\times r]/w$。

根据 Laplace 定律：曲张静脉张力与其跨壁压和它的半径成正比，与管壁厚度成反比。管腔不断扩张时，管壁可借助其弹性来限制这种扩张，当超出这种弹性限度时，曲张静脉壁不能抵抗管腔的继续扩张而发生破裂。门静脉血流（portal vein blood flow，PVBF）增加使 $TP$ 增加，$w$ 逐渐变薄，当 $T$ 达到一定程度，血管"爆炸"破裂。由此可见，大而壁薄的曲张静脉比小而壁厚的曲张静脉更易破裂出血。

3. 门静脉高压性胃病　约 20％的 PHT 并发门静脉高压性胃病（portal hypertensive gastropathy，PHG），并且占 PHT 上消化道出血的 5％～20％。在 PHT 时，胃壁瘀血、水肿，胃黏膜下层的动-静脉交通支广泛开放，胃黏膜微循环发生障碍，导致胃黏膜防御屏障的破坏，是形成门静脉高压性胃病的原因。内镜下胃黏膜出现特殊病变伴有黏膜和黏膜下层细血管、毛细血管的明显扩张、扭曲，而组织学上没有明显的炎症。门静脉高压性胃病多见于胃底、胃底近端和贲门，但有时也可出现在胃窦部。当 PHG 病变较重时，内镜下胃黏膜还可见到粉红色、樱桃红色斑点，或呈猩红热样疹，统称为红斑征（red marks，RM）。

## 二、临床表现

出血型晚期血吸虫病的临床表现一般取决于病变性质、部位和出血量与速度，也与病人的年龄和心、肝、肾脏器功能等情况有关。其诱因有咳嗽、干呕、进食刺激性食物（如质硬、辛辣、油炸、饮酒）、服用解热镇痛类药物、过度体力劳动、用力排便等。

（一）呕血与便血

呕血与便血或黑便是食管-胃底静脉破裂出血的特征性表现，食管-胃底静脉曲张破裂时，一般出血量较大、较猛，表现为咖啡色液体或暗红色血块甚至鲜血，当出血量较小时也可表现为黑色柏油样大便。出血量大、出血速度快，肠蠕动加速，可排暗红色血便。上消化道出血中，80％以上是食管静脉曲张破裂出血，大多数病情危重。而门静脉高压性急性胃黏膜病变，其表现为胃肠道黏膜糜烂出血，一般出血量少，多以血便为主，但少数者也可出现致命的大出血。临床观察到门静脉高压性胃黏膜病变出血总体上比静脉曲张破裂出血症状要轻，以胃肠道持续性慢性失血为多见，且黑便的颜色多为柏油样便或暗红色血便，极少数严重者亦可表现为呕血。

（二）失血性周围循环衰竭

急性大量失血时，由于血容量的急剧减少，往往导致周围循环衰竭，一般表现为头昏、乏力、心悸，进而出现口渴、肢体湿冷、血压下降等。严重者血压测不到，脉搏微弱或摸不到，病人烦躁不安或神志不清、面色苍白、呼吸急促、尿量减少或无尿。

（三）贫血和血常规变化

慢性出血可表现为贫血。急性大量出血后均有急性失血后的贫血。但在出血早期，血红蛋白浓度、红细胞计数与红细胞比容可无明显变化。在出血后，组织液渗入血管内，使血液稀释，一般需3～4小时以上才出现贫血，出血后24～72小时红细胞稀释到最大限度。贫血程度除取决于失血程度外，还和出血前有无贫血，出血后液体平衡等因素有关。出血24小时内网织红细胞即见增高，至出血后4～7天，可达5%～15%，以后逐渐下降至正常。如出血不止，网织红细胞可持续升高。上消化道大出血2～4小时，白细胞升高到（10～20）×$10^9$/L，出血停止后2～3天才恢复正常。但晚期血吸虫病并有脾功能亢进者，则白细胞计数可不增高或增高不明显。

（四）发热

上消化道大量出血后，多数病人在24小时内出现低热，但一般不超过38.5 ℃，持续3～5天降至正常。引起发热的原因尚不清楚，可能与循环血容量减少、周围循环衰竭、血红蛋白的吸收等因素导致体温调节中枢的功能障碍，再加以贫血的影响等因素，但在分析发热原因时要注意寻找是否有其他原因，尤其是有无合并感染等。

（五）氮质血症

消化道大出血后，大量血液成分滞留肠道，经消化吸收后，血中尿素氮会有所升高，此称为肠源性氮质血症，一般于出血数小时血尿素氮开始升高，24～48小时后达高峰，一般不超过14.3 mmol/L，在无肾功能不全和出血停止的情况下多于3～4天恢复正常。也有部分病人因血容量减少及失血性休克，导致肾血流量减少，肾小球滤过率降低，出现一过性氮质血症。如果血尿素氮持续升高，超过3～4天或更长时间，或血尿素氮明显升高超过17.9 mmol/L，而活动性出血已停止，且血容量已补足但仍然少尿或无尿者，则应考虑由于休克时间过长或原有肾脏疾病的基础上发生肾功能不全。

（六）出血后的代偿功能

当上消化道出血超过血容量的1/4时，心排血量和舒张期血压明显下降。此时体内相应地释放大量的儿茶酚胺，增加周围循环阻力和心率，以维持各个器官的血液灌注量。除了心血管反应外，内分泌系统、造血系统也相应地代偿，如醛固酮和垂体后叶素分泌增加，尽量减少组织间水分的丢失，以恢复和维持血容量。如仍不能代偿就会刺激造血系统，血细胞增殖活跃，红细胞和网织红细胞增多。

### 三、辅助检查

（一）食管静脉曲张的内镜诊断及标准

1. 内镜下特征　食管曲张静脉（esophageal varices，EV）一般首先发生于食管胃交界处，体积较小，随着病程的发展，食管静脉曲张逐渐向食管上部发展，直径逐渐增大。在任何阶段，食管胃交界处的静脉曲张直径最大，越向上段逐渐变细，90%以上曲张静脉出血发生在食管胃交界处或食管下段。内镜检查可判断有无食管静脉曲张及程度、范围和黏膜色泽等。曲张静脉的某些内镜特征对出血有一定的预测价值。静脉曲张程度越重、范围越广泛，出血的机会越多。曲张静脉表面黏膜为红色或曲张静脉上有毛细血管扩张或糜烂（即"红色征"），往往预示即将出血。曲张静脉表面糜烂出血表现为渗血，破裂时则呈现喷血或涌血。曲张静脉壁上附着血块或白色纤维素栓子是出血停止后不久的标志。

2. 分类标准　最为简单实用的标准一般是将其分为轻、中、重3度。

轻度：为曲张静脉直径<3 mm，局限于食管下段，呈蛇行扩张。

中度：为曲张静脉直径3～6 mm，但范围不超过食管中段，呈扭曲的结节状隆起。

重度：为曲张静脉直径>6 mm，范围延伸至食管上段，呈明显的结节状隆起以至阻塞部分食管腔。

（二）胃静脉曲张的内镜诊断与分类标准

1. **胃静脉曲张的内镜诊断**　内镜下胃静脉曲张（gastic varices，GV）的检查必须注入足够的气体使胃腔充分扩张，展开粗大的黏膜皱襞，并准确地观察胃部，尽管如此，仍有少数病人可能难以确定诊断，但目前内镜检查仍然是胃静脉曲张的主要诊断方法。

2. **分类标准**　内镜下 GV 的分型方法尚无一致意见。1992 年 Sarin 按 GV 是否伴有 EV 而分成胃-食管静脉（gastro-esophageal varices，GEV）和孤立型胃静脉曲张（isolated gastric varices，IGV）两大类，每类按其曲张静脉分布的部位各分成两个亚型。其中以 Sarin 分类法使用较为广泛，且简便实用（表 13-4）。

表 13-4                                                                              **Sarin 分类法**

| | |
|---|---|
| GEV1 型： | 食管静脉曲张跨过食管-胃交界处，沿胃小弯侧向下延伸达 2～5 cm。此型曲张静脉相对较直。 |
| GEV2 型： | 食管静脉曲张跨过食管-胃交界处向胃底部延伸，曲张静脉较长并迂曲。 |
| IGV1 型： | 曲张静脉位于胃底部，无食管静脉曲张。 |
| IGV2 型： | 无食管静脉曲张，曲张静脉可位于胃体、胃窦甚至十二指肠，即所谓"异位曲张静脉"。 |

也有按胃底静脉分Ⅰ、Ⅱ、Ⅲ级：

Ⅰ级：直径<5 mm，表面与黏膜皱襞相似。

Ⅱ级：直径 5～10 mm，包括孤立的息肉样曲张静脉。

Ⅲ级：直径>10 mm，多处、壁薄、大的曲张静脉形成曲张静脉团。

（三）门静脉高压性胃黏膜病变的内镜诊断及诊断标准

门静脉高压性胃黏膜病变在门静脉高压病人中较为常见，是门静脉高压病人发生隐匿性及缓慢性贫血或突发急性致命性大出血的重要原因。门静脉高压性胃黏膜病变易发生在胃底和胃体部，但也有 1/3 可散在分布或呈弥漫性病变。其基本病变是胃黏膜在胃镜下表现为马赛克征和红斑征，组织病理学表现为黏膜和黏膜下血管扩张。内镜的诊断目前无可操作性的量化指标。内镜分类标准仍是目前最常用的分类依据。门静脉高压胃病按病变严重程度分为轻、重两型（McCormack 分类法）。轻型：①粉红色斑点或猩红热样疹；②黏膜皱襞表面条索发红；③蛇皮征或马赛克征。重型：①散在樱桃红斑征；②胃黏膜呈弥漫性出血病变。

（四）超声诊断

腹部超声可检测门静脉及其主要侧支血管和门静脉血流动力学指标，可清楚显示食管静脉曲张血管及其血流方向、速度和流量，有助于判断出血的原因，且无创伤，可重复进行检查评估。目前在静脉曲张超声检测方面，超声可以提供曲张静脉的解剖信息：静脉曲张的形态、走行、范围、大小，还可提供曲张静脉的血流动力学信息如曲张静脉内的最大瞬间血流速度、平均血流速度、血流量等。

超声影像中可根据食管下段壁厚度初步判别食管静脉曲张程度，凡食管静脉曲张者其下段及贲门部增厚，一般超过 6 mm，大于 10 mm 者，多有重度食管静脉曲张，此时可检出食管壁内或食管周围曲张静脉呈现弯曲走行的无回声管状结构。彩色多普勒血流显像则可在相应的血管内探及彩色血流，血流方向为离肝血流。

门静脉高压食管-胃底静脉曲张在形态上分为两类。Ⅰ型曲张静脉：即栅栏状静脉曲张，该型曲张静脉表现为在食管下段上皮内静脉、浅静脉丛及其侧支以及黏膜下深静脉发育良好且均有明显静脉扩张，扩张的血管均呈纵向排列成栅栏状血管，其直径较小。Ⅱ型曲张静脉：即管型静脉曲张，与Ⅰ型不同，本型曲张静脉的上皮内静脉及其侧支发育较差，上皮下浅静脉丛的数目亦明显较Ⅰ型为少，但静脉直径明显扩张，可达正常 3 倍以上，呈棒状。黏膜下深静脉亦明显扩张，并越过食管胃连接部与胃静脉曲张相延续，因而常合并胃静脉曲张。

（五）内镜超声诊断

超声微探头操作直观准确、简单方便。因频率高，有较好的分辨力，能获得高清晰图像。可清晰显示食管内的曲张静脉和食管外的侧支静脉。还有助于确定胃静脉曲张和门静脉高压性胃黏膜病变，特别是能有效评估内镜治疗效果。有学者建议对食管静脉曲张程度采用以下超声标准分级：0级，无静脉曲张；1级，直径＜5 mm；2级，直径5～10 mm；3级，直径＞10 mm。典型的门静脉高压性胃病的内镜超声表现是在黏膜层内可见多个细小的圆形无回声结构。有作者用超声内镜为门静脉高压胃壁异常采取分级方法记录，分为3级。0级：正常胃壁；1级：胃壁增厚，尤以第三层强回声（即黏膜下层）增厚明显，内部有细小的线状无回声结构；2级：全层有微血管改变和曲张静脉贯穿。

（六）门静脉高压上消化道急性出血的内镜诊断及标准

急诊内镜检查是首选方法，其优点：①能及时、准确地明确病因和出血部位，急诊内镜检查对食管静脉曲张出血的诊断准确率可达100%。②在同时存在有多种可能出血的病因时，尽管存在食管-胃底静脉曲张，但有可能少数病人出血为非静脉曲张所致（如门静脉高压性胃病、溃疡）。此时，只有急诊胃镜发现新鲜出血灶或附壁血栓等出血征，才能认定确切的出血原因和部位。③可预测再出血的危险性，以采取针对性治疗措施。④方法简单、安全，可在床旁实施检查。⑤可根据内镜发现，同时施行内镜下止血治疗。

急症胃镜检查前，应注意几点：①胃镜检查的最好时机是在出血后24～48小时内进行，若延误时间，一些浅表性黏膜损害部分或全部修复，诊断阳性率大大下降。②处于失血性休克的病人，应首先补充血容量，待血压平稳后再做胃镜检查。③事先一般不必洗胃准备，但若出血量过多，估计血块会影响观察时，可在胃镜下用冰盐水洗胃后进行检查。

1. 食管静脉曲张出血诊断标准

（1）内镜检查时发现曲张静脉有活动性出血。

（2）曲张静脉上附有血凝块或白色纤维素栓子。

（3）发现大的食管静脉曲张，而未见其他来源的出血。

2. 胃底静脉曲张出血诊断标准

（1）内镜检查时发现胃曲张静脉有活动性出血或渗血。

（2）发现曲张静脉上附有血凝块或曲张静脉上有棕色溃疡。

（3）存在明显大的胃底静脉曲张，而无食管静脉曲张，也未发现其他原因的上消化道出血。

3. 门静脉高压性胃病急性出血的诊断标准

（1）胃腔内有活动性出血病变的内镜征象，但未发现溃疡、肿瘤等病变。

（2）如果存在食管-胃底静脉曲张，必须在24小时内复查内镜检查，排除静脉曲张出血。

（七）影像学诊断

1. X线食管静脉曲张的诊断　　食管静脉曲张的X线钡餐检查按静脉曲张的范围及食管蠕动功能分为轻、中、重3度。

轻度：静脉曲张局限于食管下段，表现为黏膜皱襞增宽略迂曲而不平行，管腔边缘稍不平整，可呈浅锯齿样改变。管腔可正常排空和收缩。上述改变在食管舒张期较为明显。

中度：随着静脉曲张的加重，曲张范围超过下段，累及中段。静脉增粗迂回凸向管腔，正常平行的黏膜皱襞消失，代之以纵行粗大的结节柱条状影，表现为串珠状或蚯蚓状充盈缺损，食管边缘凹凸不平，由于黏膜下静脉曲张明显，食管腔被撑开而略增宽，食管收缩欠佳，排空稍延迟。

重度：后期静脉曲张扩展到中、上段，甚至食管全长，严重曲张静脉占据食管壁，并使肌层压迫而退变，食管明显扩张，不易收缩，腔内见形态不一的圆形、环状或条状充盈缺损，缺损互相衔接如虫蚀样或曲链状影像。管壁松弛，蠕动时明显减弱。排空延迟，严重时如部分梗阻状，但管壁仍见蠕动并可以扩张。

2. 胃底静脉曲张的X线钡餐诊断　　在观察食管情况后可观察胃底改变，表现为皂泡样或葡萄串珠状充盈缺损，严重时可见分叶状软组织肿块，但其形态可变，胃壁无浸润表现。

（八）血管造影

选择性血管造影对急性、慢性或复发性消化道出血的诊断具有重要作用，根据脏器不同可选择不同的造影检查。在门静脉系统的血管造影检查中，CT血管造影（CTA）应用较广，可清晰显示肝门静脉系统情况。食管-胃底静脉曲张表现为食管下端或周围扭曲成簇的血管丛，可伴有奇静脉或半奇静脉增粗。扩张的胃左静脉表现为从门静脉汇合处沿小弯向头侧走行的血管。曲张的胃底静脉位于胃底及脾门处。

### 四、诊断与鉴别诊断

（一）诊断依据

1. 病史  有长期或反复的血吸虫疫水接触史，或有明确的血吸虫病治疗史（注意有无 HBsAg 阳性）。

2. 症状  呕血和/或便血、柏油样大便。

3. 伴随症状  发热、恶心、呕吐等。

4. 体征  失血性循环衰竭表现：头昏、心慌、乏力、直立性晕厥、肢冷、心率快、血压低，严重者呈休克状况。门静脉高压体征：脾大、脾亢、食管静脉曲张、腹水、肝掌、蜘蛛痣、腹壁静脉曲张，甚至黄疸。

5. B超  脾大、腹水、脾静脉和门静脉增粗、血流量增加，食管吞钡及胃镜示：食管静脉曲张。

6. 免疫学检查阳性  无血吸虫病治疗史或治疗 3 年以上的病人 COPT≥3% 和/或 IHA≥1:10，酶标反应阳性。LA≥1:10；未治疗或治疗后 1 年以上的病人血清循环抗原阳性。

7. 血常规及生化  Pt、Hb、WBC下降、A/G 倒置、BUN 升高。

8. 排除其他原因的门静脉高压。

（二）食管-胃底静脉曲张出血的高危因素

1. 静脉曲张的形态、静脉曲张的部位  曲张静脉如果位于食管-胃结合部，此处静脉最表浅，缺乏周围组织的支持和保护，最容易发生出血，且曲张严重度、曲张血管长度均与出血有关。

2. 肝衰竭和严重腹水均增加出血的可能性。

3. 肝硬化静脉曲张出血和肝功能情况有一定关系，肝功能 Child B 级或 C 级，严重的曲张静脉伴凝血酶原时间延长 30% 以上者，出血可能性大，Child A 级病人较轻的静脉曲张出血可能性在 5%～7%，而 C 级病人约 70% 发生出血，发现静脉曲张后最初 2 年病人发生出血的可能性最大。

4. 门静脉压超过 20 mmHg（2.6 kPa）。

5. 超声显示门静脉主干内径>15 mm、脐静脉开放增粗>3 mm、胃左静脉内径>5 mm；多普勒超声测定门静脉血流量>830 ml/min，胃左静脉出现离肝血流且血流速度增快。

6. 内镜发现管径>5 mm 的曲张静脉伴红色症（红肿斑、樱桃红斑、红泡样斑）、串珠或结节状、Ⅲ～Ⅳ级曲张静脉。食管静脉曲张在钡餐检查中发现在 3～6 个月内进行性加重，表明出血可能即将发生。

7. 酗酒、皮肤血管蜘蛛痣异常增大（>15 mm）、增多（>20 个）及出现非典型部位。

8. 与早期再出血有关的风险因素包括高龄（60 岁以上）、肾功能不全、静脉曲张巨大以及初次大出血，血红蛋白下降到 80 g/L 以下。静脉曲张病人一旦发生活动性出血，仅有 50% 的病人不需要任何处理而止血。而 Child C 级、曲张静脉较重以及急性大量出血病人难以止血。急性出血停止最初 6 周内再出血危险性最高，尤其是 48～72 小时，50% 以上早期再出血病人发生在初次出血停止 10 天之内。

（三）上消化道出血早期的识别

晚期血吸虫病门静脉高压病人一旦出现上消化道出血，其出血量一般较大，因此，必须早期识别，及时做出病因诊断和确定出血部位，以采取有效的抢救措施。晚期血吸虫病门静脉高压病人出现呕血或便血，临床上很易识别，但若上消化道出血引起的急性周围循环衰竭征象的出现先于呕血、血便，则很易误诊为中毒性休克、过敏性休克、心源性休克或急性出血性胰腺炎以及其他原因的休克而延误诊治。晚期血吸虫病门静脉高压有时出血量不大时，无呕血仅表现间歇性柏油样便，又很易被忽视。另外晚期血吸虫病病人在鼻出血、拔牙等咽下血液时以及进食动物血、炭粉、口服含铁剂的治疗性药物时大便可呈黑色，而误认为消化道出血。其次，也应与咯血进行区别。

（四）出血量的估计

主要根据血容量减少所致的周围循环衰竭的临床表现，特别是对血压、脉搏动态观察。根据病人红细胞计数、血红蛋白及红细胞压积测定，也可估计失血程度。但在急性失血的初期，由于血浓缩及血液重新分布等代偿机制，上述数值可以暂无变化。如血红蛋白一般需在出血 3～4 小时后才会出现下降，其程度除取决于失血量外，还与出血前有无贫血基础、出血后液体平衡状况等因素有关。一般出血 5～10 ml，大便隐血阳性；50～100 ml，黑便；胃内积血 250～300 ml，可引起呕血；出血在 400～500 ml，可出现一般症状；短时间出血在 800 ml 以上，可出现周围循环障碍。临床上一般根据以下 4 项基本指标估计急性失血量（表 13-5）。

表 13-5　　　　　　　　　　　　　　　　　　失血量的估计

| 脉搏/(次·min$^{-1}$) | 收缩压/mmHg | HCT/Vol% | CVP/cmH$_2$O | 失血量/ml |
| --- | --- | --- | --- | --- |
| 90～100 | 80～90 | 30～40 | | 500± |
| 100～120 | 60～80 | | | 500～1000 |
| >120 | <60 | <30 | <5 | >1000 |

（五）鉴别诊断

上消化道许多疾病都可以出现呕血、便血、黑便，正确的定位诊断、定性诊断和病因诊断对治疗决策有着重要意义。因此，鉴别诊断尤为重要。

1. 消化性溃疡　消化性溃疡出血，尤其是十二指肠球部溃疡出血占上消化道出血的 30%。肝硬化病人中，消化性溃疡的发生率高于健康人群。因此，肝硬化病人出现呕血、黑便时不一定就是食管-胃底曲张静脉破裂出血。病因的确定需要进行内镜检查。

2. 急性胃黏膜病变　急性胃黏膜病变表现为弥漫性胃黏膜糜烂和出血，与门静脉高压性胃病容易混淆，但一般来讲，急性胃黏膜病变，均有相应病史可查，如口服某些对胃黏膜有损害的药物、化学药品、饮酒，以及严重感染、脑部病变、颅脑外伤等，而门静脉高压性胃病则有门静脉高压基础性疾病的存在，胃镜检查可发现食管-胃底静脉曲张，胃黏膜呈马赛克征、红斑征、糜烂出血，病变主要位于胃体底部。急性胃黏膜病变在较短的时间内可以恢复，非急诊胃镜检查可能无异常发现，因此急诊内镜检查有助于提高正确诊断率。

3. Dieulafoy 病　本病是上消化道大出血的原因之一，多发生于中老年人，临床主要表现为反复发作性呕血和柏油样大便，严重者表现出失血性休克。本病出血前常无明显的上腹部不适和腹痛，亦无消化性溃疡病史和家族史。内镜下特点为：贲门区胃黏膜局灶性缺损伴喷射样出血；胃黏膜浅表性凹陷，缺损中间有血管行走，表面有凝血块附着，偶可见有小血管突出于黏膜表面，可见搏动性出血。

4. Mallory-Weiss 综合征　也是上消化道出血的原因之一，本病又称胃贲门撕裂综合征，多由于剧烈咳嗽、呕吐或腹压突然升高引起，内镜下可见胃贲门处黏膜呈纵向撕裂痕，裂口处可见血凝块附着。胃镜下鉴别不难。

5. 上消化道肿瘤性出血　胃癌、食管癌、肝胆胰肿瘤均可出现上消化道出血，当肿瘤侵蚀大的血管时可出现消化道大出血。此时应与食管-胃底静脉破裂出血鉴别。一般情况下，肿瘤性出血多为慢性失血，或在慢性失血的基础上发生大的出血。B 超、影像学检查有助于发现相应部位的肿瘤，内镜检查可直观地观察到食管、胃腔内的肿瘤性病变，并可判断有无活动性出血，可以进行活检确诊，也可以进行内镜下止血治疗。

6. 胆道出血  可由肝内肝外病变引起，部分病例出血量较大，易与曲张静脉破裂出血混淆不清。典型表现为上消化道出血、胆绞痛和胆道感染，体查可发现阻塞性黄疸，可扪及肿大的胆囊。由于出血后血压下降、胆管痉挛和血管堵塞，出血可暂时停止，数天后因血栓溶解可再次出血。周期性出血伴条索状血凝块为其特征。肝胆影像检查可进行鉴别。

7. 门静脉高压异位曲张静脉出血  随着食管静脉套扎术、硬化剂治疗及各种断流术在临床上的广泛开展，食管下段及胃底静脉曲张治疗有所改善，但术后门脉压力并未降低，甚至更高，导致门静脉系其他血管扩张，较多见的有十二指肠、结肠、直肠及空、回肠静脉曲张，这些曲张静脉也可以发生破裂出血而引起消化道出血，此时应与食管-胃底曲张静脉破裂出血相鉴别。可以通过内镜检查或血管造影确定诊断。

8. 重度钩虫病并发上消化道出血  在钩虫病流行地区，钩虫病引起上消化道出血约占 4.7%，长期慢性失血可造成重度贫血。一般情况下钩虫病引起的出血较缓慢，病人多无呕血，表现为黑便，大便隐血试验阳性，胃镜检查可发现钩虫吸附于胃窦部或十二指肠、空肠，大便化验可发现钩虫卵。针对钩虫的病原学治疗效果较好。

**五、非手术治疗**

预防和治疗曲张静脉破裂出血的措施主要包括 3 个方面：药物和内镜治疗为第一线治疗（first-line treatment），分流术和断流术为第二线治疗（second-line treatment），终末期肝病行肝移植为第三线治疗（third-line treatment）。其中第一线治疗即非手术治疗。

对于有黄疸、大量腹水、肝功能严重受损的病人（Child C 级）发生大出血，尤其是对功能储备 Child C 级的病人，应尽量采用非手术疗法，建立有效的静脉通道，扩充血容量，采取措施监测病人生命体征。但应避免过量扩容，防止门静脉压力反跳性增加而引起再出血。相反，对这类病人如果进行外科手术，死亡率很高，可高达 60%～70%。

（一）药物治疗

1. 加压素（vasopressin）  一般剂量为 20 U，溶于 5% 葡萄糖溶液 200 ml 内，在 20～30 分钟内快速静脉滴完，必要时 4 小时后可重复应用。血管加压素促使内脏小动脉收缩，血流量减少，从而减少了门静脉血的回流量，短暂地降低门静脉压，使曲张静脉破裂处形成血栓，达到止血作用。但它亦减少全肝血流量，有加重肝脏缺氧和肝功能损害的缺点，且对高血压和有冠状动脉血管供血不足的病人也不适用。行选择性肠系膜上动脉插管，滴注血管加压素，每分钟 0.2～0.4 U，疗效则较好。随机对照试验证实，加压素与硝酸甘油脂（nitroglycerin）联合应用，具有协同降低门静脉压力的作用，比单一用药有效。

2. 三甘氨酰赖氨酸加压素（特立加压素，terlipressin or glypressin）  为合成的加压素衍生物，半减期长，全身症状少。常用量为 1～2 mg 静滴，每 6 小时 1 次，有效率可达 70%。一旦诊断成立尽快应用，甚至在内镜诊断之前和入院前即可应用特立加压素和硝酸甘油，可显著提高止血率和降低死亡率。

3. 生长抑素（somatostatin）  生长抑素和它的 8 肽衍生物奥曲肽（octreotide）能选择性地减少内脏血流量，尤其是门静脉和其侧支的血流量，从而降低门静脉压力，有效地控制食管-胃底静脉曲张破裂大出血。生长抑素对心搏量及血压则无明显影响。生长抑素首次剂量 250 $\mu$g 静脉注射，以后每小时 250 $\mu$g 静脉持续注射，维持 2～5 天。奥曲肽首次剂量 50 $\mu$g 静脉注射，以后每小时 25～50 $\mu$g 静脉注射，维持 2～4 天。生长抑素的止血率（80%～90%）远高于血管加压素（40%～50%），副作用较少，目前认为是对食管-胃底静脉曲张破裂出血的首选药物。

（二）三腔管压迫止血（balloon tamponade）

三腔气囊管压迫止血是急症治疗的有效方法，其控制出血率为 40%～90%，要求应用得当，方法准确。总插管时间为 3～5 天，为其他治疗赢得时间。

1. 有几种类型的气囊导管供选择

(1) 三腔双囊管（Sengstaken-Blakemore，SB 管）：该管有双囊（食管囊、胃囊）和三腔，其一腔是抽吸胃内容物，另二腔充气食管囊、胃囊。利用充气上述两囊，分别压迫食管下端及胃底破裂的曲张静脉。

(2) 四腔双囊管：有四腔，其中三腔类似 SB 管，另一腔抽吸食管气囊以上食管内的液体。

2. 方法　先充气胃囊，再充气食管囊，然后轻轻拉管，感到不再被拉出时，经滑轮悬以 0.25～0.5 kg 重物作牵引压迫。使用前应仔细检查气囊是否漏气，充气后气囊膨胀是否均匀，一般胃气囊注气 200～250 ml，食管气囊注气 100～150 ml，并测量其压力是否妥当，胃气囊 40～50 mmHg，食管囊 30～35 mmHg。每 1～2 小时抽吸胃内容物一次，观察出血是否停止。应监测气囊压力，适时补充气体维持有效压力。

接着经第三腔注入冷盐水洗胃。若仍出血则充气食管囊，压迫食管下段。放置时间一般为 24～72 小时，过久可致食管或胃底黏膜坏死甚至食管破裂。置管 24 小时后，可先排空食管囊，观察一段时间，若无出血，再放开胃气囊，如又有出血，则再向气囊充气。放置三腔管后，应抽除胃内容物，并用生理盐水反复灌洗，观察胃内有无鲜血吸出。如无鲜血，同时脉搏、血压渐趋稳定，说明出血已基本控制。

大部分病人压迫 3～5 天即可止血。气囊压迫的止血率可达 40%～90%，但在气囊放气后的 24 小时内 50% 的病人可再出血。气囊压迫法并发症亦多，仅适用于无法控制的大出血，或等待作进一步治疗的病人。可作为一种临时措施，暂时控制出血，直至采取其他措施。气囊压迫法可单独使用，或与其他疗法合用。前瞻随机对照研究三腔双囊管和食管硬化剂疗法，结果表明在控制出血方面三腔双囊管的有效性低于硬化剂疗法（52% 比 90%）。

3. 并发症　包括吸入性肺炎、食管破裂及窒息。在三腔管压迫期间，要加强护理，病人应侧卧或头侧转，便于吐出唾液，吸尽病人咽喉部分泌物，以防发生吸入性肺炎；还要严密观察，慎防气囊上滑，填塞咽喉，甚至引起窒息。拔管前可嘱病人吞服 30 ml 液状石蜡，防止三腔双囊管的气囊壁与食管黏膜粘连，避免拔管时撕破食管黏膜而造成出血。现在很多医疗中心已用药物和内镜治疗替代气囊压迫法。

（三）内镜曲张静脉硬化剂注射术

内镜曲张静脉硬化剂注射术（endoscopic variceal sclerotherapy，EVS）是 20 世纪 30 年代末，由 Carfoord 首先报道 EVS 治疗食管静脉曲张出血获得成功，到 70 年代趋于完善。其原理是将硬化剂注入血管内或血管旁，使之产生无菌性炎症，刺激血管内膜或血管旁组织，引起血栓形成、血管闭塞和组织纤维化，从而使静脉曲张消失，达到止血和预防再出血的目的。本疗法目前已成为治疗急性食管曲张静脉破裂出血最常用的方法之一，其有效率达 80%～90%。

1. 时机选择　硬化剂注射可在急性出血期或在出血停止后 2～3 天内进行。

2. 注射方法　注射方法有血管腔内注射、血管旁注射及两者混合。最常用的是 1% 乙氧硬化醇，它能使食管黏膜下层组织产生纤维化，使食管静脉曲张消失。推荐曲张静脉旁、静脉内联合注射术。首先静脉旁注射 4 个点，每点 1 ml，减少血流后静脉内注射 3～5 ml，可注射多条静脉，使静脉闭塞。第 7 天需重复 1 次，平均为 3～6 个疗程。当所有的曲张静脉闭塞或消失后，还应进行随访，对再通或新生的曲张静脉行硬化剂注射治疗。

3. 疗程　常需多次进行，且有一定的再出血率，出血得到控制以后，30%～40% 的病人在最初的 6 周内可发生早期再出血，40% 的再出血发生在近期。EVS 的缺点为注射点溃疡或糜烂再发出血。若出血来源于胃底静脉曲张或门静脉高压性胃病，这两种情况均不适宜于硬化治疗。内镜硬化剂注射是控制急性出血的首选方法，但是由于视野被血液充满，很难完成硬化剂注射。

4. 常用的硬化剂　包括 5% 鱼肝油酸钠（sodium morrhuate，SM），1% 乙氧硬化醇（polidocanol），5% 乙醇胺油酸酯（ethanolamine oleate，EO），1%～3% 十四羟基硫酸钠（sodium tetradecylsulfate，

STD)，无水乙醇，复合硬化剂。

5. 并发症

（1）出血：对穿刺点渗血，可用镜身或用肾上腺素棉球压迫，以及喷洒凝血酶止血。注射后几天再出血，主要是穿刺点痂皮脱落，黏膜糜烂，溃疡所致，严重者可用止血夹子来控制出血。

（2）溃疡形成：有浅表溃疡和深溃疡两类，可用黏膜保护剂硫糖铝。

（3）食管穿孔：发生率 1%～2%，大穿孔死亡率高达 75%～100%。

（4）食管狭窄：发生率 3%。

（5）其他：胸骨后疼痛，吞咽困难，低热。

6. 术后处理　包括禁食 8 小时，以后可进流质饮食，可适当应用抗生素，酌情应用降低门静脉压药物，术后严密观察病情。

**（四）经内镜静脉曲张套扎术（endoscopic variceal ligation，EVL）**

Stiegmann 于 1990 年首先应用于临床。EVL 基本原理是在套扎局部产生缺血性坏死和形成浅溃疡，急性无菌性炎症累及曲张静脉内膜，局部产生血栓，导致静脉曲张闭塞消失。

1. 方法　目前采用多环密集结扎方法。将安装在内镜头端的橡皮圈套扎于被吸入的曲张静脉，每次可连续完成 5～8 个点结扎。多环套扎器可进行一次快速、多环套扎，方法简便，短时间即可完成操作。EVL 安全有效，简单易行，无严重的并发症。EVL 应 7～14 天再重复一次，需 2～4 个疗程。

2. EVL 的优点和适应证　EVS 和 EVL 在控制曲张静脉破裂出血的有效性方面无显著性差别，但 EVL 并发症较少，EVL 治疗后复发出血率可达 10% 左右。以下情况之一者应及早手术治疗：①经 2 次以上结扎治疗仍不能控制的急性出血；②胃底曲张静脉破裂出血；③内镜治疗后短期内复发出血，不能为内镜结扎控制者。

3. 联合应用

（1）内镜治疗配合 β-阻断药（β-blocker）：随机对照试验表明 EVL 加 nadolol 和加 sucralfate，比单独应用 EVL 在控制再出血方面更有效，故推荐 β-阻断药加 EVL 疗法。

（2）EVS、EVL 联合应用：采用 EVL 后加用 EVS 疗法的效果可深达食管黏膜下层，使黏膜下层纤维化，并可栓塞食管旁静脉的穿支静脉，从而提高内镜治疗的疗效。

4. 并发症

（1）食管溃疡：结扎后引起，但表浅，一般溃疡愈合时间为 2 周，可给予黏膜保护剂和制酸剂治疗。

（2）出血：当皮圈脱落后发生大出血，多由于皮圈套扎曲张静脉不牢；或因结扎局部血管内血栓形成不完全；或继发胃底静脉曲张压力升高，而导致胃底曲张静脉破裂出血。故应加用降低门静脉压力的药物。

（3）短期内食管梗阻。

**（五）组织黏合剂栓塞治疗术**

组织黏合剂是一种快速固化的水样物质，静脉注射后，与血液接触时即发生聚合反应，并硬化成固态物质，起到闭塞血管、控制曲张静脉破裂出血的效果。可用于内镜下静脉曲张注射，是目前治疗胃底静脉曲张活动性出血的首选方法。胃静脉曲张原则上以手术治疗为主，但对急诊胃曲张静脉破裂出血者首选组织黏合剂治疗，控制出血，并为手术创造条件。组织黏合剂亦可用于食管静脉曲张内注射。

常用的组织黏合剂有 cyanoacrylate（Histoacryl）。为防止固化过快引起操作困难，可将油性造影剂碘化油（Lipiodol）与 cyanoacrylate 混合稀释。食管静脉曲张内注射，每根血管注射 cyanoacrylate 约 0.5 ml。胃曲张静脉内注射，每根血管注射 cyanoacrylate 约 1.0 ml。配合静脉曲张套扎术可防止黏合剂的异位栓塞，并能提高疗效。

并发症：脱胶引起黏膜溃疡出血；引起门静脉、肺、脑等部位异位栓塞。

### 六、手术治疗

手术治疗为晚期血吸虫病（出血型）的第二线治疗（second-line treatment），外科治疗门静脉高压主要是预防和控制食管-胃底静脉曲张破裂出血。外科手术主要分为两类：一类是阻断门奇静脉间的反常血流，达到止血的目的；另一类是通过各种不同的分流手术，来降低门静脉压力。另外，终末期肝病病人可做肝移植。为了提高治疗效果，外科手术治疗应根据病人的具体情况，配合药物、内镜、介入放射学等综合性治疗措施。其中手术治疗应强调有效性、合理性和安全性，并应正确掌握手术适应证和手术时机。

（一）适应证

1. 择期手术适应证　经过复苏期处理和严格的内科治疗控制出血后，门静脉高压食管-胃底静脉曲张者一般需择期外科手术治疗。对于没有黄疸、没有明显腹水的病人（Child A、B 级）发生大出血，应争取即时手术，或经短时间准备后即行手术。应该认识到，食管-胃底静脉曲张一旦破裂引起出血，就会反复出血，而每次出血必将给肝脏带来损害。积极采取手术止血，不但可以防止再出血，而且是预防发生肝性脑病的有效措施。

2. 预防性手术适应证　文献中大量的统计数字说明，肝硬化病人中仅有 40% 出现食管-胃底静脉曲张，而有食管-胃底静脉曲张的病人中有 50%～60% 并发大出血，这说明有食管-胃底静脉曲张的病人不一定发生大出血。临床上还看到，本来不出血的病人，在经过预防性手术后反而引起大出血。尤其是肝炎后肝硬化病人多见。因此多数学者倾向"不做预防性手术"，但这一观点是基于所有门静脉高压病人而言的。湖南省血吸虫病防治所数十年的经验认为，血吸虫病性门静脉高压不同于其他原因的门静脉高压，只要有脾切除指征，同时合并食管中度或中度以上静脉曲张，特别是胃底静脉曲张，即应行预防性断流手术，一方面手术切脾同时断流可避免将来静脉曲张加重和出血，甚至需再次断流手术，具有双重效果；再者断流术技术成熟，手术创伤增加不大，病人术后恢复亦快。

3. 急诊手术的适应证　急诊手术的死亡率可高达 50% 左右。最好在不出血的情况下抓紧时机作某种择期手术。尤其是急性出血病人，可以通过药物或内镜治疗使病情得到控制。Child C 级病人不宜行急诊手术。

但急性出血病人行急诊手术仍然是治疗的重要手段，尤其是对非手术治疗失败的病人。经 24～48 小时非手术治疗出血未被控制，或虽一度停止短期又复发出血，只要没有明显黄疸，转氨酶接近正常，未出现肝昏迷症状，腹水基本稳定在中度以下，也应施行急诊手术以挽救生命。出血过于迅猛或出血静脉在胃底内镜盲区，非手术治疗多难以奏效，往往需行急诊手术治疗。对急性大出血病人，非手术疗法无效而时间拖延越长，病人身体一般状况和肝功能情况越会急剧恶化，导致休克、肝功能恶化、黄疸、腹水，甚至昏迷，到最后被迫急诊手术时，则手术死亡率极高。急诊手术宜采取贲门周围血管离断术，该术式对病人打击较小，能达到即刻止血，又能维持入肝血流，对肝功能影响较小，手术死亡率及并发症发生率低，术后生存质量高，而且操作较简单，易于在基层医院推广。

（二）断流手术

减少或阻断门、奇静脉之间反常血流的手术统称为门奇静脉断流术。应用较多的有：经腹胃底、食管曲张静脉缝扎术，食管下端横断术，经胸、经腹食管下段胃底贲门周围血管离断术（sugiura 手术、联合断流术），青木春夫手术（Aoki 手术），改良 Sugiura 手术，直视下胃冠状静脉栓塞术，胃底横断术，自动吻合器行食管下端横断术、食管下端胃底切除术以及贲门周围血管离断术，等等。在这些断流手术中，各有不同的适应证，各有优缺点，其中贲门周围血管离断术被认为是治疗门静脉高压最常见、疗效最佳的术式。但对不同条件的病人选择适宜的术式非常重要。

1. 经腹胃底曲张静脉缝扎术　对于门静脉高压食管-胃底静脉曲张出血的病人，可以根据病人的情况，有目的地针对胃底的曲张静脉采取手术治疗。

（1）麻醉、体位：麻醉的选择，以对肝损害较小者为宜。可采用硬膜外麻醉，有条件特别是有休克应采用静脉复合麻醉，取仰卧位。

（2）手术步骤：①取左上腹旁正中切口，上自剑突，下抵脐上或脐旁。切开腹腔后，以宽的深拉钩将肝脏的左叶向上牵开，显露胃底贲门部。已放置三腔管者，可由胃外摸到气囊。②切开胃壁、查找出血点。在贲门附近胃前壁拟行切口的两侧，各缝3～4条支持线，牵引支持线，于其中间纵行切开胃的浆肌层，长5～6 cm，切口上端紧靠贲门食管口。再行黏膜下血管缝合结扎。周围用盐水垫保护，在其中间切开黏膜，迅速取出胃内积血块、吸净胃的积血。仔细查看贲门口以及胃底附近，有无喷射状或活动性的出血点和曲张的静脉。③缝合止血。如发现有活动的出血点时，可迅速用1号丝线行黏膜和黏膜下静脉"8"字或连续缝合止血；如未发现活动出血点，或缝合出血点后，再除掉附在黏膜上的凝血块，观察是否仍有活动出血，如有出血时可采用同样方法缝合止血；如仍未发现出血处，则用热盐水棉垫热敷黏膜面，待3～5分钟后撤出敷料即可显露曲张静脉。用丝线连续缝合结扎曲张的静脉。其次于贲门口附近黏膜上，用丝线一针挨一针地行黏膜下缝合结扎一周，以进一步阻断通过胃壁逆流到食管下端的血流。④缝合胃壁。曲张静脉缝合后，对胃壁切口行双层缝合关闭。去掉腹腔内棉垫，更换手套，以生理盐水棉垫清拭腹腔，如胃内容物外流污染腹腔时，以生理盐水冲洗腹腔。⑤结扎胃冠状静脉。由胃大弯侧打开胃结肠韧带，提起胃大弯，显露胃小弯，先分离胃左动脉。再用7号丝线大圆针在胃左动脉以外与胃左动脉成直角方向集束缝合结扎，即可将胃冠状静脉结扎在内。⑥缝合腹壁。逐层缝合腹壁各层。

2. 经腹食管下端曲张静脉缝扎术

（1）麻醉、体位：可采用硬膜外阻滞，有条件特别是有休克应采用静脉复合麻醉，取仰卧位。

（2）手术步骤：①旁正中切口进入腹腔。探查肝脏及胃十二指肠证实病人肝硬化的情况。②如无法判断出血部位，先在远端胃上做一小切口，以寻找确切的出血部位。③在证实出血来自食管的曲张静脉之后，用手指分离食管腹段表面的腹膜和食管裂孔膜，将食管胸段的下部拖入腹腔，用纱带环绕食管作牵引。为便于游离食管，以及肝硬变病人中消化性溃疡的高发病率，可行迷走神经切断术。如果肝左叶肥大，可分离肝三角韧带以便于暴露。④切断食管周围的静脉，在两牵引线之间纵行切开食管胃连接部，找到出血的曲张静脉，将出血处和其他的曲张静脉用丝线连续缝合阻断，从胃底开始缝合向上7～8 cm，直到食管下端。⑤出血得到控制后，用薇乔线或华利康线连续内翻缝合和丝线浆肌层间断缝合关闭食管切口。同样的方法关闭胃的切口。

3. 胃底和食管下端切除术（Phemister 手术）

（1）麻醉与体位：气管内插管全身麻醉。仰卧位，右侧腰背部稍垫高。

（2）操作步骤：①手术切口。左肋缘下斜切口或"L"形切口。②测量门静脉压力。③切除脾脏。按脾脏切除的步骤。④胃贲门周围血管离断。脾脏切除后，从胃大弯侧中部向上分离，遇血管逐一结扎，直至食管下端的左侧，并在此处结扎切断左膈下动静脉；然后将胃向上方牵开，切断结扎胃后动静脉。再沿肝下切开肝胃韧带，分离出胃左动静脉，妥善结扎、切断。然后由胃小弯侧中部起，向上游离，紧贴小弯侧胃壁将胃左动静脉的胃分支切断、结扎。切除部分小网膜组织后，继续向上分离到食管下端。紧贴胃壁切断迷走神经，将食管向下牵拉，结扎进入食管各穿支血管。⑤食管下端胃近端切除、食管、胃吻合。于贲门上2～3 cm处直角钳钳夹，切断食管下端，再于贲门下4～5 cm处用胃钳钳夹胃近端，予以切除。移去食管下端和胃近端，将胃断端全层连续内翻封闭浆肌层加固，待与食管吻合。将胃向上提，在距断端2 cm处胃大弯侧前壁做食管断端后壁与胃浆肌层间缝合。缝合妥善后，将胃前壁切开适当口径，用薇乔线或华利康线行食管后壁与胃壁全层间断缝合。并由后向前将食管前壁与胃前壁缝合，外加细丝线浆肌层加固完成胃食管吻合。最后，为了减少吻合口张力，可将吻合口以下的胃壁浆肌层与食管裂孔前缘间断缝合固定3～4针。最好用 Nisse 法处理胃壁，缝埋吻合口，胃后壁与后腹膜缝合数针。⑥幽门成形术。该手术中间，以食管下端胃底切除，食管胃吻合操作最为复杂和困难。随着自动吻合器的使用，使之日趋简单。现将吻合器使用技术简述如下：完成贲门胃底周围血管离断，食管分离后（按前述步骤进行），于贲门上2～3 cm用荷包钳钳夹，切断食管，将荷包缝线针由荷包钳针孔内穿出，完成食管下端荷包缝合。将适合型号的自动吻合器抵针座插入食管内，抽紧荷包缝合，打结。在胃底部近切除部位上方胃大弯侧前壁切开胃壁。将食管吻合器推至胃壁后壁切除范围的下方穿透，拔除引导针，将抵针座与吻合器连接，拧紧推进螺丝，按压击发手柄，完成食管、胃吻合，移出吻合器，用胃闭合器将所要切除的胃底部分夹闭、切除。最后将胃与食管裂孔及后腹膜缝合数针，以减少吻合口张力。

4. 食管横断术（Walker 手术）

（1）麻醉、体位：气管内插管全身麻醉。仰卧位，右侧腰背部稍垫高。

（2）手术步骤：①病人右侧卧位，通过第 8 肋间做胸部切口进入胸腔。②在食管下端的上方切开纵隔胸膜，用手指分离食管并用小纱带绕过，在它表面可能有一些大的静脉需要结扎。在食管裂孔的边缘游离食管，使腹段食管能拉入胸腔，在这一过程中，分离一侧或双侧的迷走神经，以便在切断食管时保留。在食管上尽可能低地放置一血管钳以控制出血，但如有来自上方小的出血，不必在上端放置血管钳。③在血管钳上方约 1.5 cm 处横断食管，如果有大的曲张静脉，分离黏膜和黏膜下层并完全横断至关重要。除非肌层有明显的曲张静脉，不必完全横断。在一些病人中，食管外和肌层没有大的静脉，可在肌层上做一直切口，分离黏膜和黏膜下层，并只横断这一层。这是阻断该层向上血流的重要一步。④切开食管前壁后，如后壁有曲张的静脉，在腔内将后壁可见到的曲张静脉全部予以缝扎。⑤用可吸收线连续单层缝合食管，包括黏膜。可以做一些间断的肌层加强缝合，移开血管钳后，将食管缝合于裂孔边缘，使吻合口完全位于裂孔以下，完成缝合前将胃管放入胃内间断缝合纵隔胸膜，放置引流后逐层关闭胸壁。

5. 应用 EEA 吻合器的食管横断术

（1）麻醉、体位：气管内插管全身麻醉。仰卧位，右侧腰背部稍垫高。

（2）手术步骤：①根据病人的上腹局部情况选择切口，肋间角小的病人可用上腹部正中切口，如肋角较宽，可用上腹部的横切口。②对于大出血，可以在麻醉后，在胃的上半部分从右向左放置一个 shod clamp，包括胃左血管在内。早期结扎胃左动脉，通过肝胃韧带在静脉离开胰颈处结扎。③随后暴露胃食管结合部，结扎食管周围的所有主要血管，用手游离食管下段。辨认并分离迷走神经的前支和后支，向外侧牵拉。做一个高位的胃切口，可以是直切口或横切口。④根据食管下段的直径选择吻合器的型号，根据食管下段前壁和后壁的厚度决定吻合器放置的深度。将打开的 EEA 吻合器通过胃食管结合部到达其上方 1~2 cm，穿过一根 0 号普理线（prolene 线），在吻合器的卡头处系好，打开保险，击发吻合器，同时完成切断和吻合。⑤打开吻合器，轻轻地旋转并往回抽出，使它能通过吻合部位和胃食管结合部，检查甜麦圈样的环行组织以证实吻合的完整性。可将胃管通过吻合处到达胃的上部以供术后观察。⑥可用直线吻合器或手工缝合关闭胃的切口，冲洗腹腔后关腹。

6. 胃底横断术（Tanner 手术）或胃底部分切除术

（1）麻醉、体位：可采用硬膜外阻滞，有条件特别是有休克应采用静脉复合麻醉，取仰卧位。

（2）手术方法：①左上腹经腹直肌切口，再在左肋下缘平面上做横行延长，使切口成为"├"型，或左侧肋缘下切口。②在未行过脾切除术的病人，首先切除脾脏，以切断胃短静脉的反常血流，然后在贲门下方分离出一段 5~6 cm 处起向上分离大小弯，并将其中的胃左血管、胃后血管全部结扎切断，直至贲门上方的食管下段（包括高位食管支）以两把胃钳钳夹胃底部，并钳间切断。切开两断端胃壁的浆肌层，逐一缝扎黏膜下血管。然后按胃肠吻合的方法以薇乔线或 3-0 华利康线连续内翻缝合吻合，再以细缝线间断浆肌层缝合加固。完成胃底横断术，而胃底部分切除术是在胃钳钳夹胃底部时，又平行钳夹而定成角钳夹楔形切除部分胃底，其他步骤同如上吻合。③吸尽腹腔积血，冲洗干净，视情况放置引流，关腹。

7. 直视下胃冠状静脉栓塞术 胃冠状静脉栓塞术是一种新的门奇静脉断流术，开腹后，在胰腺上缘直接向胃冠状静脉的起始部内注入 TH 胶（TH 胶的化学成分为含显影剂的 α-氰基丙烯酸正辛酯，遇液体后可迅速固化），以替代贲门周围血管的结扎和离断。通过穿刺向胃冠状静脉干或胃支注入栓塞剂，快速完成栓塞贲门周围（管壁内外）所有曲张静脉，该手术不用分离、结扎和切断血管，也不需横断、再吻合食管和胃底，仅用血管栓塞法就能达到完全断流，特别包括血管缝扎式或血管离断术所不能阻断的肌间的部分血管，同时操作较为简化而高效，尤其向微创的目标迈出了一步。

（1）麻醉、体位：多采用气管内插管复合全身麻醉，亦可用硬膜外阻滞，仰卧位。

（2）手术步骤：①切口。左侧经腹直肌切口，必要时附加左侧横切口。②栓塞前测压。进腹后，即由胃网膜右静脉之较大分支穿刺测压，以脊柱前缘水平为零点。③探查腹腔。④常规方法行脾切除术。⑤离断肝胃韧带结扎胃右静脉。将胃向头侧翻起，打开胃胰腹膜反折并分离胃、胰间之粘连，结扎切断胃后动、静脉，上端至胃体上端，向右分离至胃小弯。切开结扎肝胃韧带，在胃小弯角切迹处，分离结扎切断胃右动、静脉。因肝胃韧带上端紧张地附着于肝门和食管腹段之间，门静脉高压时，有时含有的胃冠状静脉侧支常明显曲张，因其位置深在，管壁变薄纤曲，极易破裂，不能强行分离，留待一并处理。⑥结扎切断胃左动脉和胃冠状静脉。继续将胃向上翻起拉紧，确认胃胰襞，近胰腺上缘，以左手拇指、示指捏住胃胰襞的根部，在胃左动脉后方，搓捏出血管间隙，用直角钳，由左分离，双重丝线结扎胃冠状静脉和胃左动脉后切断。⑦分离贲门周围。继续将胃上翻并向头侧牵拉，在胃后方胃底处切开胃膈韧带，紧贴贲门和食管腹膜后壁（以胃管为标志），向上分离食管后无腹膜覆盖区的疏松结缔组织，至食管裂孔平面。切开食管裂孔和食管腹段前方腹膜。⑧钳夹封闭栓塞区。将胃向头侧翻起，用无损肠钳伸向食管分别钳夹腹段食管左、右两侧壁处组织将胃向下牵拉，用一无损伤钳，钳夹食管下段，最后在胃底体交界处，用肠钳夹胃壁。⑨栓塞封闭区内的曲张静脉。在封闭区内，由胃冠状静脉主干或胃支插管或用12号针头穿刺，抽吸血液至静脉塌闭，然后注入与抽出血液等量的栓塞剂，较快速地一边注射，一边轻轻按摩，助栓塞剂均匀分布。此时可观察和触摸食管胃底后壁和两侧胃膈韧带，栓塞了的血管颜色蓝黑，触之呈硬条索状，容易判断。待栓塞剂完全聚合后，依次去掉所有阻断钳。⑩切脾和栓塞后完成测门静脉压，并取肝组织送检，最后关腹。

（3）该手术的操作要点：①异位栓塞的预防。异位栓塞是胃冠状静脉栓塞术最严重的并发症，要完全防止异位栓塞发生，栓塞注射前必须完全阻断反常血流和所有异常侧支，最根本有效的方法是把栓塞区予以钳夹封闭，使其与周围的血管联系完全阻断，且注入栓塞剂后，应待完全固化聚合后再去除封闭钳。②栓塞剂用量的个体化。栓塞剂用量，一般为 8～12 ml，栓塞剂用量的个体化十分重要，它直接影响到栓塞的范围和效果。过少栓塞安全，但影响栓塞效果，过多则引起异位栓塞可能。

8. 贲门周围血管离断术（pericardial devascularization，PCDV）  该手术是在其他断流术特别是结合 Hassab 手术和 Sugiura 手术长期的临床实践中发展和完善起来的断流术式。它减少了 Sugiura 手术的经胸和切断食管所增加创伤，又比 Hassab 手术强调更加完善的断流。所以现行的晚期血吸虫病巨脾切除加断流手术，几乎全都采用该术式，由于它创伤小，操作并不复杂，更加广泛适用于合并有肝炎后肝硬化的晚期血吸虫病病人急诊、择期手术，在基层也便于推广。

（1）适应证：①晚期血吸虫病门静脉高压所致急性大出血，经积极内科保守治疗无效；②曾经行单纯脾切除或门-体静脉分流术，再次发生食管下段胃底静脉曲张破裂大出血；③门静脉高压病人，经胃镜检查证实有中至重度食管下段或胃底静脉曲张，有静脉曲张破裂出血史，肝功能 Child A 级或 B 级。

（2）禁忌证：①重度肝硬化伴有大量腹水，且肝功能 C 级，经积极治疗肝功能无明显好转；②重度肝硬化，门静脉高压合并一个或一个以上器官功能明显受损伤者；③门静脉高压上消化道大出血，所致循环功能衰竭者；④合并活动性肝损害或其他肝脏病变特别是肝脏恶性病变；⑤门静脉主干及脾静脉、肠系膜上静脉广泛血栓形成。

（3）操作步骤：①分别切开腹壁各层进腹，保护切口。②测定门静脉压力。待体循环稳定后，向胃网膜右静脉内置入细硅胶管进行门静脉测压，从测压管上读出由腰椎前缘至液平面的高度，即门静脉压力。手术结束时再次测压予以对比。③探查。开腹测压后要观察腹腔内有无腹水，色泽并计量。依次检查肝脏大小、质地、硬化程度；脾脏大小与周围粘连程度、部位、粘连性质，胃食管下段外周侧支循环情况以及腹腔内其余各脏器情况。④切除脾脏。⑤处理胃周血管。⑥创面浆膜化。⑦关腹。关腹前应再次测定门静脉压力，检测完毕后，冲洗腹腔，于左膈下安置引流。

9. 选择性贲门周围血管离断术　目前断流手术中以脾切除加贲门周围血管离断术（splenectomy with paraesophagogastric devascularization）最为有效，也是国内治疗食管-胃底静脉曲张出血的主要术式，不仅离断了食管、胃底的静脉侧支，还保存了门静脉入肝血流。这一术式还适合于门静脉循环中没有可供与体静脉吻合的通畅静脉，肝功能差（Child C 级），既往分流手术和其他非手术疗效法失败而又不适合分流手术的病人。但是通过多年的临床实践，特别是通过对食管下段与胃底贲门周围血管的解剖学研究，杨镇教授等对贲门周围血管离断术作了一些修改，主张：①保留胃左静脉的主干和它的食管支（食管旁静脉），而逐一离断食管旁静脉进入食管下段的穿支静脉。②保留胃左静脉主干，而离断胃左静脉的胃支和它的进入胃壁的分支。并将其命名为选择性贲门周围血管离断术（selective paraesophagogastric devascularizatin），本术式大部分操作步骤同经典的非选择性贲门周围血管离断术（nonselective pericardial devascularization），即：①行全脾切除术，亦即离断了胃短静脉；②离断左膈下静脉；③离断胃后静脉；④切开食管贲门区的前浆膜，逐一离断食管周围静脉。所不同的步骤主要是：①沿下段食管壁的右侧缘，逐一离断发自食管旁静脉、垂直进入食管壁的穿支静脉；②切开胃胰襞显露胃左静脉主干，在胃左静脉发出食管旁静脉分支的远端、靠近食管胃交界处胃小弯的胃壁侧，离断胃左静脉的胃支和伴行的胃左动脉分支，并逐一离断胃支进入下段食管壁、胃底壁和胃小弯前后壁的分支。目的是保留胃左静脉的主干以及食管旁静脉的完整，以保证部分门静脉血经胃冠状静脉→食管旁静脉→半奇静脉的分流。

为了进一步增加机体的自发性分流量，我们在完成上述步骤后还附加大网膜覆盖后腹膜，通过肾周围和腹膜后的侧支循环，建立更广泛的门奇静脉间的交通支。此举配合食管旁静脉的自发性分流，能适量降低门静脉的压力，特别是缓解胃壁的瘀血状况，可降低胃黏膜病变的发生率。大网膜包肝或包肾术，于大网膜与腹膜后组织间可迅速形成广泛而丰富的侧支循环。操作简便，并发症少、有一定的效果。能在门体静脉间逐渐产生侧支循环的手术，仍然值得推广应用。

10. 联合断流术　联合断流术（Sugiura 手术）由 Sugiura 于 1967 年首先报道，故简称 Sugiura 手术。手术步骤包括经胸和经腹两部分：①经左胸腔将左下肺静脉以下至膈肌之上所有通向食管的侧支静脉均结扎切断，长 12～18 cm，在膈肌上横断食管，结扎血管，重新吻合；②经腹部行脾切除，离断贲门小弯侧的血管，长约 7 cm，将食管及贲门与周围组织完全分离，选择性切断胃迷走神经，加作幽门成形术。Sugiura 手术创伤太大，术后并发症多，病人难以承受，在我国广大的基层单位更不宜普遍推行。为了减轻手术打击，不少学者对 Sugiura 原式作了修改。

11. 改良式 sugiura 手术　随着对 sugiura 手术的改良，涌现了大量改良术式，其主要共同点就是放弃经胸食管横断吻合，改为经腹使用吻合器（或手法）完成食管横断吻合术或胃底横断吻合术。即经腹路完成 PCDV 手术操作后，加行经腹途径食管横断吻合术，其常用方法有两种。

（1）按 Sugiura 术中所描述方法：食管充分游离后，用两把无损伤食管钳分别钳夹、阻断膈肌下方及贲门上方平面处的食管，于两钳间距贲门上方约 3 cm 处横行切断食管壁，前半部横断全层（肌层及黏膜层），后半部仅横断食管黏膜层，保留肌层完整性。横断的前半部食管曲张静脉两端均用 1 号丝线或 5-0 血管线——仔细缝扎，而不用结扎，因后者常可引起食管狭窄。横断后半部的食管黏膜层曲张静脉予以缝扎。止血完成后，用可吸收线间断缝合重新吻合食管，每针缝线均应包括黏膜在内，肌层另加丝线加强缝合。在进行前壁吻合前应将鼻胃管置放于胃内。

（2）采用食管自动吻合器行食管横断吻合术：游离贲门上 6～8 cm 食管使其呈完全游离状态。距贲门 8 cm 纵向切开胃前壁 3 cm，将 GF-1 管状吻合器（φ28～30 mm）由该切口伸向食管，距贲门上方 2 cm 处以 10 号丝线避开迷走神经环绕食管紧扎，使食管固定在中心杆上，调节标志尺 1.6～1.8，"击发"吻合器完成食管横断和吻合，小心退出吻合器，查证切除的食管环完整，缝合胃切口，以 Nissen 手术方法使胃壁包裹食管吻合口。

12. 青木春夫手术　日本学者青木春夫于 1980 年提出脾切除及保留黏膜胃离断术（简称青木春夫

式断流术）治疗肝硬化门静脉高压症和/或食管静脉曲张破裂出血。该术式也属于联合断流术，与改良 Sugiura 手术不同的是采用保留黏膜的胃底横断术替代食管横断术，企以减少食管横断所带来的手术并发症和病死率。本手术在完成 PCDV 手术后，施行：①环形切开胃底浆肌层，结扎胃底部黏膜下血管，阻断壁内的侧支循环，消除胃壁肌层和黏膜下层的反常血流。②行食管胃底折叠术（Nissen 手术），以防止反流性食管炎。③行幽门成形术，以防术后胃潴留。

13. 断流加分流术　即在同一术野中同时作断流术和分流术。断流术采取贲门周围血管离断术，分流术采用肠腔静脉侧侧分流术，肠腔桥式分流术或脾肾分流术。因贲门周围血管离断术后门脉压仍较高，术后仍可能重新形成门体静脉间的侧支循环，并且门静脉高压性胃黏膜病变的发生率较高。因此附加周围型的门体静脉分流术，适当降低部分门脉压力，但又维持门静脉的血液供应。如此可以抵消贲门周围血管离断术的不利之处。因此有作者认为"断流加分流"是有互补作用的，能综合断流及分流的长处。该术式的远期疗效有待进一步研究证实。

14. 腔镜下精简断流术　在腹腔镜行脾切除术后于胃后壁即离断胃左静脉。如合并食管、胃底静脉曲张，即在电子胃镜下行食管、胃底静脉套扎术。此法具有手术操作简单、病人恢复快、疗效好的特点，值得推广。

（三）门腔静脉分流术

1. 非选择性门体分流术　大口径的门腔静脉侧侧分流术和端侧静脉分流术，术后使高压的门静脉血液分流到低压的体静脉系统，降低了门静脉系统的压力而达到控制出血的目的。非选择性门体分流术治疗食管-胃底静脉曲张破裂出血效果好，但肝性脑病发生率高达 30%～50%，易引起肝衰竭。门静脉血中含有肝营养因子，其丢失可造成肝细胞再生障碍，某些毒性物质亦可绕过肝脏直接作用于脑组织，故术后肝性脑病发生率高，可影响病人的生存质量。分流手术一般适用于 Child A、B 级的病人，但 Child C 级病人不适合分流术。当病人同时有腹水、黄疸、肝性脑病，明显的肌肉消耗时，应视为门腔静脉分流术的禁忌证。由于破坏了第一肝门的结构，为日后肝移植造成了困难。门腔静脉分流术与传统药物治疗的随机对比研究发现手术组的生存率无明显提高。

2. 限制性门腔静脉分流术　全门体静脉分流术已逐渐被摒弃，而改做限制性门腔静脉分流术。限制性门腔分流的目的是充分降低门静脉压力，制止食管-胃底静脉曲张出血，同时保证部分入肝血流。代表术式是限制性门腔静脉分流（侧侧吻合口控制在 10 mm）和门腔静脉"桥式"（H 形）分流（桥式人造血管口径为 8～10 mm）。

3. 外周型门体静脉分流术　即离开肝门一定距离、小口径的门体静脉分流术，包括脾肾、脾腔、肠腔静脉分流术等。

（1）脾肾静脉分流术（splenorenal shunt，SRS）：Linton 于 1947 年首先采用脾肾静脉分流术治疗门静脉高压。该术式门腔静脉分流量适中，仍有相当量的门静脉血供肝，术后肝性脑病发生率较低。该术式在国内应用较多，国外已很少应用，认为术后脑病发生率与门腔静脉端侧分流术相仿。由于吻合口小、脾静脉易扭曲，吻合口闭塞率高达 25%～50%。而且手术显露差，操作难度大，术后肝性脑病的发生率并不低。

（2）肠系膜上静脉与下腔静脉分流术（superior mesenteric vein-inferior vena cava shunt）：有端侧、侧侧和 H 形架桥多种方法吻合，适用于脾静脉条件不好，肝门粘连难以分离、门静脉闭塞或曾行脾切除术者。应选用肠系膜上静脉的外科干段进行桥接。该术式避开了门静脉主干，属于外周型分流。和限制性门腔静脉分流一样，其分流量较小，对肝脏门静脉供血影响较小，术后肝性脑病发生率及远期存活率均较好。静脉解剖条件所限，肠系膜上静脉有明显炎症，静脉周围粘连，不适合这种分流术。

（3）脾腔静脉分流术（splenocaval shunt，SCS）：因下腔静脉腔大，壁较厚，易于显露，成功率高，吻合口血栓形成的机会较小。根据我国学者的报道，手术后效果与传统的脾-肾静脉分流术和肠腔静脉分流术等相似。

（4）选择性门体静脉分流术：旨在保存门静脉的入肝血流，同时降低食管-胃底静脉曲张的压力。

主要有远端脾-肾静脉分流术和冠腔静脉分流术。①远端脾肾静脉分流术（distal splenorenal shunt，DSRS）：1967 年 Warren 首先施行了远端脾肾端侧分流术。其理论根据是门静脉系统有"功能性分区"现象，即分为相对高压的胃脾区和相对低压的肠系膜区。DSRS 通过结扎胃冠状静脉、胃右静脉和胃网膜右静脉，将胃脾区与肠系膜区分开。保留脾脏和保留脾胃韧带。然后游离脾静脉，离断脾胰静脉支。自肠系膜上静脉汇合处切断脾静脉，近断端缝闭，远断端与左肾静脉行端侧吻合。选择性地将胃及食管下段的静脉血通过胃短静脉→脾静脉→左肾静脉减压，同时维护门脉肠系膜上静脉的向肝血流。此手术能有效地控制门静脉高压食管-胃底静脉曲张破裂出血，同时能维持门静脉的向肝灌注血流，肝性脑病发生率低于其他全门-腔静脉分流术，故可提高术后存活率，对日后可能进行的肝移植手术也不会造成太大的影响。DSRS 适合于肝代偿功能良好，并有合适的静脉解剖条件和门静脉向肝血流的病人。有腹水、门静脉栓塞、门静脉离肝血流、肝功能代偿差的病人不适合做选择性分流术。DSRS 在技术上较困难，操作复杂，出血量较多，不适用于急诊止血。吻合口血栓发生率较高。DSRS 常致淋巴漏和乳糜腹水，术后腹水并发率明显增高。Warren 于 1989 提出改良的 DSRS，即脾胰断流术。游离脾静脉时切断所有汇入的细小胰静脉，将脾静脉远端全部从胰尾部游离，直到脾门处，分离并切断胃左、右静脉及胃网膜静脉，阻断所有进入脾静脉远端的胰腺血管，可避免对肝门静脉血产生"虹吸"作用，从而维持门静脉的肝灌注量。②冠腔静脉分流术：将胃冠状静脉（胃左静脉）与下腔静脉直接吻合，或用自体静脉及人造血管移植架桥分流，该式须将胃左静脉游离足够长度（8～10 cm），直接与下腔静脉吻合，同时结扎胃网膜右静脉，并行脾切除，既降低食管及胃底曲张静脉压力，又不影响肝脏血液灌注量，再出血率及肝性脑病发生率均低。胃冠状静脉壁薄而脆、侧支多，解剖分离、吻合时均较困难；小网膜脂肪肥厚者，难以游离出此静脉；有时肝尾状叶代偿性肥大，易压迫吻合口影响血流通畅性。

（四）肝移植

肝移植术（liver transplantation）经半个多世纪来的不断探索和研究，目前术后一年生存率为 80%～90%，5 年生存率达到 70%～80%，最长存活时间已达 30 多年。自 1980 年以来，肝移植已经成为外科治疗终末期肝病并发门静脉高压食管-胃底静脉曲张出血病人的理想方法，既替换了病肝，又使门静脉系统血流动力学恢复到正常。肝移植术不仅针对门静脉高压食管-胃底静脉曲张破裂大出血，而且有病因治疗的作用。肝移植术是在治疗或防止出血的同时从根本上解决病因的唯一治本的方法。肝移植术可纠正术后肝脏损害、血流动力学的异常，而不存在再出血、脑病、肝衰竭等问题。据报道 Child C 级病人行分流术，1 年存活率为 30%～70%，5 年存活率仅 13%～35%。肝移植 1 年存活率达 79%，5 年存活率达 71%，因此，用肝移植治疗晚期肝硬化术后生活质量高、远期效果好，有 75%～85% 的病人能恢复正常生活。

准备做肝移植的病人在等待供肝时若发生食管曲张静脉破裂出血，应先采用药物治疗（血管收缩剂，β 受体阻断药）、气囊压迫、内镜治疗（硬化剂注射或套扎）或 TIPS 等非手术方法控制出血。若有必要做门静脉减压性手术，最好做脾肾静脉分流或肠腔静脉分流术，从而避免对右上腹和肝门进行解剖和形成粘连。由于还不能完全避免慢性排斥反应，肝移植病人有可能接受再次肝移植。但供肝短缺，需终身服用免疫抑制剂，手术风险大，以及费用昂贵，加之晚期血吸虫病多为农村病人，经济拮据，限制了肝移植的临床应用。

肝移植适应证原则上为进行性、不可逆性和致死性终末期肝病而无其他有效的治疗方法者，肝移植标准术有原位肝移植（orthotopic liver transplantation，OLT）和背驮式肝移植（piggyback liver transplantation，PBLT）。前者将受体下腔静脉连同肝一并切除，并将供体的肝做原位的吻接。后者则保留受体下腔静脉，将受体的肝静脉合并成形后与供体的肝上下腔静脉作吻合。背驮式的优点在于：当作供、受肝的肝上下腔静脉吻合和门静脉吻合时，可完全或部分保留下腔静脉的回心血流，以维持受体循环的稳定，有利于肝移植的顺利进行。此外，为了充分利用供肝，还有减体积肝移植（reduced-size liver transplantation，RLT）和劈离式肝移植（split liver transplantation，SLT），前者是把成人的肝减体积后（如仅用肝左外叶）植入儿童体内。后者即是把一个尸体供肝劈割成两半分别移植给两个不同的受体。还有活体亲属供肝移植（living-related live transplantation，RLT），则多取父母或兄弟姐妹间的部分肝（左外叶、左或右半肝）移植给其亲属，前提是务必保证对供者尽量少的危害性，而受体又能获得与常规肝移植相似或更好的效果。也有异位辅助肝移植（heterotopic and auxiliary liver transplantation）等，临床上少用。

## 七、介入治疗

门静脉系统解剖结构特殊，无静脉瓣膜，两端均为毛细血管。因而，正常状态下介入操作无法经外周血管进入门静脉。经过30余年的探索，多途径穿刺插管进入门静脉系统在临床得到了有益的尝试，包括传统的经皮肝门静脉栓塞术（PTPE）途径，超声导向经门静脉左支 PTPE 途径，经皮穿刺脾静脉途径，经颈静脉肝内门体分流术（TIPS）、直接性门腔分流术（DIPS）途径，经腹肠系膜上静脉途径，以及在部分肝硬化门静脉高压伴胃肾分流病人中球囊闭塞经静脉逆行曲张静脉栓塞术（balloon-occluded retrograde transvenous obliteration，BRTO）。

### （一）介入性断流术

临床上可通过以下途径栓塞食管-胃底静脉。介入性断流术操作相对简单、安全，控制急性食管-胃底静脉破裂出血的有效率达到 70%～95%，降低了出血病人的近期病死率。但长期疗效难以保证。近年来，有学者提出在对食管-胃底静脉进行栓塞的同时行部分脾栓塞或胃左动脉栓塞，可降低门静脉压力，减少再次出血的机会，其长期疗效有待于进一步的研究证实。

（1）PTPE 途经：①彩色多普勒超声或腔内超声联合 X 线透视下定位、穿刺、导引；②可根据病人个体情况选择穿刺肝内门静脉左支或右支；③采用微穿刺系统穿刺门脉；④无水乙醇＋高压消毒明胶海绵粉末＋各种材质、形态的弹簧圈成为应用最广泛的栓塞物质。

（2）经肝途径：经介入性肝内门腔分流道栓塞，包括 TIPS 及 DIPS。

（3）经 BRTO 途径：使用球囊闭塞后经门静脉高压病人自发性胃、肾分流道逆行注入无水乙醇对胃底曲张静脉进行栓塞。与 PTPE 比较，BRTO 无需经皮穿刺肝脏，可在凝血功能较差或穿刺道、门脉内存在占位性病变的病人中实施，但 BRTO 只能在伴有自发性门腔分流道的病人体内实施。

（4）经皮穿刺脾静脉至门静脉途经（PTSVE）：经皮穿刺脾脏，经脾静脉、肝内门静脉、胃冠状静脉、胃短静脉，成功栓塞曲张食管、胃底静脉。由于脾实质脆弱，该技术难度相对较高、并发症较多。

### （二）介入性分流术（肝内门腔静脉分流术）

经颈静脉肝内门腔静脉分流术（transjugular intrahepatic portosystemic shunt，TIPS）是采用介入放射方法，经颈静脉途径在肝内肝静脉与门静脉主要分支间建立通道，置入支架以实现门体分流，TIPS 的内支撑管的直径为 8～12 mm。TIPS 可明显降低门静脉压力，一般可降低至原来压力的一半。TIPS 可减少出血的危险，并进行性减少曲张静脉的大小。TIPS 存在的主要问题是支撑管可进行性狭窄，还可并发肝衰竭（5%～10%）、肝性脑病（20%～40%）。目前 TIPS 的主要适应证是药物和内镜治疗无效、肝功能差的曲张静脉破裂出血病人，主要用于等待行肝移植的病人，作为术前预防食管-胃底静脉曲张破裂大出血的措施。

## 八、预防首次曲张静脉破裂大出血

预防首次曲张静脉出血的措施：

1. 对于无曲张静脉的病人应每隔 2～3 年行内镜检查，观察是否形成曲张静脉。

2. 对于有小的曲张静脉的病人应每隔 1～2 年行内镜检查，观察是否形成大的曲张静脉。目前对此类病人尚无证据应采取预防性治疗。

3. 对于中等或大的曲张静脉的病人若无禁忌时，应服用非选择性 β 受体阻断药和/或预防性手术。

4. 对于有中等或大的曲张静脉的病人若有禁忌证，或不能耐受 β 受体阻断药治疗，则应采用经内镜曲张静脉套扎术。单独应用单硝酸异山梨酯对此类病人并不理想。

5. 治疗应无限期地维持。

### 九、预防食管-胃底静脉曲张再次破裂大出血

预防措施：

1. 出血发生后存活的病人应继续治疗，可应用非选择性β受体阻断药或经内镜曲张静脉套扎术。

2. 条件允许时，应该监测β受体阻断药的血流动力学作用。如果达不到 HPVG 降低 20％以上或低于 12 mmHg，应加用 ISMN。

3. 联合应用β受体阻断药和内镜治疗（最好是曲张静脉套扎），治疗出血病人。

4. 联合应用β受体阻断药和经内镜治疗的病人仍有严重的反复的再出血，可考虑应用"抢救性"治疗，包括 TIPS，Child A 级病人可行分流术，国内首选贲门周围血管离断术。

### 十、食管-胃底静脉曲张破裂大出血的紧急处理

肝硬化合并食管-胃底静脉曲张破裂大出血是一种常见的、需采取紧急抢救措施的急症。出血不仅可引起休克，还可并发和加重腹水，可导致肝性脑病、严重感染、肝肾综合征和肝衰竭，病人迅速死亡，其危急性和严重性并不亚于大血管破裂的创伤病人。

（一）现场急救

食管-胃底静脉曲张一旦破裂可引起十分凶猛的上消化道大出血，喷射状呕吐出含凝血块的鲜红血液。若不及时抢救，很快将丢失数千毫升血液，并迅速导致休克而死亡，故应强调现场急救的重要性。若在病人家庭中，应立即静脉注射血管收缩药可利欣 1～2 mg，或可利欣和血管扩张药硝酸甘油的混合剂，然后即向医院转送病人，这样可明显提高止血率和降低出血率。

（二）液体复苏

及早充分的复苏直接影响生存率。病人应置于 ICU 内，保证气道通畅和预防吸入危险，严重低氧血症时应以呼吸机支持呼吸。用粗针穿刺静脉或行静脉切开，建立快速输液通道，快速输入平衡盐溶液扩容，尽快补充血容量，使红细胞压积维持在 25％～30％。避免长久的低血容量对预防感染和肾衰竭等并发症是十分重要的，这些并发症有引起再出血和死亡的高度危险。但应避免过量输血，以免引起门静脉压反跳性增加，导致继发持续出血和复发出血。同时进行血型鉴定，及时补充新鲜全血。对有凝血机制障碍的病人，可输入冻干新鲜血浆和血小板。有严重腹水时，应酌情限制晶体液的输入，以避免加重水钠潴留。采用 CVP 监测血流动力学的变化，记录尿量。过量的液体复苏可引起门静脉压升高和导致曲张静脉再出血。同时做血生化检查。提高血红蛋白在 80 g/L 以上，及早纠正电解质和酸碱平衡紊乱，并预防休克所引起的并发症和肝衰竭。

（三）及早使用血管活性药物

目前推荐入院时即开始应用血管活性药物；在行内镜诊断时即行经内镜治疗，这样，75％的病人可控制出血。若在病人家中没有使用血管收缩剂可在入院途中即应开始应用血管活性药物。可应用特立加压素、生长抑素、奥曲肽、血管加压素＋硝酸甘油，其中以特立加压素和生长抑素较理想，控制出血率达 75％～80％。

（四）经内镜曲张静脉套扎和硬化剂注射

是治疗食管曲张静脉破裂出血的首选治疗。胃底曲张静脉出血推荐经内镜注射组织黏合剂（氰基丙烯酸酯 histoacryl），这是唯一有效、可选择的措施。经内镜注射组织黏合胶可成功地控制食管和胃底曲张静脉急性出血和预防其再出血。经内镜治疗若配合降低门静脉压的药物治疗可获得更好的疗效。但是，如果药物治疗可显著降低肝静脉压力梯度（即超过基线 20％以上或低于 12 mmHg），则没有必要应用有侵入性的内镜治疗。

（五）气囊压迫

可作为一种临时措施，暂时控制出血，直至采取其他措施。气囊压迫法可单独使用，或与其他疗法

合用。由于高复发出血率，气囊压迫法仅是急救过程中的一种临时措施，还应该接着采取更有效的止血措施。所以，现在很多医疗中心已用药物和内镜治疗替代气囊压迫法。

（六）外科手术

外科手术的目的主要是控制出血。尽管目前多数病人以药物和内镜治疗为主要手段，但疗效并不持久、可靠。因此，当发生急性大出血时，在非手术无效时应积极创造条件，争取采用急诊手术治疗。门静脉高压的外科治疗应该是综合性治疗。非手术疗法可以为手术创造有利条件，使之更合理，更有效。手术后仍需继续进行非手术治疗，从而巩固手术的疗效和预防术后再出血，达到降低死亡率和提高远期存活率的目的。

（七）经颈内静脉肝内门体静脉分流术（TIPS）

该法是一种介入放射学技术。可以作为药物和内镜治疗无效时的急救措施，胃曲张静脉出血时亦可早期采用 TIPS。其最大优点在于它是一种非手术治疗，因而创伤较小。对肝功能始终处于 C 级，同时伴有腹水、不能耐受手术或拟作肝移植者可行 TIPS。

**十一、门静脉高压性胃病出血的治疗**

晚期血吸虫病门静脉高压性胃病是引起上消化道出血的第二大原因。其病变与门静脉高压密切相关，不同于普通的消化性溃疡及其他原因所致胃黏膜病变，故在治疗上单纯给予制酸保护胃黏膜用药效果不佳。降低门静脉高压是治疗门静脉高压性胃病急性出血的主要方法。在制酸保护胃黏膜治疗的同时，加用小剂量垂体后叶素静滴及普萘洛尔口服可以有效降低出血的复发率，且不良反应少。主要是非手术疗法，必要时行 TIPS 或门腔静脉分流术。

（一）止血治疗

1. 胃局部药物收缩止血　去甲肾上腺素冰盐水洗胃：通过三腔管 C 管注入冰盐水，洗涤清除胃内积血，再注入冰盐水 200 ml 加去甲肾上腺素 8 mg。去甲肾上腺素可使胃黏膜或内脏血管收缩，达到止血目的。必要时每隔 4～6 小时反复应用。凝血酶（thrombin）有促进出血部位凝血因子 I（纤维蛋白原）转化为纤维蛋白，使出血凝固；可激活凝血因子Ⅷ，使易溶性纤维蛋白转化为难溶性纤维蛋白；血凝块堵塞出血血管处，亦促进血小板不可逆聚集；还可促进上皮细胞的生长加速愈合。临床应用：每次 0.6 万～2 万 U，用生理盐水溶解 50～500 U/ml。经口服或经胃管灌注，每 1～6 小时重复使用；亦可经胃镜局部喷洒和注射用药。血凝酶（hemocoagulase）：具有类凝血酶样作用，促进出血部位的血小板聚集、释放。非急性出血或防止出血时可肌内注射或皮下注射，每次 1000～2000 U，但每天总量不超过8000 U，使用中无明显副作用。

2. 血管升压素和生长抑素　门静脉高压性胃病急性出血时可选用升压素及其衍生物，生长抑素及其衍生物，药物治疗剂量与食管-胃静脉曲张出血相同。但这类药物在改善静脉血流动力学的同时，可能减少胃黏膜血液灌注导致胃黏膜缺血。因此，在治疗中宜同时吸氧，以部分缓解二者所致的胃黏膜氧合不足。

3. 抑酸药　门静脉高压性胃黏膜出血，一般止血药效果较差，而采用抑酸药止血的机制主要是创造一个止血的低酸环境，并不直接参与止血。胃腔内的生理环境不利于机体的止血，在酸性环境下，被激活的胃蛋白酶能消化血凝块而破坏止血。此外，酸性环境也不利于血小板的聚集。目前选用质子泵抑制剂（PPI），如奥美拉唑、兰索拉唑和泮托拉唑等。

4. 非选择性受体阻滞药　普萘洛尔（Propranolol）又名心得安。普萘洛尔由于可以降低门静脉压力，减少胃黏膜血流而缓解门静脉高压胃黏膜瘀血状态，因此对门静脉高压性胃病有治疗作用。属非特异性 β 受体阻断药。阻滞心脏 β1 及内脏血管床 β2 受体，能明显减少心排血量和心率以及内脏的血流量。与此同时减少门静脉小分支的血流量和肝脏血流量，从而降低门静脉压力；并降低肝小静脉嵌入压和嵌入自由压的梯度。新近认为该药可选择性减低胃左静脉血流，使食管曲张静脉内张力和压力降低，因此，对晚期血吸虫病食管静脉曲张出血病人亦同样有治疗和预防作用。一般口服 10～20 mg，每天

2 次，其用量随病情而变，要求是使每分钟心率下降到原来的 25％为度，最大单次剂量为 180 mg，维持用量不少于 1 个月。通常用于预防早期或后期再出血，服药 1～2 年。

（二）内镜治疗

1. 内镜下局部药物喷洒　此方法用于渗血，尤其是弥漫性渗血者，可选用凝血酶 5000 U 或 5％～10％孟氏液（Monsell），8 mg 去甲肾上腺素加入等渗盐水 20 ml，5％精氨酸钠溶液等，操作时将内镜送至出血灶处，观察出血状况，如有血块覆盖出血灶处，应用生理盐水将其冲净，然后经钳道插入塑料导管，将上述一种药物直接喷洒在病灶上，直至显性出血停止。

局部药物注射：此法适用于喷血或血管裸露，在内镜直视下将内镜注射针经钳道插入，在距血管周围 1～2 mm 处，选 3～4 个点注射选用的药物，注射深度一般不超过 2～3 mm，出血停止后观察数分钟，无再出血可退针。常用药物有：无水乙醇，每点注射 0.1～0.2 ml。5％鱼肝油酸钠或者 1％乙氧硬化醇，每点注射 1 ml，不宜超过 2 ml，以免溃疡形成。

2. 热凝固止血法　系通过热效应使组织加热、脱水、凝固成为一层变性坏死物质，血栓形成，血管闭塞止血。有单极电凝（monopolar electrocagulation，MP）和液单极电凝（liquid electrocagulation，LP），此法适用于喷血或有血管裸露的病灶，在直视下让电极头直接接触出血病灶后，进行电凝。此外还有双极电凝（bipolary electrocagulation，BP）和多极电凝（multipolar electrocagulation，MUP）、热探头（heater probe，HP）凝固法、激光（laser）凝固法、微波（microwave）等。

## 第七节　腹水型晚期血吸虫病

腹水型晚期血吸虫病（advanced schistosmiasis，ascites），是指血吸虫病性肝纤维化致肝功能失代偿，以腹水为突出表现的临床类型。该型常与巨脾型合并存在。临床表现为腹胀、腹围增大和尿量减少。

### 一、发病机制

正常情况下，人体腹腔内约有 100 ml 液体。如有过量积液时则称为腹水。晚期血吸虫病腹水形成机制比较复杂，可能与下列因素有关。

（一）肝脏血流动力学变化

正常人入肝血流量（肝动脉和门静脉）与出肝血流量（肝静脉）处于平衡状态。血吸虫性肝纤维化时由于肝内组织结构的被破坏和重建，使肝内血管床受压、扭曲、变形、狭窄和改道，导致肝内血管床和血流量减少。由于肝静脉壁较薄，故其血管床及血流量最易受累，门静脉次之，肝动脉受影响最晚。当入肝血流量显著高于出肝血流量时，可产生大量腹水，甚至顽固性腹水。

（二）门静脉压增高

晚期血吸虫病时，大量虫卵沉积在肝内小静脉和汇管区，刺激纤维组织增生，正常结构受到破坏，肝内门脉系统受到挤压，管腔缩小，血流量减少，结果门脉血回流受阻，静脉压力增高。当门静脉压力 <12 mmHg 时很少形成腹水，当门静脉压力 >30 mmHg 时，腹腔内脏血管床静水压增高，组织液回吸收减少而漏入腹腔形成腹水。

（三）血浆胶体渗透压降低

正常情况下，自毛细血管流出的流体总量与自组织间隙返回血液的液体总量几乎相等，组织间液保持相对恒定。但当血浆胶体渗透压下降或门静脉压增加时，Starling 平衡被打破，致使体液聚积于腹腔，形成腹水。

由于白蛋白相对分子质量较小，所产生的渗透压远较等量球蛋白大，血浆胶体渗透压主要由白蛋白维持，故血浆白蛋白浓度降低是腹水形成的重要因素。肝纤维化时由于肝细胞合成白蛋白功能受损，白蛋白合成减少，加上水钠潴留对蛋白的稀释作用，如同时存在摄入不足或上消化道出血使血浆白蛋白降低明显，更可促进腹水形成。

（四）淋巴液外溢

肝纤维化时的再生结节可引起窦后性肝静脉阻塞，由于门静脉高压、肝窦受挤压等原因，淋巴液漏出增加，胸导管明显增粗，有时可相当于锁骨下静脉口径。肝静脉回流受阻，血浆自肝窦壁渗透至窦旁间隙，致肝淋巴液生成增多，超过胸导管引流的能力，如过量淋巴液不能有效回流入血则可由肝表面大量溢出，成为富含蛋白质的腹水。另一方面，肠毛细血管静水压增高，血浆胶体渗透压降低，有利于内脏淋巴液不断大量形成。由于肠系膜淋巴管和胸导管淋巴流量亦大大增加，当其增加程度超过胸导管输送能力时，过剩的低蛋白的淋巴液即溢至腹腔形成蛋白含量低的腹水。临床上可根据腹水蛋白含量的高低，估算腹水是来源于肝淋巴溢出或肠系膜毛细血管床漏出。

（五）神经、体液因素

血吸虫病肝纤维化使血管扩张、有效循环血流量减少，能激活颈动脉窦和主动脉弓的压力感受器，影响交感神经系统、使肾素-血管紧张素-醛固酮系统活性增强，导致钠水潴留。同时抗利尿激素的生成和分泌增加，交感神经活性增强，心钠素分泌下降，血内皮素浓度升高以及其他血管活性物质如心房肽、前列腺素、血管活性肽等分泌增多及活性增强，均可产生钠水潴留效应导致腹水增多。

## 二、临床表现

（一）病史

病人长期生活在血吸虫疫区或经常接触疫水，未经及时治疗，或治疗不彻底，虫卵肉芽肿严重损害肝脏，经较长时间的病理发展过程，导致晚期血吸虫病。

（二）症状与体征

早期可无症状或症状较轻，饮食尚可，随病情进展主要表现为腹部增大和腹胀，根据腹水量的多少表现程度轻重不一。严重时腹部膨隆，腹部绷紧发亮，状如蛙腹，男性可伴阴囊水肿。少数可出现脐疝。部分病人可伴有胸腔积液，多见于右侧，系腹水通过膈肌淋巴管或瓣性开口进入胸腔所致。

常有不规则的腹痛、腹泻、乏力，劳动力不同程度地减退。可有内分泌失调的表现，男性出现性欲减退、睾丸萎缩及乳房发育等；女性可有月经失调、闭经或不育。病程晚期常有贫血、牙龈出血、皮肤出血点、蜘蛛痣、营养不良性水肿等。肝脏萎缩、质硬、表面不平，无压痛；腹壁静脉、食管胃底静脉、直肠静脉丛曲张等。

移动性浊音对腹水的判断有重要价值。移动性浊音阳性则提示至少有 1000 ml 液体，若阴性则不能排除腹水。

## 三、辅助检查

（一）血吸虫病原检查

1. 粪便检查　晚期血吸虫病病人粪便查卵阳性率低，孵化找毛蚴检出率更低。

2. 直肠黏膜活体组织检查　直肠黏膜活体组织检查阳性者诊断准确性高，但存在假阴性，因虫卵在直肠黏膜的分布并不均匀，且不能明确体内是否有活虫的存在，所以无疗效考核价值。因病人凝血功能差，检查时应注意避免发生大出血。对于中度以上腹水、有出血性疾病史、严重痔疮、严重腹泻、心肺功能不全的病人忌做本项检查。

3. 免疫学检查　环卵试验（COPT）、间接红细胞凝集试验（IHA）、酶联免疫吸附试验（ELISA）等阳性可助诊断。

（二）常规检查

1. 血常规　可发生程度不等的贫血。在脾功能亢进时，血白细胞及血小板均可见降低，其中以血小板降低尤为明显。

2. 尿常规　一般无明显变化，很少出现有意义的蛋白尿、血尿和管型尿。

3. 腹水检查　常为漏出液，淡黄透明，不凝固，李凡他试验阴性，蛋白含量＜25 g/L，细胞总数

$<300 \times 10^6/L$，以淋巴细胞为主，细菌培养阴性。当并发自发性腹膜炎时，则呈感染性腹水的表现。

（三）肝功能

血清蛋白的改变常为最突出的变化，白蛋白合成减少，球蛋白增高。白蛋白与球蛋白比例降低或倒置。蛋白电泳可显示白蛋白降低，γ-球蛋白显著增高，β-球蛋白轻度升高。血清前白蛋白可下降 50％左右。

（四）肝纤维化检测

1. 透明质酸（HA）　HA 是 ECM 中蛋白多糖主要成分，临床上用得较多的检测方法有酶联免疫吸附试验和放射免疫测定法。正常参考值范围 2～115 ng/ml，随年龄增长而有所增高。肝病、慢性活动性肝炎＞165 ng/ml；肝纤维化＞250 ng/ml。

2. Ⅲ型前胶原（PCⅢ）　它由Ⅲ型胶原分子分泌到细胞外时由端肽酶切下的 N 端肽，晚期血吸虫病腹水型病人血中 PCⅢ 水平增高。正常参考值＜120 ng/ml。

3. Ⅳ型胶原（Ⅳ.C）　Ⅳ.C 是基底膜骨架的主要胶原成分之一，晚期血吸虫病腹水型病人血中Ⅳ型胶原水平增高。注意肾和肺纤维化时也可升高。正常参考值为 13～74 ng/ml。

4. 层粘连蛋白（LN）　LN 是一种大分子非胶原蛋白，与Ⅳ.C 一起主要存在于基底膜的透明层中，晚期血吸虫病腹水型病人血清 LN 显著升高。正常参考值为 48～114 ng/ml。

（五）腹部超声

腹部超声为诊断腹水便捷、可靠、敏感的技术。腹水在 B 超下呈现无回声图像，腹膜轮廓常随体位改变而移动，有肠道气体活动；也可发现肝纤维化、门静脉高压及了解肝胆胰脾和腹腔其他病变。

（六）CT、核磁共振

CT、核磁共振的可靠性、敏感性同腹部超声。腹水主要表现为肝脏周围低回声影。

（七）腹腔镜检查

当腹水病因诊断困难时可做腹腔镜检查，以便直接观察病变部位、必要时做腹膜活检病理组织学检查。

## 四、诊断

符合普通型晚期血吸虫病的诊断标准，经检查发现有腹水，同时排除其他原因引起的腹水后即可诊断腹水型晚期血吸虫病。

（一）分型

1. Ⅰ型腹水　多是初发小量腹水病人。此型病人的血钠＞130 mmol/L，尿钠＞90～50 mmol/24 h，尿钠/尿钾＞2，自由水清除率（$CH_2O$）＞1 ml/min，肾小球滤过率（GFR）和肾血流量（RPF）均正常。提示病人对水、钠均耐受。治疗时不必严格控制水的摄入，经卧床、限钠，在数天至 2 周发生自发性利尿，腹水逐渐消退。而抗醛固酮类利尿药可加速腹水消退。

2. Ⅱ型腹水　多为中量腹水，常在摄入过多钠盐时发生。经上述处理并不发生自发性利尿。此型病人的血钠＞130 mmol/L，尿钠＞40～50 mmol/d，尿钠/尿钾＜2，但＞1，$CH_2O$＞1 ml/min，GFR和 RPF 在正常范围。多数病例对抗醛固酮类利尿药，或联合使用排钠利尿药有效，病人对钠耐受差，但对水尚能耐受，利尿期间不必严格限制饮水。

3. Ⅲ型腹水　多为大量腹水持续在 4 个月以上。此型病人的血钠＜130 mmol/L，尿钠＜10 mmol/d，尿钠/尿钾＜1，$CH_2O$＜1 ml/min，GFR 和 RPF 均低于正常。以上情况提示病人对水、钠均不能耐受。呈进行性无盐饮食、限制水的摄入和应用大量利尿药，仍无利尿效果，常出现肝肾综合征。

（二）分度

根据腹水程度一般可分为三度。

1. 轻度（少量）　膝肘位腹部叩诊呈浊音，仰卧位脐部呈鼓音，变换体位移动性浊音不明显。

2. 中度（中量）　仰卧位腹部浊音不超过两侧锁骨中线内侧，变换体位移动性浊音明显。

3. 重度（大量）  腹部两侧明显抬高，腹壁张力增加，脐凹凸起，不能平卧，病人腹胀明显，状如蛙腹。

（三）特殊类型

难治性腹水（refractory ascites），又称顽固性腹水，是腹水中一种较严重的类型，是肝功能失代偿的晚期表现。重度腹水和Ⅲ型腹水并不等同于顽固性腹水，但极易发展为顽固性腹水。2014 年国内学者报告了肝硬化顽固性腹水的参考诊断标准：①较大剂量利尿药物（螺内酯 160 mg/d、呋塞米 80 mg/d）治疗至少 1 周或间断治疗性放腹水（4000～5000 ml/次）联合白蛋白［20～40 g/(次·d)］治疗 2 周腹水无治疗应答反应；②出现难控制的利尿药物相关并发症或不良反应。临床上仅以对利尿药物的治疗反应作为顽固型腹水的定义也一直存在争论。

**五、鉴别诊断**

晚期肝硬化病人大多数会发生腹水，但有约 15％腹水病人的腹水是肝外原因引起，包括癌肿、心力衰竭、结核性腹膜炎或肾病综合征等。约 5％腹水病人有两种或更多种病因所致，即混合性腹水。通常这类病人有肝硬化重叠其他一种形成腹水病因，如腹膜癌肿或结核性腹膜炎。多数原因不明腹水病人实际上有 2 种或 3 种形成腹水的病因，如心力衰竭、糖尿病肾病和非酒精性脂肪性肝炎。此类病人中，每单一因素可能不足以引起体液潴留，但这些易感因素重叠在一起就可足以导致钠和水的潴留。

（一）腹水的鉴别诊断

晚期血吸虫病出现腹水时应对腹水的性质作出判断，腹水是漏出液还是渗出液；是感染性还是非感染性；是良性还是恶性。

1. 漏出液与渗出液  晚期血吸虫病腹水无感染时为漏出液（表 13-6），腹水蛋白含量<25 g/L，但利尿治疗可使腹水蛋白含量增加（>25 g/L）。另一方面，大约 30％的恶性腹水的蛋白含量<20 g/L，因而，以腹水总蛋白浓度作为漏出性抑或渗出性腹水的传统方法，并不十分可靠，蛋白测定临床上应做血清-腹水白蛋白梯度和腹水 C 反应蛋白。

（1）血清-腹水白蛋白梯度（SAAG）：是根据膨胀流体静力平衡原理提出的。门静脉高压病人血清和腹水白蛋白含量之间有较大的梯度（≥11 g/L），非门静脉高压病人腹水则低于此梯度。

（2）腹水 C 反应蛋白测定：C 反应蛋白（CRP）为一典型时相反应蛋白，此蛋白由肝脏合成，相对分子质量 12 万，由 5 个非共价键结合的亚单位组成。CRP<10 mg/L 为漏出液，CRP>10 mg/L 为渗出液。其敏感性、特异性及正确诊断率分别为 84.12％、84.6％、84.44％。

| 表 13-6 | 渗出性腹水与漏出性腹水的鉴别 | |
| --- | --- | --- |
| | 渗出性腹水 | 漏出性腹水 |
| 外观 | 黄色、血色、多混浊 | 淡黄，透明或微浊 |
| 密度 | >1.018 | <1.015 |
| 凝固性 | 易凝固 | 不易凝固 |
| 蛋白定量 | >30 g/L | <25 g/L |
| 胸水蛋白/血清蛋白比值 | >0.5 | <0.5 |
| 胸水 LDH | >200 U/L | <200 U/L |
| 胸水 LDH/血清 LDH 比值 | >0.6 | <0.6 |
| 糖定量 | 低于血糖 | 与血糖相似 |
| 李凡他试验 | 阳性 | 阴性 |
| 细胞总数 | >500×10⁶/L | <100×10⁶/L |
| 细胞分类 | 急性感染以中性为主 | 以淋巴为主 |

2. 感染性腹水与非感染性腹水　晚期血吸虫病腹水病人并自发性细菌性腹膜炎（SBP），腹水呈感染性改变。根据国外 1992 年报道的 8 组前瞻性研究资料，腹水分析的各参数以中性多形核细胞计数为最有价值的指标，中性多形核细胞计数（PMN）$>500\times10^6/L$ 时，敏感性 80％，特异性 97％，诊断正确率 92％。临床上当腹水细菌培养阴性而 PMN$>250\times10^6/L$，且排除外科感染时，称为培养阴性的中性白细胞增高腹水（CNNA）。近来研究表明：CNNA 与 SBP 有关，是 SBP 的一种变异形式，两者死亡率分别为 31％及 26％，无明显差异，临床上应给予同样的处理措施。利尿治疗可使腹水白细胞计数增高，因而更可靠的指标是细菌培养，但大多数可疑的 SBP，常规腹水细菌培养和涂片呈阴性。最近有人改用新培养方法，即床边无菌法抽取更多量腹水标本（10 ml），立即注入培养瓶内培养，并与原始的常规培养方法比较，结果发现，细菌培养的阳性率由 43％提高到 91％，并能缩短培养阳性所需时间。腹水腺苷脱氨酶（ADA）测定对结核性渗出液的诊断具有方法简单、特异性及敏感性均高的优点，ADA 33 IU/L 作为诊断临界值，结核性腹水 98％在此值以上。酶联免疫吸附试验即检测腹水中抗结核分枝杆菌纯蛋白衍生物（PPD）的特异 IgG 抗体。测定 PPD-IgG 抗体是特异性的病原学诊断方法，可明确提供结核感染的依据（见表 40-8）。

**表 13-7　　　　　　　　　　　　　　感染性腹水与非感染性腹水的鉴别**

| | 感染性腹水 | 非感染性腹水 |
|---|---|---|
| 白细胞 | $>500\times10^6/L$，PMN$>50\％$ | $<300\times10^6/L$，PMN$<25\％$ |
| 腹水 pH | $7.25\pm0.06$ | $7.47\pm0.07$ |
| 乳酸盐测定 | $(33.79\pm42)$mg/L | $(111\pm79)$mg/L |
| 腺苷脱氢酶 | $(10.2\pm8.1)$U/L | $(2.94\pm1.79)$U/L |
| 鲎溶解物试验 | 阳性率$>75\％$ | 阳性率$<15\％$ |
| 细菌涂片培养 | 阳性率 20％～50％ | 均为阴性 |
| 腹水葡萄糖含量 | 低于空腹血糖 | 正常 |

3. 良性和恶性腹水　两者治疗及预后截然不同，对两者鉴别极为重要。常用以下方法鉴别：

（1）腹水检查：

1）腹水脂质测定（主要是胆固醇及磷脂）：癌性腹水中胆固醇浓度明显高于肝硬化性腹水。

2）腹水中纤维连接蛋白（Fn）测定：Fn 主要由成纤维细胞和血管上皮细胞产生，恶性腹水组明显增高。

3）腹水乳酸脱氢酶（LDH）与血清 LDH 之比：一般良性疾病和肝癌腹水与血清 LDH 比值$<0.4$，此值不能鉴别肝纤维化腹水和肝癌腹水，但有助于鉴别肝纤维化腹水与其他恶性腹水，而腹水与血清 LDH 之比$>1$，则高度提示癌性腹水。

4）腹水癌胚抗原（CEA）测定：对腺癌引起的腹水诊断意义较大。一般认为，腹水 CEA$>15$ mg/L，腹水/血清 CEA 比值$>1.0$，恶性腹水可能性大。

5）甲胎蛋白（AFP）：原发性肝癌腹腔转移所致的腹水中 AFP 常为 500 μg/L，与血液中 AFP 水平相平行，甚至高于血中浓度。

6）腹水细胞学检查：肿瘤脱落细胞检查，腹水细胞学检查特异性高，敏感性不高，为 40％～60％，需反复送检，每次腹水不少于 250 ml；流式细胞计数（FCM）用于大量的细胞筛检，具有简便迅速的特点；细胞学单克隆技术，是应用抗肿瘤的单克隆抗体，对肿瘤转移引起的腹水进行免疫荧光或免疫酶标细胞学检查，得到较常规细胞学更为准确的结果。

（2）影像学检查：CT、B 超和 X 线等影像技术已成为诊断实质占位性病变的主要检查手段。Goerg 等描述 8 种与肿瘤有关的异常超声改变，包括直接的和间接的，即腹壁癌肿浸润、肠袢叠加、腹水分隔散布、腹水内有回声、大网膜叠连、伴随的肿块和淋巴结改变、肝占位征象。几乎所有的恶性腹水病人，表现为上述一种或一种以上的超声改变，认为超声检查是诊断恶性腹水极有价值的认识方法。腹腔镜对不明原因腹水有较大诊断价值。腹腔镜检查可区别肝脏、腹腔或盆腔病变所致腹水，若肝表面淋巴管扩张或腹膜血管增生，提示肝纤维化或门静脉高压（表 13-8）。

**表 13-8　　　　　　　　　　　　　　　　　良性腹水与恶性腹水的鉴别**

| | 良性腹水 | 恶性腹水 |
|---|---|---|
| 腹水胆固醇 | 一般阴性 | >480 mg/L 者占 92.3% |
| 腹水磷脂 | 一般阴性 | >6 mg/L 者占 77.4% |
| LDH 及其同工酶 | $(62\pm42)$IU，$LDH_2$ 升高 | $(270\pm100)$IU，$LDH_{3\sim5}$ 升高 |
| 纤维连接蛋白 | >30 mg/L 者占 8.2% | >30 mg/L 者占 85.1% |
| α 酸性黏蛋白 | <39 $\mu$g/L | >39$\mu$g/L |
| 腺苷脱氨酶 | $>1\times10^5$ U/L 者占 90% | $>1\times10^5$ U/L 者占 8% |
| CEA | $<(6.3\pm2.78)\mu$g/L | $>(30.14\pm27.73)\mu$g/L |
| AFP | >100 $\mu$g/L 者占 2% | >100 $\mu$g/L 者占 25.5% |
| 染色体核型分析 | 无异常核型 | 异常核型占 80% |
| 酸性可溶性蛋白 | $(418\pm308)$mg/L | $(1085\pm898)$mg/L |
| 酸稳定蛋白酶抑制 | <3.8 U/L | >8.2 U/L |
| 溶菌酶浓度 | $(31.25\pm6.93)$mg/L | $(14.5\pm5.15)$mg/L |
| CA125 单克隆抗体 | 正常 | 卵巢癌升高 |
| 淀粉酶及同工酶 | 阴性（胰腺炎腹水除外） | 卵巢癌、胆囊癌、胰腺癌升高 |
| 流式细胞仪检查 | 良性细胞 DNA 指数≤1 | 恶性细胞 DNA 指数>1 |
| 细胞学检查 | 阴性 | 阳性率>65% |
| 腹腔镜检查 | 阴性 | 阳性率>70% |

（二）腹水相关疾病的鉴别诊断

晚期血吸虫病腹水易与肝炎后肝硬化、结核性腹膜炎、肝癌、巴德-基亚里综合征、卵巢肿瘤等所致腹水相混淆，尤其在疫水接触史不十分明确、腹水较多肝脾触诊不满意及腹水性质不典型时给鉴别诊断造成一定困难。

1. 肝炎后肝硬化　多有病毒性肝炎病史，国内以乙型病毒性肝炎为多见。病人肝细胞损害明显，临床上乏力、食欲减退、腹胀、黄疸、蜘蛛痣、肝掌、男性乳房肿大等较为多见，肝炎后肝硬化在肝脏表面有时可扪及较粗大结节。后期肝脏常有萎缩，脾大不如晚期血吸虫病明显，乙型肝炎病毒相关标志物呈阳性，肝功能异常，血清胆红素及丙氨酸转移酶常增高，病程进展相对较晚期血吸虫病要快、预后差。但晚期血吸虫病常合并有病毒性肝炎。

2. 结核性腹膜炎　本病女性多见，亦可见于儿童和青少年，腹水多为中等量或少量，常有发热、盗汗等全身中毒症状。有时伴有肺部原发结核病灶或心包、胸膜的渗出性炎症，则诊断多无困难。也有病程较长、全身中毒症状不明显、以腹水为主要表现的病人，易造成误诊，抗结核治疗效果好。

3. 巴德-基亚里（Budd-Chiari）综合征　肝静脉阻塞综合征临床上并非少见。此综合征大多由血栓形成所引起，其病程经过可分为急性与慢性两种，急性型主要表现为突发性肝区疼痛、进行性肝大、腹水及轻度黄疸。慢性型发展较慢，先出现上腹疼痛，肝大与消化不良症状，继而在上腹部及胸部近剑突处出现静脉曲张、脾大与腹水。腹水为漏出液，量多，增加迅速，治疗效果不佳。此病与晚期血吸虫病腹水的鉴别要点是：①突发性肝区疼痛及进行性肝大，脾通常不大或稍大。而晚期血吸虫病病人肝常萎缩，脾大明显，多数伴有脾功能亢进。②腹水生长迅速，且疗效不佳，而晚期血吸虫病在纠正低蛋白血症及控制腹水感染后腹水消退明显，尤其对初次起腹水者。③常伴有下腔静脉血栓形成，故可出现明显的胸腹壁静脉曲张，且下腹壁静脉血流方向自下而上，一般无脐周静脉曲张。④B超、CT检查可发现肿大的肝脏尾叶等影像学改变，对本综合征诊断有重要的价值。

4. 原发性肝癌　病程进展迅速，体重下降，肝区隐痛不适，肝脏呈进行性肿大，质地坚硬，表面凹凸不平，逐渐出现黄疸和腹水，腹水呈草绿色或血性。血清甲胎蛋白（AFP）增多，B型超声、CT示肝内占位病变，或腹水中找到癌细胞均有助于原发性肝癌的诊断。

5. 卵巢肿瘤　卵巢肿瘤是女性生殖系统肿瘤中最多见的一种，对于女性病人应注意与该病鉴别。大多数卵巢肿瘤发生于20～50岁之间的妇女，而恶性肿瘤多发生于年龄较大者。良性卵巢肿瘤生长缓慢，多从下腹部一侧向上增大，常可形成巨大的肿块，占据腹腔的大部分，使腹部呈圆形隆起，腹部中央叩诊呈浊音，两侧腹部呈鼓音，其浊音非移动性。恶性卵巢瘤大多为癌，肉瘤较为罕见。病人常有不同程度的腹痛、腹胀，或伴有子宫出血、月经紊乱。可出现腹水，而无晚期血吸虫病的脾大、脾功能亢进等门静脉高压表现。

6. 对于腹水原因不明者还需与华支睾吸虫病、腹膜间皮瘤、腹膜假黏液瘤、淋巴瘤、充血性心力衰竭、门静脉血栓形成、下腔静脉阻塞综合征、胰源性腹水、肺吸虫病性腹膜炎、系统性红斑狼疮并发腹膜炎等鉴别。

### 六、腹水的内科治疗

腹水型晚期血吸虫病治疗上应采取综合治疗措施，包括限钠、限水、合理使用利尿药、纠正低蛋白血症、放腹水及外科治疗等。

（一）一般治疗

1. 休息　应适当减少活动，以卧床休息为主。卧床休息可减轻肝脏的代谢负担，改善肝、肾供血，增加肾血流量，显著地降低血浆肾素、醛固酮及去甲肾上腺素浓度，增加肾小球滤过率，促进尿钠排出；提高对袢利尿药反应性，使尿量增多有利于腹水消除。有5%～15%腹水病人经卧床休息和低钠饮食，腹水可自发消退。

2. 饮食　原则是给予高蛋白质、高碳水化合物、富含多种维生素和适量脂肪的容易消化的膳食。晚期血吸虫病病人常处于高分解代谢状态，表现为肌肉消耗和蛋白质转换加速，呈负氮平衡。摄入足量蛋白质可恢复正氮平衡，使肝细胞内脂肪浸润消失，细胞内蛋白质增加，肝功能改善。每天摄入蛋白质量以1.5 g/kg为宜。因个体差异，须按耐受量给予。摄入过多，可增加肝脏负担，诱发肝性脑病。摄入含糖量较高的饮食是供给热量的主要来源，当血糖浓度升高时，肝糖原合成增多，可提高肝脏的解毒功能，增强肝脏的防御能力，有利于肝细胞修复及新生。此外肝糖原及脂肪氧化产生热能，可减少体内蛋白质消耗，有利于维持机体正氮平衡。每天需糖量6～10 g/kg。但过量摄入食糖，可加重胰岛负担，引起糖代谢异常，诱发或加重原有肝源性糖尿病。脂肪摄入应以植物性脂肪为主，每天约0.5 g/kg。此外，应摄入丰富新鲜蔬菜、水果以补充维生素。卧床不起者每天需供给热量7.56～8.4 kJ（蛋白质80 g）；坐起活动者每天需热量9.24～10.5 kJ（蛋白质100 g）；下床活动者每天11.76～12.6 kJ（蛋白质120 g）。必要时可通过鼻饲或胃肠外静脉高营养以提供机体必需的物质。

3. 合理限钠　1 g钠可潴留液体约200 ml。因此，内科治疗腹水旨在通过产生负钠平衡，动员腹水排出体外。以往观念认为，限钠是肝硬化腹水最基本的治疗，即使腹水消失后，仍主张继续限钠，以防腹水重新积聚。但是，大程度限制钠的摄入，虽然有利于消退腹水，且10%～20%初发型腹水病人的钠水潴留明显改善，减少腹水复发风险，但长期限钠会导致病人食欲下降及低钠血症，加重营养不良。另一方面，严格限钠，血浆低钠时RAAS活性增强，尿钠排泄减少，形成难以纠正的恶性循环。研究表明，短期大剂量利尿药物及适当补充钠盐治疗肝硬化腹水安全有效。因此，多数学者认为肝硬化腹水不必严格限制钠的摄入。

4. 限制水分摄入　由于晚期血吸虫病腹水病人常伴有肾脏自由水清除障碍，故在潴钠同时，常有潴水过多倾向。限钠而不适当限水，当水的摄入超过肾脏负荷能力，势必导致体内潴水过多，严重时可引起稀释性低血钠。除初次出现腹水，肝脏功能尚可，肾功能正常者可不必限制水的摄入外，一般每天摄水量应限于 1500 ml；如血清钠＜130 mmol/L，每天摄入水量控制在 1000 ml 以下；血清钠＜125 mmol/L，每天摄入水量减至 500～700 ml。

（二）护肝和支持治疗

1. 护肝　主要是使用能量，改善肝细胞代谢，促进肝细胞再生的药物和多种维生素，尽可能改善肝脏功能。

2. 补充白蛋白　病人因多种原因往往有低蛋白血症，需补充白蛋白，以提高血浆胶体渗透压，增加有效血浆容量，促进利钠排水。一般根据病人情况，每次输白蛋白 10～50 g，争取维持白蛋白 30 g/L 以上。但由于输入蛋白半衰期短，同时病人肝糖原异生作用降低，部分输入外源性蛋白可作为能量消耗以及通过肝窦间隙自肝包膜表面漏出，故单纯输注蛋白疗效也是短暂的，需配合其他综合治疗。此外，白蛋白价格昂贵，如能采取自身腹水回输，利用自身腹水中蛋白质扩容、利尿，较经济实用。

3. 纠正有效循环血容量不足　有效血容量减少和肾灌流不足，是引起顽固性腹水的重要原因。

（三）利尿药的应用和选择

1. 常用的利尿药　根据作用部位和特点，常用的利尿药物种类包括：醛固酮拮抗药、袢利尿药及血管加压素 $V_2$ 受体拮抗药等。

（1）醛固酮拮抗药：螺内酯是临床最广泛应用的醛固酮拮抗药，为醛固酮的竞争性抑制药，作用于远曲小管和集合管，阻断 Na-K 和 Na-H 交换，导致水钠排泄增多。推荐螺内酯起始剂量 40～80 mg/d，以 3～5 天阶梯式递增剂量，常规用量上限为 100 mg/d。最大剂量不超过 400 mg/d。不良反应：高钾血症，男性乳房发育胀痛，女性月经失调，行走不协调等。

（2）袢利尿药：呋塞米是最常用的袢利尿药，其他有托拉塞米等。呋塞米存在明显的剂量效应关系，随着剂量加大，利尿效果明显增强，且药物剂量范围较大。主要通过抑制肾小管髓袢升支粗段与 $Na^+$、$Cl^-$ 配对转运有关的 $Na^+$-$K^+$-ATP 酶，从而抑制 NaCl 的主动重吸收，导致水钠排泄增多。晚期血吸虫病病人口服呋塞米的生物利用度较好，静脉效果优于口服。对于腹水复发及顽固型腹水病人，袢利尿药联合螺内酯的疗效与安全性优于单用螺内酯。呋塞米推荐起始剂量 20～40 mg/d，3～5 天可递增 20～40 mg，呋塞米常规用量上限为 80 mg/d，每天最大剂量可达 160 mg。不良反应：体位性低血压、低钾、低钠、心律失常等。

（3）高度选择性血管加压素 $V_2$ 受体拮抗药：血管加压素 $V_2$ 主要介导血管加压素激活集合管水通道蛋白，导致水重吸收增加。$V_2$ 受体拮抗药可以竞争性结合位于肾脏集合管主细胞上的 $V_2$ 受体，减少集合管对水的重吸收，从而改善肝硬化腹水、稀释性低钠血症及周围组织水肿，且该药几乎不影响心脏、肾脏功能。$V_2$ 受体拮抗药可能成为治疗肝硬化腹水特别是伴低钠血症者的新方法。这类药物包括托伐普坦、利伐普坦等。开始一般 15 mg/d，根据服药后 8 小时、24 小时的血钠浓度与尿量调整剂量，最大剂量 60 mg/d，最低剂量 3.75 mg/d，一般连续应用不超过 30 天。禁忌证为低血容量低钠血症。不良反应：口渴、高钠血症、肾衰竭等，需密切监测血钠及肝肾功能。

（4）其他类利尿药物：

1）噻嗪类利尿药：氢氯噻嗪是最常用的噻嗪类利尿药，通过抑制近曲小管、肾小管髓袢升支对钠、氯离子的重吸收，促进钠、氯、钾离子的排泄。常用量口服每次 25～50 mg，每天 1～2 次。噻嗪类利尿药可引起糖代谢紊乱与胰岛素抵抗，可增加糖尿病的发生，因此肝硬化腹水病人不建议长期应用。不良反应与呋塞米相似。

2）氨苯蝶啶：系保钾利尿药，与噻嗪类或袢利尿药合用有协同作用。如果螺内酯不能耐受，可用氨苯蝶啶替代治疗，开始每天 25～100 mg，分 2 次服用，与其他利尿药合用时，剂量可减少。

2. 利尿药治疗的常用方法　晚期血吸虫病腹水型病人呋塞米、螺内酯的应用剂量及疗程缺乏随机对照研究。因此，临床如何选择利尿药物及剂量仍以经验性为主。

（1）Ⅰ型腹水或初发腹水：单独给予螺内酯，推荐起始剂量 40～80 mg/d，1～2 次/d 口服，若疗效不佳时，3～5 天递增 40 mg 或联合呋塞米。螺内酯常规用量上限为 100 mg/d，最大剂量 400 mg/d。呋塞米推荐起始剂量 20～40 mg/d，3～5 天可递增 20～40 mg，呋塞米常规用量上限为 80 mg/d，最大剂量 160 mg/d。

（2）Ⅱ型腹水或复发性腹水：螺内酯联合呋塞米疗效明显高于螺内酯序贯或剂量递增，且高钾血症发生率显著降低。因此，推荐螺内酯与呋塞米起始联合使用，初始剂量螺内酯 80 mg/d，呋塞米 40 mg/d，3～5 天可递增螺内酯与呋塞米的剂量，至达最大剂量。大多数腹水病人应用呋塞米加螺内酯后均有较满意的疗效。

3. 利尿药治疗的注意事项

（1）需了解病人肝、肾功能及电解质紊乱情况。出现肝性脑病先兆时，应停用利尿药。当肾功能很差，肾小球滤过率<20 ml/min，24 小时尿钠/钾比例<0.5 时，利尿药失去效应，反可进一步损害肾功能。

（2）治疗期间应每天记录病人腹围、体重及尿量变化。利尿反应时液体的丧失率不能大于对腹水及水肿液的再吸收率。腹水的最大再吸收率每天限于 700～900 ml。腹水同时伴有水肿者每天能耐受丢失 1 kg 的液体（即每天体重减 1 kg 左右），而仅有腹水者只能耐受 0.5 kg 液体的丢失（即体重减轻 0.5 kg）。

（3）治疗应以病人有舒适感和副作用少的情况为度，从低剂量开始，不能急于求成，以达到缓慢而持久的利尿和体重下降为目的。腹水估量在 5 L 左右的病人，通常至少需住院经利尿治疗 2 周以上。

（4）联合应用保钾、排钾利尿药，因人而异制订个性化治疗方案，长期服药者一般多采用间歇疗法，以减少应用利尿药引起的并发症。在卧床休息及严格限制钠摄入量的基础上应用利尿药，可提高疗效并降低腹水的复发率。

（四）腹腔穿刺放液

腹腔穿刺放液仍然是顽固型腹水的有效治疗方法，也是快速、有效缓解病人腹胀的方法。研究证实，连续大量放腹水（4～6 L/d）同时补充人血白蛋白（8 g/1000 ml 腹水）较单用利尿药更有效，并发症更少。对于伴大量或张力性腹水病人，大量放腹水联合人血白蛋白治疗，可明显缓解病人的临床症状。

（五）腹水浓缩回输术

腹水浓缩回输术是治疗顽固性腹水的较好方法，经腹水检查证实为无菌性腹水，在严格无菌条件下，2～3 小时内放出腹水 5000～10000 ml（放腹水后加腹带），经超滤或透析浓缩至 500～1000 ml 回输，放腹水后可补充人血白蛋白。包括静脉回输与腹腔回输，静脉回输由于对病人的要求高，且风险性大，目前临床上已较少应用。

（六）经颈静脉肝内门体分流术（TIPS）

TIPS 是指经颈静脉穿刺，在肝静脉和肝内门静脉分支之间，创建一个减压通道降低门静脉高压的方法，达到与外科分流相同的效果。TIPS 是治疗顽固性腹水的有效方法之一，可以作为需要频繁进行腹穿放腹水或频繁住院病人（≥3 次/月）或肝移植的过渡治疗。TIPS 同样可以缓解 60%～70% 难治型肝性胸腔积液病人的症状。研究显示，TIPS 不仅降低门静脉压力，缓解腹水，而且能改善尿钠排泄和肾脏功能。但 TIPS 后肝性脑病发生率 25%～50%，60 岁以上者风险更高。TIPS 会增加心脏前负荷，既往有心脏病的病人容易诱发心力衰竭。

（七）中医中药

中医治疗晚期血吸虫病腹水的经验可归纳为：杀虫解毒去积，辨证分型论治。抓住肝瘀、脾湿、肾虚三个关键，行气活血以养肝为主；运湿助化以健脾为主；清热利尿、化气利尿、育阴利尿、温阳利尿以益肾为主。

（八）肝移植

肝移植是对晚期肝纤维化尤其是肝肾综合征的最佳治疗，可提高病人的存活率。有学者认为，肝移植是目前治疗难治性肝纤维化腹水的根本措施。由于费用昂贵及供体来源困难，尚未广泛开展。

## 第八节　肝性脑病型晚期血吸虫病

肝性脑病型晚期血吸虫病（advanced schistosmiasis，hepatic encephalopathy）是晚期血吸虫病的严重并发症，死亡率高，仅次于上消化道出血。目前，已将肝性脑病这一危及病人生命的并发症归类为肝性脑病型晚期血吸虫病。是由于在血吸虫病肝硬化的基础上，发生肝衰竭或门体分流引起代谢紊乱，使从肠道来的毒性物质不能被肝脏解毒或清除，或通过侧支循环绕过肝脏直接进入体循环，透过血-脑屏障到达脑组织中而引起大脑功能紊乱。以神经精神症状为主，临床表现为性格智能改变、行为异常、意识障碍和昏迷等。

### 一、病因与诱因

大致可归纳为以下 4 个方面：

（一）氨等含氮物质及其他毒物的增加

如进食过量的蛋白质、输血、消化道大出血致肠道内大量积血；厌食、腹泻或限制液量、应用大量利尿药或大量放腹水可致血容量不足而发生肾前性氮质血症；口服铵盐、尿素、蛋氨酸等使含氮物吸收增加；便秘使氨及肠道的其他毒性物质与肠黏膜的接触时间延长，吸收增加；感染（如自发性腹膜炎等）可增加组织分解，代谢产氨增多；低血糖可使脑内脱氨作用降低；各种原因所造成低血压、低氧血症，某些抗结核药物、感染和缺氧等加重肝功能损害等，可致机体对肠道来的氨及其他毒性物质代谢能力降低，血中浓度升高。

（二）低钾性碱中毒

由于大量利尿或放腹水引起碱中毒时，体液中 $H^+$ 减低，$NH_4^+$ 容易变成 $NH_3$，增加了氨通过血-脑屏障的弥散能力，导致氨中毒。

（三）加重门体分流及肝损伤的因素

如自发性门体分流、手术分流后使从肠道来的氨及其他毒性物质绕过肝脏直接进入体循环中，而致血氨及其他毒性物质血浓度升高。

（四）镇静药和麻醉药使用不当

因为晚期血吸虫病并发 HE 时，肝脏功能障碍，肝脏对药物的分解能力下降，使药物在体内蓄积造成对中枢神经系统的抑制。镇静催眠药物可直接与脑内 γ-氨基丁酸-苯二氮䓬类（GABA/BZ）受体结合，对大脑和呼吸中枢产生抑制作用，造成缺氧。麻醉和手术增加肝、脑、肾的功能负担。

### 二、致病机制

HE 发病的确切分子机制迄今尚未完全阐明，没有一种理论能够完全解释肝脏异常、神经系统紊乱和临床表现之间的相互关系。除了血氨升高仍是 HE 发病机制中的关键因素以外，HE 的发病还存在着其他致病因素，如炎症反应、神经类固醇、氧化应激和锰中毒等。而 γ-氨基丁酸（GABA）起协同作用，内源性阿片物质和星形胶质细胞的作用日益受到重视。发现 HE 病人脑组织有星形胶质细胞肿胀的病理改变，进而导致脑水肿，可解释 HE 的主要临床表现。实验性 HE 发现了存在于谷氨酸盐、5-羟色胺、GABA 及儿茶酚胺通路的异常表现。近来对一些来源于肠道的其他神经毒素也被证实在 HE 的发病过程中和血氨有协同效应，如硫醇、短链脂肪酸、酚类物质等，但目前这些物质具体的作用机制尚不十分清楚。

### 三、临床表现

第 11 届世界消化病学大会（WCOG）工作小组将 HE 分为 3 种主要类型：A 型为急性肝衰竭相关型，不包括慢性肝病伴发的急性 HE；B 型为门体分流相关型，肝活检证实肝组织学正常；C 型指在慢性肝病或肝硬化基础上发生的 HE。C 型又进一步细分为发作性 HE、持续性 HE 和轻微性 HE。因此，晚期血吸虫病并发 HE 应属于 C 型。

#### （一）症状和体征

HE 的发生，在晚期血吸虫病较门静脉性与坏死后肝硬化为少，国内报道占 1.6%～5.4%，其病程也较长。晚期血吸虫肝硬化病人 MHE 发生率高达 32%～52.6%。病人除了具有晚期血吸虫病肝功能失代偿期的常见表现外，还可具备血吸虫病的其他表现。

HE 最早出现的症状是性格改变，一般原神经类型属外向型者由活泼开朗，表现为抑郁；原内向型者由孤僻、少言转为欣快多语；第二是行为改变，初只限于不拘小节的行为，如乱扔纸屑，随地便溺，寻衣摸床等毫无意义的动作。这些变化只有密切观察，细心体会才能发现；第三是睡眠习惯改变，常白天昏昏欲睡，夜晚难于入眠，呈现睡眠倒错，预示 HE 即将来临；第四是肝臭出现。是由于肝衰竭，机体内含硫氨基酸代谢中间产物（如甲硫醇，乙硫醇及二甲硫化物等）经肺呼出或经皮肤散发出的一种特征性气味，此气味有学者称烂苹果味、大蒜味、鱼腥味等。

HE 常伴脑水肿，其临床表现主要有恶心、呕吐、头昏、头痛；呼吸不规则，呼吸暂停；血压升高，收缩压升高可为阵发性，也可为持续性；心动过缓；肌张力增高，呈去大脑姿势，甚或呈角弓反张状；瞳孔对光反射迟钝或消失，瞳孔散大或两侧大小不一；跟膝腱反射亢进。这些征兆可能到 HE 晚期出现，也可能不明显。临床如观察颅内压可用硬脑膜下、外或脑实质内装置监测，正常颅内压 < 20 mmHg（2.7 kPa），超过此值即可伴脑水肿。

HE 的体征，除有重症肝病的深度黄疸、出血倾向、肝浊音区缩小、腹水等外，重要的是扑翼样震颤（flapping tremor），该体征出现意味着 HE 进入 Ⅱ 期。检查时病人微闭双目、双臂平伸、手掌向背侧伸展、五指分开、掌指关节及腕关节甚至肘与肩关节在 30 秒内呈无规律的屈曲和伸展抖动即为扑翼样震颤阳性。嘱病人手紧握医生手 1 分钟，医生能感到病人抖动。另外，思维和智能测验如数字连接试验、签名测验、作图试验及计算力测定等，HE 者能力均下降。

#### （二）临床分级

为便于早期诊断并指导治疗，常根据病人的临床表现对肝性脑病进行临床分期，但其临床分期各家报道并不一致，有的分 3 期、4 期、5 期，甚至 6 期。目前我国学者制定的《肝硬化肝性脑病诊治指南》，根据其临床表现把肝性脑病分为 6 级（表 13 - 9）。但各期之间并无明确的界线，前后期临床表现可有重叠，病情发展或经诊疗好转时，程度可升级或退级。少数慢性肝性脑病病人由于中枢神经不同部位有器质性损害而出现智能减退、共济失调、锥体束征阳性或截瘫，这些表现可能暂时存在，也可能成为不可逆损害。

表 13 - 9　　　　　　　　　　　　　　肝性脑病的分级及症状、体征

| HE 分级标准 | 神经精神学症状（即认知功能表现） | 神经系统体征 |
| --- | --- | --- |
| 无 HE | 正常。 | 神经系统体征正常，神经心理测试正常。 |
| MHE | 潜在 HE，没有能觉察的人格或行为变化。 | 神经系统体征正常，但神经心理测试异常。 |
| HE 1 级 | 存在琐碎轻微临床征象，如轻微认知障碍，注意力减弱，睡眠障碍（失眠、睡眠倒错），欣快或抑郁。 | 扑翼样震颤可引出，神经心理测试异常。 |
| HE 2 级 | 明显的行为和性格变化；嗜睡或冷漠，轻微的定向力异常（时间、定向），计算能力下降，运动障碍，言语不清。 | 扑翼样震颤易引出，不需要做神经心理测试。 |

续表

| HE 分级标准 | 神经精神学症状（即认知功能表现） | 神经系统体征 |
| --- | --- | --- |
| HE 3 级 | 明显定向力障碍（时间、空间定向），行为异常，半昏迷到昏迷，有应答。 | 扑翼样震颤通常无法引出、踝阵挛、肌张力增高、腱反射亢进，不需要做神经心理测试。 |
| HE 4 级 | 昏迷（对言语和外界刺激无反应）。 | 肌张力增高或中枢神经系统阳性体征，不需要做神经心理测试。 |

#### 四、辅助检查

肝功能异常、凝血功能异常往往只反映肝细胞的功能状态。如酶疸分离、高胆红素、低蛋白血症、胆碱酯酶活性降低以及血清胆固醇降低等，均不能说明肝性脑病的严重程度。血生化检查如发生水、电解质及酸碱平衡紊乱可促进并加重肝性脑病。肾功能（肌酐、尿素氮）检查如异常仅预示即将或已发生肾衰竭。有助于 HE 诊断的检查应包括：

1. 血氨　正常人空腹静脉血氨为 6～35 $\mu g/L$（血清）或 47～65 $\mu g/L$（全血）。在 B 型、C 型 HE 时血氨升高，而 A 型 HE 的血氨常正常。

2. 血浆氨基酸失衡　支链氨基酸减少、芳香族氨基酸增高，二者比值<1（正常>3），但因需要特殊设备，普通化验室无法检测。

3. 神经心理和智能测试　对 MHE 的诊断有重要帮助。目前该测试方法有多种，但多数受病人年龄、性别、受教育程度影响。

推荐使用数字连接试验（number connection test，NCT-A、NCT-B）、轨迹描绘试验（line-tracing test，LTT）、构建能力测试（brief visuospatial memory test-revised，BVMT-R）、画钟试验（clock drawing test，CDT）、数字符号试验（digit-symbol test，DST）、系列打点试验（serial dotting test）等。这些检测方法与病人受教育程度的相关性小，操作非常简单方便，可操作性强。简易智能量表亦可较好地反映神经精神轻微损害的情况，但耗时较多（一次检查需要 5～10 分钟），可在临床研究中采用。

4. 神经生理测试

（1）脑电图检查：脑电图变化对本病诊断与预后均有一定意义。正常脑电图波幅较低，频率较快，波型为 α 波。随着病情的变化和发展，频率减慢，波幅逐渐增高，波型由 α 波变为每秒 4～7 次的 θ 波则提示为昏迷前期，如变为对称的、高波幅，每秒 1.5～3 次的 δ 波则为昏迷期表现。脑电图的变化对 HE 并非特异性改变，在尿毒症性脑病等其他代谢性脑病也可以有同样的改变，但变化的严重程度与临床分期有很好的相关性。

（2）诱发电位的检测：诱发电位有多种，但其中以内源性事件相关诱发电位 P300 诊断 HE 的敏感性最好。但由于受仪器、设备、专业人员的限制，仅用于临床研究中。

（3）临界闪烁频率（critical flicker frequency，CFF）的检测：该方法原用于检测警戒障碍病人的临界闪烁频率，可反映大脑神经传导功能障碍。检测机制为轻度星形细胞肿胀是早期 HE 的病理改变，而 Alzheimer Ⅱ 型星形细胞肿胀会改变胶质-神经元的信号转导，视网膜胶质细胞在 HE 时形态学变化与 Alzheimer Ⅱ 型星形细胞相似，故视网膜胶质细胞病变可作为 HE 时大脑胶质星形细胞病变的标志，通过测定 CFF 可定量诊断 HE。

5. 影像学检查　颅脑 CT 及 MRI 可发现脑水肿。肝清除锰的作用下降而导致锰沉积可造成星形胶质细胞结构的改变，在头颅 MRI 检查中可发现额叶皮质脑萎缩，苍白球、壳核、内囊 $T_1$ 加权信号增强并随肝功能恶化而发展。此外，头颅 CT 及 MRI 检查的主要意义在于排除脑血管意外、颅内肿瘤等疾病。

#### 五、诊断

目前尚无 HE 诊断的金标准，主要依赖于排他性诊断。在诊断肝性脑病型晚期血吸虫病时需从以下几个方面考虑。

1. 有引起 HE 的基础疾病，病人有长期或反复的疫水接触史，或有明确的血吸虫病治疗史；有门静脉高压症状和体征；血吸虫病原学检查阳性；并经临床和实验室检查诊断为晚期血吸虫病。

2. 有神经精神症状及体征，如情绪和性格改变、意识错乱及行为失常、定向障碍、嗜睡和兴奋交替、肌张力增高、扑翼样震颤、踝阵挛及病理反射阳性等，严重者可为昏睡、神志错乱甚至昏迷。

3. 虽无神经精神症状及体征，但学习、理解、注意力、应急和操作能力有缺陷。神经心理智能测试至少有 2 项异常。CFF 异常可作为重要参考。

4. 有引起 HE（C 型、B 型）的诱因，如上消化道出血、放腹水、大量利尿、高蛋白饮食、服用药物如镇静药、感染等诱发 HE 发生的因素。曾发生过 HE 对诊断有重要的帮助。

5. 排除其他代谢性脑病如酮症酸中毒、低血糖、尿毒症等所致的脑病、中毒性脑病、神经系统疾病如颅内出血、颅内感染、精神疾病及镇静药过量等情况。

具备以上 5 项者可诊断为有临床症状的 HE；如具备 1、3、4、5 项者，则可诊断为 MHE。

## 六、鉴别诊断

临床上晚期血吸虫病肝硬化失代偿期一旦出现 HE，标志着病人病情重、治疗困难且预后差，故 HE 早期诊断具有重要意义，在作出 HE 的诊断前需与以下疾病相鉴别。

### （一）精神病

精神病指严重的心理障碍，以精神无能、行为异常为主要特征。病人的认识、情感、意志、动作行为等心理活动均可出现持久的明显的异常；不能正常地学习、工作、生活；动作行为难以被一般人理解；在病态心理的支配下，有自杀或攻击、伤害他人的动作行为。以精神症状如性格改变或行为异常等为唯一突出表现的 HE 易被误诊为精神病。因此，凡遇晚期血吸虫病病人出现神经、精神异常，应警惕 HE 的可能。

### （二）其他代谢性脑病

1. 酮症酸中毒　病人有糖尿病病史，常因感染、应急或暴饮暴食、酗酒等诱发，表现为糖尿病症状加重，并出现食欲不振、恶心、呕吐、腹痛、头晕、头痛、神志模糊、嗜睡，测血糖常大于 16.7 mmol/L，尿酮体阳性。

2. 低血糖脑病　血糖过低可致昏迷，常伴有交感神经兴奋、头晕、心悸、出冷汗等。血糖检测常低于 2.8 mmol/L，补充糖后症状可消失。

3. 肾性脑病　亦可有智力障碍、谵妄、幻觉、扑翼样震颤、嗜睡，甚至昏迷等，但病人有急、慢性肾脏疾病的基础，有氮质血症的证据，内生肌酐清除率下降，血尿素氮、肌酐升高，或有肾脏器质性损害。

4. 肺性脑病　可表现为头痛、头昏、记忆力减退、精神不振、工作能力降低等症状。继之可出现不同程度的意识障碍，轻者呈嗜睡、昏睡状态，重则昏迷。扑翼样震颤、踝阵挛阳性等。但病人有呼吸系统疾病的基础，伴有缺氧及二氧化碳潴留的表现。血 $PaO_2$ 下降、$PaCO_2$ 增高，$CO_2CP$ 增高及血 pH 降低等。

### （三）神经系统疾病

1. 颅内出血、颅内肿瘤　常有神经系统定位体征，前者可有高血压病史；头颅 CT 或 MRI 检查可发现病灶。

2. 颅内感染　有发热及感染中毒症状、脑膜刺激征，脑脊液检查可协助诊断。

3. Reye 综合征　由脏器脂肪浸润所引起的以脑水肿和肝功能障碍为特征的一组症候群，突出的临床表现为肝损害和脑损害，化验检查常有血氨高、血糖低、凝血酶原时间延长、血清转氨酶升高、血胆红素不高等，易被误诊为急性 HE。但 Reye 综合征常发生在上呼吸道感染，并服用水杨酸盐（阿司匹林）制剂后的儿童。肝脏的活体组织检查见肝细胞内有大量脂肪滴有助于确诊。

（四）中毒性脑病

药物和毒物如一氧化碳、乙醇，重金属如汞、锰等可引起中毒性脑病，详细了解病史有助于鉴别。

## 七、治疗

目前，对于肝性脑病型晚期血吸虫病并无特效治疗方法，由于病情重，肝硬化肝功能失代偿，不宜吡喹酮杀虫治疗。主要依据其发病机制，采取包括去除诱因基础上的药物治疗在内的综合治疗。HE 传统治疗中，谷氨酸盐已趋于淘汰，微生态制剂有了新的发展，BZ 受体拮抗药、门冬氨酸-鸟氨酸及纳洛酮等新药显示了应用前景。而人工肝系统在将来可能起重要作用，肝移植则作为各类 HE 的最终治疗手段。

（一）消除诱因，保持内环境稳定

止血和清除肠道积血、控制感染、纠正水电解质酸碱平衡紊乱、消除便秘、改善肝肾功能、改善缺血缺氧症状、限制蛋白质的摄入、避免大量利尿和大量排放腹水、禁用或慎用镇静药等。

（二）对症支持治疗

1. 氧疗　肝性脑病型晚期血吸虫病常伴低氧血症，组织缺氧的后果导致细胞水肿，细胞水肿后又降低了细胞摄氧能力，所以常规吸氧，甚至用高压氧来提高氧供和氧摄取率，改善重要脏器的代谢，促进功能的恢复。

2. 营养治疗　HE 病人营养治疗的重点是抑制分解代谢，促进机体合成代谢，保持正氮平衡。每天供给热量 146.3～167.2 kJ/kg 和足量维生素，以碳水化合物为主。昏迷不能进食者可鼻饲或静脉营养，维持水电解质酸碱平衡。低蛋白血症者给予静脉输注血浆、白蛋白。控制蛋白质及脂肪的摄入，蛋白质的供应在 MHE 和 HEⅠ、Ⅱ期开始数天低蛋白饮食 20 g/d，Ⅲ、Ⅳ期开始数天禁食，清醒后每 2～3 天增加蛋白质 10 g/d；待完全恢复后加量至每天 0.8～1.2 g/kg，以维持基本的氮平衡，以植物蛋白为主，植物和奶制品蛋白优于动物蛋白，蛋白质加双糖饮食可增强机体对蛋白质的耐受。

3. 镇静药的使用　HEⅠ、Ⅱ期病人，常有兴奋、躁狂现象，由于躁狂明显消耗体力，促使肝损害加重，可适量应用异丙嗪、氯苯那敏、东莨菪碱等。避免使用巴比妥类及地西泮类药物，更不宜使用吗啡类强力镇静药。

4. 保肝护肝治疗　可选用还原型谷胱甘肽、硫普罗宁等针剂治疗，以及中药制剂以清热解毒利湿为主，常用舒肝宁注射液、苦参碱注射液、茵栀黄注射液等。

5. 改善微循环，促进肝细胞再生　可使用促肝细胞生长素、前列腺素 E、丹参注射液等。

（三）根据发病机制采取相应治疗

1. 降氨治疗

（1）清洁肠道、降低肠道 pH：上消化道出血是 HE 主要诱发因素，胃肠道积血使产氨增加，是血氨升高的重要因素，同时失血性低血容量也可导致肾前性氮质血症，使弥散至肠道的尿素增多，进而引起血氨增高。如因出血而输入大量的库存血，也会增加血氨，以上因素重叠均会诱发或加重 HE。故在消化道出血时，应立即清除胃肠道积血，胃中可用胃管抽吸，肠道可清洁灌肠。首选非吸收双糖乳果糖，乳果糖具有缓泻作用，不仅可通便，清洁肠道，达到清除肠内积食、积血或其他含氮物质的作用，且可在肠道被乳酸杆菌和人肠杆菌分解后生成乳酸、醋酸及蚁酸，增加肠腔的酸度，阻止氨的吸收。乳山梨醇为乳果糖衍生物，作用机制及疗效与乳果糖相同，但口感好，有更好的耐受性。也可口服或鼻饲 25% 硫酸镁 30～60 ml 导泻，必要时偏酸液体保留灌肠，可选用乳果糖 50 ml 加水 500 ml 灌肠，或可用 0.25%～1% 乙酸或 10% 食醋代替。右半结肠是产氨的重要部分，灌肠液要抵达右侧结肠。

（2）抑制肠道菌丛生长和易位：选择肠道不易吸收的抗生素，如新霉素 1.0 g，每天 3 次；甲硝唑 0.2 g，每天 2 次；利福昔明 400 mg，每天 3 次。可抑制肠道产尿素酶的细菌，减少氨的生成。近年研究结果显示利福昔明对 HE 有良好的疗效，具有耐受性好、起效快等优点，可作为Ⅰ～Ⅲ期肝性脑病的辅助治疗。

（3）肠道益生菌制剂的使用：应用肠道益生菌制剂，可抑制肠道产尿素酶的细菌生长，并酸化肠道，对防止氨和其他有毒物质的吸收有一定好处。乳果糖可促进肠道有益菌生长，与微生态制剂联合使用具有互补作用，可改善肠道的微生态平衡。常用有双歧杆菌、乳酸杆菌、肠球菌等制剂。其中粪肠球菌 SF68 疗效确切，嗜乳酸杆菌的疗效尚有争议。

2. 促进氨的代谢、拮抗假性神经递质的作用、改善氨基酸平衡

（1）降血氨药物的使用：包括鸟氨酸-门冬氨酸（严重肾功能不全病人，即血清肌酐＞3 mg/dl 时禁用）、鸟氨酸-α-酮戊二酸、精氨酸（高氯性酸中毒及肾功能不全病人禁用）等，能使血氨下降，有利于 HE 症状的缓解。谷氨酸盐因可诱发代谢性碱中毒，反而加重 HE，目前临床上已不再推荐使用。

（2）拮抗假性神经递质的作用：内源性苯二氮䓬类药物与抑制性神经递质 GABA 受体结合对中枢神经系统产生抑制作用是 HE 发生机制之一。理论上应用该受体拮抗药氟马西尼（Flumazenil）治疗 HE 是可行的，氟马西尼可拮抗肝性脑病时内源性苯二氮䓬类药物增多所致的神经抑制，对Ⅲ、Ⅳ期病人有促醒作用，但未显示有长期效益或提高病人生存率，目前只在曾用过苯二氮䓬类药物的 HE 病人考虑应用。多巴能神经递质的活性降低也是 HE 的机制之一，但在临床对照研究中应用溴隐亭、左旋多巴，除可部分改善病人锥体外系症状外，并未能给 HE 病人带来更多益处。对于可能用过苯二氮䓬类药物者可用氟马西尼 1 mg（单一剂量）静脉注射；对于有锥体外系体征用其他治疗方案效果不佳者可考虑口服溴隐亭 30 mg，每天 2 次。

针对假性神经递质学说和 GABA/BZ 复合受体学说，许多研究者进行了相关的探索，如运用左旋多巴、多巴胺受体激动药溴隐亭、阿片受体的特异性拮抗剂纳洛酮等，但实际疗效差异、评价不一，临床工作中不作常规推荐。

（3）改善氨基酸平衡：支链氨基酸混合液每天 250～500 ml 静脉滴注，目的是增加支链氨基酸，减少芳香族氨基酸，在理论上可以纠正氨基酸代谢的不平衡，减少大脑中假性神经递质的形成。

研究显示应用支链氨基酸不仅可以减少 HE 的发生，还可提高病人的营养状态、改善肝功能、降低肝衰竭的发生，提高生存率。另有研究显示，支链氨基酸可刺激肝细胞再生，而降低肝衰竭的发生。摄入足量富含支链氨基酸的混合液对恢复病人的正氮平衡是有效的，还可增加病人对蛋白食物的耐受性，改善脑血液灌流。

（4）其他药物的使用：

1）L-肉毒碱：能显著降低血液和脑内的氨水平，对氨中毒导致的 HE 有明显的保护作用，可清除尿素和谷氨酰胺，可用于各型 HE 的治疗。

2）依地酸钙钠：可防治锰的沉积。锰的沉积与 HE 的发生密切关联，使用依地酸钙钠与锰螯合，对 HE 有一定的疗效。

3）锌制剂：有临床验证发现锌的缺乏能够诱发 HE，锌可减少二价阳离子如锰等的吸收，而肝性脑病型晚期血吸虫病病人营养状况差，常常伴有缺锌，因此对体内缺锌的 HE 和肝硬化病人可给予口服锌制剂。

（四）脑水肿的防治

国外主张对 HE 病人采用硬脑膜下插入微感器监测 ICP，以使其保持在正常水平，通常颅内压应维持在＜30 mmHg（4.0 kPa，成人正常值 0.7～2.0 kPa）。

1. 控制水、盐摄入量　　这是晚期血吸虫病并发 HE 时伴有脑水肿的重要治疗原则，根据前 1 天的尿量决定每天补液量（尿量＋1000 ml），总量应控制在 2500 ml 之内，钠 10～20 mg/d，水肿好转后再据病情调整。

2. 降低颅内压　　目前多用 20% 甘露醇 125 ml，快速静脉滴注。根据病情调整剂量。为提高脱水效果可使用甘露醇与呋塞米联合或白蛋白与呋塞米联合的疗法。

3. 糖皮质激素应用　　地塞米松有稳定溶酶体膜和细胞膜通透性的作用，可促进血-脑屏障功能的恢复，防治血管源性脑水肿，通常用 20～40 mg/d，分次静脉滴入。

（五）人工肝及肝移植

尽管人工肝支持系统和肝移植给终末期肝病病人带来了存活的希望，但是对于由血吸虫病引起的终末期肝病，至今尚无相关研究资料报道，尤其是肝移植，供体肝可能会遭到血吸虫卵继续损害，这有待于今后进一步研究。

人工肝支持系统对肝衰竭并发 HE 病人的临床症状有明显改善作用。对于肝细胞能够迅速再生的可逆性肝衰竭，通过人工肝支持治疗，病人可得以生存；对于不可逆性肝衰竭，人工肝则是通向肝移植的桥梁。国外学者认为，对有适应证的病人行肝移植是慢性 HE 理想的治疗手段。对于内科治疗无效能采用人工肝支持系统治疗后行肝移植者，预后较好，其 5 年生存率可达 70%，最长已达 13 年。

（六）轻微肝性脑病的治疗

MHE 病人多无明显症状及体征，但病人可能会有日常活动中操作能力的降低或睡眠障碍。

治疗方案包括调整饮食结构，适当减少蛋白摄入量；可试用不吸收双糖如乳果糖、乳梨醇等；睡眠障碍者切忌用苯二氮䓬类药物，以免诱发临床型 HE。

## 八、预防

最重要的是进行健康教育，指导病人避免再次接触疫水，合理饮食，避免诱发因素，以尽量减少肝性脑病的发生。

## 第九节  结肠增殖型晚期血吸虫病

结肠增殖型晚期血吸虫病（advanced schistosmiasis, colonic hyperplasia），是指血吸虫病主要以结肠损害并形成虫卵肉芽肿引起肠功能紊乱为突出表现的临床类型，又称结肠肉芽肿型（colonic granunoma）。虫卵肉芽肿还可发生在回肠、十二指肠和邻近的胃壁。晚期血吸虫病（结肠增殖型）可以合并有门静脉高压，有学者认为如不同时存在门静脉高压，应列为慢性血吸虫病。在结肠增殖型晚期血吸虫病的流行区域与我国血吸虫病的分布区域基本一致，多见于长江沿岸及以南的 12 个省、市、自治区。在晚期血吸虫病病人中约占 6%，在我国 1998 年长江中下游洪水后稍有增长趋势。男与女之比为 1：3.7。根据湖南省血吸虫病防治所附属湘岳医院 1980—2010 年的晚期血吸虫病住院病人统计，结肠增殖型晚期血吸虫病病人约占同期所有血吸虫住院病人的 0.64%，占晚期血吸虫病病人的 5.98%。有人认为该病可以癌变，甚至高达 60%，但恶性程度低，转移较慢，预后良好。

### 一、致病机制

（一）发病机制

1. 早期病变  多见于直肠中段的后壁，直肠镜检可见该处黏膜充血、水肿，并有直径约 2 mm 的扁平圆形突起，色褐或青灰，表面呈细颗粒状，但附近黏膜均正常。病变部黏膜有时可坏死脱落而形成浅表溃疡。结肠亦可发生类似损害，但前者的这种变化较少，在全部直肠内只不过 3~4 个，出血点及息肉等病变则更为少见。这种分布与临床所见的基本一致。

组织学的变化有嗜酸性脓肿，假结核结节及纤维性虫卵结节，但以嗜酸性脓肿及假结核结节较多，有时嗜酸性脓肿缺如而出现一般的脓肿。肠壁的嗜酸性脓肿，以黏膜固有膜内的居多，当与该处肠腺一起坏死脱落后即形成浅表性小溃疡，这样，虫卵及夏-莱氏结晶即可随粪便排至体外。黏膜下层的脓肿，除靠近黏膜肌层部分外，一般均不易破坏黏膜层而形成溃疡，早期的黏膜溃疡多浅而不规则，其中可见针尖大小棕黄色小点，溃疡大小不一，小仅 0.5 mm，大至 4~5 mm；少数病例溃疡小而浅，相聚呈蜂窝样结构，这是由于毗邻的许多脓肿发生破溃，而其间仍保留少量正常组织所致。如病变继续发展，则可形成较大溃疡。病程较久病例，溃疡边缘的黏膜可形成不规则的皱褶而覆盖部分的溃疡面，这是由于溃疡边缘黏膜腺体广泛增生的结果。过度增生时可形成息肉，一般为 0.5 cm×0.3 cm 大小，具有顶尖而底宽的特点，以单个的居多，亦有 2 个以上的，但较少，大而多的息肉均属晚期病变。

2. 晚期病变　到了晚期，肠壁病变的性质，虽与早期相似，但以纤维性虫卵结节居多，因而肠壁显著增厚，这是由于虫卵反复沉积而引起肠壁严重纤维化所致。晚期的肠壁黏膜，亦可因营养不良而发生萎缩，亦可由于糜烂而形成溃疡，有的由于明显增生致使黏膜变得高低不平或使皱褶更为明显，息肉亦较早期为大且多。黏膜下层是虫卵沉积最多之处，所以病变最重，大量脓肿发展成为广泛纤维化和瘢痕组织。这种病变，常可使相应部位黏膜和黏膜下层明显增厚而形成平皿样突起，小的如绿豆，大的直径可达 1.5 cm。当肌层内有大量虫卵沉积时，才形成坚实的结节。浆膜的表面无光泽，其上有分散或群集的褐色或棕黄色细颗粒，突出于表面，触之有砂粒感，具有重要的临床意义，可作为诊断血吸虫病的根据。严重的病例，除肠壁外，相应部位的肠系膜及其淋巴结与腹膜后组织亦可受累。

晚期肠壁的组织学病变较为复杂，既有较新的变化，如溃疡，亦有陈旧的变化如黏膜明显增生及黏膜下层大量纤维化，亦可能出现肠壁各层的萎缩。嗜酸性脓肿极少。而主要是广泛纤维化的形成，在新鲜虫卵周围只见零星的炎细胞浸润。至于晚期卵周细胞反应较轻的原因，可能与宿主的免疫调节，即内生脱敏作用（endogenous desensitization）有关。

3. 虫卵肉芽肿的形成　有人研究成虫排卵后，约有 17% 随粪便排出体外，其余沉积于宿主体内。其中沉积在结肠段约占 50%；小肠段约占 10%；肠系膜约占 17%；肝脏约占 23%；大量虫卵沉积在肠壁的黏膜下层和固有层以及肠系膜内，由于机械性（虫卵栓塞）和/或化学性（虫卵毒素）的刺激作用，引起细胞浸润、假结核结节形成、纤维组织增生、黏膜溃疡等变化，导致组织增生、增厚、变硬或息肉状增生，形成虫卵肉芽肿。严重者可致肠腔狭窄与梗阻。另一方面在肠壁和肠系膜末梢血管内有大量虫卵栓塞而加重局部组织缺血缺氧，上述各种因素的综合作用导致肠道功能紊乱。

（二）病理表现

血吸虫病慢性肠道病变，主要有以下表现：

1. 慢性溃疡　数目较多，个别较大而深，边缘部分的黏膜多有明显增生现象，有些溃疡边缘的黏膜增生不显著，甚至出现萎缩，尤其是黏膜腺体的萎缩更为显著，可能与局部肠壁的营养不良有关。

2. 息肉形成　是黏膜过度增生的结果。以溃疡边缘部位较多，典型的息肉一般较小，多数长为 1.0～2.0 cm，顶尖而底宽，底部直径为 0.4～0.6 cm，偶见顶端呈椭圆形，这种息肉与肠道先天性息肉有所不同，后者不但数目较多，而且体积亦较大，具有特征性的是底部及蒂部均较窄，顶部膨大呈椭圆形或圆形，有时还呈桑葚状；而血吸虫性的息肉一般较少，仅 1 个或 2～3 个，顶尖而底宽，但组织内虫卵的有无，则是鉴别两种息肉的唯一根据。

3. 黏膜褶皱形成　有时黏膜是局限性或弥漫性的增厚而形成褶皱，这种褶皱常与肠的横轴平行。少数病例可因褶皱过度增厚而发生局部肠腔的阻塞。

4. 黏膜萎缩　在晚期较为普遍，黏膜皱襞减少或消失，黏膜面有散在性棕色小点，大小似针尖，触之有砂粒感，该处枯膜呈青褐色。镜下见黏膜层腺体萎缩，上皮细胞变平，黏膜下层有大量虫卵沉积，多数均已钙化并被大量纤维组织包围。黏膜萎缩的原因，主要是黏膜下层广泛纤维化后阻塞血管，并限制肠蠕动而严重影响营养的吸收。

（三）血吸虫病结肠肉芽肿与大肠癌

调查研究资料表明，日本血吸虫病肠道病变与大肠癌的发生存在着一定的因果关系。但血吸虫病肠道病变并发大肠癌的年龄、性别及癌肿部位与单纯性大肠癌有所不同：

1. 发病年龄　血吸虫病合并大肠癌的平均年龄为 37.6～40.4 岁，而单纯性大肠癌的为 44.4～46.3 岁。

2. 病人性别　血吸虫病合并大肠癌，男与女之比为 4：1，而单纯性大肠癌则为 2：1。

3. 病变部位　血吸虫病合并大肠癌以乙状结肠、降结肠和横结肠多见，其发生率为单纯性大肠癌的 2.4～6.5 倍，而单纯性大肠癌则主要分布于直肠，结肠部位少见。

4. 病理组织学上　血吸虫病肠道病变合并大肠癌的肠壁较厚、较硬，肠壁各层及癌组织间有大量陈旧或钙化虫卵沉积，癌肿附近黏膜有较多息肉形成，并能找到在腺瘤基础上发生癌变的组织学证据。故有人认为炎性息肉和虫卵息肉是肠血吸虫病发生大肠癌的前提。血吸虫病肠道病变并发的大肠癌主要为腺癌，分化程度较高，恶性程度较低，癌组织呈浸润性生长而侵犯黏膜肌层、黏膜下层和肌层，甚至浆膜层，经淋巴转移的少见。这可能与肠壁，特别是黏膜下层纤维组织的大量增生而不利于癌细胞经淋巴管转移有关。

### 二、临床表现

本病起病缓慢，病程大都较长，不少病人可达 10 年以上。女性多于男性。女性发病率较高的原因可能与妇女既往连续怀孕，家务繁忙，而延误血吸虫病的病原治疗有关。年龄以青中年最多，20～50 岁年龄组占整个病人数的 2/3 以上。

（一）临床症状

1. 一般症状　部分病人可表现为乏力、低热、消瘦，部分病人发生结肠梗阻前，可无任何前驱症状。

2. 腹痛　以左下腹疼痛最为常见，可呈阵发性或持续性疼痛，疼痛剧烈时常可放射至腰背部，少数病人在肛门及其周围亦感疼痛。一般在排便前疼痛加重，排便后有所缓解。

3. 排便习惯和性状改变　多数以便秘为主，但亦可有腹泻或便秘与腹泻交替出现。排便常有不畅的感觉。便秘时 2～3 天或 5～6 天一次，粪质较硬或粟粒状。腹泻时每天解大便 3～4 次或 5～6 次，但很少超过 10 次者，粪质多为稀薄可伴有黏液，个别病人可有脓血便。部分病人因肠腔狭窄而出现大便变扁变细，类似于面条状。

4. 肠梗阻症状　因肿块向肠腔内生长，可导致肠腔狭窄，甚至闭锁，从而出现发作性肠梗阻的表现。

（二）体征

1. 腹部索条状物　病变发生在降结肠、乙状结肠者，往往于左下腹可摸到具有压痛痉挛性索条状物，即使排便后也仍存在。索条状物长度自 3～10 cm 不等，一般多在 5～8 cm，疼痛时索条状物常更明显。如果发生其余部位结肠，有时也可扪及肿块，由于结肠周围炎症粘连，肿块境界不清，比较固定，有触痛和压痛。

2. 肝脾大　大多数病人有肝大，主要为肝左叶肿大，质地偏硬，可有轻度压痛。脾大者较少见。如合并门静脉高压，则脾大明显。

### 三、辅助诊断

1. 粪便沉孵检查　粪检阳性率不高，一般不易发现血吸虫虫卵。

2. 免疫诊断　未经病原学治疗的病人特异性抗体阳性率较高，对于确定诊断意义较大。

3. 直、乙状结肠镜检及纤维（电子）结肠镜检　位于直肠或乙状结肠的病变可做直肠镜、乙状结肠镜检查，对于乙状结肠以上的病变，可应用结肠镜检查，常可见到肠黏膜色泽苍白、黏膜面粗糙、增厚或萎缩、血管纹理不清、充血、水肿、点状出血、溃疡等病理改变。大量虫卵沉积在肠壁，刺激肠壁产生假性新生物状肿块。呈息肉样或葡萄状肉芽肿，有的肉芽肿表面可呈菜花状改变，血吸虫虫卵性息肉体积小，呈圆形或条索状，常成簇分布，表面橘黄色。部分病人可见结肠痉挛、狭窄、息肉或肉芽肿形成，个别病人可有癌变。

在做直肠镜、乙状结肠镜检查时，取肠壁黏膜压片检查，常能找到血吸虫虫卵（主要为远期变性虫卵和/或钙化虫卵）。

4. 肠壁黏膜活体组织学检查　大都有浆细胞、淋巴细胞、嗜酸性细胞浸润；部分有结缔组织增生、腺体息肉样增生、腺上皮增生或萎缩、腺体间变等。可发现变性血吸虫虫卵。

5. X 线钡剂灌肠检查　可以发现结肠刺激征象。可见结肠袋形变浅，甚至袋形消失、黏膜增粗、紊乱，少数病人可有不同程度的充盈缺损以及结肠痉挛（结肠腔变狭窄、袋形加深、锯齿状边缘或环状缺损，但边界光滑柔软）等 X 线征象，而且病变范围较为广泛。

### 四、鉴别诊断

#### （一）肠道易激综合征（IBS）

本病为功能性疾病，有大便习惯改变，无脓血，内镜及 X 线检查无异常发现。

#### （二）慢性细菌性痢疾

本病为志贺菌属引起的肠道感染性疾病，因腹泻和腹痛应与血吸虫病性结肠肉芽肿鉴别，根据临床表现，并结合流行病学资料、粪便检查等综合分析。鉴别要点：

1. 细菌性痢疾有流行病学史，病前 1 周内有与病人接触或进食生冷不洁食物史，慢性者常有急性细菌性痢疾史。

2. 细菌性痢疾病人粪便常规镜下常可发现白细胞或红细胞，并可见吞噬细胞。

3. 大便培养可见志贺菌属阳性。

4. 内镜下病变多位于直肠和乙状结肠，可有充血、水肿、糜烂或溃疡，溃疡多为表浅性，大小较均匀，溃疡与溃疡之间黏膜可以正常。鉴别的关键在于病原学检查，可以通过粪便、直肠拭子进行细菌培养检出志贺菌属。

5. 抗感染治疗有效。

#### （三）慢性阿米巴肠炎

阿米巴慢性结肠炎是溶组织阿米巴所致的大便习惯和性状改变为主要表现的原虫性结肠炎，病变主要侵犯右半结肠，也可累及左半结肠，甚至全结肠。好发于青壮年，常有果酱样大便。典型的内镜表现早期为针尖样溃疡，溃疡之间黏膜正常，后期溃疡增大呈火山口样改变。最可靠的鉴别方法为活检标本糊状粪便中找到溶组织阿米巴包囊或滋养体，抗阿米巴治疗有效。

#### （四）肠结核

肠结核通常继发于肠外结核，好发于回盲部，绝大部分的症状为腹泻、便秘交替出现，部分病人有低热、盗汗的结核中毒症状，内镜显示肠道病变呈跳跃性分布，溃疡较深，呈潜行性，黏膜的炎症较轻，一般无假性息肉形成，部分亦呈增生的病变，多处环形肠腔狭窄，活检组织为干酪样肉芽肿，有时可找到结核分枝杆菌。抗结核治疗有效。

#### （五）真菌性肠炎

该病多发生于婴幼儿、孕妇和年老体弱者，尤其是长期使用广谱抗生素和糖皮质激素者，主要表现为腹泻、腹痛，常有口腔黏膜的感染（鹅口疮），内镜表现为局部肠黏膜有斑片状红肿、白色斑块状渗出物和表浅溃疡，局部刷取或刮取的渗出物中可找到真菌和菌丝孢子，去除诱因和抗真菌治疗有效。

#### （六）嗜酸性肠炎

该病是肠道组织中嗜酸性粒细胞浸润性疾病。约半数的病人有过敏史，腹痛较多见，而黏液脓血便少见，可有脂肪泻和腹水，大部分病人血中嗜酸性粒细胞增多，血清 IgE 增多，钡餐及肠镜检查病变累及全消化道。

#### （七）溃疡性结肠炎

溃疡性结肠炎为肠道非特异性慢性炎症性疾病，应与血吸虫性结肠肉芽肿相鉴别。溃疡性结肠炎的好发部位在直肠、乙状结肠、降结肠，也可出现腹痛、腹泻，但以出现黏液血便为主。纤维结肠镜检查亦可同为浅表溃疡，但不如血吸虫病性肉芽肿黏膜充血和增生明显，X 线检查直肠呈连续性，弥漫性的小龛影，而血吸虫病性肉芽肿为肠壁僵硬，或充盈缺损。该病 SASP 药物治疗有效，但抗血吸虫治疗无效。

#### （八）腹型恶性淋巴瘤

腹型恶性淋巴瘤为原发于胃肠道的恶性淋巴瘤，回盲部是一个好发部位，因有腹痛、腹泻等消化道症状，且可肝脾大，应与血吸虫性肉芽肿鉴别。可以从以下几方面鉴别：

1. 均有发热、盗汗、乏力等全身症状。

2. 可同时伴腹腔淋巴结肿大。

3. 骨髓穿刺或骨髓活组织检查可帮助诊断。

4. 结肠镜检下观察及活组织检查加以区别。

5. 抗血吸虫治疗无效。

（九）克罗恩病

克罗恩病为一种病因未明的胃肠道非特异性肉芽肿性炎症性疾病，临床上以腹痛、腹泻、腹块、肠瘘、肠梗阻为特点，应与血吸虫性肉芽肿相鉴别。

1. 该病整个消化道均可发生，但主要累及末端回肠和邻近结肠，病变呈节段性分布。

2. 多有体重下降、营养不良、低热或中等发热的全身症状。

3. 实验室检查：红细胞沉降率增快、C 反应蛋白增高、血清免疫球蛋白增高。

4. 内镜检查病变表现节段性分布，多发性口疮样溃疡或纵行性、裂隙性溃疡，溃疡周围黏膜正常或增生呈鹅卵石样。

5. 病检为肠壁全层性炎症性病变，部分合并有肛门的病变，有难治性溃疡、肛瘘或肛裂。

6. 钡灌肠可见黏膜皱襞紊乱，纵行性溃疡或裂沟、鹅卵石症、瘘管形成等表现。

（十）结、直肠息肉

该病临床上可有便血、黏液便、大便次数增多等大便习惯改变，但内镜及 X 线钡灌肠所见为单个或多个黏膜新生物或充盈缺损，但无黏膜溃疡，肠壁受累少或范围小，病理检查可明确诊断。

（十一）家族性结肠腺瘤病

该病亦有腹泻、便血，有些伴脓血便、腹痛，但发病年龄平均 25 岁左右，以息肉为主要表现，大小仅几毫米，少数超过 1 cm，差异较小，数目在 100 枚以上。肠壁受累较浅，钡灌肠检查无结肠袋变浅和肠壁僵硬现象，且该病大多有家庭史。

（十二）结、直肠癌

右半结肠癌往往以贫血或其他消耗性症状为主要症状就诊发现或出现腹块、梗阻等肠道症状，经内镜检查发现；而左半结肠癌则往往以大便性状和习惯性改变为先发症状。结肠镜检查癌肿呈不规则隆起、溃疡或糜烂，并伴有周围浸润。钡灌肠检查主要为充盈缺损，早期在一侧出现，呈不规则分叶状。一般不难鉴别，特别是病检可作确诊依据，但如表现肠壁僵硬、肠腔狭窄时应分别与血吸虫病性肉芽肿相鉴别，其区别在于血吸虫性肉芽肿可有以病变为中心的上下肠管有逐渐的改变现象，受累肠管范围较大，另外癌肿者 B 超、CT 等影像检查可发现淋巴结转移或肝脏等转移或周围脏器浸润现象，但在严重的血吸虫肉芽肿发生肠腔狭窄时应警惕癌肿或癌变同时存在，多点病检是必需的。

## 五、外科治疗

（一）适应证

1. 经内科治疗后临床症状未见好转，仍表现为腹痛、便秘、便血或黏液便、腹部压痛。

2. X 线、结肠镜检查发现息肉、溃疡或狭窄，病理证实为大肠肉芽肿，并且有并发穿孔、梗阻、肠瘘或炎性肿块者。

3. 活组织检查有癌变倾向或已有癌变者。

4. 如有门静脉高压，但无相关严重并发症，肝功能 Child A、B 级者。

（二）禁忌证

1. 全身情况不良，虽经术前治疗未能矫正者。

2. 有严重心、肺、肾疾病，不能耐受手术者。

3. 门静脉高压，肝功能严重失代偿者。

4. 重度贫血者。

5. 糖尿病未控制者。

6. 证实有癌变，且有远处转移者。

（三）一般术前处理

1. 控制饮食。

2. 纠正水、电解质紊乱和贫血。

3. 肠道准备。

4. 合并有门静脉高压时，需妥善处理相关临床问题。

（四）术前肠道准备

大肠手术前肠道准备的目的是清除粪便，减少肠内细菌数量，清除局部感染，防止手术后感染、吻合口瘘等并发症发生。通常可通过机械性肠道清洗和药物性肠道灭菌进行肠道准备，必要时进行术中肠道灌洗。一个好的肠道准备应达到以下几点：

1. 结肠完全空虚，不导致黏膜水肿。

2. 肠腔内细菌数量减少。

3. 不影响水、电解质平衡。

4. 病人耐受好、方便、价廉。

5. 对病灶刺激小。

（五）手术原则

主要是解除病人肠腔狭窄、梗阻、出血、防治癌变。肠腔狭窄、梗阻、出血无疑是外科治疗的重点。但大肠血吸虫肉芽肿是癌前病变。因此，临床上一经发现结、直肠血吸虫性肉芽肿形成，并经病理检查证实者应行手术切除，不应等待证实癌变后再手术。而且有时病理活检不一定能发现病变，尤其早期癌变在活检时常不易取得阳性标本，需多次活检时才能找到癌变细胞。所以对临床症状明显者，不能排除肉芽肿癌变时，应及时手术切除。切除标本应仔细检查并多处取材病检。肠管增生严重并且有轻度狭窄者，应手术切除，术中做冰冻切片，证实无癌变者，可做病变肠管切除；若已癌变者，则按结、直肠癌根治术原则处理。若术中发现多个癌灶，必要时做全结肠切除或分段局部切除，切除范围应足够。合并门静脉高压时，应注意防止损伤开放的腹膜后门体侧支循环和直肠下端静脉丛。

（六）麻醉选择

根据病人情况多选择气管内插管静脉复合全身麻醉或持续硬膜外麻醉。

（七）术式选择

临床上往往根据肉芽肿的部位、病变范围、是否伴有癌变和癌变浸润及转移的范围、是否伴有肠梗阻等，同时结合病人的全身情况决定手术方式和切除范围。

1. 对病变局限者行局限性肠段切除术，如结肠局部切除术、结肠分段切除术、乙状结肠局部切除术和回盲部切除术等。适合肉芽肿病变局限，无癌变者，一般切除范围距病变2～3 cm即可；如邻近肠管有血吸虫病性结肠炎，为防止肉芽肿再发，也可适当扩大切除范围。

2. 对病变较广泛者可行左半结肠切除术或右半结肠切除术、横结肠切除术。

3. 直肠血吸虫肉芽肿病人，在排除直肠癌的前提下，尽量采用保肛直肠切除术。因其为良性病变，不必扩大手术范围，紧贴肿块切除已足够，位置在5～7 cm者需采用吻合器，位置过低者可仅剥除直肠黏膜，保留肌鞘，行拖出式结肠肛管吻合术。直肠肉芽肿较小者，可在直肠镜下微波凝固、激光切除或电凝破坏。

4. 并发急性结肠梗阻时，尽量通过胃肠减压、胃管内注入液状石蜡润肠、低压灌肠等非手术治疗解除梗阻，做好肠道准备后再择期手术；非手术治疗不能解除梗阻时才采用急症手术：

（1）右半结肠梗阻者行右半结肠切除，一期回肠-结肠吻合术；若全身情况差，有低蛋白血症、肠壁水肿、周围粘连严重，右半结肠切除难度较大时，可以做回肠-横结肠吻合术；或直接梗阻近段造口术后再二期行肠切除术。

（2）左半结肠梗阻者行左半结肠切除，近端造口，远端封闭术；病人一般情况好时也可在术中插管行结肠灌洗，一期结肠吻合术；还可以切除梗阻病灶，近端造口，远端封闭，待二期手术。或直接梗阻近段造口术后再二期行肠切除术。

（3）直肠梗阻时，可切除病灶后，在术中插管行结肠灌洗，一期吻合，必要时行预防性横结肠双口造瘘；或者行乙状结肠造瘘，直肠封闭术（Hartmann 术式）。

（4）若病人全身情况差，不能耐受较大手术者，可行梗阻以上结肠造口术，如盲肠造口术、横结肠造口术等；对于直肠或乙状结肠梗阻，又因肉芽肿病变，常有系膜炎症肥厚挛缩，手术游离困难者，应行横结肠造口为宜；等病人病情恢复稳定，做好肠道准备后再行二期切除吻合术。因其为良性病变，为择期手术，二期手术一般在 3 个月后施行，此时病人一般情况已恢复，腹腔内炎症已吸收消退，组织健康，手术操作更为方便，也更为安全。

5. 腹腔镜下手术　随着腹腔镜技术的广泛应用，镜下分离、止血、吻合设备（如双极电凝、超声刀、P-K 刀、LigaSure、氩气刀、镜下切割吻合器等）以及镜下分离、缝合、打结技术的不断发展，腹腔镜下结、直肠手术在我国逐渐开始普及，这一创伤小、出血少、恢复快的微创术式也逐渐得到同道的认可和病人的欢迎。在晚期血吸虫病结肠增殖型的治疗中适用于需择期手术的病人，对于并发肠梗阻需急症手术，尤其需术中肠道灌洗的病人不宜采用。腹腔镜的手术适应证、术前肠道准备、术式选择及手术原则与开腹手术相同，只是手术途径为微创途径。由于晚期血吸虫病结肠增殖型为良性病变，无需淋巴清扫，无转移、复发之虞，较结、直肠癌更适合于腹腔镜下手术，在腹腔镜下游离、小切口游离肠祥拖出切除吻合。但腹腔镜只是器械操作，缺乏手指的触摸，所以病灶定位非常重要，要求术前有准确的定位，因纤维结肠镜检查时可出现结肠套叠于肠镜上，定位可能不准确，所以不能单靠肠镜定位，还需钡灌肠定位，甚至采用术中纤维结肠镜定位，手术切除肠祥的范围宜大不宜小，以免遗漏病灶，最好采用规范的右半结肠、左半结肠、横结肠、乙状结肠、直肠或全结肠切除术。

6. 合并癌变的处理　凡血吸虫性肉芽肿合并癌变者，均应按结肠、直肠癌手术原则进行处理。

（八）术后处理

1. 监测生命体征变化。

2. 严密观察引流管有无腹腔出血和肠漏等发生。

3. 应用抗生素抗感染及病原治疗。

4. 术后一般并发症的防治。

5. 合并门静脉高压时，要注意肝功能的保护和营养支持治疗，防止相关并发症的发生。

## 第十节　侏儒型晚期血吸虫病

儿童期反复感染血吸虫尾蚴后，引起体内各内分泌腺出现不同程度的萎缩及功能减退，以腺垂体和性腺功能受累最常见，表现为生长发育障碍，青春期身材矮小、性器官不发育、没有生育能力，面容苍老，形似先衰的"小老人"，而智能却往往正常，称此为晚期血吸虫病侏儒型（advanced schistosmiasis, dwarfism），属于继发性侏儒症范畴，亦被称为血吸虫病性侏儒症（寄生虫感染性侏儒症）。部分侏儒型晚期血吸虫病病人同时可以伴有腹水、巨脾、胃底-食管静脉曲张等门静脉高压征象。这些病理损害会使病人长期生存变得更加困难而显著缩短他们的寿命。

随着血吸虫病防治工作的深入开展，历经 70 余年的变迁，侏儒型晚期血吸虫病目前在临床上已很少见，可能与合并多器官损害，大多中途病故有关。其发病原因是儿童期反复感染血吸虫尾蚴所致。

### 一、发病机制

侏儒型晚期血吸虫病的发病机制至今尚未完全阐明，囿于临床病例的逐步减少，缺乏大样本资料的系统分析与临床研究。我国学者从临床观察、病理检查、动物试验等进行研究，发现血吸虫病性侏儒症最可能的发病机制，是在儿童时期反复感染血吸虫尾蚴，成虫和虫卵不断地借其代谢产物，严重地影响了全身的代谢功能，腺垂体首先受累，功能减退，从而引起机体的生长发育障碍和各内分泌腺体的萎缩变化。

腺垂体嗜酸性细胞能分泌生长激素，已为生理及组织学家所公认。腺垂体功能减退，前叶嗜酸性细胞显著减少，是侏儒型晚期血吸虫病病人生长发育障碍的主要原因。病理资料显示垂体重量的减轻和体积的缩小是绝对的。其次，肝脏代谢及解毒功能有所减退及胃肠功能失调所致的代谢障碍也有一定作用。近年来发现某些胃肠多肽激素，如舒血管肠肽激素，不仅存在于消化道，而且在下丘脑及垂体门静脉血液中存在，被认为它可能有调节垂体激素分泌的作用，肠道病变可影响胃肠多肽激素的分泌，并继之影响垂体的分泌功能。腺垂体分泌一系列蛋白质和多肽激素，包括促甲状腺激素（TSH）、促肾上腺皮质激素（ACTH）、黄体生成素（LH）、促卵泡素（FSH）、催乳素（PRL）、生长激素（hGH）、促黑素（MSH）、促脂解素（LPH）、内啡肽等。这些从腺体分泌出的微量激素进入血液循环，被输送到诸如甲状腺、肾上腺皮质、性腺等外周内分泌腺体以及乳腺、骨骼、肌肉等器官，分别刺激相应靶腺产生和分泌特异的激素以调节机体和组织的生长发育。因此，腺垂体功能受累，势必导致生长发育障碍和继发性性腺、甲状腺和肾上腺皮质功能低下，是引起血吸虫病性侏儒症的中心环节。这种内分泌腺功能的继发性改变，可能是单一的，也可能是多发的。

### 二、病理改变

血吸虫病性侏儒症的病理形态学改变，临床及动物实验资料甚少。经文献检索，迄今为止近60多年以来，国内仅有宝贵的3例尸检病例报告，其中，男2例，女1例，年龄均为20岁，且均为20世纪50年代末期的病例。

（一）垂体

重量绝对减轻，体积缩小，表面光滑，无渗出病变或出血点，切面质地均匀，未见坏死灶。组织检查见各种细胞形态未见特殊改变，前叶嗜酸性细胞（Crooke染色法）明显减少，排列非常疏松，且体积较正常为小。

（二）甲状腺

重量减轻，体积变小，质较硬。在切面中，颜色呈土褐色，失去正常甲状腺所具有的胶质样光泽。镜检：滤泡大小不等，多数都缩小，滤泡上皮萎缩，有的滤泡尚未发育成腺泡的结构，有的竟无腺腔，腔内类胶质很稀薄或缺乏，上皮为立方形或低立方形，圆柱形上皮则很少见，且较正常的小。滤泡及小叶四周的纤维组织高度增生，且有玻璃样变，部分纤维组织已生入小叶中，在小叶边缘可见少量血吸虫虫卵沉着，无钙盐沉积。

（三）肾上腺

重量减轻，切面发现皮质显著变薄。显微镜观察见皮质萎缩，尤以网状层最为明显。皮质之上皮细胞类脂质含量很少。髓质未见明显变化。在皮质包膜下有血吸虫虫卵沉积。束状层及网状层细胞减少。

（四）睾丸及附睾

未发育，两侧睾丸的体积均较正常为小，重量减轻，鞘膜光滑，切面精细管不能牵成线状细丝。显微镜下：精细管很小，多呈未发育状态，精原细胞及精母细胞都很少，精细胞亦极少，几乎找不到精子。间质纤维组织增生。附睾管中亦未见精子。

（五）卵巢

两侧卵巢切面有许多大小囊腔，内含白色冻胶样物。组织检查证明这些囊腔都是极为扩张之滤泡囊肿，囊肿腔充满伊红色浆液。切片中未找到成熟滤泡，连初级滤泡也极少。在宽韧带粘连处见到数个钙化虫卵。

（六）子宫

体积与同龄正常人比较显著缩小，子宫壁较薄。镜下见子宫内膜萎缩。

（七）松果体、甲状旁腺、胸腺及扁桃体

均无明显病变。

（八）长骨

硬骨质厚薄不均，一般都变薄，最厚处为 0.25 cm，最薄处仅 0.05 cm，骨骺线粗细亦不一致（0.05～0.4 cm），且不成一直线，弯曲似锯齿，骨髓灰红色，质软如湿润的沙泥。镜检，长骨骨外膜因纤维组织增生而极度增厚，硬骨部仅见少量骨样组织，相当于骨内板的位置，被整片软骨代替，在个别地方可见少数骨细胞；骨小梁纤细，骨髓腔显著扩大，骨质疏松；骨骺线粗细不一，骺板除软骨外，未见硬骨形成。

### 三、临床表现

儿童时期反复感染血吸虫尾蚴后，除有腹泻、便血、乏力、消瘦、食欲下降、肝脾大、腹水、门静脉高压等一般血吸虫病的症状体征外，部分还表现为侏儒，以生长发育受阻为特征，尤以骨生长和性发育障碍最突出。主要表现为以下几个方面：

（一）生长发育迟缓

病人出生时无异常，出生后生长发育正常，无侏儒症家族史，无染色体异常，无 X 线可见的骨发育异常等引起的生长发育障碍因素。只是在反复感染血吸虫尾蚴以后才出现生长发育停滞，男女发病比例约为 2∶1，年龄大多为 16～20 岁。曾有文献报道血吸虫病性侏儒症病人生长发育停滞年龄最早 6 岁，最迟 17 岁。表现为体格发育迟缓、矮小、面容苍老，无青春前期生长加速现象。体格发育大多停留在正常儿童 11～15 岁水平。身高处于同种族、同性别、同年龄正常健康儿童生长曲线第 3 百分位数以下，或低于平均身高的 2 个标准差。

（二）性器官不发育，第二性征缺乏

正常男性性发育始于 11～13 岁，18～24 岁完全成熟，正常女性一般在 10～12 岁开始发育，平均 14.5 岁月经来潮，17～23 岁发育成熟。虽至发育年龄，男性生殖器如幼童状，睾丸小，胡须、腋毛、阴毛等均不生长，无性要求；女性则卵巢、子宫及外生殖器均如幼儿状，原发性闭经，乳房、臀部不发育。

（三）骨骼发育不全

骨骼的生长与成熟受到抑制，骨龄落后于实际年龄 2 年或 2 年以上。X 线检查全身骨骼无破坏及骨质侵蚀等现象，但骨骼发育均受到影响。

（四）智能基本正常

与正常同龄人相比无明显减退，与年龄相称，可能与此类病人在腺垂体功能受累之前，碘代谢及甲状腺素代谢正常，并不影响大脑皮质的发育有关。

### 四、辅助检查

（一）病原学检查

同"慢性血吸虫病"。

（二）常规检查

1. 一般情况下，血、尿、便常规检查无明显异常，当合并有肝肾功能损害或脾大、腹水、胃底-食管静脉曲张等门静脉高压表现时，可出现血常规"三系"细胞减少，蛋白尿及大便隐血试验阳性。

2. 肝肾功能检查可以正常或出现不同程度损害，部分病人合并乙型肝炎时，乙肝全套阳性，血脂、血糖、血气分析没有合并症时基本正常，血清电解质紊乱一般表现为 $Ca^{2+}$、$Mg^{2+}$ 不足和 $Cu^{2+}$、$Zn^{2+}$ 偏高，也有部分病例 $Zn^{2+}$ 偏低，未合并腹水时 $K^+$、$Na^+$、$Cl^-$ 正常。

3.腹部彩超检查，可发现腹腔脏器的一些病理形态学改变，主要表现为血吸虫病肝纤维化，病变严重者可出现门静脉高压、脾大、腹水等肝功能失代偿的影像学表现。

4.心电图检查一般正常。

（三）hGH 测定

hGH 每天呈脉冲式分泌，一天之间波动较大。在低血糖、饥饿、运动及一些应激性刺激后可引起 hGH 分泌增加。hGH 分泌随年龄而变化，在 2 岁内浓度较高，成年后维持在一个较低水平，为 1～5 ng/ml。正常儿童安静时血清 hGH 很低（0～3 ng/ml），因此单次测定血清 hGH 无助于 hGH 缺乏的诊断。血吸虫病性侏儒症 hGH 明显降低，甚至不能测出其基础值，可测夜间睡眠后 1 小时或运动后的血 hGH 浓度，或进一步作激发试验。但也有 hGH 测值高于正常的报道。

1.SM 测定　正常值男性 0.34～1.90 kU/L，女性 0.45～2.2 kU/L。当血吸虫病性侏儒症者低于此值时，SM 对 hGH 的反馈调节作用下降，导致 hGH 偏高。

2.hGH 激发试验　经典 hGH 激发试验包括生理性激发试验（运动、睡眠等）和药物激发试验（胰岛素、精氨酸、左旋多巴、可乐定等）。以各项激发试验后测得血清 hGH 的最高值（峰值）作为垂体应答反应，激发试验中 hGH 峰值大多出现在用药后 60 分钟左右。胰岛素、左旋多巴激发试验阳性率明显高于运动、深睡眠激发试验，提示药物激发试验灵敏度高、可靠性强；生理性激发试验效果不理想，灵敏度低。

hGH 激发试验判断标准：hGH 峰值＜5.0 ng/ml 为完全缺乏，5～10 ng/ml 为部分缺乏，＞10 ng/ml 为正常。以峰值＞10 ng/ml 为激发试验阳性。

（1）胰岛素低血糖刺激试验：该试验是通过静脉注射胰岛素迅速降低血糖，作用于下丘脑受体，使生长激素释放激素（GHRH）分泌增加或通过体内反馈调节使作为升糖激素的 hGH 分泌增加。空腹状态下，普通胰岛素 0.05～0.10 U/kg，用注射用水稀释，浓度为 1.0 U/ml，静脉推入，用化学发光方法检测血清 hGH 水平，也可在采血同时测定血糖水平。正常反应为兴奋后血糖下降到 2.8 mmol/L，或为空腹血糖的 50% 以下，hGH＞10 ng/ml。

（2）精氨酸刺激试验：精氨酸可以使 hGH 分泌增加。试验时，早晨空腹，注射用水稀释成浓度为 5%～10% 精氨酸溶液，以 0.5 g/kg 体重计算（最大量不超过 30 g）于 30 分钟内匀速静脉滴注。

（3）左旋多巴（L-Dopa）试验：左旋多巴是兴奋性神经递质，经多巴胺能途径或介导 GHRH 的增多使 hGH 水平升高；一般 10 mg/kg，1 次口服，为可靠的激发试验。

（4）可乐定（Clonidine）试验：可乐定作用于中枢神经系统 $\alpha$-肾上腺素能受体，刺激下丘脑释放 GHRH，促进 hGH 的应答反应，以判断垂体 hGH 的分泌能力。病人在试验前必须禁食 8 小时以上，选择在早晨空腹进行，但不必禁水。试验前患儿先静卧半小时，1 次空腹口服，剂量按 0.15 mg/m² 体表面积或 5 $\mu$g/kg 体重计算（最大为 250 $\mu$g）。口服可乐定后部分病人可有血压降低、心率减慢、头晕、头痛、嗜睡等副作用发生，故在进行可乐定激发试验时应加强护理，整个试验过程中病人必须卧床。

任何一种激发试验均有 15% 失败的可能，须至少 2 项激发试验均无 hGH 反应，才可诊断 hGH 分泌异常。因此上述 4 项激发试验必选 2 项，其中，前 2 项必选 1 项。以上 4 种试验均于用药前及用药后 0、30、60、90、120 分钟取血测血清 hGH 值，任何 2 种试验中有 1 次 hGH 值达 10 ng/ml 以上即为正常，否则为生长激素缺乏。

（四）甲状腺、性腺和肾上腺皮质功能测定

1.甲状腺功能测定　$T_3$、$T_4$、TSH、$FT_3$、$FT_4$ 多数正常或偏低，有时 $T_3$ 偏高，提示甲状腺激素系统与血吸虫病性侏儒症的发病可能无直接的关系。如侏儒型晚期血吸虫病肝损害加重，则 $T_3/rT_3$、$T_4/rT_3$ 比值进行性下降，提示预后不良。

2.性激素测定　血浆 FSH、PRL 一般正常或偏低，LH 高于正常；男性的血浆雌二醇（$E_2$）、睾酮（T）明显低于正常，黄体酮（P）高于正常；女性的 $E_2$、P 明显降低，T 高于正常。提示血吸虫病性侏儒症病人的性腺发育受抑制或性激素合成障碍。

3. 肾上腺皮质功能测定　血浆皮质醇（F）有明显的昼夜变化，故其血浆浓度也有相应的昼夜波动。早晨 6~8 时含量最高，以后逐渐降低，夜间 12 时至次日 2 时最低。早晨 8 时为 140~630 nmol/L；下午 4 时为 80~410 nmol/L；晚上 8 时为小于早晨 8 时的 50%。男性血吸虫病性侏儒症病人血浆皮质醇正常，女性降低。

（五）X 线检查

常用左手腕掌指骨片评定骨龄，本症骨龄延迟，一般落后于实际年龄 2 岁或 2 岁以上，曾有报道骨龄延迟 5~6 年的侏儒型晚期血吸虫病病例。其 X 线特点为：①全身骨骼匀称性短小；②多数病人的骨小梁细小，管形长骨的骨皮质较薄；③骨体钙质沉淀不足，骨质较稀松；④头颅大小正常，骨缝闭合正常，颅骨可有颅面发育不匀称，保持幼年期的颅面比例，颅板变薄板障发育不良，额骨垂直部前突；⑤蝶鞍大小和形态正常，亦可发育较小；⑥乳突和鼻旁窦气化不良；⑦乳恒齿并存，拥挤不齐；⑧脊柱椎体小，椎间隙相对增宽，儿童期稚体前缘血管沟持续存在；⑨四肢骨对称性细小，骨骺出现及愈合明显延迟，骨骺线粗糙而呈凹凸不平的不规则形状，但骨化中心出现并不延迟；长骨纵径生长停止或明显缓慢；⑩女性骨盆较小，呈漏斗状。

（六）CT 或 MRI 检查

根据病情需要选择头部 CT 或 MRI 检查，观察病人垂体大小、形态、结构的变化及与周围结构的关系，病人的鞍区表现主要为垂体萎缩（指高径）。

（七）染色体核型分析

女性做染色体检查，排除 Turner 综合征。

**五、诊断与鉴别诊断**

（一）诊断

影响生长发育的因素很多，因此，单纯用"血吸虫病＋生长发育障碍"作为侏儒型晚期血吸虫病的主要诊断依据显然是不够全面的。因此，确诊侏儒型晚期血吸虫病需具备以下条件：

1. 自幼生活在血吸虫病流行区，有反复接触疫水或有明确的血吸虫病史；部分病例有门静脉高压症状和体征，并经临床和实验室检查确诊为日本血吸虫病者。

2. 无染色体异常、无侏儒症家族史，其出生时或出生后生长发育均正常，只是在经反复多次感染血吸虫尾蚴以后才出现生长发育停滞。

3. 病人身高、体重和性发育情况符合侏儒症临床表现。

4. 智能正常，与年龄相称。

5. 排除造成生长落后的其他情况。

（二）鉴别诊断

侏儒型晚期血吸虫病的鉴别应从广泛的诊断视野出发，全面考虑排除其他原因引起的侏儒症，加上特异性的实验室检查，对侏儒型晚期血吸虫病进行鉴别诊断，需鉴别的疾病有：

1. 体质性青春期发育延迟。

2. 家族性（遗传性）矮小。

3. 宫内发育迟缓。

4. 全身性疾病所致矮小。

5. 精神因素所致矮小。

6. 其他染色体疾病、骨骼发育异常、各种矮小综合征以及内分泌疾病。

**六、治疗**

（一）基础治疗

1. 营养不良者应加强营养，调整饮食蛋白质含量，摄入蛋白质可按每天量 1.5~2.5 g/kg，每 35

天递增 5～10 g，如无不适，逐渐增加到每天 3～4 g/kg。

2. 保肝、护肝等药物治疗，可选用还原型谷胱甘肽、舒肝宁、硫普罗宁、苦参碱等注射剂治疗。

3. 合并有肝肾功能损害、门静脉高压表现、巨脾、腹水、上消化道出血、水电解质酸碱平衡紊乱等并发症时，应进行相应的对症支持治疗。如合并巨脾症、脾功能亢进，脾切除往往对促进生长发育有良好效果，因脾功能亢进有抑制腺垂体分泌功能的作用。

（二）病原治疗

肝功能正常的情况下，予以吡喹酮三日疗法，总剂量按 60 mg/kg，每天 3 次，餐后半小时口服。

（三）激素治疗

1. 生长激素 诊断生长激素缺乏症者给予生长激素治疗，目前基因重组人生长激素（recombination hGH，rhGH）已被广泛应用，常用剂量每天 0.1 U/kg，睡前 1 小时皮下注射，每周 3 次。如生长不够快，可逐渐增加剂量或改为每天 1 次，但不超过每天 0.25 U/kg。开始治疗 6～12 个月疗效最显著，第 1 年可增高 5～10 cm 甚至 10 cm 以上。长期应用后生长速度减慢，每年增高 3～5 cm。开始接受这种治疗的年龄越早，效果越好。治疗应持续至骨骺愈合为止。如加用促进蛋白合成的雄激素类药物，疗效可能增加。生长激素和雄激素对促进生长有协同作用。在 rhGH 治疗过程中，需要注意以下几点：

（1）少数病人在 rhGH 治疗过程中可能发生甲状腺功能低下，应及时纠正，以避免影响 rhGH 的疗效，故应定期进行甲状腺功能的检查，若有缺乏，可同时给予甲状腺素治疗。

（2）个别病人可能容易发生股骨头骺板滑脱，在 rhGH 的治疗期若出现跛行现象应注意评估。

（3）有时 rhGH 可导致过度胰岛素状态，因此，必须注意患儿是否出现葡萄糖耐量减低的现象。

（4）同时使用皮质激素会抑制 rhGH 的促生长作用，因此，促肾上腺皮质素缺乏的患儿应适当调整其皮质激素的用量，避免其对 rhGH 产生抑制作用。

（5）注射局部红肿与 rhGH 制剂纯度不够以及个体反应有关，停药后可消失。

（6）少数注射后数月会产生抗体，但对促生长疗效无显著影响。

（7）较少见的副作用有暂时性视盘水肿，颅内压增高等。

（8）切忌过量用药，一次注射过量的 rhGH 可导致低血糖，继之出现高血糖。长期过量注射可能导致肢端肥大症以及其他与 rhGH 过量有关的反应。

（9）注射部位应常变动以防脂肪萎缩。

2. 苯丙酸诺龙 一般在 12 岁后小剂量间歇应用，每周 1 次，每次 10～12.5 mg 肌内注射，1 个疗程 3～6 个月，停药 3～6 个月后，复查腕骨骨龄，如骨龄仍落后 3 岁以上再开始第二个疗程。以后反复用药，停药观察疗效，以 1 年为宜。若骨龄与年龄接近或低于 3 岁时，则不宜再用，以免影响最终身高。治疗中切忌用药量过大，间隔过短和连续用药。

3. 绒毛膜促性腺激素 只适用于年龄已达青春发育期，骨龄 12 岁以上，经上述治疗身高不再增长者。一般女性在 16 岁以后、男性在 19 岁以后才可以用药，用药年龄不宜过早，因为它能促进骨骺融合，最终阻碍骨骼增长。每次 500～1000 U 肌内注射，每周 2～3 次，2～3 个月为 1 个疗程，间歇期 2～3 个月，可反复应用 1～2 年。在男性，绒毛膜促性腺激素刺激睾丸生长；在女性，刺激肾上腺皮质与卵巢，使分泌睾酮，以促生长和青春期出现。

4. 甲状腺素片 剂量根据缺乏的程度而异，从小剂量开始，每天 15～30 mg。需晨空腹口服给药，开始用药后 2～4 周复查激素水平并调整剂量。

5. 有肾上腺皮质功能减退者，可选用氢化可的松治疗。

## 七、预后

侏儒型晚期血吸虫病的病人经过基础治疗、血吸虫病原学治疗以及激素替代治疗后，生长速度加快，最后能达到完全正常的高度，生长发育恢复正常。

## 第十一节　混合型晚期血吸虫病

晚期血吸虫病病人常同时存在 2 个或 2 个以上临床类型（除普通型），称为混合型晚期血吸虫病（advanced schistosmiasis，mixed）。如巨脾病人合并有腹水，出血病人合并有腹水，侏儒病人合并巨脾等都称为混合型。混合型病人病情更严重，也更复杂，随着病情发展或治疗的影响作用，各临床类型可能相互转化，而各型转化也存在一定的因果关系。如出血型病人出血时可以诱发腹水或加重腹水，腹水型病人在利尿或放腹水治疗时可能诱发肝性脑病等。混合型晚期血吸虫病诊断不困难，但治疗比较棘手。临床医生要根据病情的轻重缓急、抓住要解决的主要问题综合治疗，同时要根据具体病情，开展个体化治疗，要多学科参与决定治疗方案。混合型病人虽然病情复杂，治疗困难，但临床上有些混合型病人疗效还是较好的，如巨脾型合并腹水型病人，经过护肝利尿等综合治疗后行巨脾切除术，可以达到临床治愈。巨脾型并出血型病人经过巨脾切除加断流术后，亦可达到临床治愈，有部分病人可恢复劳动能力，生存 20～30 年并不少见。

## 第十二节　异位血吸虫病

日本血吸虫（下称血吸虫）成虫通常寄生在人或哺乳动物的肠系膜静脉/门静脉血管中，当血吸虫成虫寄生或虫卵沉着于门静脉系统以外的其他组织、器官中引起的损害称为异位损害或异位血吸虫病（ectopic schistosomiasis）。临床上常见的有肺、脑异位血吸虫病，其次是皮肤、肾、眼结膜、腮腺、腰大肌、膀胱、前列腺、输尿管、阴囊、脊髓、淋巴结、心包等异位损害。引起异位损害的途径较为复杂，主要有：急性期门静脉充血扩张，虫卵可经肝窦至肝静脉，经体循环散布于体内各处；虫卵经门体侧支循环、经门静脉系统到体循环，成虫异位寄生，就地产卵。

### 一、常见的异位血吸虫病

#### （一）肺型血吸虫病

肺型血吸虫病主要是虫卵沉积和童虫损害，童虫损害主要是童虫经肺时所致的组织损害及出血、大量异体蛋白质所致的过敏反应及童虫毒腺排泄毒素所致的影响。多见于急性血吸虫感染，呼吸道症状大多轻微，且常被全身症状所遮盖，表现为轻度咳嗽与胸部隐痛、痰少，咯血罕见。肺部体征也不明显，有时可闻及干、湿啰音。肺部病变经病原学治疗后 3～6 个月逐渐消失。在其辅助检查中大便虫卵检查为血吸虫病最常用的重要检查手段。血吸虫血清学试验目前有血凝试验、酶联免疫吸附试验、间接荧光试验及环卵沉淀试验，其中环卵沉淀试验（COPT）简便易行，阳性率达 95.0％以上，且很少出现交叉反应。对虫卵阴性病人环卵沉淀试验不失为重要的实验室检测方法。此病在尾蚴侵入的早期病变为间质性及支气管肺炎，伴小点状出血。胸部 X 线检查一般可归纳为 4 种表现：粟粒阴影、片状或絮状阴影、大片状或不规则状阴影和小结节阴影。重型病人肺部有广泛病变时，胸部 X 线检查可见肺部有弥漫云雾状、点片状、粟粒样浸润阴影，边缘模糊，以中下肺野为多。

#### （二）脑型血吸虫病

脑型血吸虫病临床上可分为急性与慢性两型，均以青壮年病人多见，发病率为 1.7％～4.3％。急性脑血吸虫病临床表现酷似脑膜脑炎，常与肺部病变同时出现，症状为意识障碍，脑膜刺激征，瘫痪，抽搐，腱反射亢进和锥体束征等。脑脊液嗜酸性粒细胞可增高或蛋白质与白细胞轻度增多。慢性型的主要症状为癫痫发作，尤以局限性癫痫为多见。MRI 对此病诊断其敏感性和准确性均较 CT 高。CT 与 MRI 增强扫描脑血吸虫病主要表现为：①脑皮质或皮质下斑片状、砂粒样、结节状均匀强化，可见 2 个以上小结节呈簇状聚集融合成团块状的强化灶；CT 主要遗漏小脑半球及顶叶区病灶；对小斑片状及砂粒样强化灶显示不如 MRI；②炎性水肿其中心有散在小点状、砂粒样、不典型强化。CT 显示欠佳，仅在 MRI 上可见。急性期脑炎性改变需结合临床以及血清免疫学检查才能作出诊断，对鉴别较困难的病例可行血吸虫治疗 1~2 个月后复查来明确诊断。凡来自疫区，临床有颅内压增高或癫痫者，均应考虑本病的可能。MRI 能早期发现病变，明确病变的范围和类型，为临床治疗提供可靠的信息，而且是术后随访和疗效观察的重要方法。对于慢性脑血吸虫病，若少数病例因病灶大，颅内压增高症状在使用杀虫药治疗后仍不能缓解和控制，则应手术治疗。对已施行手术的病人，考虑病灶不易被完全切除，仍应加用杀虫药物治疗。

（三）女性生殖系统异位血吸虫病

由于子宫、输卵管、卵巢动脉都来自腹主动脉。子宫阴道静脉丛与膀胱直肠静脉丛广泛交通，女性生殖系统血吸虫虫卵来源可能与这种解剖结构有关。女性生殖系统异位血吸虫病多表现为反复下腹疼痛、阴道出血等症状，易误诊为生殖系统"囊肿"。可经病理切片确诊。

（四）眼异位血吸虫病

在极重度血吸虫感染时，童虫可能在门脉系统以外的器官或组织寄生并发育为成虫，异位寄生在眼部组织内的血吸虫成虫产出的虫卵沉积于眼部组织，引起虫卵肉芽肿反应，从而导致失明。眼血吸虫病异位损害易误诊为其他眼科疾病，经组织病理切片可确诊。

（五）皮下异位血吸虫病

皮下血吸虫虫卵来源多为血吸虫异位寄生产卵，易误诊为异物肉芽肿等，组织切片可明确诊断。

（六）其他异位血吸虫病

如腮腺异位血吸虫病、脊髓异位血吸虫病等。

**二、少见的异位血吸虫病**

（一）脊髓血吸虫病

脊髓血吸虫病多为血吸虫虫卵经血液循环沉淀于脊髓所致。脊髓内血吸虫病罕见。均是术后病理确诊的。

1. 临床表现　主要为受累节段脊髓受损的症状和体征，可表现为双下肢麻木，呈放电感，乏力，双下肢疼痛，并有大小便困难，双下肢肌力减退，轻瘫试验阳性，痛、温觉减弱，膝、踝反射减退或消失。

2. 治疗　绝大多数病例无需手术治疗，经过病原治疗即能达到治愈目的。在血吸虫病疫区，对本病应有所认识，不可忽视本病，以免误诊误治造成不必要的脊髓手术。

（二）淋巴结血吸虫病

淋巴结血吸虫病并不少见。此症术前甚至术中均很难诊断，临床上只能依靠手术后病理检查中诊断。

（三）脾脏血吸虫病

脾脏血吸虫病少见，脾脏中偶有虫卵发现。其本质不属于脾脏血吸虫病。

（四）乳房血吸虫病

乳房血吸虫病为血吸虫虫卵异位寄生在乳腺组织所致疾病。血吸虫虫卵进入乳腺的途径可能是穿过肝窦进入肝静脉，随体循环进入胸廓内动脉到乳腺。本病亦少见。主要表现为乳房肿块，且容易伴发乳腺癌，故确诊本病后应尽早手术。

（五）心脏（心包）血吸虫病

血吸虫虫卵异位于心肌或心包而导致相应的病变者称心脏（心包）血吸虫病。本病极为罕见，多因手术病例（如心包狭窄）病检或尸检中发现确定该诊断或补充该诊断。

（六）皮肤型血吸虫病

本病罕见，致病机制不明。主要表现为皮肤多发性丘疹或脓疱、皮肤肿瘤样结节。活检镜下见表皮及真皮内有多数虫卵沉积或虫卵结节形成。多见于急性血吸虫病病人。

（七）甲状腺血吸虫病

甲状腺血吸虫病极为少见。可能为虫卵通过大循环而到达甲状腺并在组织内沉积所致。

（八）肾上腺血吸虫病

肾上腺血吸虫病亦罕见。可能为虫卵顺血流经大循环经肾静脉逆流而至肾上腺皮质所致。

### 三、异位血吸虫病的治疗及预后

异位血吸虫病预后大多良好，其病原治疗药物首选吡喹酮。由于脑、肺血吸虫病缺乏特征性症状和体征，误诊率高，易延误治疗。在血吸虫疫区居住，有明确的疫水接触史伴有咳嗽、咳痰、胸痛、喘息等呼吸系统症状或头痛、呕吐、癫痫、偏瘫、意识障碍、视物模糊、共济失调等神经系统症状的血吸虫病病人应开展 X 线、CT、MRI 等医学影像学检查，首先排除血吸虫异位损害，减少误诊。

〔刘佳新　汪洪波　罗立新　潘　舸　丁国建　董　静〕

# 第十四章　输入性血吸虫病

血吸虫病主要包括日本血吸虫病、曼氏血吸虫病、埃及血吸虫病、湄公血吸虫病、间插血吸虫病，是由血吸虫引起的寄生虫病，我国的输入性血吸虫病主要是曼氏血吸虫病和埃及血吸虫病。血吸虫病在热带和亚热带地区流行，特别是在无法获得安全饮用水和没有适当卫生设施的贫穷社区。虽然我国仅流行日本血吸虫病，不是曼氏血吸虫病、埃及血吸虫病、间插血吸虫病、湄公血吸虫病流行区，但随着全球一体化进程的加快，对外合作交流的日益深入，特别是近年来我国提出的"一带一路"建设日益受到国际社会的广泛关注和积极参与，国际人员的交往日益频繁，来我国经商、求学、旅游的外籍人员，以及我国赴境外劳务、援建、经商、求学、旅游等人员的数量逐年增多，这些人群中发现境外感染血吸虫的报道也逐渐增多，且我国广东已发现曼氏血吸虫中间宿主双脐螺的滋生，因此境外输入血吸虫病在我国传播的风险日益增加。

## 第一节　输入性血吸虫病的防控

### 一、应对措施

鉴于我国赴境外劳务或旅游、来华工作或旅游等人员不断增多，各级疾病预防控制机构和相关出入境管理部门应积极采取措施，加强对输入性血吸虫病的管理，以减少疾病对他们身体健康的损害，同时降低输入性血吸虫病在国内传播的风险。

（一）做好援外人员血吸虫病预防工作

赴境外务工、经商和旅游人员除了要注意人身安全，也要注意避免感染血吸虫。根据血吸虫中间宿主只生活在水中的特点，有针对性地开展境外输入性血吸虫病防治健康教育和健康咨询等服务，主要有：

1. 出发前，用工单位或旅行组织方需对赴境外人员进行健康教育，尤其注意对将长期停留于非洲、南美洲、西亚和东南亚等血吸虫病流行区务工人员的健康教育，使其了解目的地血吸虫病的流行现状、危害、感染途径及预防措施等相关知识，提高防范意识，避免接触疫水。

2. 在外工作人员，因工作需要难以避免接触疫水，可在施工前提前对该水域进行化学灭蚴，或者个人涂防护膏、穿胶鞋、穿防护水裤、戴手套等防护措施，避免皮肤直接暴露于水中。

3. 在疫区生活用水，可将水煮沸至少1分钟，静置2~3天；或者用氯对水进行消毒处理，有效杀灭水中血吸虫尾蚴。

4. 赴境外救援人员或工作人员在紧急情况下难以避免接触疫水，可服用蒿甲醚或青蒿琥酯，预防血吸虫感染。

5. 用人单位应定期组织工作人员到当地有专业资质和检测能力的医疗机构进行体检，做到早发现早治疗。

6. 对归国人员，应与国境旅行卫生保健中心、旅游、商务、人社、劳务公司等加强联络，加强对高危地区入境归国人员的血吸虫病查治及监测，出境检验检疫部门应把输入性血吸虫病作为传染病监测、防控知识咨询的重要内容。

（二）建立和完善输入性血吸虫病的监测管理制度

血吸虫病在我国属于乙类传染病，是法定报告病种。本地感染和境外输入的血吸虫病均应依法报告。我国疾病预防控制中心寄生虫病预防控制所编印的《全国血吸虫病监测方案（2014 年版）操作手册》中，具体明确了境外输入的血吸虫病，重点是曼氏血吸虫病和埃及血吸虫病，应参照国内血吸虫病疫情报告制度执行。应充分利用现有血吸虫病监测技术，及时收集赴境外人员在境外工作环境、活动区域等的血吸虫病流行情况以及对可能造成感染危险的因素进行综合评估和预测，并采取适当的方式及时对相关机构、企业和个人等发布相关预警和告示信息。同时，加强对这些赴境外人员的健康教育、医学提醒等服务，并采取相应级别的防控行动，以防范和控制血吸虫病危害。

（三）建立和健全输入性血吸虫病防控机制

由于我国出入境人员分布来源广，出境人员劳务组织派遣机构对境外流行的血吸虫病防控意识不强，一些医务人员对境外输入血吸虫病诊治能力缺乏等因素，我国输入性血吸虫病防控还存在薄弱环节，当前我国正处在从血吸虫病传播控制走向传播阻断和消除的转折时期，在做好国内日本血吸虫病控制和消除的同时，防控境外输入性血吸虫病已提到了重要议事日程。我们应借助已有的传染病信息管理系统和血吸虫病监测网络，进一步规范和加强对境外劳务、经商和旅游等人员动态信息管理，加强对该人群的国际旅行卫生保健、国际疫情咨询、疾病防治知识等健康教育活动，以及回归后的健康监测和管理工作，充分发挥综合防控的多重效果。

（四）提高输入性血吸虫病的诊治水平

通过加强对医疗机构和疾病预防控制专业人员的培训，特别是在医学教育寄生虫学教材编写和教学内容安排方面，适当增加境外输入性寄生虫病内容，提高医务人员对输入性血吸虫病的诊治意识和水平，掌握诊治要点，尽可能减少漏诊、误诊发生，防止病人因延误诊治而病情恶化，降低疾病负担。另一方面，通过加强与 WHO 以及其他相关国际研究机构或组织的联系与合作，完善国内对境外输入性血吸虫病的诊治规范，积极研发适合输入性血吸虫病筛查的诊断技术和产品，配合相关技术培训，提高输入性血吸虫病感染者的发现率。

（五）加强输入性血吸虫病在我国传播风险的研究

鉴于已在广东部分水域发现双脐螺分布，需要建立监测哨点，开展输入性血吸虫病中间宿主分布调查及其感染性试验，摸清螺种类、分布、密度及其与周围环境的关系，并对发现的有螺生地实施灭螺措施，以减少中间宿主的繁殖和扩散。

开展对赴境外归国人员血吸虫感染情况抽样调查，对该类人群血吸虫病患病率、传播途径、感染方式等进行全面综合分析，评估其对我国潜在传播危险性，提出相应的预防和预警策略、措施，防范境外输入性血吸虫病在国内可能存在的传播与流行风险。

二、预防

（一）健康教育

开展健康教育，普及卫生知识，提高人群自我保健意识、能力和卫生素质是预防血吸虫感染最经济、最有效的对策之一。

（二）安全用水

安全用水是预防血吸虫感染的重要措施，提供清洁饮用水及安全生活用水，可减少血吸虫感染的危险性。

（三）改善卫生条件

通过建造卫生厕所，改变居民卫生习惯，以减少虫卵污染。

## 第二节　输入性血吸虫病的诊断与治疗

位于撒哈拉以南的非洲地区血吸虫病感染人数约占全球感染人数的 85％，高度感染地区的平均感染率>50%，中度感染地区的平均感染率>10%～49%。可见在非洲地区，血吸虫病疫情仍十分严峻。近年来，随着国际交流的增加，我国援非项目和赴非务工人员数量与日俱增，非洲输入性血吸虫病（赴非人员在当地感染了血吸虫回国后被诊断该疾病）病例也逐年增多。2015年中非合作论坛峰会的召开，将更进一步拓展我国与非洲国家合作领域。因此非洲输入性血吸虫病的防治任重道远。为进一步规范非洲输入性血吸虫病的临床诊疗，提高治愈率，减少并发症，笔者根据文献资料，结合湖南省近年来的诊疗经验，重点阐述输入性血吸虫病的诊断与治疗要点。输入性血吸虫病主要有埃及血吸虫病、曼氏血吸虫病、间插血吸虫病。因间插血吸虫病临床少见且对人体危害尚未完全确定，故本文只重点介绍对人体危害较大的埃及血吸虫病和曼氏血吸虫病的诊断与治疗要点。

### 一、埃及血吸虫病

埃及血吸虫病（schistosomiasis haematobia）是由于埃及血吸虫寄生于人或哺乳动物膀胱静脉和盆腔静脉丛所引起的以泌尿生殖系统症状为主要特征的寄生虫病。主要表现为终末期血尿、膀胱刺激征、尿道梗阻等症状。

（一）致病机制

埃及血吸虫病主要病变为虫卵肉芽肿，而虫卵肉芽肿的形成主要是细胞介导的免疫反应。其临床表现主要取决于感染度、病程、宿主免疫状态等。埃及血吸虫寄生在膀胱与盆腔静脉丛内，其产生的虫卵主要沉积在膀胱（包括膀胱颈）与远端输尿管黏膜下层和肌肉层，发生肉芽肿性病变。尤以膀胱三角区为多。虫卵进入膀胱腔，经尿排出，损伤黏膜时，可产生血尿。如果虫卵肉芽肿引起组织的纤维化与萎缩，则产生膀胱排尿障碍。膀胱颈部梗阻与膀胱壁病变可引起膀胱变形，产生憩室。此外，膀胱病变可引起黏膜增生，形成息肉，最后产生不可逆转的纤维化与钙化。输尿管或膀胱颈部梗阻可引起肾盂积水，严重者导致肾衰竭。男性可引起前列腺与龟头病变；女性病人子宫颈、阴道与阴唇也可被累及，但较少见。除泌尿生殖系统外，虫卵可通过肠系膜下静脉至阑尾、盲肠、结肠，尤其在直肠产生病变，因此虫卵可从粪便中排出。少量虫卵可从门静脉进入肝脏，产生假结核结节与门脉周围纤维化。虫卵还可穿过膀胱静脉，经下腔静脉进入肺部，大量虫卵反复栓塞肺小动脉，产生坏死性闭塞性动脉内膜炎，引起肺循环阻塞与肺动脉高压。

（二）临床特征

该病潜伏期从尾蚴侵入至尿中出现虫卵为10～12周。主要临床表现为泌尿生殖系统症状。急性病人可无症状或有轻度急性发热表现。无症状病人未经治疗或有症状病人治疗不及时常进入慢性期，出现不同程度或迁延不愈的泌尿系统症状。急性、慢性病人未经治疗或治疗不及时可发展为晚期血吸虫病，出现泌尿生殖系统严重并发症。血清免疫学检查阳性有临床意义。病原学检查可作为确诊依据（包括尿检、粪检或膀胱黏膜活检发现埃及血吸虫虫卵，尿沉渣孵化发现毛蚴）。急性期外周血白细胞计数与嗜酸性粒细胞显著增高；慢性期白细胞计数大多正常，但嗜酸性粒细胞可增高。尿常规可见白细胞增多、出现红细胞或蛋白尿。B超检查可见膀胱息肉，少部分可出现脾大。晚期可有肾积水等改变。根据病理变化及主要临床表现，可将埃及血吸虫病分为急性埃及血吸虫病、慢性埃及血吸虫病和晚期埃及血吸虫病。

1. 急性埃及血吸虫病 常见于初次感染者，慢性病人再次大量感染尾蚴亦可发生。急性期临床症状较轻或不明显，仅少数病人有发热、乏力等全身症状，荨麻疹常见。可有肝脾大及外周血嗜酸性粒细胞增多。

2. 慢性埃及血吸虫病 主要表现为泌尿系统症状。早期为无痛性终末血尿，间歇发作，持续数月至数年，偶为疼痛性血尿，常伴尿频、尿急、尿道灼热感等症状。膀胱镜检查可见膀胱壁上有大量虫卵肉芽肿形成的"沙斑"样改变，黏膜增生性炎症与乳突状生长，以及由尿酸、草酸与磷酸盐组成的结石。男性病人前列腺可因虫卵沉积发生炎症，质变硬。有时从精液中可发现大量虫卵。虫卵经肠系膜静脉吻合支抵达精索静脉，可引起精索与附睾病变。由于鞘膜纤维化使阴囊淋巴管阻塞，回流不畅，可引起阴茎龟头象皮肿。女性病人出现子宫颈、阴道与阴唇病变，输卵管与宫颈炎较少见。消化系统症状较少而轻，出现较迟。主要由结肠与肝门脉周围虫卵肉芽肿引起，可致腹泻、腹胀不适和肝纤维化、脾大，但一般较轻。0.8%～1%的病人出现肺源性心脏病，可有乏力、头昏、头痛、心悸、心前区隐痛，甚至劳累后发生晕厥。胸部 X 线检查可见肺动脉显著扩张。

3. 晚期埃及血吸虫病　急、慢性期埃及血吸虫病如治疗不及时，可反复迁延不愈，并发尿路梗阻、肾盂积水及逆行感染等，最后可引起肾衰竭。病变主要侵犯膀胱和输尿管下端，尤其是输尿管末端。病变一般为双侧，中段和上段也可受累。也可出现多发性狭窄。部分病人可发生膀胱癌变，癌变病人年龄较轻，一般在 40 岁左右，大多为完全分化的鳞状细胞癌。偶可异位出现脑、脊髓型血吸虫病。

（三）诊断要点

临床诊断要点：①在非洲血吸虫病流行区生活或工作时有疫水接触史。②有泌尿生殖系统表现如尿频、尿急、排尿困难、血尿甚至出现肾积水、输尿管狭窄、膀胱挛缩、肾衰竭等。外周血嗜酸性粒细胞增高，尿中白细胞、红细胞增多、蛋白尿阳性。③血清免疫学检查阳性。④病原学检查发现埃及血吸虫虫卵。

符合上述①②者为疑似病例，符合①②③者为临床诊断病例，符合①④者为确诊病例。

（四）治疗方法

1. 病原治疗　首选吡喹酮。急性病人：成人按总剂量 120 mg/kg（体重 60 kg 为限），六日疗法，每天 3 次。其中一半在前 2 天分服，另一半在后 4 天分服；也可按总量 60 mg/kg，二日疗法，每天 3 次。急性病人治疗后如出现症状改善不明显或仍尿检查到虫卵，则 1 个月内需复治一次。慢性病人：成年按总剂量 60 mg/kg（体重以 60 kg 为限），二日疗法，每天 3 次。晚期病人：一般情况较好者采用吡喹酮总剂量 60 mg/kg，三日疗法；每天 3 次。一般情况较差者采用吡喹酮 90 mg/kg，六日疗法，每天 3 次。脑、脊髓型病人：吡喹酮总剂量 120 mg/kg，六日疗法，每天 3 次。病原治疗建议次年巩固治疗 1 个疗程并定期复查。

2. 对症及支持治疗　病原治疗同时应针对主要症状进行对症与支持治疗。必要时采用中西医结合疗法改善症状。如有明显膀胱刺激征则可适当应用抗生素防治感染。

3. 外科治疗　主要是针对泌尿系统并发症的治疗。输尿管壁段狭窄者可经膀胱镜扩张或行输尿管口切开，疗效不佳时，可行输尿管膀胱吻合术；如果合并输尿管下段狭窄也可切除，行输尿管膀胱吻合术。一侧输尿管中段以下狭窄过长，多不主张行输尿管与对侧输尿管吻合术，因为血吸虫病常常累及双侧输尿管，远期会形成双侧狭窄。膀胱颈部梗阻者可经尿道行膀胱颈部切开，以解除梗阻。挛缩膀胱可考虑行结肠代膀胱术或回肠膀胱扩大术。膀胱发生癌变者应根据肿瘤的部位、分期、性质，采取相应的治疗方法。

（五）疗效判断

临床治愈标准：临床症状消失，无泌尿系统并发症或并发症经治疗痊愈，血清学试验两年转阴，尿常规检查正常，尿虫卵阴性。临床好转标准：症状明显好转；尿常规检查未完全正常或偶可查到虫卵。

## 二、曼氏血吸虫病

曼氏血吸虫病（schistosomiasis mansoni）是由于曼氏血吸虫寄生于人或哺乳动物肠系膜小静脉、痔静脉丛，偶可在肠系膜上静脉及肝内门静脉血管内所引起的一种寄生虫病。主要病变为在结肠与肝脏产生虫卵肉芽肿和纤维化引起一系列相关临床表现。

（一）致病机制

曼氏血吸虫病病变同埃及血吸虫病，即为细胞介导的免疫反应所致的虫卵肉芽肿引起。曼氏血吸虫寄生于肠系膜静脉并产卵且主要沉积在直肠与乙状结肠，肠黏膜虫卵肉芽肿坏死脱落后形成浅表溃疡，产生脓血便。肠黏膜增生可形成息肉。也可寄生于肝门静脉内产虫卵并不断经门静脉进入肝脏可引起肝门脉周围纤维化、出现门静脉高压，导致门腔侧支循环形成，尤以食管下端和胃底静脉曲张为多见，脾脏因被动充血而肿大，晚期可出现腹水。另外，虫卵可异位沉积于脊髓某些节段及其附近组织，引起脊髓病变。

（二）临床特征

该病潜伏期从尾蚴侵入至出现症状为3～7周。主要临床表现有发热、尾蚴性皮炎和童虫性肺炎的急性血吸虫病症状；反复的肠道功能紊乱症状和或肝功能受损的慢性血吸虫病表现以及病情不断进展而导致肝纤维化、门静脉高压的晚期血吸虫病（肝脾型）表现。血清免疫学检查阳性有助于临床诊断，病原学检查包括粪检查到虫卵或孵出毛蚴，直肠黏膜活检查到虫卵是确诊依据，超声检查能准确直接发现肝、脾病理改变，可评估病情的严重程度。根据疾病的发生和发展可分为急性曼氏血吸虫病、慢性曼氏血吸虫病、晚期曼氏血吸虫病。

1. 急性曼氏血吸虫病　多见于无免疫力的初次重度感染者（赴非人员多见），常发生于夏秋季，慢性病人再次大量感染尾蚴后亦可发生。一般于感染后3～7周出现畏寒、发热、出汗、腹痛、腹泻、咳嗽、肝大压痛、脾大等症状。血常规检查示嗜酸性粒细胞增多。重症病人可出现水肿、腹水、恶病质，甚至死亡。轻度或中度病人可转入慢性期。

2. 慢性曼氏血吸虫病　根据临床表现不同可分为肠型曼氏血吸虫病和肝肠型曼氏血吸虫病。肠型病人最常见症状为间歇性腹泻、腹痛、黏液血便，伴有里急后重、贫血、消瘦、肝脾大、结肠增厚等。结肠镜检可能显示肠黏膜充血水肿、浅表溃疡或伴少量出血。肝肠型病人除肠型病人表现外常有肝功能轻度损害表现，如食欲不佳、腹胀不适、厌油甚至黄疸。

3. 晚期曼氏血吸虫病（肝脾型血吸虫病）　可出现巨脾、腹水、食管下端静脉曲张破裂出血等。根据肝功能情况，又可分为代偿性肝脾型曼氏血吸虫病和失代偿性肝脾型曼氏血吸虫病。代偿性肝脾型病人一般情况可，肝功能试验大多正常，无腹水；失代偿性肝脾型病人有肝功能失代偿，出现腹水与浮肿，血清白蛋白下降、球蛋白升高、白/球蛋白比例倒置，甚至肝性脑病。偶有黄疸、肝掌、蜘蛛痣等。部分病人并发脊髓病变。

（三）诊断要点

临床诊断要点：①在非洲血吸虫病流行区生活或工作时有疫水接触史。②有消化系症状和肝纤维化及其门静脉高压表现。③血清免疫学检查阳性。④病原学检查发现曼氏及血吸虫虫卵。

符合上述①②者为疑似病例，符合①②③者为临床诊断病例，符合①④者为确诊病例。

（四）治疗方法

1. 病原治疗　首选药为吡喹酮。急性病人：按总剂量120 mg/kg，六日疗法，每天3次，其中一半在前2天分服，另一半在后4天分服；也可按总量60 mg/kg，二日疗法，每天3次。急性期治疗后如出现症状改善不明显或仍粪检查到虫卵，则1个月内需复治一次。慢性病人：按总剂量60 mg/kg，二日疗法，每天3次。晚期病人：代偿性肝脾型曼氏血吸虫病建议按总剂量90 mg/kg，六日疗法，或60 mg/kg体重，三日疗法。失代偿性肝脾型慢性曼氏血吸虫病不宜病原治疗。病原治疗建议次年巩固治疗1个疗程并定期复查。

2. 护肝及对症支持治疗　出现肝功能损伤者应护肝治疗。腹水病人可以利尿，并加强支持治疗。食管静脉曲张和/或出血者可以降低门静脉压、止血等综合治疗。合并感染者可以酌情使用抗生素，腹泻者可以止泻治疗，必要时中药灌肠。

3. 外科治疗　主要针对门静脉高压所致的巨脾、食管静脉曲张和/或出血的外科处理，如巨脾切除术和/或断流、分流术或套扎治疗同晚期日本血吸虫病门静脉高压。

（五）疗效判断

临床治愈标准：临床症状体征消失，无并发症或经治疗痊愈，血清学试验转阴。临床好转标准：症状明显好转，但时有反复。

非洲输入性血吸虫病的防控与临床诊疗已引起国内高度关注。一方面由于赴非人员缺乏防护知识，且普遍易感，以及部分感染者症状不明显抑或早期无症状，故就诊率不高；也由于感染者回国后分布广，流动性大，以及症状的特殊性，血防专科医院不多，诊疗经验不足，临床漏诊和误诊率也高，致使很多病人得不到及时有效处理甚至延误治疗。另一方面由于病人难以得到及时有效的病原学治疗，很大程度上增加了环境污染和传播风险。因此，既要对赴非人员在出境前进行血吸虫病防治知识宣教，以提高自我保护意识，预防感染，也要对赴非归国人员非洲血吸虫感染情况全面筛查并制定有效防治对策，以免延误诊断与治疗而导致严重不良后果。

〔李昌廉　王洪波　邓维成　丁嘉瑞〕

# 第十五章　社会因素

从血吸虫生活史环节以及我国几十年以来血吸虫病防治经验可以得出结论，要想成功控制住血吸虫病的流行，任何单一性措施都不能达此目的，必须是综合性防治措施才能发挥最佳效果。措施包括治疗病人（畜）以消灭传染源，控制中间宿主钉螺以中断流行环节，提高居民健康意识以避免人们接触疫水。除此以外，政府主导下的持续投入，传染源排放的粪便无害化管理，配置便捷的安全生产生活用水设施等一系列便民措施也是必不可少的。

## 第一节　影响血吸虫病的社会因素

人类认识血吸虫病已经有超过 100 多年时间，一些成功的血吸虫病防治经验和理论已在世界各国血吸虫病流行区广泛传播，但各国血吸虫病的控制效果却相差悬殊，其主要原因就在于各国的社会制度、经济发展水平、人们的文化水平和社会行为，以及卫生事业发展长期规划等社会经济因素存在着巨大差异所致。

### 一、政治制度

血吸虫病主要流行于发展中国家或不发达的国家。一则这些国家地处温热带，自然条件有利于血吸虫中间宿主钉螺的生存；二则这些国家也是长期受到西方发达国家的剥削压迫，经济发展落后，人民健康意识水平淡薄；还可能少数居民出于生存所迫，只能无奈地接受在疾病的威胁下生活。这些情况导致寄生虫病，特别是能危及生命的血吸虫病，与一地的贫穷互成因果关系。客观条件的不能改变并不意味着主观能动性完全束手无策，政治制度就能在血吸虫病防治中发挥决定性的作用。在我国，一些历来被称为鱼米之乡的农村，在新中国成立前的 50～100 年中因血吸虫病而使田园荒芜、人亡户绝的事例比比皆是。即使在日本，第二次世界大战结束前的情况也同中国类似。一旦社会制度有所改变，血吸虫病流行的态势就随之而变。在我国，新中国成立后，血吸虫病逐步得到控制并在不少地区已被消灭。在日本，随着战后经济的恢复，血吸虫病流行区废除了农村封建制度，实现了农业工业化、农村城市化，于 1978 年基本上消灭了血吸虫病。另一方面，也有些国家，虽然摆脱了殖民主义的统治，宣告独立，但国内政治长期不稳定，经济文化发展缓慢，这样就不能制定血吸虫病的长期规划和持续投入，因而当地的血吸虫病迟迟得不到控制，甚至有蔓延扩大的趋势。

### 二、社会经济活动

#### （一）产业结构

疫区居民中从事农业、渔业及畜牧业等频繁接触疫水的人口构成比是影响血吸虫病流行的重要因素。研究显示，因生产需要接触含血吸虫尾蚴的疫水的高危职业人群，如渔民、船民、牧民等，感染血吸虫的机会远高于其他职业人群。发展畜牧业既是农民脱贫致富的重要途径，也是造成血吸虫病流行的重要因素。牛、羊、猪、马等家畜是血吸虫的终宿主，它们的生活环境与居民比邻，病畜感染率高，粪便排放量大，感染度高的家畜极容易在居民区造成高度易感地带。我国中西部血吸虫病流行地区，农民普遍饲养牛、猪等家畜以增加收入，由畜粪形成的血吸虫虫卵量占总污染量的 90%，病畜成了当地血吸虫虫卵的主要来源。我国西部山区农民以畜牧业为主要产业，家畜头数超过人口数，当地血吸虫虫卵污染量的 96％为病畜粪便，病畜成了当地主要的血吸虫病传染源。并且在血吸虫病流行区，带病家畜市场交易频繁，养殖模式以敞放为主，活动区域大，更加重了防治技术的难度。另外，产业结构不同的地区，血吸虫病流行特征也不一样。如四川、云南大山区，农村以畜牧业为主，血吸虫病的传染源主要是病畜，粪便污染也以畜粪为主，人群感染血吸虫以生活接触疫水为主；在华中平原地区，农村以种植水稻为主，污染水源的主要是未无害化处理的人粪，人群感染血吸虫也以农业生产接触疫水为主。在有钉螺滋生的城镇郊区，本地居民大部分半工、半农，而外来人口中的血吸虫病病人是导致城镇血吸虫病流行的主要传染源，游泳及戏水等成为主要的接触疫水方式。

（二）水利事业

世界上，由于新建水利工程项目造成血吸虫病扩大的事例并不少见，如埃及的阿斯旺湖水坝，加纳的沃尔特湖及非洲四国的卡巴利湖水利建设是最为突出的事例。阿斯旺水坝建成后扩大的灌溉面积由季节性灌溉改为常年灌溉，曼氏血吸虫的中间宿主双脐螺成为当地优势种，曼氏血吸虫感染率大幅度提高。在加纳、喀麦隆与肯尼亚，为牲畜饲养和防控季节性洪水而建的小型水库，成为新的血吸虫病疫源地。在我国，农田水利建设不仅是发展农业的根本措施，也是防治洪涝灾害、合理开发水资源的关键措施。我国的农田水利建设项目与血吸虫病的流行也存在着密切相关性，有些农田水利建设项目促进了血吸虫病的控制，有些则导致了血吸虫病的传播与流行。20 世纪 50～60 年代，我国曾在湖沼型血吸虫病流行区的湖滩地区及低洼平原地区，通过围湖造田，开沟排水，开新填旧，改变了钉螺的生态环境，消灭了钉螺，进而控制了血吸虫病流行。但从 80 年代以来，为了保护生态环境，开发水资源，又提倡退田还湖，钉螺面积有所增加，有些已经消灭了钉螺及血吸虫病的地区，血吸虫感染率回升，已消灭血吸虫病的地区重新成为流行区。从全国而言，尽管血吸虫病病情得到极大控制，但钉螺面积一直处于徘徊局面，特别是洞庭湖及鄱阳湖周边的湖滩地区，钉螺面积占全国绝大部分，已成为我国血吸虫病防治的重点与难点。近 20 年来，我国新建了一批超大型水利枢纽工程，这些工程的建设对血吸虫病流行及防治的影响，值得重点关注及重点研究。以三峡水利工程为例，工程具有防洪、发电、航运及养殖等多种效益。但是也应看到，三峡工程建成后，必将明显改变三峡地区，乃至长江流域的生态环境，如无适当的防范措施，有可能引起血吸虫病的扩散与流行。以洞庭湖为例，大坝的建成使得洞庭湖最高水位降低，最低水位抬高，低水位持续时间延长，洲滩裸露范围扩大，裸露时间延长。大坝也会导致洞庭湖洲滩泥沙沉积减少，洲滩植被范围扩大，植被组成改变，这些都可能为钉螺滋生创造有利条件。另外，随着洲滩居民活动规律发生改变，特别是上湖洲活动人员和家畜增多，这些都导致易感者和传染源都大幅度增加，有利于血吸虫病的传播。因此像三峡大坝这样的超级水利工程导致的生态问题均有待血防工作者重点关注及研究，以便采取相应的防治措施。在世界范围内，每年建设的水利工程以 200～300 座的速度递增，其中水库面积超过 1000 km² 者，20 世纪 50 年代建成 38 座，60 年代 21 座，70 年代 15 座。小型水库数量更多，主要在发展中国家。据 1989 年统计，非洲有 423 座，拉丁美洲 3543 座，亚洲 3543 座。实践表明，设计不周、管理不当的水利设施可以促使血吸虫病的蔓延。据报道，加纳建造了世界上最大的人工湖沃尔他湖以后，该地区血吸虫病患病率由建坝前的 5％～10％上升到建坝后的 90％。1958—1960 年加纳东北郊区建立了 104 座小型水库后，人群的埃及血吸虫病患病率从 19％上升到 51％。喀麦隆北部埃及血吸虫病患病率 50 年代为 15％，随着灌溉沟渠的扩延而上升到 80 年代的 40％。另一方面，修建不适当的水利措施而引起洪涝灾害时，也能引起血吸虫病流行。我国安徽省1962 年长江水位上涨，农民因抢收农作物而发生急性血吸虫病 5118 例；1964 年全省沿江农民因抢收湖草而发生急性血吸虫病 7989 例；1983 年特大洪水期间，江心洲居民血吸虫病感染率高达 27％。1989年 8～9 月洪水期间，武汉市扬园街居民中去长江游泳的 2 万人中，1604 人发生了急性血吸虫病。但是，如果及时采取了有效的防治措施，即使洪涝水灾期间也可以控制血吸虫病流行。如我国 1991 年和1998 年长江特大洪水期间，由于及时采取了血吸虫病防治措施，控制了潜在的血吸虫病大流行，取得了"大灾之后无大疫"的成就。

（三）人口流动

人口流动加剧了血吸虫病的传播与流行，影响血吸虫病的控制效果。如洞庭湖上的渔民来自全国12个省份，每年有4万人次之多，其血吸虫感染率高于当地居民，达40%以上，他们的排泄物直接入湖，制造易感地带。由于他们常年在水上活动缺少治疗的机会，近半数者不能得到及时治疗，病情不断加重，他们既是传播者，也是感染者，成为疾病—贫穷—疾病这一循环过程的主要对象。由于不属于本地居民，且居无定所，漂浮不定，成为血防部门常规管理的疏漏对象，很容易造成疫情扩散。如果感染者来自非疫区，由于缺乏对血吸虫的免疫力，到湖区活动后，感染率与感染度均比当地居民高。且常有急性感染发生。如遇治疗不及时，极易发展到晚期阶段。近20年来，我国地区间及城乡间人口流动及移民大量增加，这种血吸虫病流行区与非流行区间人口移动的数量及方向，以及由此导致的人口结构改变和对血吸虫病流行的影响，是血吸虫病防治专业人员需要重点关注的内容。国外由于人口流动导致血吸虫病传播加剧的例子也很常见。第二次世界大战以后，亚非拉发展中国家的内战及局部战争不断发生，难民数量不断增加。埃塞俄比亚的难民大量移入索马里西北部后，引起该地区曼氏血吸虫病的流行，难民中血吸虫感染率高达70%。从另一方面看，血吸虫病的流行又将对流行区人口发展造成影响。如血吸虫病的流行可影响人的生育、发育、健康及生命，进而影响人口数量、素质及发展。我国20世纪50年代，在大规模血吸虫病防治以前，血吸虫病严重流行区内人口出生率低、儿童发育滞后、人口素质下降、人口死亡率上升，造成人口减少、田园荒芜的悲惨局面就是证明。

（四）疫区城镇化

随着社会经济发展，农村人口流向城市，部分农业人口分布区域的城镇化将成为必然的发展趋势。来自血吸虫病流行区的农民大量进入城市及其对血吸虫病流行和防治的影响，值得血防专业人员重视。20世纪80年代以来，我国一些城市市区，以及临近市区的城郊或城乡接合部，由于人口密集、环境复杂，部分居民以耕作小块菜田或茶园、果园为生，环境卫生设施很差，常常缺乏必要的上下水道设备。在带入钉螺，或有残存螺的情况下，钉螺极易在此繁衍滋生，如传染源引入，则很可能形成新的血吸虫病流行区，我国湖南省的长沙市、株洲市20世纪90年代出现的部分血吸虫病流行区就是例子。

### 三、科技进步

科学技术的发展影响着血吸虫病控制的效果是显而易见的。血吸虫病防治的目标、策略及措施必须建立在科技进步的基础上。血吸虫生物学、钉螺生态学、血吸虫病临床医学与药物学，特别是血吸虫病流行病学与社会医学研究，是确定血防战略目标，制定血防策略与措施，有效开展血吸虫病防治的科学依据。20世纪70年代末，高效血吸虫病治疗药物吡喹酮问世不久，我国就自行开发、研制成功并能大批生产，为控制血吸虫病提供了有力武器。同时在血吸虫病诊断、生态灭螺、病畜治疗与粪便综合利用等方面研究也取得了新的进展。在此基础上，我国血防专家提出了先控制病情、再控制传播、最终阻断传播的"三步走"血防策略，主要措施包括：人、畜同步化疗以控制病情，改水改厕以控制水源污染，易感地带灭螺以减少中间宿主。通过健康教育，提高人们的血防知识，进而改变人们的生活、生产行为，以减少疫水接触。我国社会进步及经济发展，人民生活文化水平增高，为上述血防策略及措施创造了有利条件。通过政府重视，部门密切协作，动员全社会参与，坚持综合治理与科学防治方针及因地制宜、分类指导原则，走血防与社会经济发展相结合的道路，控制乃至消灭血吸虫病是完全可能的。国际经验也表明血防策略是随着科技进步而逐步发展的。世界卫生组织曾开过3次血吸虫病防治专家会议，根据当时科技水平提出过不同的血防策略。20世纪60年代第一次会议上，根据当时血吸虫病研究水平，提出了以灭螺为主，控制血吸虫病的策略。70年代第二次会议提出了综合防治措施，但仍强调灭螺，因为当时发明了新的灭螺药物。1984年召开第三次会议时专家们根据当时两项血防技术突破（发明了安全、有效的治疗药物吡喹酮，查病的定量虫卵法），提出了从阻断传播为主，改为控制病情为主的新策略，及以普遍化疗为主，辅以重点灭螺的血防措施。我国的血防专家人员，几十年来在政府领导下，按照领导、群众与专业人员三结合的方针，结合血防实际，研究血吸虫病流行病学与临床医学，进而指导血防实践，为我国血防事业做出了特殊贡献。血吸虫病研究目的是指导血防实践，而血防实践则是血吸虫病研究的基础。血吸虫病研究与血防实践密切结合是我国血防事业的重要特点，也是我国血防事业之所以能取得显著成就的关键。我国正走在血吸虫病达传播阻断阶段，在此期间，继续依靠科学技术尤为重要，需要开发出一批有针对性的、能应用于低度疫情阶段的、有良好成本效果的血吸虫病应用技术。

## 第二节　血吸虫病的卫生学与卫生经济学评价

随着社会经济的发展，对土地资源的需求日益增加，因此在血吸虫病流行区开展建设项目，如水利、交通、旅游、能源等大型项目，成为顺理成章的事情。但建设单位在血吸虫病防治地区兴建，不能够造成血吸虫病疫情的扩大，且还需要有利于血吸虫病疫情的控制。因此，在血吸虫病流行区域实施建设项目必须按照一定程序，开展科学的血防卫生评估措施，达到技术要求后，才能容许项目的实施。

### 一、社会经济发展项目开展血吸虫病卫生学评价的必要性

#### （一）水利资源开发

水利资源开发有利于工农业生产，促进社会经济发展，同时也造成了血吸虫病的蔓延。世界上，在水利建设后造成血吸虫病疫区扩大的事例并不少见。如埃及的阿斯旺水坝，加纳的沃尔特湖及非洲四国的卡巴利湖水利建设是最为突出的事例。20世纪60年代埃及阿斯旺高坝建成后，造成了埃及血吸虫病和曼氏血吸虫病的大面积流行。安徽省泾县陈村水库兴建后由于修建灌溉沟渠，钉螺沿干流、支流和小渠道向下游扩散，造成血吸虫病大面积流行；湖南省桃源县的黄石水库导致下游的灌溉系统钉螺大面积滋生，当传染源引入后，于1998年发展成为血吸虫病新流行区。目前全球水库大坝数已超过36000个，由于修建大坝导致的血吸虫病传播的趋势仍在增加，我国的三峡大坝和南水北调工程对血吸虫病流行的长期影响还需要未来进一步研究。

#### （二）土地开发

土地开发一方面改变了生态环境，使原本不适宜血吸虫及其中间宿主钉螺生长繁殖的环境变成了适宜的栖息地。钉螺由灌溉沟渠从流行区引入，并开始繁殖滋生。另一方面，环境的改变也使人群定居和活动的方式发生了变化，这些变化有利于血吸虫病的传播，使原本局灶性疫点向外逐渐扩大，最终造成血吸虫病的传播和蔓延。在开发土地的同时，往往伴随着修建大量的水坝和灌溉沟渠，也有利于钉螺蔓延和血吸虫病传播。

#### （三）人口流动

大型工程项目的兴建必将造成大量外来人员流入，为血吸虫病传播带来隐患。人口流动对非流行区或已达传播阻断地区血吸虫病传播影响最大。随着外来人员流入，钉螺可被携带引入，加之输入性病例进入，可造成新的流行区或疫情复燃。

无论哪种社会发展项目，只要是在血吸虫病流行区实施开展，从科学的角度，都需要开展血防卫生学评估。过去由于过度关注社会经济的发展需求，对项目可能导致的血吸虫病传播和扩散风险认识不够，并没有从法制的高度予以明确界定。近年来我国政府出台了一系列政策法规性文件，明确要求在血吸虫病流行区立项社会经济发展项目时，必须开展血吸虫病传播风险评估。血吸虫病传播风险评估一般是在建设项目的可行性论证阶段，对建设项目可能产生的血吸虫病危害因素、危害程度、对居民健康影响、防护措施等进行预测性卫生学分析与评价，确定建设项目在血吸虫病防治方面的可行性，为血吸虫病危害分类管理提供科学依据。血吸虫病传播风险评价报告是建设项目的基本技术性文书，为建设项目的最终设计、政府审批以及企业管理提供了科学的技术依据，其内容应包括：建设项目存在的血吸虫病危害因素的种类、危害程度以及造成危害后果的条件；预防血吸虫病发生的技术和管理措施；哪些工序、部位、作业岗位的危害性大，需要重点监视和管理；可能产生严重血吸虫病危害的原因、影响范围

和后果；需要采取哪些应急救援措施以及评价结论等。

## 二、血吸虫病危害评价过程

以国家卫生行政管理部门颁布的有关文件为依据，结合国家职业卫生标准《建设项目职业病危害预评价技术导则》（GBZ/T 196—2007），血吸虫病危害评价过程以及评价报告书的内容应该按照以下程序开展。

（一）确定评价的目的

贯彻落实《中华人民共和国传染病防治法》及国家相关的法律、法规、规章、标准和产业政策，从源头上控制和消除血吸虫病危害因素，防治血吸虫病，保护劳动者健康；识别、分析建设项目可能产生的血吸虫病危害因素，评价危害程度，确定危害类别，为建设项目血吸虫病危害分类管理提供科学依据；从血吸虫病防治角度评估建设项目的可行性，为建设项目的设计提供必要的血吸虫病危害防护对策和建议。

（二）确定评价范围与内容

评价范围一般根据项目的批准文件以及项目的技术资料，特别是可行性研究报告或初步设计文本确定。在评价开展前，评价机构应当与建设单位明确评价范围，并对评价过程中项目发生的变化如何处理达成共识。对评价报告书编制完成并提交建设单位后，项目变化引起的评价范围的变化，评价机构原则上不承担任何责任。在充分协调的基础上，评价机构可以根据建设单位的请求以及卫生行政审查的需要，根据项目变化情况，对报告书进行修改、补充，也可以单独编制补充报告。上述修改、补充过程，必须按照评价质量管理要求，采取相应的质量控制措施。评价的内容主要包括选址、总体布局、生产工艺、设备布局，操作过程等，对血吸虫病流行因素中的中间宿主的滋生、传染源的引进、易感者行为学的改变等内容可能存在的风险。

（三）选择评价指标的基本原则

1. 科学性原则　指标体系结构的拟定、指标的选择必须以科学性为前提，确保指标的可靠性和客观性。科学性原则要求指标的选择、计算方法、信息收集、涵盖范围等都必须有科学依据。

2. 要求评估　指标体系具有完备性和独立性，各指标之间应相互独立，不应出现信息包容、涵盖而使指标内涵重叠。但是，指标体系不是许多指标的简单堆砌，而是由一组相互间具有有机联系的个体指标所构成，指标之间绝对的无关往往就构不成一个有机整体。在评估活动中，从指标体系的完备性考虑，或为加强对某方面的考察，有时需从不同角度设置一些指标，以相互弥补或验证，这时，这些指标之间的相关性可通过调整每个指标的权重来处理。

3. 敏感性原则　所谓敏感性是指同某项目或某系统相关联的一组因素中，某一因素发生变动后对该系统的预期结果所产生的影响性质及影响程度。

4. 资料的可得性、可靠性原则　对项目进行评估时，必须要求数据来源真实可靠、数据处理准确无误、评价指标符合实际。这就要求在指标体系设计时，应充分考虑已有资料来源的限制及收集资料渠道的真实可靠程度，在指标设计上尽量将调查误差控制在最小范围内。

5. 可比性原则　项目评价指标的设置要考虑纵向和横向的可比性。所谓纵向可比，即与历史数字可比；所谓横向可比，即与其他国家、各区之间可比。

6. 目的性原则　指标体系应围绕评估目的，全面反映评估对象，不能遗漏重要方面或有所偏颇；指标评价要求不仅仅反映投入，更应该反映结果，并以反映结果为主。

7. 可行性原则　评估指标体系既要内涵科学、明确，同时应具有现实可行性，也就是说要适应现有的卫生发展水平、技术和经济能力等。在指标的设置上，还应力求以最少的指标来反映卫生项目的基本情况，具有现实性、适用性和可操作性。

（四）资料收集方法

1. 观察法　通常指在自然状态下，根据预定的研究目的与计划，对研究对象进行客观的观察（以视觉为主，听觉、触觉和直觉等作为辅助），并直接感知或记录有关数据。观察法得到的资料比较真实，且能捕捉到正在发生的现象，但也同其他科研资料收集方法一样有自身的局限性，常与其他方法如与访谈法相互补充应用于资料收集。

2. 问卷法　让被调查者以书面方式就某些研究目的提出的问题作出回答，从而反映被调查者的情况与看法。问卷法偏重对事件发生的频率、程度的测量，或在某一时间截面构建变量间的量化关系。问卷法的基本逻辑是调查样本对总体的代表性。它与抽样调查相结合，被认为是一种最常用的数据收集方式。

3. 访谈法　指访问者直接向调查对象通过交谈的方式，利用规范化或半规范化的提纲口头提出系列问题，当场记录相应回答，由此了解被访者的认识、行为、态度等的一种方法。访谈法有两种，第一种为个体访谈法，通常是为了弥补问卷调查存在的不足（如问卷所列问题比较肤浅，或开放性问题不易回答清晰等），有必要对涉及典型事件的人物实施深入的访谈。可以是针对某一论点进行一对一的交谈，一般在交谈过程中提出系列性的探究性问题，以探知被访问者对某事的观点，或了解某种行为的深层原因所在。通常情况下，访谈实施须根据之前设计好一个详细的讨论提纲而展开。第二种为焦点组访谈，为了更周密地设计问卷或者为了配合深度访谈，尤其当研究者对研究问题不甚了解时，可以先采用小组访谈的方式获取基本信息，即召集一组人（一般 4～10 人）由一名主持人引导大家对某一主题或观点进行讨论。小组访谈通常不是采用直截了当的提问，而是以间接的提问激发与会者自发的讨论。

4. 文献法　文献包括各种用文字、图像、符号、声音等媒介储存起来的资料，是一切科学研究的重要资料来源。文献法即是通过收集相关文献提供研究所需资料的资料收集方法。

### 三、工程建设项目血吸虫病卫生学评价方案格式

根据我国《血吸虫病防治条例》等有关规定，结合我国血吸虫病传播动力学特点，中国疾控中心寄生虫病预防控制所组织相关专家，为规范血吸虫病专业防治机构开展建设项目血吸虫病卫生学评价工作，规范了评价方案格式如下。

（一）评价范围

在血吸虫病防治地区（包括目前流行地区、巩固监测地区和可能涉及、影响到的毗邻地区及流域）的各类水利、交通、旅游、能源等建设（包括新建、改建和扩建）项目。

（二）评价步骤

确定评价工作由省级及以上血吸虫病防治专业机构（以下简称评价单位）承担。评价单位接到项目建设单位申请后，根据工程建设项目和项目区的血吸虫病流行状况等制定评价方案。评价单位与建设单位签订合同，建设单位向评价单位提供建设项目的工程初步设计报告和工程环境评价报告等有关资料。评价单位根据工程初步设计报告和工程环境评价报告中涉及血吸虫病的防治措施等方面内容开展卫生学评价，提出评价意见，形成评价报告并提交建设单位。

（三）评价内容

在项目规划阶段，评价项目的可行性及潜在危险因素。在项目可行性研究阶段，评价项目对血吸虫病传播的风险和影响及拟采取的血吸虫病防治措施的可行性。在项目初步设计阶段，评价为降低或减少血吸虫病传播风险而提出的工程措施和非工程措施的合理性和有效性。在项目建设和运行阶段，评价控制钉螺扩散和血吸虫病传播效果。

（四）评价方法

采用生物学、流行病学及社会经济学等方法，对工程建设期和运行期可能存在的导致钉螺扩散、引起或加剧血吸虫病流行与传播等的风险因素进行综合评价，并明确提出工程建设存在或不存在导致钉螺扩散、血吸虫病传播风险的结论及规避风险的防控对策和措施建议。

1. 基本情况调查　建设项目覆盖地区和可能影响到的毗邻地区及流域的人口、经济、产业结构、人群流动、卫生设施等基本情况及与血吸虫病传播有关的社会、生产和生活习惯。

2．回顾性调查　收集建设项目涉及范围地区的历史和当前血吸虫病防治资料及相关信息资料。

3．现场调查　调查建设项目涉及范围的血吸虫病疫情现状、钉螺分布及影响血吸虫病流行的社会、经济和自然因素以及建设项目可能导致钉螺扩散的危险因素。

4．访谈　选择部分工程技术人员、知情人、主管人员等了解建设项目地区基本情况。

（五）风险评估

主要针对工程建设过程中或工程建成运行后可能存在的引起血吸虫病流行与传播的潜在危险因素等进行风险评估。评估结果按风险的严重程度划分为如下等级。一级（高度风险）：工程建设中或工程建成运行后极有可能引起或加剧血吸虫病流行与传播，并产生严重后果，需要采取特别的风险管理措施。二级（中度风险）：工程建设中或工程建成运行后很可能引起或加剧血吸虫病流行与传播，需要采取一定的管理措施，但发生后事件的影响和风险管理尚在可控范围内。三级（低度风险）：在评估时仍具有较大的不确定性，需要密切跟踪工程发展情况并重新评估，或产生一定程度的威胁，但可以有效应对，不需采取其他特别的应对措施。四级（零风险）：基本不构成威胁，或完全在基层处置能力范围内，对其他地区基本不构成威胁。

（六）风险应对措施与建议

针对建设项目的建设和运行阶段可能存在的血吸虫病传播风险，提出相应的预防控制措施和技术要求。

1．规划阶段　制定防止因建设项目导致疫区扩大、疫情扩散、人畜感染加重等防控措施，并将相关防控措施纳入建设项目总体规划、可研报告、工程设计中进行统筹规划。

2．建设阶段　防止钉螺扩散措施：制定施工取土区、蓄水、调水、输水、供水、引水、灌溉等工程措施。防止人畜感染措施：制定施工人员、移民安置区居民的防止感染措施。健康教育措施：包括在施工地区设立宣传栏、编发安全饮用水、劳动保护、预防措施的知识宣传材料等。突发疫情应急措施：制定突发疫情应急预案，预防、治疗及灭螺药物储备等。施工地区环境卫生措施：施工地区临时公厕、施工人员饮用水消毒、简易卫生室、临时工棚环境卫生等非工程措施。

（七）运行阶段

1．制订监测方案　制订运行期疫情监测方案，在潜在危险地区设立若干监测点，开展常规监测工作。

2．螺情监测　对建设项目可能导致钉螺扩散的环境开展定期和不定期的螺情监测。

3．病情监测　对建设项目地区人畜开展病情监测。

4．制订工程建设的管理、运行、维护等非工程措施方案。

（八）列出评价依据

1．有关国家法律、法规、规章、规范性文件、标准、规范。

2．建设单位提供的技术资料　包括建设项目的审批文件、建设项目概况资料、建设项目的可研报告、工程初步设计报告及环境评价报告。

3．评价单位收集的相关资料　收集资料应能反映时间、空间和人间的分布情况。时间分布指资料收集的时间段，应收集评价范围内，评价工作开始前3～5年连续的背景资料，以及施工期、运行期潜在危险因素等资料；空间分布指项目范围、地点、场所、工程布局等；人间分布指人口、流动人群、移民、当地居民生产、生活习惯等社会因素。包括：以乡镇或行政村为单位，评价范围内的血吸虫病流行历史、疫情变迁、历史防治措施等情况；评价范围内的血吸虫病流行现状、防治措施和疫情特点等基本情况，如人畜感染情况，各种传染源和钉螺的分布，血吸虫病传播主要方式等，血吸虫病病情和螺情现状分布图；其他相关文件和资料。

（九）评价结论

评价项目规划阶段，项目的可行性及潜在危险因素。评价项目可行性研究阶段，项目对血吸虫病传播的风险和影响以及拟采取的血吸虫病防治措施的可行性。评价项目初步设计阶段，为降低或减少血吸虫病传播的风险而提出的工程措施和非工程措施的合理性和有效性。评价结论要客观、公正、实事求是，观点明确。

### 四、血吸虫病防治项目的卫生经济学分析

卫生经济学评价主要是从成本和效果两个方面，对不同的备选方案进行分析比较，解决技术方案的选优问题，为决策部门提供政策依据。然而在不同的备选方案中，有时会依据不同的目的，以及评价指标的可得性，将项目结果划分为效果、效益和效用分别进行测量。因此，卫生项目评估的内涵得到扩展，使其既包括健康学的评估，也包括社会学和经济学的评估有效性，其中经济学研究包括：成本效果分析（cost-effectiveness analysis，CEA）、成本效用分析（cost-utility analysis，CUA）、成本效益分析（cost-benefit analysis，CBA）等。它们是评价医疗服务效果和效用的先进技术，为资源配置和优选项目的确定提供了强有力的科学证据。

（一）成本效果分析

1. 理论基础　主要评价使用一定量的卫生资源后的个人健康产出，这些产出表现为健康的结果，用非货币单位表示，如发病率的下降、生命年的延长等。也可采用一些中间指标，如免疫抗体水平的提高等。成本效果分析以成本效果比率的形式为各类决策者选择最佳的健康干预项目提供重要依据。成本效果分析的指导思想是以最低的成本去实现确定的计划目标，使达到既定目标计划方案的效果更好；或者使消耗的一定卫生资源在使用中获得最大卫生服务效果，即从成本和效果两方面对备选方案之间的经济效果进行评价。当方案成本相同或相近时，选择效果较好的方案；当方案之间效果相同或接近时，选择成本较低的方案。

2. 成本效果分析的常用方法

（1）当卫生项目各方案的成本基本相同时，比较各方案效果的大小，选择效果最大的。

（2）当卫生项目各方案的效果基本相同时，比较各方案成本的高低，选择成本最低的。

（3）当卫生项目不受预算约束时，计算增量成本和增量效果的比率，将其与预期标准比较。

3. 成本效果分析的计算步骤

（1）成本计算：成本包括直接成本、间接成本和无形成本。直接成本：包括直接医疗成本和直接非医疗成本。直接医疗成本包括药物费用、各种检查费、挂号费，以及由于药物不良反应而进行治疗的费用及住院病人的全部费用等；直接非医疗成本包括病人及陪员就诊时往返的交通费、因病导致的餐费等。间接成本：病人因就诊而造成的误工费、家属因照顾病人造成的误工费。以病人每天的平均收入乘以天数计算，无业者则按其期望工资的日均报酬来计算。无形成本：病人因患病而造成的精神和肉体痛苦，因为不容易计算，所以一般不计算在内。

（2）效果指标的选取：成本效果分析是采用相对效果指标和绝对效果指标作为产出或效果的衡量单位。这些反映效果的指标要尽量符合有效性、数量化及特异性的要求。目前，有人将成本效果分析的效果指标归为四类：中间健康问题、最终健康问题、生存率、生命质量，并且建议不采用减少的中间健康问题作为效果指标，在减少的中间健康问题与所避免的最终健康问题的次数之间关系已经确定时，建议最好使用实际所避免的最终健康问题作为效果指标，也可以使用获得的生命年或质量调整生命年作为效果指标。

（3）成本效果分析的计算公式：成本效果分析是通过计算成本效果比率（成本/效果量）来衡量干预措施或治疗措施的经济活动成果的大小。成本效果分析的一般公式为：（C1＋C2－B1－B2）/E，这里C1与C2分别代表直接与间接成本，B1与B2分别代表直接与间接效益，均以货币为单位；E代表效果，以临床或生物学为单位。

（二）成本效用分析

1. 理论基础　成本效用分析实际上是成本效果分析的特例，它的特点在于效用指标是人工制定的，使用卫生服务最终产品指标把获得的生命数量和生命质量结合到一起，反映了同一健康效果价值的不

同。成本效用分析中成本用货币单位表示，效用主要用质量调整生命年来表示，是用生活质量效用值为权重调整的生命年数。效用值有 3 种获取方法：评分法（rating scale，RS）、时间比较法（time trade-off，TTO）和标准概率法（standard gamble，SG）。

2. 分析步骤

（1）项目描述：在对项目进行成本效用分析前，应对其进行全面考察，了解项目应达到什么样的目标，采取哪种方法，以及有哪些局限性等。

（2）计算净成本：应用在这一项目上的所有社会资源，其价值都要被计作成本。例如：①计算该项目每年执行的粗成本。②计算该项目资金收益。③成本和收益贴现：贴现是将不同时间所发生的成本和收益，分别按相同的利率换算成同一时间点上的成本和收益的过程。贴现使用的利率称为贴现率。把现在的价值贴现为将来价值的公式为：$F_n=P(1+r)n$，式中 $F_n$ 为将来 $n$ 年时的价值，$P$ 为现在价值，$r$ 为贴现率，$n$ 为年数，贴现率范围一般在 $5\%\sim15\%$。④计算净成本：净成本＝粗成本－资金收益。

（3）计算净效用：项目获得的效用应该进行折现。折现是把将来的效用折现为现在的效用。其公式为：$P_u=F_u(1+r)^{-n}$，$P_u$ 为现在效用，$F_u$ 为将来效用，$r$ 为折现率，$n$ 为将来到现在的年数。

（三）成本效益分析

成本效益分析不仅要求成本，而且产出指标也要用货币单位来测量。从理论上讲，成本效益分析是将投入与产出用可直接比较的统一的货币单位来估算，是卫生项目经济学评价的最高境界，但同时也是最难于操作的一种方法。因为这种分析方法要求将投入和产出均用货币单位来表示，这样就使得不仅项目间可以用精确的货币单位换算来比较优劣，而且项目自身也可以比较投入与产出收益大小，可是在实际操作中很难。对于效益的衡量，一般情况下，能用货币形式表示的主要是那些容易确定的效益，如生产的收益或资源的节省。因而，在进行卫生经济分析与评价时，重要的是找到合适的方法使用货币形式来反映健康效果。

1. 成本的测量　与成本效果和成本效用分析中的方法相同。

2. 效益的测量　卫生保健事业的经济效益，大致有 3 种：

（1）直接效益：实行了某项方案、措施等之后而节省的经济资源，如减少了疾病诊治等费用的开支。疾病的控制措施能减少疾病的发生。措施带来的健康和对社会的利益，可以用货币进行测量时，我们可以用货币测量防治措施产出效果。

（2）间接效益：减少了其他资源的消耗。如因患病所造成损失的减少或被避免（病人或陪客）；对病人家属、周围人群得到的利益或好处等。当间接的结果以货币进行测量时，被称为间接效益。

（3）无形效益：减轻或避免了疼痛、悲伤、不适感等，体现人民政府、社会的关怀等。用货币单位衡量时，被称为无形效益。在计算效益时，有多种方法，但最常见的是人力资本法。人力资本法的基本思想是：可以把对卫生服务的利用视为对个人的人力资本的投资，在测量对于这种投资的回报时，可以利用这个人更新的或提高了的生产率，将获得的健康时间的价值数量化。因而，人力资本法利用市场工资率，将货币权数置于健康时间之上，而一个项目的价值就以挣得工资的现值来估价。有如下公式来计算这个值：$B=\sum_{t=0}^{n}\dfrac{Y_tP_t}{(1+r)^t}$，公式中，$r$ 为贴现率，$P_t$ 是 $t$ 年生存的概率，$Y_t$ 是 $t$ 年的收入或工资。

（4）成本效益分析的具体形式：

成本效益分析的具体形式有两种。第一种为成本效益比，公式为：成本效益比$=\dfrac{C}{B}$，第二种为净贴现效益，公式为：净贴现效益＝B－C 或 $B-C=\sum_{t=1}^{n}\dfrac{B_t-C_t}{(1+r)^{t-1}}$。

## 第三节　血吸虫病的疾病负担

疾病负担（burden of disease，BOD）于 1993 年由世界银行发展报告中正式提出，是指疾病对人群的危害及对社会和经济的影响，即疾病造成的健康、经济、资源的损失，产生的生物、心理和社会方面的危害程度，以及对疾病结局如死亡、失能和康复所带来的后果和影响。BOD 不仅包括疾病不同转归所带来的负担，也包括疾病对社会带来的负担及资源的消耗。疾病对人群的危害所造成的后果包括发病、死亡、失能、康复及疾病发生过程的损失。因此，BOD 应包括疾病造成的病人群体的个人负担（主要指健康）、家庭负担（主要指经济）和社会负担（社会生产力与资源）3 个方面。此外，疾病负担必须从生物学因素、精神心理学因素和社会经济学因素 3 个方面综合评价其对个人、家庭和社会造成的损失与危害及其所带来的后果与影响。

### 一、疾病负担概述

疾病负担研究分为疾病的流行病学负担和经济负担两个方面。疾病的流行病学负担主要为率的指标和一系列寿命指标，如发病率、患病率、死亡率、门诊和住院率、药品利用情况、与健康有关的生命质量（health related-quality of life，HR-QOL）、潜在减寿年限（potential years of life lost，PYLL）、质量调整生命年（quality adjusted life years，QALY）、伤残调整寿命年（disability adjusted life years，DALY）、伤残调整期望寿命（disability adjusted life expectancy，DALE）等。DALY 是应用较多的衡量全球疾病负担的测量指标，目前世界卫生组织（WHO）度量所有成员国的全球疾病负担（global burden of disease，GBD）采用的就是 DALY。

疾病的经济负担（economic burden of disease）又称疾病费用或疾病成本（cost of illness，COI），是指由于疾病、失能（残疾）和过早死亡给病人、家庭与社会带来的疾病损失，以及由于防治疾病而消耗的卫生经济资源，主要包括直接经济负担、间接经济负担和无形经济负担，通常用货币来衡量。疾病直接经济负担涵盖直接医疗费用和直接非医疗费用，其中直接医疗费用包括药品医疗费用、门诊医疗费用和住院医疗费用，直接非医疗费用包括病人个人和陪护家属在门诊和住院治疗期间产生的交通费、食宿费、营养费、护理费；疾病间接经济负担是指由于患病和失能，病人及其家属因病缺勤减少工作而导致的费用支出。无形经济负担指病人及家庭成员因为疾病或伤害所产生的痛苦、忧虑、悲哀、社会隔离等，以及由此所引起的生活质量下降或其他成本的花费，这部分负担较难用货币衡量。因为对生活质量指标的确定、资料的收集和对生活质量用钱来表示很不容易，对疾病无形经济损失进行评价的研究很困难，也不多见。当然，疾病的无形经济损失对总费用的影响是明显的，而且很可能占有相当大的比重。疾病经济负担决定着病人是否看得起病及如何看病，是配置卫生资源、优先选择重点卫生问题的首要目标和关键环节。

### 二、疾病经济负担测量

（一）直接经济负担的测量

疾病经济负担从不同的角度来估计疾病带来的经济影响，直接疾病经济负担是从病人的角度研究疾病给病人带来的经济影响，包括病人在医疗卫生保健部门消耗的经济资源和非医疗卫生保健部门消耗的经济资源，采用病人花费的货币值来衡量。在实际测算过程中，通常采用收集病人在卫生保健部门和非卫生保健部门的相关费用的方式进行。

1. 医疗保健部门的费用　发生在医疗卫生保健部门的所有诊疗费、药品费、材料设备费的总和。

2. 非医疗保健部门的费用　病人为获得卫生服务而产生的在非医疗保健部门的相关花费。

计算直接疾病经济负担时，测量指标的选择是至关重要的，要具体情况具体分析。研究对象是慢性病病人，通常使用患病率；研究对象是急性病病人，病程短的疾病，可以使用发病率，例如，对预防或干预措施进行经济学评价时，使用发病率较好；在评估疾病对经济生活的影响时，使用患病率比较好。在使用就诊率和住院率这两个指标时，还要考虑卫生服务利用率指标，即病人就诊率和病人住院率，否则会夸大直接疾病经济负担的水平。特别是在很多边远落后地区，由于经济落后、交通不便、缺医少药等原因，许多病人支付能力有限，再加上受到看病不便等其他因素的影响，往往生病也不去就诊，导致实际就诊人数明显低于患病人数或发病人数，患病未就诊和未住院这部分病人的直接疾病经济负担测量缺失，在这种状况下，按照患病率和发病率去计算直接疾病经济负担就不够准确，因此可以考虑使用两周病人就诊率和年病人住院率来计算。

在具体计算时，先测算出某疾病的例均直接经济负担，再结合当地的人口数、患病率计算总的直接疾病经济负担。计算方法为某种疾病直接疾病经济负担＝年例均直接疾病经济负担×某地居民人口数×患病率或发病率。

（二）间接疾病负担的测量

疾病经济负担研究可以从不同角度来分析疾病对病人个人、家庭和社会造成的经济影响，直接疾病经济负担是从病人的角度评估疾病所带来的直接经济损失，而间接疾病经济负担不仅站在病人的角度而且还从社会的角度考虑由于疾病、伤残、失能、早死所带来劳动时间的减少和劳动效率的降低。人有很强的社会属性，人不仅为自己、为家人创造财富，还为社会创造生产力，正因如此，我们的社会才会不断进步和发展，物质才越来越丰富。但某人在生病后，需要花时间看病养病甚至还需要亲属陪同，这必然会损失掉劳动时间；如果勉强带病工作，工作效率也会有所降低。怎样用货币衡量这些劳动时间的减少和劳动效率的降低呢？许多专家学者使用了间接疾病经济负担来测量。

间接疾病经济负担是疾病经济负担的重要组成部分，具体包括以下几个方面：

1. 因疾病、伤残、失能、早死所致的劳动时间损失　如因病请假在家休息造成的工作时间减少，由于早亡不能为国家和社会继续工作造成的劳动时间损失。

2. 由于疾病和伤残所致的工作能力降低　如某人因患心血管疾病而只能从事一些强度较小的工作。

3. 亲属为陪护病人而造成劳动时间的损失　一些人在生病后需要亲友陪同前去看病，从而导致亲友无法继续工作所造成的劳动时间的损失，如一些脑卒中病人患病后，生活不能自理，长期卧病在床，需要亲人或陪护人员花大量时间来照顾。

4. 由于疾病和伤残、失能导致生活能力下降所造成的经济损失　如有些病人由于疾病而行动不便时，出门就会乘坐出租车而不是健康时选择的公共交通工具，但这样的损失十分难以测量，因为无法区别是否由于其他原因导致，如固有的习惯、年老等。间接疾病经济负担的测量指标主要有平均预期寿命等，死亡率、病死率、死亡比及早死等。就测算疾病经济负担而言，研究死亡指标是为了计算死亡引起的潜在减寿年数，进而计算其导致的劳动时间的减少引起的经济损失。潜在减寿年数是计算不同死亡者总的寿命减少年数，是指某年龄组人群因某病死亡者的期望寿命与实际死亡年龄之差的总和，即死亡所造成的寿命损失。该指标可以测量死亡引起的有效工作时间的减少。它包括早亡所致减寿年数和伤残所致减寿年数。早亡所致减寿年数：对人群而言，在某种疾病或伤害造成早死所致的寿命损失计算时，必须从人群而不是个体的角度进行计算，因此通常采用每1000人口因某病死亡所致的健康寿命损失年来表达。根据残疾/失能持续段时间的长短，可将残疾失能分为短暂性残疾/失能和永久性残疾/失能，WHO将残疾所致减寿年数定义为失去健康寿命年数，等于预期残疾/失能年数（直到康复或死亡为止）乘以一个度量残疾与死亡相比的严重性权重；残疾/失能的减寿年数可以分为短暂性残疾/失能减寿年数和永久性残疾/失能减寿年数。要计算某病总的减寿年数，只需将每1000人口中因某病引起早亡的减寿年数、短暂性残疾或失能的减寿年数和永久性残疾或失能的减寿年数相加即可。

在计算间接疾病经济负担时，劳动时间的损失是一个重要部分，除上述指标外，许多病人在患病后会请假休息，甚至亲友也会请假陪护，这也造成了劳动时间的损失，我们可以用休工休学天数、卧床天数、缺勤天数、住院天数及平均卧床天数等指标来衡量。

1. 间接疾病经济负担测算的数据收集　间接疾病经济负担的数据只能通过询问调查的方法收集，

具体有两种方式：一种是回顾性调查，另一种是追踪性调查，调查对象除家属、亲友外，还包括对社会经济部门进行调查收集国民生产总值（GNP）、国内生产总值（GDP）、人均收入、社会平均工资、国民收入等宏观经济指标，具体收集什么数据应根据测算间接疾病经济负担的方法而定。

2. 间接疾病经济负担测算的估算方法　在疾病间接经济负担测算方法中，需要考虑的关键是如何计算损失一天或一年的有效劳动的价值。

（1）人力资本法（human capital approach）：是目前我国学者在进行间接疾病经济负担测算时应用较为广泛的一种方法。间接疾病经济损失使用损失的劳动时间来表示，只要把这些损失的劳动时间转换成货币表现价值即可，目前常用的折算方法有以下几种：

1）用国民收入或国民（内）生产总值计算：根据劳动价值理论，国产总值或国民收入都是由劳动力劳动所创造的，劳动力因病损失的有效工作时间，其经济价值应等于这一时间内劳动力劳动所创造的价值。计算方法为间接疾病经济负担＝误工日×人均国民收入/365。间接疾病经济负担＝损失时间×人均国民（内）生产总值。间接疾病经济负担＝潜在减寿年数×人均国民收入/365。间接疾病经济负担＝潜在减寿年数×人均国民（内）生产总值。目前，较为合理的人力资本法计算方法是以人均国民生产总值为基础，计算各疾病伤残调整生命年（DALY）损失所带来的社会经济损失，并考虑到各年龄组生产力水平的不同赋予一定的权重。具体计算方法为间接疾病经济负担＝人均国民生产总值×DALYs×生产力权重。能力不同，其权重也不同，0～14 岁年龄组未参加社会财富创造，其权数为 0.15；15～44 岁和45～59 岁创造财富多，分别为 0.75、0.80；60 岁以上又降为 0.1；总人口生产力权重为 0.5，但不同地区、不同种族，其各年龄组生产力水平也会有所不同，我们的方法获得或提出更合适中国国情的年龄组生产力权重值。

2）用工资或者劳动力的价格进行测算：美国、芬兰、瑞典等国家采用工资或者劳动力价格为基础，将损失的有效劳动时间转换成货币损失，具体做法为间接疾病经济负担＝年人均工资（日工资）×损失时间（误工日）。就中国国情而言，可以用工资总额或平均工资来测算，农村地区可以用日均劳动力收入测算比较合理。

（2）摩擦成本法（friction cost method）：疾病的摩擦成本指病人因病离开工作岗位至其他人接替该工作之前所致的生产损失，还有培训新人消耗的成本。所以摩擦成本法测算的依据是疾病和伤害导致的生产损失，取决于组织为恢复生产所花费的时间，这个时间就是摩擦期，故摩擦期就是指病人在等待他人接替工作期间造成生产损失的时间跨度，以平均误工期为基础。在计算摩擦成本的时候，会面临两种情况：①若生产是从摩擦期后开始，疾病的间接经济负担组成值或保存正常所需成本。②如果员工被永久取代，其成本为填补此空缺和训练新员工所投入的成本。其测算方法：通过估计摩擦期总量和摩擦期间的生产损失价值或保持正常所需成本进行间接经济负担的计算。与人力资本法不同的是，它评价的是实际的生产力损失，只是摩擦期内的间接成本，早死或伤残的工人在生产过程中经"摩擦期"后可被其他工人代替，摩擦期的长短和间接费用结果依赖于劳动力市场，因此测算结果偏低。

（3）意愿支付法（willingness to pay）：该方法和经济学上的"机会成本法"相似，指的是以个人或者社会为确保健康、降低患病或者死亡风险而愿意支付的金额来衡量间接疾病经济负担的方法，在间接疾病经济负担测算中，支付意愿指病人为避免特定疾病所愿意付给的货币值，可以通过调查病人愿意支付多少钱换取疾病所造成的损失。这种方法主观性比较强，而且是一种不能实现的假设状态，通常测定的结果偏高，实际研究中通常与其他研究方法相结合使用。

3. 无形疾病经济负担　无形疾病经济负担又称无形损失，是指病人因疾病和伤害给家庭和本人造成的痛苦、忧虑悲伤与不便，从而引起生活质量下降。无形疾病经济负担是一种看不见，摸不着但又严重影响病人及其家人的潜在损失，故其测量有一定难度，迄今为止，成功地对疾病无形经济损失进行评价的研究并不多见。无形疾病经济负担的测量需要测量生活质量指标，并用货币来衡量生活质量损失，换句话说，就是用货币的形式来衡量的一种精神损失。

无形疾病经济负担就是对病人及其家属因疾病遭受的痛苦、忧虑、悲哀、绝望等生活质量问题用货币值来衡量一种损失，测算无形疾病经济负担就是对无形损失货币化，目前尚无比较肯定的测量疾病无形损失的方法，现在常见的可以用来评价无形疾病经济负担的方法有两种。

（1）意愿支付法：意愿支付法赋予痛苦、悲哀、伤心、绝望等精神上、心理上的感受一定价值，通过询问病人或家属愿意支付多少费用来避免潜在的造成疾病或伤害的可能。该法是测量生命和健康价值的一种可替代方法，它是根据个人为了减少疾病或死亡的可能性所采取的措施和愿意支付金钱的数量，它比质量调整生命年法估算无形经济负担更简单、更实用。

（2）质量调整生命年 QALYs 测量法：QALYs 测量法易于理解，但 QALY 的效用值测量难度较大，首先生活质量指标的确定和资料的收集有困难；其次，对生活质量用钱来表示也很不容易，故常规评价中不太适合。

（三）疾病负担的计算

疾病造成的危害一直受到人们的关注，对其评价的思路和方法也在不断发展。评价疾病危害程度的大小，需要一定的指标。随着社会经济的发展，疾病谱和死因谱已发生变化，对疾病负担评价的思路和方法也随之不断发展，不同阶段的研究中采用了不同的评价指标，赋予了疾病负担以不同的操作性概念。

1. 传统的单一指标：

（1）疾病发病水平指标：

1）发病率和罹患率：发病率（incidence rate）表示一定期间（通常为 1 年）内特定人群中某病新发病例出现的频率，是用来衡量某时期一个地区人群发生某种疾病的危险性大小的指标。发病率可以按不同的特征，如性别、年龄、职业、民族、婚姻状态、病因等分别计算，即为发病专率。若发病率用于局部地区短时间内（＜1 年）的疾病暴发，如食物中毒、传染病、职业中毒爆发流行等情况时，则称为罹患率（attack rate）。

$$发病率=\frac{某年某人群中发生某病的新发病例数}{同期暴露人口数}\times100\%$$

$$罹患率=\frac{某一观察期间的新发病例数}{同期暴露人口数}\times100\%$$

2）患病率（prevalence）：又称现患率，指某特定时间内总人口中某病新旧病例所占的比例。患病率可分为时点患病率和期间患病率。①时点患病率：对时点的要求很短，一般不超过 1 个月，较常用。②期间患病率：时间范围可以较长，多数超过 1 个月。期间患病率实际上等于某一特定期间开始时患病率加上期间内的发病率。能够影响患病率升高的主要因素有：病程的延长、发病率增高、病人的迁入、健康者迁出、诊断水平提高等。影响患病率降低的因素有：病程缩短、病死率增高、发病率下降、健康者迁入、病例迁出等。

$$患病率=\frac{某特定时间内某人群中某病新旧病例数}{该人群同期平均人口数}\times100\%$$

3）累计发病率（cumulative incidence rate）：与发病率有所不同，其分母为研究开始时的观察人口数，反映的是无病的人群经过一定时期暴露于某种因素后发病的平均概率或危险度，因此，其取值 0～1，无量纲。比例值的大小与观察期长短成正比，故表达时需指明时间区间。

$$累计发病率=\frac{从研究开始某特定时间的发病人数}{研究开始时未得病的观察人群人口数}\times100\%$$

4）发病密度（incidence density）：指在一定时间内发生某病新病例的速率。发病密度的分母为人时数，即以观察人数乘以观察时间，时间单位可用年、月、日、小时等，最常用的是年，即用人年数作分母计算发病密度。该指标在队列研究中常用。发病密度的量值变化范围是从 0 到无穷大。

$$发病密度=\frac{观察人时的新病例数}{观察人时数}\times100\%$$

（2）疾病死亡水平指标：

1）死亡率（mortality）：是指在一定期间内总死亡人数与该人群同期平均人口数之比。在使用此指标时要注意，不同地区、不同年代的疾病死亡率不能直接比较，必须进行年龄、性别、职业等方面的标化调整。死亡率多用于病死率高的疾病，如癌症、心肌梗死等的描述，而不适用于不致命的疾病等。

$$死亡率 = \frac{某人群某年总死亡数}{该人群同年平均人口数} \times 100\%$$

2）病死率（fatality rate）：表示一定时期内，患某病的全部病人中因该病而死亡的比例。

$$病死率 = \frac{一定时间内某病死亡数}{同期确认的某病病例数} \times 100\%$$

（3）疾病早死的测量指标：1982 年以前，疾病负担主要由发病率、患病率、死亡率等指标来衡量，认为疾病某种状态的发生率（如死亡）越多，疾病负担就越大。单从死亡的角度来看，伤害（如车祸）导致病人在 20 岁死亡与肺癌造成病人在 60 岁死亡并无差别，但实际上 20 岁的青年人死亡对社会贡献造成的损失明显比 60 岁的老年人要大。因此，死亡率并不能反映疾病对人的社会价值即社会生产造成的影响。此后，有一系列测量疾病早死的指标，强调了早死对健康的影响，定量地估计了疾病造成早死的程度。以 1982 年美国 CDC 提出的潜在减寿年数（potential years of life lost，PYLL）为标志，用疾病造成的寿命损失评价不同疾病造成负担的大小。PYLL 较传统指标更趋于合理，其计算公式为：

$$潜在减寿年数：PYLL = \sum_{i=1}^{e} a_i d_i$$

式中参数含义：$e$ 为预期寿命；$i$ 为年龄组（通常计算组中值）；$a_i$ 为剩余年龄；$d_i$ 为某年龄组的死亡人数。

2. 综合性指标

（1）质量调整生命年（quality adjusted life years，QALY）　是一种个体健康状况的综合评价指标，它全面考虑健康的生理、心理和社会适应各方面，把生命质量和生命数量相结合，以时间为测量单位反映个体以健康状态生存的年数。QALY 的计算公式为：

$$质量调整生命年：QALY = \sum_{i=1}^{n} \omega_i y_i$$

式中参数含义：$n$ 为功能状态数；$i$ 为功能状态组；$\omega$ 为效用值；$y$ 为某功能状态下的生活年数。

QALY 首先给予每个生命年一个权重（介于 0～1）来进行估计，权重为 0 时表明该个体的健康状况接近于死亡状态，为 1 时说明该个体处于完全健康状态。然后，将权重和生命年数相结合，得到 QALY 值来反映个体的某种健康状态下生存的人年数。1 个 QALY 反映 1 个健康生存年。在国外 QALY 作为测量方法已经得到广泛应用，该指标可用于对一些慢性病或具有死亡威胁的疾病进行控制和干预时的评价。

（2）伤残调整寿命年（disability adjusted life year，DALY）　世界银行在 1983 年出版的《世界发展报告·投资与健康》中正式使用 DALY 来测量全球和各地区的疾病负担。DALY 是指从发病到死亡所损失的全部健康寿命年，包括因早死所致的寿命损失年（YLL）和疾病所致伤残引起的健康寿命损失年（YLD）两部分。DALY 是一个定量的计算因各种疾病造成的早死与残疾对健康寿命年损失的综合指标。即是由疾病死亡和疾病伤残而损失的健康寿命年的综合测量。是将由于早死（实际死亡年数与低死亡人群中该年龄的预期寿命之差）造成的损失和因伤残造成的健康损失二者结合起来加以测算的。

一例疾病和伤残的 DALY 的计算公式为：DALYs＝YLLs＋YLDs

YLLs 和 YLDs 的计算公式都可用下列公式：

$$DALY = \int_{x=a}^{x=a+l} DCxe^{-\beta x} e^{-r(x-a)} \mathrm{d}x$$

式中参数含义：$x$ 为年龄；$a$ 为发病年龄；$L$ 为残疾（失能）持续时间或早死损失的时间；$D$ 为残疾（失能）权重（0～1）；$DCxe^{-\beta x}$ 为该指数函数，可用于计算不同年龄的生存时间；$r$ 为贴现率；

$e^{-r(x-a)}$ 为连续贴现函数；$\beta$ 为年龄权重函数的参数。

疾病的不同程度可以产生不同的伤残。一个人所遭受残疾导致的 DALY，是其期望寿命与残疾权重 $D$ 的共同作用的结果。在综合性健康指标中，$D=0$ 表示完全健康，$D=1$ 相当于死亡，残疾权重 $D$ 取值在 $0\sim1$。在完全健康与完全死亡之间确定 6 个失能等级。每个等级表示比上一等级更大的福利损失或增加了严重程度。同一等级的失能可能是不同的能力或功能受限，但它们对个体的影响被认为是相同的。能力受限被主观确定为减少了 50％或更多的能力。如果通过活动能力进行测量失能权重定义为六级。

表 15 - 1 失能权重定义

| | 描 述 | 失能 |
|---|---|---|
| 一级 | 在下列领域内至少有一项活动受阻：娱乐、教育、生育、就业 | 0.096 |
| 二级 | 在下列领域内有一项大部分活动受阻：娱乐、教育、生育、就业 | 0.220 |
| 三级 | 在下列领域内有两项或两项以上活动受阻：娱乐、教育、生育、就业 | 0.400 |
| 四级 | 在下列领域内有大部分活动受阻：娱乐、教育、生育、就业 | 0.600 |
| 五级 | 日常活动如做饭、购物、做家务均需借助工具的帮助 | 0.810 |
| 六级 | 日常生活如吃饭、个人卫生及大小便需要别人帮助 | 0.920 |

在我国，一般将血吸虫病划分为急性、慢性和晚期 3 种临床类型。急性血吸虫病病人数量已经很少，并且如果及时治愈，病程很短，很少会影响到病人寿命。感染者的主要临床类型为慢性血吸虫病，其数量较多，其疾病负担主要为患病所致的 YLD，基本不存在 YLL。对于晚期血吸虫病，由于病人肝肠等重要器官发生不可逆转的病变，病人生存年限一般受到影响，因此计算疾病负担时，既要考虑 YLLs，又要考虑 YLDs。

## 第四节 血吸虫病防治服务中政府治理工具的选择

血吸虫病的流行与传播，对血吸虫病流行区的公共安全构成严重的威胁，而政府作为公共服务（公共产品）的提供者和公共事务的管理者，在血吸虫病防治管理过程中起着核心作用。我国在防治血吸虫病方面取得了巨大的成就，虽然 2003 年前后疫情曾有回升，但到 2008 年，全国所有血吸虫病流行县（市、区）达到了疫情控制标准，居民感染率控制在 5％以下，2015 年全国达到血吸虫病传播控制标准。按照《"十三五"全国血吸虫病防治规划》《"健康中国 2030"规划纲要》《地方病防治专项三年攻坚行动方案（2018—2020 年）》提出的目标，中国正向实现血吸虫病消除目标挺进。在这关键时期，政府如何更科学地选择管理方式亦即治理工具用于防治血吸虫病，使防治工作更经济、更高效则尤为重要。本文将结合我国中央政府和地方政府血吸虫病防治实践案例，阐述血吸虫病防治服务中公共物品和服务的 10 种提供方式以及 7 种主要的政府治理工具，讨论血吸虫病防治服务中政府治理工具选择的多元性、复杂性以及政府对公共卫生政策工具选择偏好的细微转变，探索将政府实质防治目标转化为政府具体行动的途径和机制。

### 一、公共物品和服务的提供方式

总体而言，对于公共物品和服务的提供，不论是由公共部门还是私部门，其方式大概有 10 种（图 15 - 1）。

（一）政府部门直接提供

由政府部门承担项目政策规划即执行责任，经费物资等（财货）费用由政府税收支出（包括转移支付等）或使用者付费。案例：政府制定血吸虫病防治项目规划，并提供查灭螺、查治病、卫生管理、健康教育等预防控制服务，以及各种公共卫生建设如各级血防医院、血防站等机构建设。

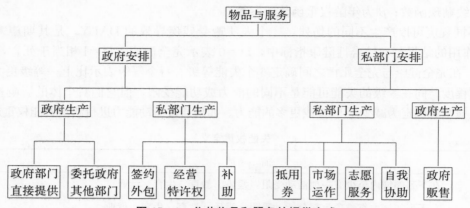

**图 15-1  公共物品和服务的提供方式**

（二）委托政府其他部门

此种方式系由政府部门负责提供财货与劳务，但由政府部门间彼此签约并将其付诸执行。案例 1：农业、林业、水利、卫生等政府部门互相配合在农业血防、林业血防、水利血防、卫生血防等方面开展的血吸虫病防治工作。案例 2：卫生部与有关流行省联合开展的"部省联动"血吸虫病防控项目等。

（三）签约外包

此种方式系指政府雇用私部门（私人公司或非营利组织）提供公务服务，费用则由政府编列预算支出。案例：血吸虫病防治所需警示标志牌、渔船民血防厕所建设等签约外包给中标公司负责建设和维护。

（四）经营特许权

经营特许权系指由政府核准私部门提供服务，但政府则保留价格等核准权，费用则由使用者付费。案例：私人诊所（乡村血防医师）提供血吸虫病医疗卫生服务，政府控制收费价格等规范管理；灭螺药物的生产与销售等。

（五）补助

补助，即政府通过免税、低息贷款、直接补助等引导政策来提供服务，其费用包括政府对业者补助和使用者付费等承担。案例：为控制血吸虫病传染源，政府通过免税、低息贷款、直接补助等引导政策来鼓励疫区农户转变生产方式。如"以机代牛项目"（即以机耕替代耕牛），政府对血吸虫病流行区淘汰耕牛购买农机的农户进行补贴；湖南省安乡县、湖北省公安县采取淘汰牛措施以控制血吸虫病疫区传染源，对淘汰牛的养牛户进行补贴。

（六）抵用券

抵用券系指政府赋予符合资格的人自由选择去消费某种货品，而由政府付费。案例：社会救济以及医疗服务的提供。低收入者可持抵用券选择经政府认可的私部门消费，如消费者已超过券额总值，差价则由用者补充，私部门事后再持抵用券向政府部门兑现。当前湖南省晚期血吸虫病病人救助治疗中病人对定点医院的选择可参照此办法，亦即经鉴定的晚期血吸虫病病人可持政府发放的抵用券选择卫生行政部门指定的医院（多个）接受治疗。

（七）市场运作

市场运作是指政府对于市场运作不加干预，完全由市场之需求及供给自行调节，由消费者自行决定消费对象，政府仅维持市场秩序。在社会主义市场经济条件下，公立血吸虫病防治专科医院仍保持其公益性的基本定位，但这些医院同时也处于同其他医疗机构的市场竞争中。一个明显的例子是，许多血吸虫病病人更愿意到条件好、技术高、服务优但可能费用也高的医院就医。

（八）志愿服务

志愿服务系指由非营利机构组织义工提供服务。案例：慈善团体对重症晚期血吸虫病病人的慈善救助；青年志愿者参加查灭螺、防护哨卡和健康教育宣传等志愿工作，政府对此予以鼓励。

（九）自我协助

自我协助系指由于政府提供的公共服务不能满足或不符合民众的需求，人们自行寻求解决问题的方式。案例：社区内守望相助等；在有的血吸虫病易感地带，村民们自行组织轮流值日，劝阻儿童等不要下湖接触疫水等。

（十）政府贩售

政府贩售指消费者向政府购买特定服务，民众是需求者，而政府则为提供者。案例：慢性血吸虫病病人用于抗虫治疗的药物吡喹酮由政府免费提供，但用于护肝等其他治疗则是需病人付费的有偿服务。

上述 10 种方式，依政府介入的程度不同，可以用图 15 - 2 来表示。

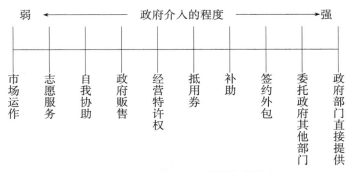

**图 15 - 2　政府介入物品及服务的程度**

## 二、政府治理工具

政府治理工具，又称政策工具或政府工具，它是指政府将其实质目标转化为具体行动的途径和机制，是政府实现其政府职能的手段。通过政府治理工具，政府职能得以实现，公共问题得以解决。政府的治理工具究竟有哪些？对此有不同的分类。莫舍（Mosher）将其分为经费工具与非经费工具，前者包括罚金、财政补助等；后者包括公开表扬、责令停工等。史耐德（Schneider）和英格（Ingram）则认为政策工具包括权威、诱因、能力建立、象征劝勉以及学习。政府政策工具是多元性的。在血吸虫病防治服务中，政府政策工具主要包括 7 种，现结合血吸虫病防治工作实际案例陈述如下：

（一）命令条款

命令条款指由政府直接发布文件命令，采取某种政策行动以达成政府目标的实现。包括发布命令、公共投资、公营事业等。案例 1：2004 年 5 月，中国政府发布《国务院关于进一步加强血吸虫病防治工作的通知》，按照以建立良好环境为基础的防治模式制订了《全国预防控制血吸虫病中长期规划纲要（2004—2015 年）》，并在血吸虫病重点流行区的 164 个重点县实施了农业、林业、水利、卫生等血防重点项目。按照该规划纲要的目标，到 2008 年年底，全国所有流行县（市、区）达到了疫情控制标准；到 2015 年，全国所有血吸虫病流行县（市、区）力争达到传播控制标准，部分地区力争达到传播阻断标准。2003—2005 年，中央财政安排补助地方卫生事业专项资金 85 亿元，用于重大疾病防治（包括血吸虫病）、妇幼卫生、农村卫生、卫生监督和卫生人才队伍建设等（《卫生事业发展"十一五"规划纲要》，国发〔2007〕16 号）。案例 2：2007—2008 年，湖南省政府实施的渔船民上岸定居点及渔船民血防卫生室、公共厕所等公共设施建设项目。

（二）财政补助

财政补助指政府部门给予标的团体或个人某种经费上的补助或支援，以帮助其实现指定目标。包括现金给付（如福利政策中对于社会津贴的给付）、贷款、保证贷款等。案例：二十世纪五六十年代中国血吸虫病病人可直接获得政府提供的财物补贴；近年血吸虫病重度流行区实施沼气池建设和无害化厕所建设补贴制度，疫区居民建一个沼气池可获政府补贴 800 元、建一个无害化户厕可获补贴 200 元；救治晚期血吸虫病病人的政策性补助标准内科治疗 500～1000 元/人次、外科治疗 3000～10000 元/人次；治疗血吸虫病病人的药物吡喹酮由政府免费提供；政府自 90 年代实施的世界银行血防贷款项目及近年开展的中德财政合作低息贷款血防项目，等等。

（三）管制规定

政府颁布某些管制规定，限制或规范某些不利于目标的行为。包括禁止某些不法行为、进行价格管制；设定产品标准；分摊配额等。案例 1：我国《血吸虫病防治条例》规定，禁止在血吸虫病防治地区施用未经无害化处理的粪便（第十七条）；杀灭钉螺严禁使用国家明令禁止使用的药物（第二十条）；禁止在有钉螺地带放养牛、羊、猪等家畜；禁止引种在有钉螺地带培育的芦苇等植物和农作物的种子、种苗等繁殖材料（第二十一条），等等。案例 2：原卫生部制定的预防控制血吸虫病标准（疫情控制、传播控制、传播阻断），即为政府治理血吸虫病提供的公共卫生产品或公共卫生服务设定了标准。

（四）征税

政府通过征收赋税或费用等方式，筹集用于某项特定目标的费用。包括纳税、规费的征收、罚款等。案例：湖南等省在 20 世纪 90 年代向单位或个人征收的血防人头费（义务工替代）；20 世纪六七十年代洞庭湖区苇业公司上缴的血防费；2004 年以来，部分疫区实施封洲禁牧，违者依据《血吸虫病防治条例》进行处罚（包括罚款）。

（五）劝诫

通过此项政策来倡导或规避某些行为，以利于某项目标的实现，通常包含公开表扬、公开展示或提供信息、发表演说 3 种不同的方式。案例：中央表彰血防先进工作者，以鼓励人们向先进学习，并投身于血吸虫病防治事业；适度公布血吸虫病疫情信息，在血吸虫病易感地带设立警示标志；易感季节地方政府领导或专家在电视讲话中发表演说，劝说人民不要接触含血吸虫尾蚴的水体等。

（六）权威

权威是指政府以其优越的统治权，使人民服从其政策。包括授予执照、许可证制度、行政程度指导等。案例：指定救治危重晚期血吸虫病病人的医院；封洲禁牧；乡村血防医师的资格认定；调整疫区的产业结构，在疫区实施大规模人畜同步化疗，等等。

（七）契约

由政府机关与民间订立契约、保险等，将某些项目委托给有关机构或组织等。案例：政府从具体的事务中解脱出来，成为市场化运作的组织者，成为按质论价的公共卫生服务的买单者，将某区域内的灭螺工作整个发包给专业灭螺队或公司，向社会公开招标，委托当地的疾病预防控制中心（血防机构）的专家随机动态抽查，由被服务区域的居民代表进行满意度打分，据此督导该承包区域的灭螺工作；政府为确保人民健康，做到"无大病、无重病、无久病"，开办城镇居民医疗保险和新农村合作医疗，将血吸虫病纳入医保范围等。

### 三、血吸虫病防治服务中政府治理工具的选择

政府有如此多的管理方式或者说治理工具，那么在现实中我们应该选择哪种工具呢？选择工具的过程是一个评价的过程，没有选择，就不知哪一种工具更好，而没有标准我们就不能够更好地选择。评价政府治理工具的标准主要有有效性、公平性、适应性、可管理性、政治合法性等。在现阶段，政府通常运用多元政策工具而非单一政策工具以实现自己的治理目标。

回顾我国血吸虫病防治历程，大体分为生物模式时期、行为模式时期、环境模式时期，而我国的血吸虫病防治管理模式也经历了由早期的计划经济管理模式到现在的项目管理模式的转变。生物模式时期，以"积极防治、综合措施、因时因地制宜"为防治方针；行为模式时期，由于在人力、财力上难以做到依靠综合性防治措施消灭血吸虫病或阻断血吸虫病的规划，我国实施了疾病控制策略，开展了以化疗为主导和有重点地开展健康教育的综合防治措施；在环境模式时期也就是现阶段，我国采取了以控制传染源为主的综合防治措施。在现阶段，政府在血吸虫病防治服务中，对治理工具的选择呈现出的多样性更加明显，前文所述的命令条款、财政补助、管制规定、劝诫、权威、契约等无一不在政府的选择之

中。并且，对于纯粹的公共卫生产品，强制性的工具（如政府管制、公营企业、直接提供产品和服务）以及混合性的工具比较合适有效，非纯粹的公共卫生产品特别是私人物品由市场配置更加有效。学者胡德从政治的观点分析政策工具的选择，认为人们在进行政策选择的时候，通常受制于资源限制、政治压力、法律限制以及过去工具选择失败的教训4个因素；同时认为，当代政府已很难仅采取强制性的工具来实现某些目标，而呈现出采取非强制性的工具倾向。政府政策工具的选择是一个十分复杂的过程，选择哪种政策工具，或者选择哪种政策工具比较好，并没有明确而统一的答案。然而，通过对血吸虫病流行疫区防治政策（政府治理工具）的观察与思考，通过对政府公共管理实践的解剖与分析，我们发现，政府对公共政策工具选择的偏好正在发生细微转变，开始考虑公共服务的民营化和市场机制；考虑非营利组织提供公共产品和服务；考虑放松管制等。

政府治理工具具有多元性、复杂性，在社会主义市场经济条件下，在不同流行程度的血吸虫病疫区，需要根据当地的具体情况科学地选择不同的治理工具，以更有利于血吸虫病防治目标的实现。政府运用何种治理工具，总体上取决于血吸虫病疫情形势、资源拥有程度、目标的正确性与选择性、对市场的依赖程度、相对成本，甚至决策者主观偏好等综合因素的影响。当前甚至未来政府已经无法仅仅依靠强制性的工具防治血吸虫病，而呈现出采取非强制性工具的倾向。

〔赵正元　李胜明　周　杰〕

# 参考文献

[1] 毛守白. 血吸虫生物学与血吸虫病防治 [M]. 北京：人民卫生出版社，1990.

[2] 闻礼永. 输入性血吸虫病诊治与防控 [M]. 北京：人民卫生出版社，2018.

[3] 任光辉、梁幼生. 非洲血吸虫病学 [M]. 北京：人民卫生出版社，2015.

[4] 张利娟，徐志敏，郭婧怡，等. 2018 年全国血吸虫病疫情通报 [J]. 中国血吸虫病防治杂志，2019，31 (6)：576-582.

[5] 王小军. 血吸虫病与长江中游地区的社会变迁（1905—1978 年）[D]. 武汉：华中师范大学，2008.

[6] 王陇德. 纪念血吸虫病在中国发现 100 周年 [J]. 中国现代医学杂志，2006，14 (1)：126-129.

[7] 王陇德. 中国血吸虫病防治历程与展望 [M]. 北京：人民卫生出版社，2006.

[8] 湖南医学院. 长沙马王堆一号汉墓女尸研究 [M]. 北京：文物出版社，1979.

[9] 雷森，胡书仪. 湖北省江陵县马山砖厂一号战国楚墓古尸发现寄生虫卵 [J]. 寄生虫学与寄生虫病杂志，1984，2 (1)：10.

[10] 江西省中医实验院. 从祖国医学遗产中发掘治疗血吸虫病的经验 [J]. 江西中医药，1956 (1)：10-19.

[11] Catto J. Schistosoma cattoi, a new blood fluke of man [J]. Br Med J, 1905, 1：11-13.

[12] 李友松. 福建省血吸虫病发现史 [J]. 中国科技史料，1983 (1)：64-72.

[13] 何毅勋. 关于血吸虫病病原的史料 [J]. 国外医学：寄生虫病分册，1979 (1)：1-6.

[14] Logan OT. A case of dysentery in Hunan province, caused by the trematoda, Schistosoma japonicum [J]. Chin Med J, 1905, 19：243-245.

[15] 陈贤义. 中国血吸虫病控制策略的演变和管理变革的研究 [D]. 上海：复旦大学，2005.

[16] 王小军. 简论民国时期对血吸虫病灾害的调查 [J]. 兰台世界，2011 (16)：29-30.

[17] 瞿承方. 在南京所见之日本血吸虫病 [J]. 中华医学杂志，1937，5：674-675.

[18] 汪天平，张世清，何家昶，等. 以传染源为主的综合性防治策略浅解 [J]. 热带病与寄生虫学，2009，7 (3)：183-186.

[19] 郑江. 我国血吸虫病防治的成就及面临的问题 [J]. 中国寄生虫学与寄生虫病杂志，2009，27 (5)：398-401.

[20] 林丹丹，吴海玮，吴观陵，等. 中国血吸虫病防治策略优化组合的回顾与评估 [J]. 中国血吸虫病防治杂志，2007，19 (3)：234-237.

[21] 王溪云，邹慧，杨一兵，等. 中国血吸虫病防治策略的回顾与展望 [J]. 江西科学，2009，27 (6)：871-876.

[22] 刘颖芳，彭宇，刘凤想. 中国灭螺技术的研究进展 [J]. 四川动物，2005，24 (4)：651-654.

[23] 袁鸿昌，姜庆五. 我国血吸虫病科学防治的主要成就——庆祝建国 50 周年血防成就回顾 [J]. 中国血吸虫病防治杂志，1999，11 (4)：193-195.

[24] 张克宇. 我国血吸虫病防治策略的演变 [J]. 东南国防医药，2009，11 (4)：340-342.

[25] 袁鸿昌，张绍基，刘志德，等. 江湖洲滩地区血吸虫病流行因素与优化控制策略的研究 [J]. 中国血吸虫病防治杂志，1995，7 (4)：193-201.

[26] 郑江，辜学广，邱宗林. 大山区高原峡谷与高原平坝区血吸虫病流行因素的比较研究 [J]. 中国寄生虫学与寄生虫病杂志，1996，14 (1)：3-6.

[27] 周晓农，姜庆五，吴晓华，等. 我国控制和消灭血吸虫病标准的作用与演变 [J]. 中国血吸虫病防治杂志，2007，

19 (1): 1 - 4.

[28] 中华人民共和国卫生部地方病防治司. 中国血吸虫病流行状况——1989 年全国抽样调查 [M]. 成都: 成都科技大学出版社, 1993.

[29] 中华人民共和国卫生部全国地方病防治办公室. 中国血吸虫病流行状况——1995 年全国抽样调查 [M]. 南京: 南京大学出版社, 1998.

[30] 曹淳力. 国家血吸虫病防治措施执行情况的横断面调查 [D]. 上海: 复旦大学, 2009.

[31] 周晓农, 姜庆五, 郭家钢, 等. 我国血吸虫病传播阻断实现路径的探讨 [J]. 中国血吸虫病防治杂志, 2012, 24 (1): 1 - 4.

[32] 王汝波, 汪天平, 王立英, 等. 中国血吸虫病传播控制和传播阻断地区疫情回升情况分析 [J]. 中华流行病学杂志, 2004, 25 (7): 564 - 567.

[33] Zhou X N, Yang G J, Yang K, et al. Potential impact of climate change on schistosomiasis transmission in China [J]. Am J Trop Med Hyg, 2008, 78 (2): 188 - 194.

[34] Zhou X N, Wayling S, Bergquist R. Concepts in research capabilities strengthening positive experiences of network approaches by TDR in the People's Republic of China and Eastern Asia [J]. Adv Parasitol, 2010, 73: 1 - 19.

[35] Yang K, Zhou X N, Wu X H, et al. Landscape pattern analysis and Bayesian modeling for predicting Oncomelania hupensis distribution in Eryuan County, People's Republic of China [J]. Am J Trop Med Hyg, 2009, 81 (3): 416 - 423.

[36] 陈红根, 谢曙英, 曾小军, 等. 当前我国湖区血吸虫病流行特征与防治策略 [J]. 中国血吸虫病防治杂志, 2011, 23 (1): 5 - 9.

[37] 王强, 许静, 张利娟, 等. 2002—2010 年我国血吸虫病疫情变化分析 [J]. 中国血吸虫病防治杂志, 2015, 27 (3): 229 - 234, 250.

[38] 张利娟, 徐志敏, 钱颖骏, 等. 2016 年全国血吸虫病疫情通报 [J]. 中国血吸虫病防治杂志, 2017, 29 (6): 669 - 677.

[39] 林丽君, 严晓岚, 朱明东, 等. 浙江省 2013 年血吸虫病疫情监测结果分析 [J]. 浙江预防医学, 2015, 27 (2): 157 - 159.

[40] 周晓农. 开展精准防治实现消除血吸虫病的目标 [J]. 中国血吸虫病防治杂志, 2016, 28 (1): 1 - 4.

[41] 胡本骄, 谢红玲, 李胜明. 长江流域血吸虫病防治举措与成效 [J]. 中国血吸虫病防治杂志, 2018, 30 (5): 1 - 4.

[42] 王磊, 谷俊朝. 被忽视的热带病在撒哈拉以南非洲的流行、分布及危害 [J]. 中国热带医学, 2010, 10 (3): 312 - 313, 332.

[43] 易平, 袁里平, 王璋华, 等. 184 例疑似输入性埃及血吸虫病病例回顾性调查 [J]. 中国血吸虫病防治杂志, 2011, 23 (4): 441 - 442.

[44] 邓维成, 曾庆仁. 临床寄生虫病学 [M]. 北京: 人民卫生出版社, 2015.

[45] 陈灏珠. 实用内科学 [M]. 12 版. 北京: 人民卫生出版社, 2005, 673 - 682.

[46] Smith J H, Christie J D. The pathobiology of Schistosoma haematobium infection in humans [J]. Hum Pathol, 1986, 17 (4): 333 - 345.

[47] 刘其胜. 埃及血吸虫病 7 例 [J]. 皖南医学院学报, 1998, 17 (4): 409.

[48] Shukri SAL, Alwan M H. Bilharzial strictures of the lower third of ureter: a critical review of 560 strictures [J]. Br J Urol, 1983, 55: 477.

[49] Awad E M. Evaluation of surgical procedures for bilharzial stricture of the ureter [J]. Br J Urol, 1989, 64: 134.

[50] Fried B, Reddy A, Mayer D. Helminths in human carcinogenesis [J]. Cancer Lett, 2011, 305 (2): 239 - 249.

[51] Fedewa S A, Soliman A S, Ismail K, et al. Incidence analyses of bladder cancer in the Nile delta region of Egypt [J]. Cancer Epidemiol, 2009, 33 (3/4): 176 - 181.

[52] 朱蓉, 郭家钢. 吡喹酮化疗在血吸虫病防治中的作用 [J]. 中国血吸虫病防治杂志, 2009, 21 (2): 154 - 157.

[53] 程双管, 王明才. 手术治疗晚期埃及血吸虫病性肾积水 [J], 临床泌尿外科杂志, 1996, 11 (2): 98 - 99.

[54] 邓维成, 何永康. 寄生虫病的外科治疗 [M]. 北京: 人民卫生出版社, 2011: 122.

[55] PFerrari MLA. 奥沙尼喹和吡喹酮治疗曼氏血吸虫病感染的疗效对照实验 [J]. Bull WHO, 2003, 81 (3):

190 - 196.

[56]  Berhe N, Myrvang B, Gundersen S G. Gastro-intestinal symptoms associated with intense Schistosoma mansoni infection affect class-attentiveness of schoolchildren in Ethiopia [J]. Acta tropica, 2009, 110 (1): 52 - 56.

[57]  邹洋, 齐志群, 冯曼玲, 等. 输入性曼氏血吸虫病临床分析 [J], 中国热带医学, 2011, 11 (2): 250 - 252.

[58]  周晓农. 全球血吸虫病防治研究进展与展望 [M]. 北京: 人民卫生出版社, 2008: 59 - 60.

[59]  邓维成, 杨镇, 谢慧群, 等. 日本血吸虫病的诊治——湘鄂赣共识 [J]. 中国血吸虫病防治杂志, 2015, 27 (5): 451 - 456.

[60]  梁幼生, 汪伟, 洪青标, 等. 非洲输入性血吸虫病在中国的传播风险及其应对措施 [J]. 中国血吸虫病防治杂志, 2013, 25 (3): 221 - 225.

[61]  Hua H Y, Wang W, Cao C Q, et al. Improving the management of imported schistosomiasis haematobia in China: lessons from a case with multiple misdiagnoses [J]. Parasit Vectors, 2013, 6 (1): 260 - 265.

[62]  朱蓉, 许静. 我国境外输入血吸虫的疫情现状与防控思考 [J]. 中国血吸虫病防治杂志, 2014, 26 (2): 111 - 114.

[63]  中华人民共和国卫生部疾病控制司. 血吸虫病防治手册 [M]. 3 版. 上海: 上海科学技术出版社, 2000.

[64]  任光辉. 临床血吸虫病学 [M]. 北京: 人民卫生出版社, 2009.

[65]  李岳生. 血吸虫病诊断与治疗 [M]. 北京: 人民卫生出版社, 2006.

[66]  李岳生. 血吸虫病实用防治技术 [M]. 北京: 人民卫生出版社, 2010.

[67]  邝贺龄, 胡品津. 内科疾病鉴别诊断学 [M]. 5 版. 北京: 人民卫生出版社, 2006.

[68]  陈名刚. 晚期血吸虫病的吡喹酮治疗 [J]. 中国血吸虫病防治杂志, 2006, 18 (5): 392 - 395.

[69]  江文明. 肝性脑病的发病机制及治疗进展 [J]. 求医问药, 2012, 10 (7): 580 - 581.

[70]  陆仁康, 何运钰, 刘英, 等. 青少年型日本血吸虫性侏儒症患者的催乳素分泌、甲状腺功能和性腺功能的特征及其相关性 (附 12 例初步分析) [J]. 天津医药, 1985 (7): 416 - 419.

[71]  黄国治. 腹水浓缩静脉回输治疗晚期血吸虫病顽固性腹水 [J]. 医学临床研究, 2006, 23 (5): 778 - 779.

[72]  杨镇. 腹水型晚期血吸虫病的诊疗规范 [J]. 胃肠病学和肝病学杂志, 2012, 21 (2): 188 - 191.

[73]  何焕然, 黎明, 魏东平, 等. 晚期血吸虫病难治性腹水治疗的对照研究 [J]. 中国血吸虫病防治杂志, 2012, 24 (5): 570 - 572.

[74]  朱永辉, 赵正元, 邓维成. 晚期血吸虫病多学科综合治疗的价值与评价 [J]. 中国血吸虫病防治杂志, 2017, 29 (3): 267 - 271.

[75]  邓维成, 张跃云, 丁国建, 等. 晚期血吸虫病多学科综合治疗模式的探讨与规范化实施 [J]. 中国血吸虫病防治杂志, 2017, 29 (1): 102 - 104.

[76]  来如意, 何永康, 邓维成, 等. 腹水型晚期血吸虫病治疗方法研究进展 [J]. 热带医学杂志, 2012, 12 (12): 1536 - 1538.

[77]  刘培香. 腹水超滤浓缩回输治疗晚期血吸虫病顽固性腹水 38 例 [J]. 中国血吸虫病防治杂志, 2007, 19 (5): 360.

[78]  徐小元, 丁惠国, 李文刚, 等. 肝硬化腹水及相关并发症的诊疗指南 [J]. 临床肝胆病杂志, 2017, 33 (10): 1847 - 1863.

[79]  徐小元, 丁惠国, 李文刚, 等. 肝硬化肝性脑病诊疗指南 [J]. 临床肝胆病杂志, 2018, 34 (10): 2076 - 2089.

[80]  赵蔚先, 高淑芬. 实用血吸虫病学 [M]. 北京: 人民卫生出版社, 1996.

[81]  周述龙, 林建银, 蒋明森. 血吸虫学 [M]. 2 版. 北京: 科学出版社, 2001.

[82]  沈继龙. 临床寄生虫学与检验 [M]. 3 版. 北京: 人民卫生出版社, 2007.

[83]  詹希美. 人体寄生虫学 [M]. 北京: 人民卫生出版社, 2005.

[84]  余森海, 许隆祺. 人体寄生虫学彩色图谱 [M]. 北京: 中国科学技术出版社, 1992.

[85]  舒利民. 日本血吸虫毛蚴对钉螺的钻穿及在螺体内的分布和移行 [J]. 动物学报, 2000, 46 (3): 249 - 254.

[86]  吴观陵. 人体寄生虫学 [M]. 3 版. 北京: 人民卫生出版社, 2005: 324 - 333.

[87]  杨光荣, 吴兴, 熊孟韬, 等. 云南省首次在大绒鼠和斯氏鼠体内发现日本血吸虫自然感染 [J]. 中国血吸虫病防治杂志. 1999, 11: 109.

[88]  卫生部疾病预防控制局, 中国疾病预防控制中心. 中国血吸虫病流行状况——2004 年全国抽样调查 [M]. 上海:

上海科学技术出版社，2006：19 - 38.

[89]    吴昭武，刘志德，卜开明，等. 洞庭湖和鄱阳湖区血吸虫病各类传染源的地位与作用 [J]. 中国寄生虫病与寄生虫学杂志，1992，10：194.

[90]    孙乐平，周晓农，洪青标，等. 日本血吸虫幼虫寄生对钉螺生存影响的研究 [J]. 中国血吸虫病防治杂志，2004，16 (4)：265 - 268.

[91]    黄希宝，夏萍凤，杨丽华，等. 日本血吸虫对不同地区钉螺的感染性及其致病力的研究 [J]. 中国血吸虫病防治杂志，2002，14 (1)：35 - 37.

[92]    何毅勋，倪传华，刘和香，等. 不同性别及月龄的钉螺对日本血吸虫的易感性 [J]. 寄生虫与医学昆虫学报，1994，1 (4)：21 - 26.

[93]    何毅勋，倪传华，刘和香，等. 不同数量及时龄的日本血吸虫毛蚴感染钉螺的研究 [J]. 寄生虫与医学昆虫学报，1994，1 (1)：22 - 26.

[94]    何毅勋，郭源华，倪传华，等. 中国大陆日本血吸虫品系的研究：Ⅰ. 幼虫—钉螺的相容性 [J]. 中国寄生虫学与寄生虫病杂志，1990，8 (2)：92 - 95.

[95]    李胜明. 转型期我国血吸虫病防治的政策分析 [D]. 长沙：国防科学技术大学，2004.

[96]    李胜明. 新时期湖南省血吸虫病防治工作面临的挑战及应对策略 [J]. 中国血吸虫病防治杂志，2020，32 (3)：225 - 229.

[97]    陈海霞，李家萌，孔玉方. 血吸虫病现代诊断技术的研究现状 [J]. 寄生虫与医学昆虫学报，2018，25 (01)：56 - 60.

[98]    肖树华. 吡喹酮抗血吸虫作用的研究进展 [J]. 中国寄生虫学与寄生虫病杂志，2007，25 (6)：492 - 502.

[99]    肖树华，邵葆若，徐月琴. 吡喹酮对体外培养的日本血吸虫的作用 [J]. 药学学报，1980，15：105 - 107.

[100]   梁幼生，戴建荣，朱荫昌，等. 血吸虫对吡喹酮抗药性的研究×日本血吸虫中国大陆株对吡喹酮敏感性的现场调查 [J]. 中国血吸虫病防治杂志，2005，17 (5)：328 - 332.

[101]   吴月英，宁安. 血吸虫对吡喹酮抗药性的研究现状 [J]. 中国人畜共患病学报，2009，25 (1)：81 - 83.

[102]   钱科，汪伟，梁幼生. 吡喹酮抗血吸虫作用机制的研究进展 [J]. 医学研究生学报，2013，26 (9)：979 - 982.

[103]   肖树华. 近年来发展抗血吸虫新药的进展 [J]. 中国寄生虫学与寄生虫病杂志，2010，28 (3)：218 - 224.

[104]   肖树华，薛剑. 甲氟喹抗血吸虫及其他蠕虫作用的研究进展 [J]. 中国寄生虫学与寄生虫病杂志，2012，30 (2)：131 - 138.

[105]   侯循亚，李岳生. 蒿甲醚在血吸虫病防治中的研究和应用进展 [J]. 国际医学寄生虫病杂志，2006，33 (2)：74 - 77.

[106]   李洪军，汪伟，曲国立，等. 双氢青蒿素、青蒿琥酯和蒿甲醚连续给药及伍用治疗小鼠血吸虫病效果观察 [J]. 中国病原生物学杂志，2011，6 (8)：578 - 580.

[107]   郑江. 我国血吸虫病防治的进展及面临的挑战 [J]. 中国寄生虫学与寄生虫病杂志，2003，21 (1)：4 - 5.

[108]   郭家钢，余晴. 近年来我国血吸虫病的流行态势及趋势 [J]. 中国血吸虫病防治杂志，2005，17 (5)：321 - 323.

[109]   郝阳，郑浩，朱蓉，等. 2008 年全国血吸虫病疫情通报 [J]. 中国血吸虫病防治杂志，2009，21 (6)：451 - 456.

[110]   郝阳，易冬华，张险峰，等. 2008 年全国血吸虫病疫情控制考核评估报告 [J]. 中国血吸虫病防治杂志，2009，21 (6)：457 - 463.

[111]   周晓农，林丹丹，汪天平，等. 我国"十二五"期间血吸虫病防治策略与工作重点 [J]. 中国血吸虫病防治杂志，2011，23 (1)：1 - 4.

[112]   张成福，党秀云. 公共管理学 [M]. 北京：中国人民大学出版社，2001：54 - 71.

[113]   毛寿龙，李文钊. 政府职能和管理方式研究 [C] // 董克用. 公共治理与制度创新. 北京：中国人民大学出版社，2004：65 - 89.

[114]   周晓农，姜庆五，孙乐平，等. 我国血吸虫病防治与监测 [J]. 中国血吸虫病防治杂志，2005，17 (3)：161 - 165.

[115]   周晓农，贾铁武，郭家钢，等. 中国血吸虫病防治的项目管理模式及其演变 [J]. 中国血吸虫病防治杂志，2010，21 (1)：1 - 4.

[116] Runyon B A. Introduction to the revised American Association for the Study of Liver Diseases Practice Guideline management of adult patients with ascites due to cirrhosis 2012 [J]. Hepatology, 2013, 57 (4): 1651 - 1653.

[117] Wardeh R, Lee J G, Gu M. Endoscopic ultrasound- guided paracentesis of ascitic fluid: a morphologic study with ultrasonographic correlation [J]. Cancer Cytopathol, 2011, 119 (1): 27 - 36.

[118] Zhang X, Wang S Z, Zheng J F, et al. Clinical efficacy of tolvaptan for treatment of refractory ascites in liver cirrhosis patients [J]. World J Gastroenterol, 2014, 20 (32): 11400 - 11405.

[119] Spahr L, Villeneuve J P, Tran H K, et al. Furosemide-induced natriuresis as a test to identify cirrhotic patients with refractory ascites [J]. Hepatology, 2001, 33 (1): 28 - 31.

[120] Watkins P B, Lewis J H, Kaplowitz N, et al. Clinical pattern of tolvaptan-associated liver injury in subjects with autosomal dominant polycystic kidney disease: analysis of clinical trials database [J]. Drug Saf, 2015, 38 (11): 1103 - 1113.

[121] Bernardi M. Optimum use of diuretics in managing ascites in patients with cirrhosis [J]. Gut, 2010, 59 (1): 10 - 11.

[122] Angeli P, Fasolato S, Mazza E, et al. Combined versus sequential diuretic treatment of ascites in non-azotaemic patients with cirrhosis: results of an open randomised clinical trial [J]. Gut, 2010, 59 (1): 98 - 104.

[123] Yakar T, Demir M, Dogan O, et al. High dose oral furosemide with salt ingestion in the treatment of refractory ascites of liver cirrhosis [J]. Clin Invest Med, 2016, 39 (6): 27502.

[124] Gaetano J N, Micic D, Aronsohn A, et al. The benefit of paracentesis on hospitalized adults with cirrhosis and ascites [J]. J Gastroenterol Hepatol, 2016, 31 (5): 1025 - 1030.

[125] Bureau C, Thabut D, Oberti F, et al. Transjugular intrahepatic portosystemic shunts with covered stents increase transplant-free survival of patients with cirrhosis and recurrent ascites [J]. Gastroenterology, 2017, 152 (1): 157 - 163.

[126] Aldridge D R, Tranah E J, Shawcross D L. Pathogenesis of hepatic encephalopathy: Role of ammonia and systemic inflammation [J]. J Clin Exp Hepatol, 2015, 5 (Suppl 1): s7 - s20.

[127] Lu L G. Hepatic encephalopathy: Not far away from us [J]. Chin J Digest, 2017, 37 (8): 508 - 512.

[128] Bajaj J S, Ridlon J M, Hylemon P B, et al. Linkage of gut microbiome with cognition in hepatic encephalopathy [J]. Am J Physiol Gastrointest Liver Physiol, 2012, 302 (1): g168 - g175.

[129] Janve V S, Hernandez C C, Verdier K M, et al. Epileptic encephalopathy de novo GABRB mutations impair GABAA receptor function [J]. Ann Neurol, 2016, 79 (5): 806 - 825.

[130] Iwasa M, Sugimoto R, Mifuji-moroka R, et al. Factors contributing to the development of overt encephalopathy in liver cirrhosis patients [J]. Metab Brain Dis, 2016, 31 (5): 1151 - 1156.

[131] Bai M, Yang Z, Ql X, et al. L-ornithine-L-aspartate for hepatic encephalopathy in patients with cirrhosis: A metaanalysis of randomized controlled trials [J]. J Gastroenterol Hepatol, 2013, 28 (5): 783 - 792.

[132] Pratap M V, Benjamin J, Bhushan S M, et al. Effect of probiotic VSLA3 in the treatment of minimal hepatic encephalopathy: A non-inferiority randomized controlled trial [J]. Hepatol Res, 2015, 45 (8): 880 - 889.

[133] Saab S, Suraweera D, Au J, et al. Probiotics are helpful in hepatic encephalopathy: A meta-analysis of randomized trials [J]. Liver Int, 2016, 36 (7): 986 - 993.

[134] Zhao M, Ye D N. Clinical observation on treatment of hepatic cirrhosis complicated with hepatic encephalopathy by integrative Chinese and western medicine therapy [J]. Res Integrated Tradit Chin Western Med, 2017, 9 (1): 6 - 8.

[135] Kawaguchi T, Taniguchi E, SATA M. Effects of oral branched-chain amino acids on hepatic encephalopathy and outcome in patients with liver cirrhosis [J]. Nutr Clin Pract, 2013, 28 (5): 580 - 588.

[136] Osman M A, Sayed M M, Mansour K A, et al. Reversibility of minimal hepatic encephalopathy following liver transplantation in Egyptian cirrhotic patients [J]. World J Hepatol, 2016, 8 (30): 1279 - 1286.

[137] Pax R, Bennelt J L, Fetterer R. A benzodiazepine derivative and praziquantel: effects on musculature of Schistosoma mansoni and Schistosoma japonicum [J]. Naunyn Schmiedebergs Arch Pharmacol, 1978, 304: 309 - 315.

[138] Coles G C. The effect of praziquantel on Schistosoma mansoni [J]. J H elminth-ol. 1979，53：31–33.

[139] Shaw M K，Erasmus D A. Schistosoma mansoni：dose-related tegumental surface changes after in vivo treatment with praziquantel [J]. Z Parasitenkd，1983，69：643–653.

[140] Jiraungkoorskul W，Sahaphong S，Sobhon P，et al. Effects of praziquantel and artesunate on the tegument of adult Schistosoma mekongi harboured in mice [J]. Parasitol Int，2005，54：177–183.

[141] Herwaldt B L. Persistence of Schistosoma haematobium infection despite multiple courses of therapy with praziquantel [J]. Clin Infect Dis，1995，20：309–315.

[142] Murray-Smith S Q，Scott B J，Barton D P. A case of refractory schistosomiasis [J]. Med J Aust，1996，165：458.

[143] David A，Jose M，Joaquim G，et al. Failure of standard treatment with praziquantel in two returned travelers with Schistosoma haematobium infection [J]. Am J Trop Med Hyg，2006，74（2）：342–344.

[144] Keiser J，Chollet J，Xiao S H，et al. Mefloquine—an aminoalcohol with promising antischistosomal properties in mice [J]. PLoS Negl Trop Dis，2009，3（1）：e350.

[145] Meshnick S R. The mode of action of antimalarial endoperoxides [J]. Trans R Soc Trop Med Hyg，1994，88（Suppl1）：S31–S32.

[146] Posner G H，Meshnick S R. Radical mechanism of action of the artemisinin-type compounds [J]. Trends Parasitol，2001，17：266–267.

[147] Errari M L，Coelho P M，Antunes C M，et al. Efficacy of oxamniquine and praziquantel in the treatment of Schistosoma mansoni infection：a controlled trial [J]. Bull World Health Organ，2003，81（3）：190–196.

[148] Schneider A，Ingram H. Policy Design：Element，Premise and Strategies，edited by Stuart Nagel，Policy Theory and Policy Evaltion [M]. New York：Greenwood Press，1990：77–101.

[149] Linder S，Peters，Guy B. The Study of Policy Instrument [J]. Policy Current，1992，2（2）：1–7.

[150] Hood Christopher. The Tool of Government [M]. London：Macmillian，1983：1–20.

**图书在版编目（ＣＩＰ）数据**

血吸虫病防治指引 / 罗立新等主编. — 长沙 ： 湖南科学
技术出版社，2021.12
　　ISBN 978-7-5710-1250-2

　　Ⅰ．①血… Ⅱ．①罗… Ⅲ．①血吸虫病－防治 Ⅳ.①R532.21

中国版本图书馆 CIP 数据核字(2021)第 201122 号

XUEXICHONGBING FANGZHI ZHIYIN

**血吸虫病防治指引**

主　　编：罗立新　丁国建　王方红　周　杰　蔡　雨
出 版 人：潘晓山
责任编辑：李　忠
出版发行：湖南科学技术出版社
社　　址：长沙市芙蓉中路一段 416 号泊富国际金融中心
邮购联系：0731-84375808
印　　刷：岳阳鑫容印刷有限公司
　　　　　（印装质量问题请直接与本厂联系）
厂　　址：岳阳市金鹗中路圣鑫城财智公馆 1101 室
邮　　编：414000
版　　次：2021 年 12 月第 1 版
印　　次：2021 年 12 月第 1 次印刷
开　　本：710mm×1000mm　1/16
印　　张：16.75
字　　数：475 千字
书　　号：ISBN 978-7-5710-1250-2
定　　价：98.00 元